웨이트리프팅 움직임 평가 & 최적화

Weightlifting Movement Assessment & Optimization

퀸 헤노크 지음
최민석 옮김

대성의학사

차례

역자 서문 v
들어가면서 vii
서문 ix

PART I. 기초 다지기 1

Chapter 1. 용어, 개념 & 토론 3
Chapter 2. 몸통 안정성 & 웨이트리프팅 자세 19

PART II. 검사 & 평가 43

Chapter 3. 검사 & 평가: 풀 & 스플릿 49
Chapter 4. 검사 & 평가: 트랜지션 & 오버헤드 73
Chapter 5. 검사 & 평가: 스쿼트 89

PART III. 웨이트리프팅 움직임 기초 다지기 121

Chapter 6. 프로그래밍에서 고려할 내용들 123
Chapter 7. 스내치 시작 자세 137
Chapter 8. 스내치 첫 번째 풀 동작 159
Chapter 9. 스내치 마무리 동작(신전) 171
Chapter 10. 스내치 세 번째 풀 181
Chapter 11. 스내치 리시빙 자세 191
Chapter 12. 스내치 요약 245
Chapter 13. 클린 리시빙 자세 247
Chapter 14. 클린 요약 271
Chapter 15. 저크 프론트 랙 273
Chapter 16. 저크 딥 279
Chapter 17. 저크 드라이브 287
Chapter 18. 저크 스플릿 297
Chapter 19. 저크 요약 321
Chapter 20. 기술 향상에 도움이 되는 변형 동작 323
Chapter 21. 회복(리커버리) 335

참고 문헌 339

역자 서문

첫 번째 역도(이 책에서는 원문의 느낌을 그대로 살리기 위해서 웨이트리프팅이라고 표기했다: 역자 주) 책을 번역하고 이번이 두 번째 책이다. 첫 번째 책(『올림픽 웨이트리프팅: 선수와 코치를 위한 완벽한 지침서』)을 번역하면서 역도에 대한 이해도가 완전히 달라졌으며, 미국에서 열린 저자의 훈련 캠프에 직접 참여하면서 뭔가 새로운 세상이 열린 듯한 느낌을 받았다. 그러면서 역도를 코칭하는 방식도 선수들을 바라보는 관점도 달라진 것을 스스로 가장 강하게 느낄 수 있었다. 번역 작업은 그 어떤 방식보다 나의 무지를 빠르게 깨닫게 해주었으며 동시에 단순히 지식을 넘어서서 역도 코칭에 대한 철학에도 지대한 영향을 주었다.

600페이지가 넘는 엄청난 분량의 첫 번째 책을 번역하고 나서 나는 약간은 우쭐해졌다. 그리고 그 상태로 두 번째 책 번역을 시작했다. 확연히 얇아진 책의 두께와 우쭐해진 내 정신 상태가 합쳐지면서 아주 가벼운 마음으로 두 번째 번역 작업을 시작했다. 하지만 나의 오만함을 깨닫는 데는 한 시간도 걸리지 않았다.

단순해 보이는 역도라는 운동에 섬세함이 얼마나 중요하며, 이러한 섬세함 때문에 훈련, 코칭 방식이 다양해질 수 있다는 것을 두 번째 책을 번역하면서 알게 되었다.

역도라는 운동은 생각보다 훨씬 더 많고 다양한 운동 능력을 필요로 한다. 그리고 이런 운동 능력들은 기초부터 시작해서 균형 있게 발달되어야만 부상 없이 꾸준히 퍼포먼스가 향상될 수 있는 것이다. 물론 이런 작업에는 시간과 노력이 꽤나 필요하다. 그리고 생각보다 늘지 않는 기록(중량)에 우리가 흔히 말하는 '운태기(운동에 권태를 느끼는 시기)'가 찾아올 수도 있다. 꽤나 지루한 과정이라고 느껴질 수 있지만 지름길이 아니라 정도(正道)로 묵묵히 걷다 보면 나도 모르게 느껴지는 변화들에 감동을 느끼는 순간도 꽤나 많다.

5kg, 10kg PR_{Personal Record}을 갱신하는 즐거움 못지않게 동일한 무게를 더 깔끔하고 예쁘게 들었을 때의 즐거움도 역도를 사랑하는 모든 사람들이 경험해 봤으면 한다.

이 책에서 가장 중요하게 강조하는 가동성Mobility 그리고 안정성Stability은 사실 역도뿐만 아니라 모든 운동, 스포츠에서 최소한으로 갖춰야 하는 부분이기도 한다. 역도를 좋아하는 사람들이 즐기는 스트렝스, 파워 등의 훈련 역시나 이 가동성과 안정성을 기초로 쌓아 나갈 수 있는 부분이다. 지루하고 심심한 훈련으로 느껴질 수 있지만, 끝까지 살아남고 싶은 사람이라면 반드시 챙겨야 하는 부분이다.

이 책은 당장 당신의 PR 갱신을 도와주지는 않는다. 오히려 지루하고 심심한 기초 동작을 유난히 많이 강조하는 따분한 책이라고 느껴질 수도 있다. 하지만 이미 충분히 역도에 대해서 알고 있다고 착각하고 있던 나의 머리를 한방 때려 주었듯이, 역도를 하고 있는 사람들이라면 한번쯤 가졌을, 풀리지 않는 숙제에 대한 중요한 단서를 꽤나 쉽게 알려주는 책이다. 특별하지 않은 듯 하지만 특별한 책이라고 생각한다.

당장 무게를 더 들 수 있을 것 같은 허상을 주지는 않지만, 리프팅의 근본적인 원리를 바탕으로 현재 움직임 패턴을 더 다듬고 부드럽게 만들어주면서 결국은 어느 순간에 리프팅 무게를 갱신시키는 역할을 해줄 수 있다.

현재 운영하고 있는 탈로스 역도 전문 체육관에서도 이 책의 관점으로 접근해서 고중량 훈련을 많이 하지 않음에도 불구하고 많은 사람들이 자신의 리프팅 무게가 올라가고 있는 것을 경험하고 있다.

역도의 매력이 절대로 고중량에만 있는 것이 아니라는 것을 깨우쳐 주는 이 책의 내용을 통해서 보다 많은 사람들이 역도에 대한 접근법과 마음가짐이 더 넓어졌으면 한다. 역도는 평생 할 수 있는 운동이 확실하다. 제대로만 한다면.

최 민 석

- 탈로스 역도 전문 체육관 운영 및 코칭
- 크로스핏 레드 Head Coach & 대표
- 『올림픽 웨이트리프팅: 코치와 선수를 위한 완벽한 지침서』 단독 번역
- Catalyst Athlete Weightlifting Level 1 Coach
- Burgener Strength Weightlifting Level 1 Coach
- 아시아 최초로 Catalyst Athlete Training Camp와 Burgener Strength Training Camp 모두 참여
- CrossFit Level 2 Coach

들어가면서

이 책의 내용들은 나보다 훨씬 똑똑한 사람들에게서 배운 내용을 기반으로 한 것이다. 재활, 스트렝스 & 컨디셔닝, 그리고 웨이트리프팅에 관해서 현재 내가 알고 있는 모든 내용을 나에게 알려준 모든 영웅들에게 감사하다는 말을 전하고 싶다.

나의 웨이트리프팅 코치인 블루그래스 바벨Bluegrass Barbell의 벤 카터. 물리치료를 전공하고 있던 시절에 나를 이 스포츠로 이끌어주고 항상 함께해줘서 너무 감사하다. 멀리 떨어져 있는 사람을 코칭하는 것은 쉽지 않지만, 긴 시간 집중할 수 있도록 코칭해줘서 정말 감사하다. 나의 리프팅을 세계적인 테크닉 수준으로 끌어올려준 로닌 웨이트리프팅Ronin Weightlifting과 저거너트 트레이닝 시스템Juggernaut Training Systems의 콜린 번즈에도 감사하다는 말을 전하고자 한다. 당신은 위대한 리프터이자 동시에 위대한 코치인 아주 드물면서도 정말 특별한 존재이다.

클리니컬애슬릿ClinicalAthlete 네트워크와 커뮤니티에게 감사하다. 재활과 퍼포먼스 영역에서 엄청난 성과를 위해서 노력을 해주는 부분에 대해서 감사의 말씀을 전한다. 대중은 선수를 이해하고 있는 헬스케어 공급자가 필요하다. 그리고 이 미션에 대해서 큰 기여를 했다. 나는 당신에게서 정말 많은 것을 배웠으며, 전문가로서 엄청나게 성장할 수 있었다. 나는 앞으로 이 분야에서 우리가 다 같이 많은 긍정적인 변화를 만들어나갈 수 있을 것이라고 기대한다.

지난 몇 년 동안 함께해온 나의 리프팅 친구들, 팀 그리고 다양한 코치들을 만난 것에 감사함을 느낀다. 웨이트리프팅은 개인 운동이기는 하지만, 훈련에서 팀 환경이 상당히 중요한 요소이다. 확실히 나에게도 유효한 얘기였다.

팀으로 함께할 수 있는 기회를 준 저거너트 트레이닝 시스템Juggernaut Training Systems과 다크사이드 스트렝스Darkside Strength에 감사하다. 이들이 아니었으면 전문성을 갖춘 플랫폼을 절대로 만나지 못했을 것이다. 세계를 돌아다니며, 내가 사랑하고 있는 것을 코칭할 수 있게 된 것은 꿈이 실현된 것과 같다.

나의 학교 동기, 교수님 그리고 커리어가 시작된 이후로 만나온 모든 사람들이 나에게 어떤 식으로든 큰 영향을 줬다. 그렇게 길지 않은 시간 동안, 이렇게 상당한 지식을 갖춘 사람들과 함께 작업을 할 수 있었던 것이 영광이다. 이외의 나의 친구들 그리고 가족들 역시 나를 지금까지 지지해주고 아껴줘서 너무 감사하다.

마지막으로, 이렇게 책 작업을 할 수 있는 기회를 준 그렉 에버렛Greg Everett과

카탈리스트 애슬레틱스Catalyst Athletics에 감사하다. 샌프란시스코에서 마지막 물리치료 인턴을 하던 시절을 기억하고 있다. 당시에 당신 팀에서 함께 훈련하던 시간은 항상 기분 좋은 순간이었다. 더욱이 이런 책 작업을 함께 할 수 있다는 것은 더욱 영광스러운 일이다.

서문

나의 이름은 퀸 헤노크이다. 나는 웨이트리프팅 선수이지만, 나와 같은 체급에서의 최고의 선수들과 비교했을 때 엄청난 선수라고는 할 수 없다. 물리치료 박사이지만 이 분야의 최고의 물리치료사들과 비교했을 때 아주 뛰어난 물리치료사라고 할 수도 없다.

하지만 나는 웨이트리프팅 선수이자 물리치료사이다. 이 두 가지 영역에서의 경험을 모두 가지고 있는 사람이 흔하지는 않다. 나는 당신이 치열한 웨이트리프팅 훈련에 매일 참여하면서 혼신의 힘을 다하고, 클리닉과 (역도)플랫폼 모두에서 적절히 시간을 보낼 수 있는 그런 사람이 되었으면 하고 바라는 헬스케어 전문가이다.

나의 웨이트리프팅 커리어는 미식축구를 하면서 시작되었다. 나는 고등학교 훈련 프로그램에서 스내치와 클린앤저크를 접할 수 있어서 행운이었다고 생각한다. 이 리프팅 동작들은 대학 선수 시절에도 여전히 가장 좋아하는 동작들이었다.

어린 시절에 이런 리프팅 동작들을 접해서 움직임 패턴을 연습하는 데 8년이란 시간을 보낼 수 있었던 것이 아주 다행이었다. 그러나 안타까운 부분은 이 시간 동안에 움직임 패턴을 제대로 배우지 못했다는 점이다. 당시에 스내치와 클린앤저크의 기술적인 부분에 집중하기보다는 무게를 올리는 데 더 집중을 했다.

미식축구 선수 생활을 은퇴했을 때, 난 미식축구를 대체할 만한 운동을 필사적으로 찾고 있었다. 타임캡이 5분 이상 되는 와드(훈련 프로그램)에 익숙해지는 것이 힘들다는 것을 깨달을 때까지 잠시 크로스핏에 빠져있기도 했다. 여성 선수들에게 벤치 프레스를 자꾸 지는 것이 지겨워질 때까지는 파워리프팅도 했었다. 이후에 웨이트리프팅이 내가 열정을 가지고 할 수 있는 스포츠라는 것을 깨달았다.

그 시절쯤에 물리치료 전공으로 학교에 등록했으면 2010년에 처음으로 웨이트리프팅 대회에 참가했다. 다수의 대회에 참가를 하며, 물리치료 박사과정을 함께 하면서, 웨이트리프팅과 관련된 움직임과 자세를 개선하기 위해서 아주 다양한 전략을 시도해왔다. 이 과정에서 다양한 시행착오를 겪으면서 준비 운동부터 무게를 올려가는 훈련 프로그램 등 다양한 요소들의 상관관계를 확인하게 되었고, 그 부분들을 이 책에서 다루게 될 것이다.

책의 목적 & 주의해야 할 부분

웨이트리프팅은 완전한 스내치와 클린앤저크 동작을 하기 위해서 상당한 기술력을 요할 뿐만 아니라 이러한 기술력을 수행하기 위해서 좋은 자세가 필요한 쉽지 않은 스포츠이다. 예를 들어서, 프리쓰로우 동작 연습을 할 때와 일반 슈팅 동작을 연습할 때를 비교했을 때 큰 기술적 차이가 존재하지 않는 농구 선수와는 다르게, 웨이트리프팅에서는 기술을 수행하기 위해서 필요한 적절한 자세들을 익히는 데 많은 노력과 시간이 투자된다. 그렇기 때문에 기술적 코칭을 하는 것이 매우 힘들어지는 것이다.

나는 부정적인 얘기를 하는 것을 싫어하는 사람이다. 하지만 이 책이 스내치와 클린앤저크에 대한 아주 디테일한 부분을 코칭해주는 목적을 가진 것은 아니라는 점을 먼저 말하고자 한다. 움직임에 대해서 공통적으로 적용될 수 있는 내용들은 있다. 그러나 이런 내용들이 스내치와 클린앤저크 수행하는 데 필요한 기술적인 내용들에 모두 동일하게 적용되는 것은 아니다. 물론 겹치는 내용은 있겠지만, 아주 디테일한 부분은 코칭에게 남겨두도록 하겠다.

이 책을 통해서 급성 혹은 만성 통증을 치료하거나 현재 부상에 대한 재활 혹은 의학적 진단을 내리려는 것은 아니다. 이 책에서 다루고 있는 움직임을 최적화하는 방법은 이런 부분에 대해서 도움을 줄 수는 있지만, 만약 부상을 당한 상태이며, 이 부상이 훈련에 영향을 주고 있다면, 자격을 갖춘 관련 전문가를 먼저 찾을 것을 추천한다. 클리니컬애슬릿 네트워크가 도움이 될 것이다.

웨이트리프팅은 쉽지 않은 운동이다. 하지만 진지하게 훈련에 임하다 보면, 통증이 이 운동의 일부분이라는 것을 깨닫는 데까지 그리 긴 시간이 걸리지는 않을 것이다. 이것이 단순히 일시적인 통증인지 아니면 이 이상의 심각한 상태인지 확신이 서지 않는다면 당신의 코치 혹은 관련 전문가의 도움을 꼭 받도록 하자. 내 경험상으로는 움직임이 더 능숙할수록, 매일 매일 훈련에서 통증을 경험할 일이 더 적어진다. 이 책의 내용은 이 부분에 대해서 도움을 줄 수 있다.

이 책의 내용을 당신의 훈련 프로그램에 활용한다고 해서 당신의 스내치와 클린앤저크 무게가 즉각적으로 바로 늘지는 않을 것이다. 물론 바로 성과를 경험하는 경우도 있겠지만, 훈련은 과정이며, 선수들이 새로운 자세를 배우고 움직임 패턴을 익히기 위해서는 시간이 필요하다는 것을 기억하자. 어느 정도로 무게를 조정해서 훈련하는지는 코치와 선수에게 달려 있다.

마지막으로, 이 책은 움직임과 가동성 관련해서 현재 시중에 나와 있는 뛰어난 모든 자료들을 대체하기 위해서 나온 것이 아니라는 것을 말하고자 한다.

이 책은 모든 수준의 웨이트리프터와 웨이트리프터 코치들이 참고할 수 있는 자료가 되었으면 하는 생각으로 출간하는 것이며, 웨이트리프팅 시합의 두 가지 동작, 스내치와 클린앤저크에서 요구되는 움직임과 자세에 필요한 내용을 담고 있다.

초보자와 중급자들에게는, 두 가지 리프팅 동작과 관련한 움직임 패턴과 자세를 가르쳐줄 수 있다. 개인이 완전한 오버헤드 스쿼트, 프론트 스쿼트, 백 스쿼트, 시작 자세와 풀 동작, 그리고 파워와 스플릿 리시빙 자세에서의 오버헤드 동작을 좀 더 편안하게 할 수 있도록, 그리고 그러기 위해서 필요한 가동성과 안정성을 극대화시킬 수 있도록 도와주는 것이 목표이다.

상급자들에게는, 지금도 충분히 바쁜 훈련 스케줄을 더 늘리지 않는 상태에서 스내치와 클린앤저크 동작과 관련해서 선수들이 이미 가지고 있는 움직임 패턴을 유지하고 강화하는 데 참고할 만한 자료가 될 것이다.

코치들에게는 기술적 문제와 움직임 패턴 문제를 구분할 수 있는 참고 자료가 될 것이다(이 두 가지는 서로 어느 정도 관련 있는 요소들이라는 것을 이해하자). 그리고 안전한 방식으로 움직임 패턴과 관련한 문제를 해결할 수 있는 가이드라인을 제공하면서 시간을 아낄 수 있게 해줄 것이다. 이렇게 움직임 패턴과 관련 문제를 해결하면, 코치는 기술적인 부분에만 집중할 수 있게 되는 것이다.

이 책은 웨이트리프팅 훈련에 대한 새로운 관점과 새로운 지식을 제공하고 있으며, 이미 기존에 나와 있는 아주 뛰어난 자료들과 함께 활용하면 더 큰 효과를 볼 수 있을 것이다. 나는 책을 읽거나, 교육 과정에 참여할 때, 실제로 바로 실행에 옮길 수 있는 한 가지를 찾으려고 노력한다. 만약 그럴 수 있다면, 그것만으로도 가치가 있는 일인 것이다. 이런 지식들을 금괴golden nugget라고 표현한다. 이것은 운동일 수도 있고, 큐, 개념, 관점 등 당신을 깨우쳐줄 수 있으며 바로 적용할 수 있는 것이면 그 무엇이라도 될 수 있다. 나는 이 책에서 당신이 이런 금괴와 같은 내용을 찾을 수 있기를 바란다.

나는 어떤 기관이나 단체로부터도 돈을 받지 않았다. 이 책에 나와 있는 내용들을 과학적 논문 및 연구 자료와 나의 의학적 치료 경험으로 뒷받침할 수 있도록 최선을 다할 것이다(최대한 객관적이기 위해서 노력할 것이다).

무엇보다도, 나는 단지 전 세계에서 가장 위대한 스포츠를 하고 있는 나의 웨이트리프팅 동료들이 이 책을 통해서 이 스포츠에 대한 애정이 더 깊어졌으면 한다.

마지막으로 주의할 점: 이 책에 담겨 있는 정보는 교육적 목적만을 가지고 있다. 이 책을 읽는 독자들은 어떠한 육체적인 활동을 하더라도 잠재적인 위험 요소가 있다는 것을 이해하고 주의를 해야 한다. 웨이트리프팅 혹은 스트렝스 & 컨디셔닝 프로그램에 참여하고 있는 사람들은 이런 육체적 활동을 시작하기 전에 전문가를 만나볼 것을 권하는 바이다. 이런 훈련들은 모든 사람에게 적합하다고는 할 수 없기 때문이다. 이 책의 저자는 의사가 아니기 때문에 부상에 대한 책임은 없다. 다시 말하지만, 이 책은 이런 훈련이 가능하고 익숙한 사람들에게 도움이 될 수 있는 교육용 매뉴얼이라는 것을 밝힌다.

■ PART I

기초 다지기

파트 I에서, 우리는 내용 설명을 위해서 이 책 전체에 걸쳐서 사용되고 있는 용어를 정의하고 개념에 대한 근거들에 관해서 이야기를 나눌 것이다. 그러고 나서 스내치와 클린앤저크를 할 때 유지해야 하는 몸통의 안정성, 자세 정렬 그리고 호흡 패턴에 관해서 이야기를 해볼 것이다.

목표

- 작가와 독자 간의 원활한 소통을 위해서 설명에 필요한 언어를 정리한다.
- 스내치와 클린앤저크의 자세를 유지하는 데 있어서의 웨이트리프팅 자세와 코어 조절 간의 역할과 관계를 이해한다.
- 사람의 움직임을 조절하는 이론과 구조에 관해서 토론한다.
- 앞에서 언급한 개념을 가르치는 데 활용할 수 있는 기본적인 훈련을 소개한다.

■ CHAPTER 1

용어, 개념 & 토론

이 장에서는 역도 훈련과 관련된 개념과 이후에 토론하게 될 내용과 함께 중요한 용어들을 다룬다.

가동성

가동성Mobility은 우리 몸의 각 관절 및 근육이 움직일 수 있는 잠재력과 완전한 가동범위를 이용해서 실제로 이 움직임을 만들어낼 수 있는 능력을 말하는 것이다. 간단히 말하자면, 우리가 원하는 움직임을 만들어낼 수 있는 잠재력을 말하는 것이며, 더 간단히 말하면 가동성은 움직임에 대한 잠재력을 말하는 것이다.

가동성은 근육의 신장성, 결합조직의 유연성 그리고 관절 역학에 대한 내용을 포함하고 있으며, 이 내용들에 대해서는 아래에서 설명할 것이다. 순수하게 가동성에 대해서 생각한다면, 신경계 영향에 대해서는 생각하지 않고 가동성을 정의할 수 있을 것이다. 다시 말해서, 당신이 현재 마취 상태에 있다면, 가동성이라는 것은 당신의 관절이 얼마만큼 움직일 수 있는지를 말하는 것이다. 그러나 실제 상황에서는 당신이 마취 상태에 있는 것이 아니기 때문에 가동성에 대해서 말할 때는 다양한 수준으로 신경계의 영향을 받는다고 가정하게 될 것이다. 그래서 특히 무거운 무게로 훈련을 하거나, 스트레스나 피로도가 높은 상황 등등에서 우리가 원하는 완벽한 가동성이 불가능한 경우가 있는 것이다.

가동성의 요소들

유연성: 원하는 만큼 관절이 움직일 수 있도록 연부 조직 구조들(인대, 힘줄, 관절낭)이 늘어날 수 있는 능력을 말한다.

근육 신장성: 원하는 만큼 관절이 움직일 수 있도록 근섬유가 길어질 수 있는 능력을 말한다(그림 1.01).

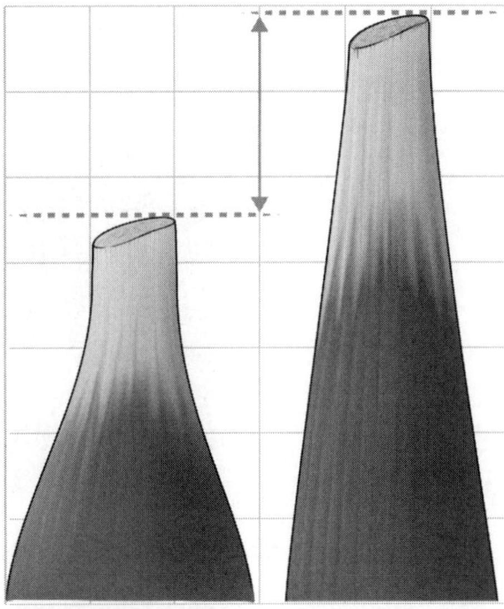

그림 1.01 일관성 있게 원하는 스내치와 클린 앤저크 자세를 만들기 위해서 적절한 수준의 근육 신장성과 연부 조직의 유연성을 갖추는 것이 우리의 목표이다.

뼈운동형상학Osteokinematics: 3가지 면에서 관절에서의 뼈의 움직임이 일어날 수 있으며 이 3가지 면에 대해서는 아래에서 설명한다(시상면, 관상면, 수평면).

시상면: 우리 몸을 좌우로 반으로 나누는 것이다. 시상면에서의 움직임에는 고관절, 어깨, 팔꿈치 그리고 무릎을 굽히고 펴는 동작이 있으며, 몸통을 앞으로 혹은 뒤로 접는 동작도 있다. 발목을 굽히고 펴는 동작도 포함된다(그림 1.02와 1.03).

관상면: 우리 몸을 앞뒤로 반으로 나누는 것이다. 관상면에서의 움직임은 고관절 혹은 어깨의 외전, 내전 그리고 발목의 외번, 내번이 있다(그림 1.04).

수평면: 몸을 위, 아래 수평으로 나누는 것이다. 수평면에서의 움직임에는 고관절, 어깨의 외회전, 내회전 그리고 척추 회전이 있다(그림 1.05).

키포인트: 웨이트리프팅 동작을 하는 동안에는, 앞에서 언급한 3가지 면의 움직임

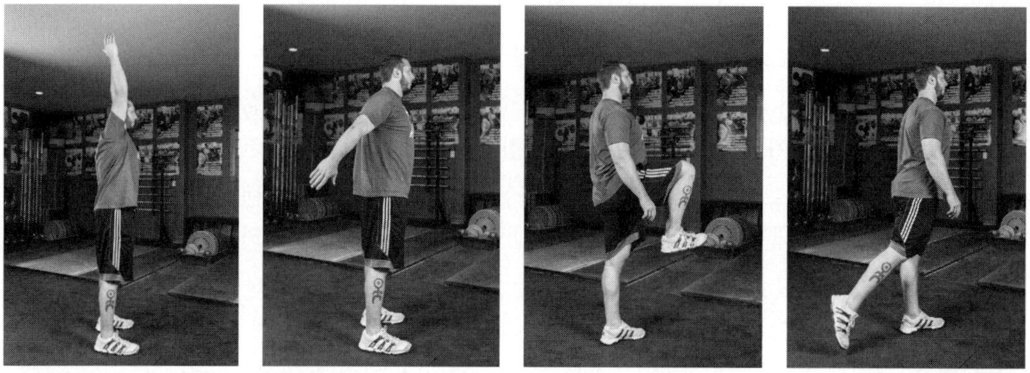

그림 1.02 이 사진들은 열린 사슬에서의(다리와 손이 어떤 표면에도 고정되어 있지 않다) 어깨, 고관절, 무릎 그리고 발목의 시상면 움직임을 보여주고 있다.

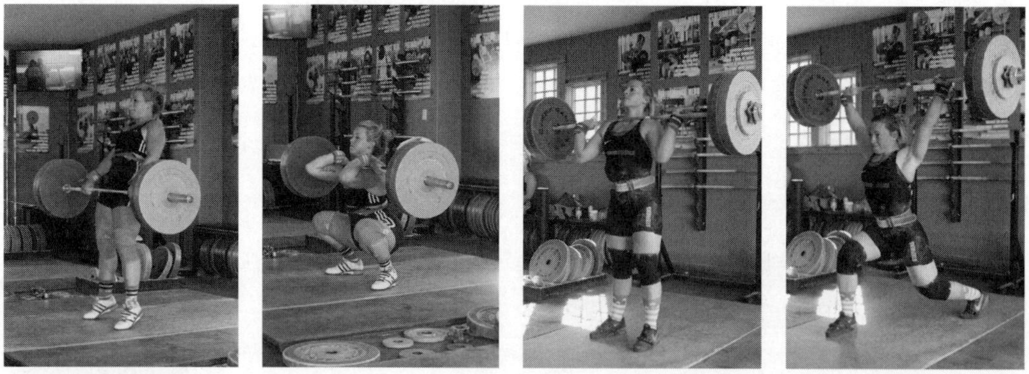

그림 1.03 웨이트리프팅에서는 풀의 마지막 동작에서 고관절, 무릎, 발목을 펴면서, 스쿼트 자세에서는 고관절, 무릎 그리고 발목이 굽혀지면서 시상면 움직임이 만들어진다. 게다가, 스플릿 저크 자세에서는 골반 한쪽은(다리가 뒤쪽으로 움직이는 쪽) 펴지게 되고, 다른 한쪽은(다리가 앞쪽으로 움직이는 쪽) 접히게 된다. 어깨의 경우는, 랙 자세에서 오버헤드 자세로 바뀌면서 시상면 움직임이 만들어진다.

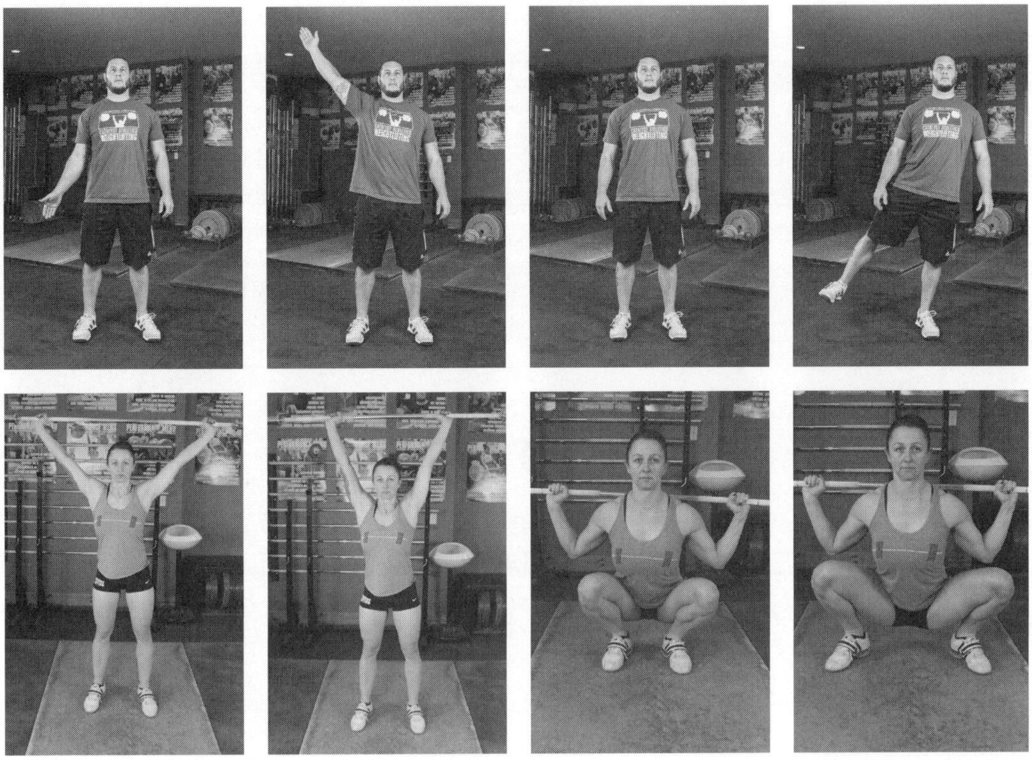

그림 1.04 웨이트리프팅에서는 스내치 그립(어깨 외전)과 좁은 클린 그립(상대적으로 어깨 내전 움직임 있다)에서, 그리고 스쿼트 스탠스를 좁게(고관절 내전) 혹은 넓게(고관절 외전) 하면서 관상면 움직임이 만들어진다.

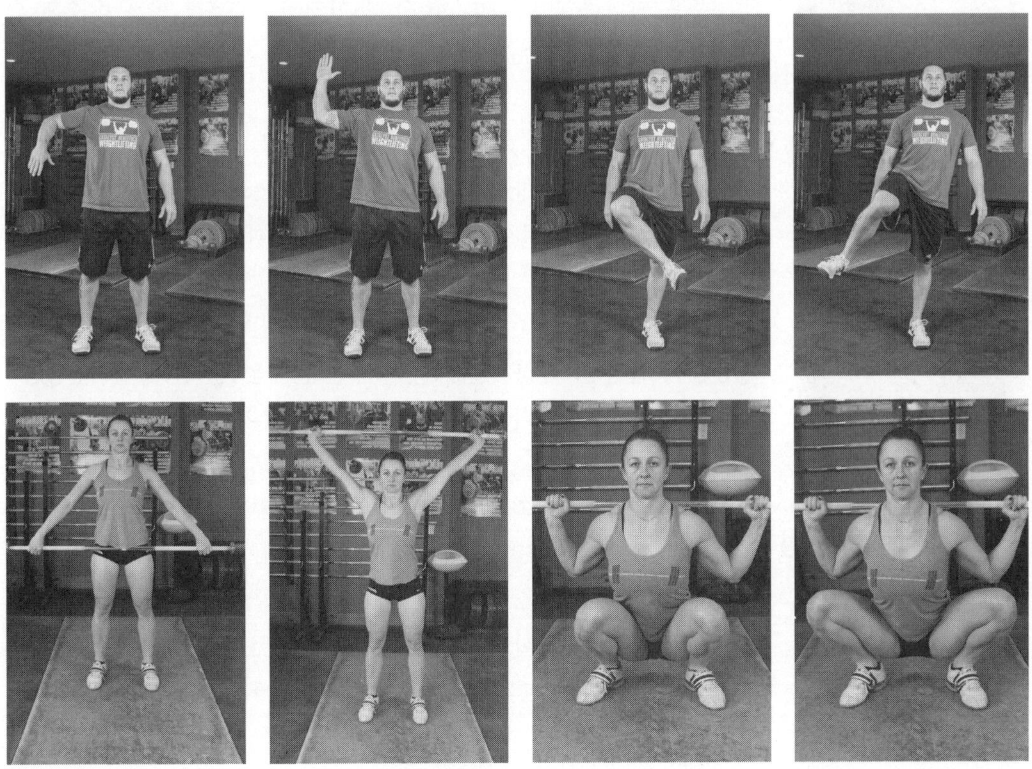

그림 1.05 수평면에서의 움직임은 바벨을 당긴 후 바벨 아래로 이동할 때 어깨에서 만들어지며(어깨가 내회전을 하다가 외회전을 한다), 스쿼트로 완전히 앉을 때 하체의 정렬을 만드는 과정에서 고관절에서 만들어진다.

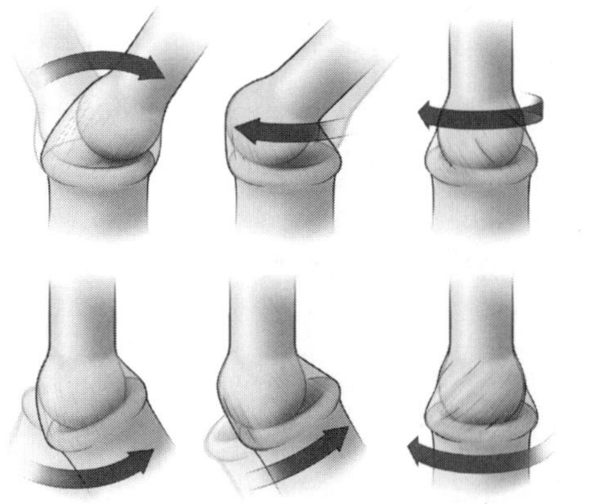

그림 1.06 이런 섬세한 관절의 움직임들은 가동범위를 완전히 이용해서 관절을 움직일 때 발생한다. 이후에 우리는 구체적으로 관절 운동에 대해서 얘기해볼 것이다. 하지만, 이런 움직임들이 반드시 우리가 의식해서 일어나는 움직임은 아니라는 것을 이해하는 것이 중요하다. 이런 움직임은 뼈의 정렬과 근육의 패턴에 의해서 자연스럽게 일어나는 것이다.

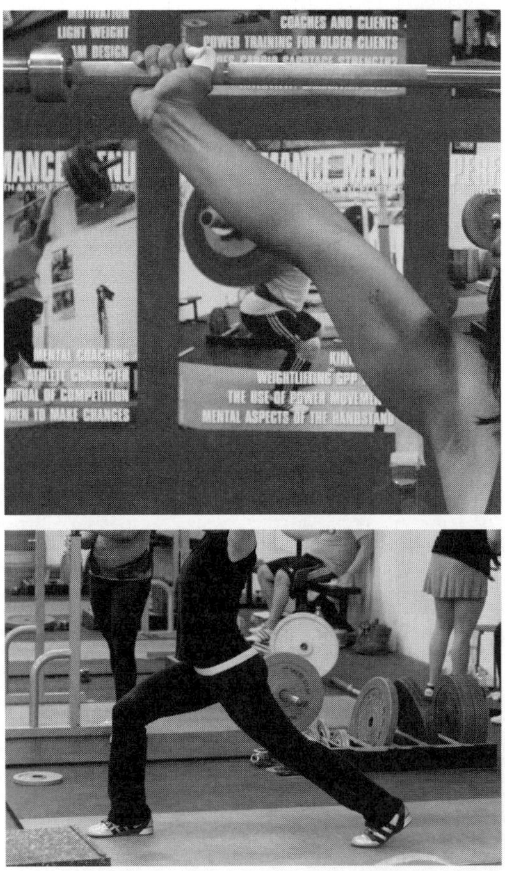

그림 1.07 몇몇 리프터들은 다른 이들보다 관절이 더 불안정한 경우가 있다. 이들은 오히려 이런 부분을 안정성을 위한 수동적 안정 장치로 활용할 수도 있다. 위 사진에서처럼 팔꿈치와 허리를 과신전시키는 경우가 여기에 속한다.

이 동시에 모두 일어나면서 몸이 움직임을 만들어낸다는 것을 반드시 이해해야 한다. 여기서는 움직임을 쉽게 이해하고 가르치기 위해서 각각을 분리해서 설명할 것이다.

관절운동형상학Arthrokinematics: 관절면들 사이에서의 뼈들의 움직임을 말하는 것이다. 예를 들면 고관절에서의 대퇴골 혹은 어깨 관절에서의 상완골두가 구르거나Roll, 미끄러지거나Slide, 혹은 회전Spin하는 움직임을 말한다.

안정성 & 운동 조절Motor Control

안정성은 앞에서 언급한 가동성을 조절하는 능력이다. 안정성은 내가 원하는 가동범위의 움직임은 통제하면서, 원치 않는 가동범위의 움직임에는 저항할 수 있는 능력이다. 관련 자료에서는 다음과 같이 안정성을 정의한다.

안정성: "움직임을 방해하는 외부 요소를 막아낼 수 있는 능력이다."(스테르기우, 2011) "움직임 방해 이후에, 의도한 움직임으로 얼마나 빨리 돌아갈 수 있는지에 대한 능력을 말한다."(스테르기우, 2011) "방해를 받은 이후에 원래의 방향 혹은 움직임으로 돌아갈 수 있는 수준을 말한다."(맥쿼이트, 2016) "불안정성 – 방해를 받은 이후에 원래 자세나 움직임으로 돌아가지 못하는 것을 의미한다."(맥쿼이트, 2016)

수동적 안정성: 인대, 관절낭 혹은 뼈의 구조와 같은 비수축성 그리고 비신경성의 비활성화 조직을 사용해서 관절을 조절하는 것이다(그림 1.07).

능동적 안정성: 신경계를 이용해서 관절의 움직임을 조절하는 것이다. 의식 혹은 잠재의식 속에서 발생할 수 있다.

정적인 안정성: 그 자세에서 일어나는 움직임 변화에 저항하면서 원하는 자세를 유지하려는 관절 조절 능력이다.

동적인 안정성: 원하는 가동범위를 활용해서 움직일 때, 원하는 움직임을 방해하려는 요소에 대해서 저항할 수 있는 관절 조절 능력이다.

웨이트리프팅에서의 안정성 & 운동 조절: 안정성과 운동 조절을 웨이트리프팅에 적용시켜서 설명하기 위해서, 스내치 동작을 한번 예로 들어보자. 바닥에 있는 바벨이 고관절을 향해서 올라오는 과정에서, 다리의 모든 관절을 펴면서 능동적이면서, 동적인 안정성을 보여주게 된다. 여기서, 척추의 올바른 정렬 자세를 유지하고, 외부 무게의 힘에 저항하기 위해서 코어 근육이 활성화되면서, 몸통은 능동적이면서, 정적인 안정성을 보여주게 된다.

리프터가 몸을 모두 편 후 바벨 아래로 이동할 때는, 원하는 바벨의 동선을 위해 어깨가 능동적이면서 동적인 안정성을 보여주게 된다. 어깨가 정확하게 고정이 되어서 몸통과 함께 단단한 자세를 만들면서 원치 않는 움직임에 저항하게 된다(정적인 안정성). 이때도 다리는 동적으로 리프팅을 마무리하고 있는 상태이다. 이 모든 것들은 개인의 가동성 능력 범위 안에서 일어나는 것이며, 리프팅을 하는 모든 단계에서 어느 정도 수동적 안정성(바벨을 지탱하기 위해서 결합조직을 사용하는 것과 같은)도 발생한다.

키포인트: 앞에서 가동성과 관련된 요소들과 함께, 안정성을 다양하게 분리해서 설명했지만, 어떤 움직임이나 리프팅에서도, 우리는 능동적, 수동적 안정성 모두 다양한 수준으로 동시에 사용하게 된다는 것을 이해할 필요가 있다.

또한, 동적인 안정성을 마치 움직임이 전혀 없는 것처럼 정의를 내렸지만. 실제로는 말 그대로 동적인 안정성이라고 전혀 움직임이 없는 것이 아니다. 왜냐하면 겉으로는 움직임이 없어 보이기는 하지만, 자세를 유지하기 위해서 알아차릴 수 없을 정도로 미세하고 아주 많은 움직임들이 실제로는 일어나고 있기 때문이다. 정적Static이라는 것은 상대적인 개념이다.

움직임

우리는 움직임이라는 것을 스내치와 클린앤저크 동작을 성공적으로 마무리하는 것과 같이 원하는 방향으로 혹은 원하는 자세를 만들기 위해서 앞에서 설명한 가동성, 안정성 요소를 활용하여 생체역학에 기반하여 우리 몸을 움직이는 것으로 정의할 것이다.

운동 기술 습득(MSAMotor Skill Acquisition): 주어진 임무(과제)를 수행하기 위해서 필요한 다양한 운동 행동을 위해서 자세와, 운동, 근육 활성화를 조절하고 통합하는 방법을 배우는 과정이다(뉴웰, 1991).

이 개념을 웨이트리프팅에 연결시켜본다면, 스내치와 클린앤저크 동작은 일련의 움직임을 반복적인 근신경계 훈련을 통해서 시간이 지남에 따라서 발달시킬 수 있는 움직임 기술이다. 자세 조절과 근육 활성화와 같은 요소들은 자동적으로 일어날 수 있으나, 운동 학습을 목표로 한다면, 이러한 요소들을 더 쪼개서 훈련하는 것이 도움이 될 수도 있다. MSA(웨이트리프팅 운동 기술에 특화된)는 이 책의 가장 큰 목표이기도 하며, MSA를 잘 활용하기 위해서 다양한 전략들을 경험하게 될 것이다.

움직임 가변성(MV Movement Variability): "특정한 움직임에 대해서 원하는 만큼 적응할 수 있는 것"(하본, 2009), 적응할 수 있는 능력이 향상되는 것(글래스고, 2013).

움직임 가변성은 웨이트리프터들에게 중요한 부분이다. 자신의 관절 안정성, 가동성 능력 내에서 반사적 움직임을 가능하게 해준다. 최적의 움직임 가변성은 운동 기술 습득을 가능하게 해준다.

움직임 가변성의 한 가지 예는 리프팅을 성공적으로 수행하기 위해서 무거운 무게로 스내치를 할 때 스쿼트 가장 아래 구간에서 자세를 리프터가 조정하는 것이다. 우리는 가끔씩 리프터들이 무거운 무게로 리프팅을 할 때 무릎이 안으로 혹은 바깥쪽으로 밀리거나 엉덩이 혹은 어깨가 흔들리는 것 같은 위험한 자세를 목격하게 된다. 하지만 그 자세에서도 결국은 별 문제 없이 리프팅을 마무리하게 된다. 이때 리프터들은 이미 자신들이 훈련을 통해서 쌓아온 가동성과 안정성 범위 내에서 자신의 능력을 최대한 활용해서 주어진 임무를 마무리할 수 있게 되는 것이다.

근수축

단축성 수축: 단축성 수축은 저항과 반대 방향으로 움직일 때 일어나는 근수축이다. 예를 들면 스쿼트를 하고 일어설 때 대퇴사두근은 단축성 수축을 하게 된다.

신장성 수축: 신장성 수축은 저항과 같은 방향으로 움직일 때 일어나는 근수축이다. 예를 들면 스쿼트를 하기 위해서 앉을 때 대퇴사두근은 신장성 수축을 하게 된다.

자세

여기서 자세는 바벨과 중력의 상호작용을 고려한 올바르게 정렬된 골격 상태를 말하는 것이다. 통증을 유발하는 것과 관련한 자세로 해석하지는 않는다.

척추 중립 자세: 원하는 과제를 안전하게 그리고 효과적으로 수행하기 위한 수동적 안정성과 능동적 안정성의 최적의 균형 상태가 가능한 척추 정렬 상태의 자세를 말하는 것이다.

맨몸에서의 척추 중립 자세: 중량을 사용하지 않을 때의 척추 중립 상태를 말한다(그림 1.08).

- 골반: 대략 8~15도 정도의 전방 경사
- 요추(L1~L5): 대략 45도 정도의 전만
- 흉추(T1~T12): 대략 40도 정도의 후만
- 경추(C1~C7): 대략 35도 정도의 전만

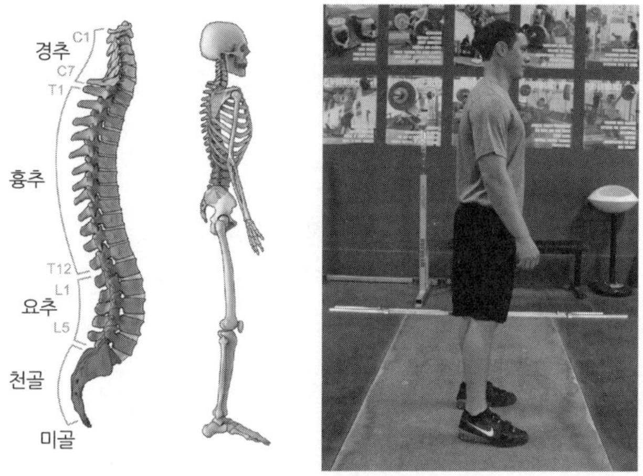

그림 1.08 편안한 자세로 있을 때의 척추 중립 자세. 이때 갈비뼈가 벌려지는 것을 최소화하기 위해서 등 상부가 자연스럽게 뒤쪽으로 어느 정도 굽어져 있다. 그리고 어깨는 골반 위쪽에 위치해 있다.

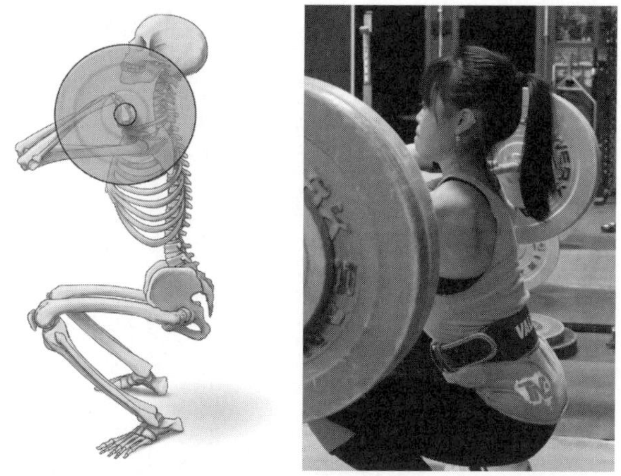

그림 1.09 중량을 지탱하고 있는 리프터의 척추 중립 자세. 중량을 지탱하지 않고 있을 때의 자세와 비교해보면, 등 상부가 상대적으로 신전된다. 그러면서 척추가 곧은 상태가 되면서 길어지게 되는 것이다. 일반적으로 중량을 지탱하고 있을 때 척추가 전반적으로 신전되면서 길어지게 된다(요추에서는 반대의 움직임 생긴다). 그리고 어깨는 골반 위쪽에 위치해 있다.

중량을 지탱하고 있을 때의 척추 중립 자세: 특정 무게를 지탱하고 있을 때의 척추 중립 상태를 말하는 것이며, 개인 타고난 신체 특징이나 기술 등 다양한 요소에 따라서 달라질 수 있다(그림 1.09).

일반적으로는 중량을 지탱하고 있을 때, 곧게 세운 자세와 요추 전만을 유지하기 위해서 척추의 신전이 증가할 것이라고 생각한다. 하지만 실제로는 척추 중립 상태 범위는 척추의 상대적 신전과 굴곡의 정도에 따라서 달라질 수 있다.

일반적으로는 척추를 굴곡시키려는 힘에 저항하려는 모습을 많이 볼 수 있다. 이 부분은 중량을 지탱할 때 선수들이 척추를 신전시키려고 하는 모습에서 확인할 수 있다. 오버헤드 동작, 바벨을 바닥에서 들어 올리는 동작, 그리고 프론트 랙 자세에서 흉추 윗부분을 신전시키려는 모습은 그 예가 될 수 있다.

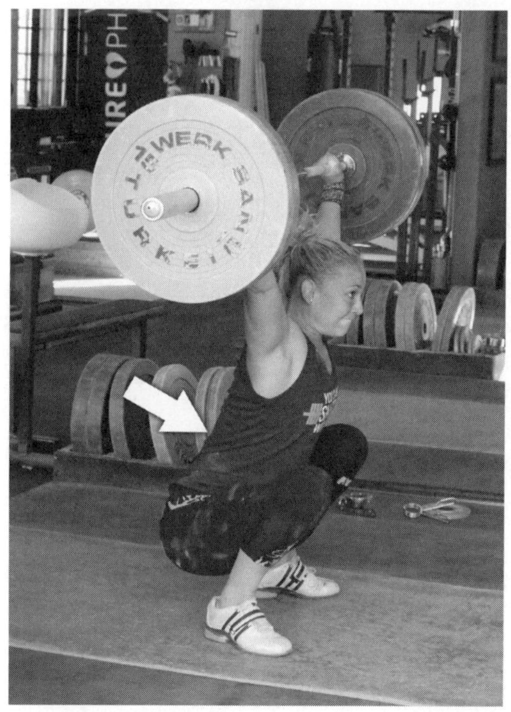

그림 1.10 중량을 제대로 지탱할 수 있는 자세를 유지하는 데 있어서 흉요추 접합부에서의 올바른 자세를 만들고 유지할 수 있는 방법을 배우는 것은 중요하다.

흉요추 접합부: 흉추 T12와 요추 L1이 만나는 지점이다(그림 1.10). 이 지점은 보통 T/L junction이라고 불리기도 한다.

균형: 체중과 바벨 간의 안정적인 자세를 유지하기 위해서 무게중심과 지지면에 대해서 자발적으로, 반사적 통제가 가능한 상태를 말한다.

고유수용성감각: 자발적인 혹은 반사적인 움직임에 대한 정확성, 일관성 그리고 협응력에 기여하는 몸의 감각이다.

신경계

중추 신경계(CNSCentral Nervous System): 웨이트리프팅 동작을 통제하게 되는 뇌와 척수를 말한다.

말초 신경계(PNSPeripheral Nervous System): 체성 신경계와 자율 신경계로 구성되어 있으며, 중추 신경계로부터 신호를 받아서 우리의 움직임을 통제하고 훈련이나 그 훈련에서 회복하는 일을 함께 수행한다.

체성 신경계(SNSSomatic Nervous System): 말초 신경계의 한 갈래로서, 우리의 골격을 움직이는 근육을 통제하면서 원하는 움직임 패턴을 만들게 된다. 우리가 원하는 움직임에서의 적절한 가동성과 안정성의 조합을 발달시키고 난 후에 중추 신경계에서 이런 자세와 움직임 패턴(스내치, 클린앤저크, 백 스쿼트 등)을 기억시키고 체성 신경계를 최대한 자동적으로 통제할 수 있도록 만드는 것이 중요하다.

자율 신경계(ANSAutonomic Nervous System): 의식적으로 통제하지 못하는 신체 내부의 기관을 담당하고 있다. 함께 발달시키기 위해서 많은 노력을 해왔던 우리가 원하는 움직임을 수행하고, 그 움직임에서 회복하기 위해서 필요한 상태를 결정하기 위해서 체성 신경계와 함께 작동한다.

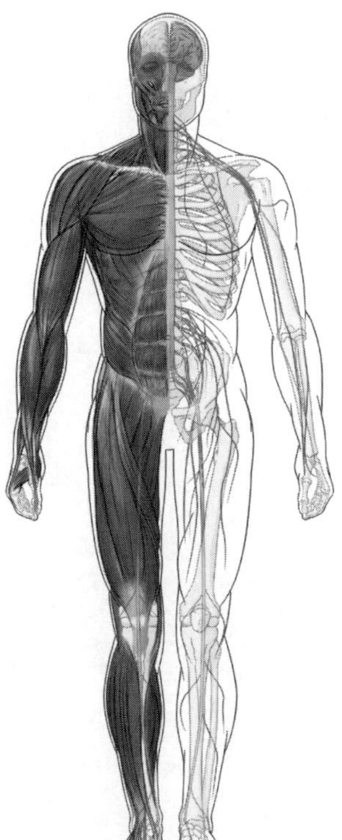

그림 1.11 신경계는 가장 중요한 부분이다. 지금까지 우리가 다뤄온 내용 그리고 앞으로 책이 끝날 때까지 다루게 될 내용은 궁극적으로 이 신경계에 의해서 조절된다.

부교감 신경계 Parasympathetic System: 다음에 설명하게 될 교감 신경계와 함께 균형을 이뤄서 작동하며, 휴식 그리고 소화에 활용된다. 심박 박동을 늦추며, 소화를 돕는다. 일반적으로 일상생활 현상에 관여하는 신경계라고 볼 수 있다. 새로운 운동 동작을 배울 때 회복에도 개입한다. 만약 이미 선수가 지쳐 있는 상태이거나 체력이 떨어질 만큼 열심히 훈련하고 있는 상태라면, 새로운 동작이나 자세를 배우는 것이 힘들 수도 있기 때문에 부교감 신경이 회복에 도움을 주는 것이다(지쳤거나, 긴장했을 때, 그리고 스트레스를 많이 받은 상황에서 새로운 동작을 배우는 경우를 생각해보자). 낮은 중량으로 진행하는 운동이나, 가동성을 개선하는 훈련의 새로운 자세나 동작을 수행할 때는, 선수를 상대적으로 편안한 상태로 만들기 위해서 꾸준하고 일관성 있는 호흡을 유지할 수 있도록 신호를 준다. 그러면서 새로운 동작이나 자세에 대해서 익숙해지면서 기술적으로 좋아지게 되면 점차적으로 스피드와 중량과 같은 요소를 추가할 수 있다.

교감 신경계 Sympathetic System: 교감 신경계는 자율 신경계의 한 갈래로서, 비교적 강도 높은 훈련을 할 때, 큰 힘을 내거나 스트레스를 받는 상황에서 활발해진다. 무거운 무게로 특정 동작이나 자세를 수행할 때에 적절한 수준으로 교감 신경계가 활발해질 필요가 있다. 또한 훈련으로부터 회복하는 데 있어서는 이 교감 신경계가 다시 낮아질 필요가 있다.

스내치, 클린앤저크 단계

스내치와 클린앤저크 움직임을 몇 단계로 나눔으로써, 우리의 동작을 평가하고 교정하는 데 도움을 받을 수 있다.

시작 자세 Starting Position: 바벨이 바닥에서 떨어지기 전에 선수가 취하는 자세이다. 이 자세에서는, 우리는 일반적으로 발목이 대략 15~25도 정도 각도를 유지하는 것을 확인할 수 있다(이 정도의 각도는 발뒤꿈치 쪽이 올라가 있는 역도화를 착용한 상태에 서라는 것을 명심하자). 또한, 시작 자세에서 올바른 엉덩이 위치를 만들기 위해서 상대적으로 중립의 골반 상태를 유지하면서 엉덩이가 무릎 높이 혹은 이보다 조금 높은 위치를 유지하기 위해서는 고관절 굴곡(대략 135도)과 회전 능력이 필요하다. 올바른 자세를 위해서 필요한 수준으로 어깨를 내전 그리고 내회전시키는 과정에서 어느 정도의 등의 신전은 자연스럽게 발생하게 된다(그림 1.12).

첫 번째 풀 First Pull: 바벨이 바닥에서 떨어져서 무릎을 지나 대략 허벅지 가운데 지점까지 이동하는 것을 말한다. 이 움직임에서는 아직까지 무릎이 다시 접히는 동작은 일어나지 않으며, 무릎이 대략 140~150도로 펴지게 된다. 이 정도 각도로 무릎이 펴지게 되면 길어진 후면 사슬을 이용할 수 있게 된다. 엉덩이와 어깨는 하나처럼 위로 이동하게 되며, 바닥을 기준으로 했을 때의 올바른 척추 만곡을 유지한 상태에서 몸통의 각도는 시작 자세에서부터 상대적으로 변화하지 않고 유지된다. 정강이는 첫 번째 풀이 끝날 때까지 거의 수직 상태이다(그림 1.13).

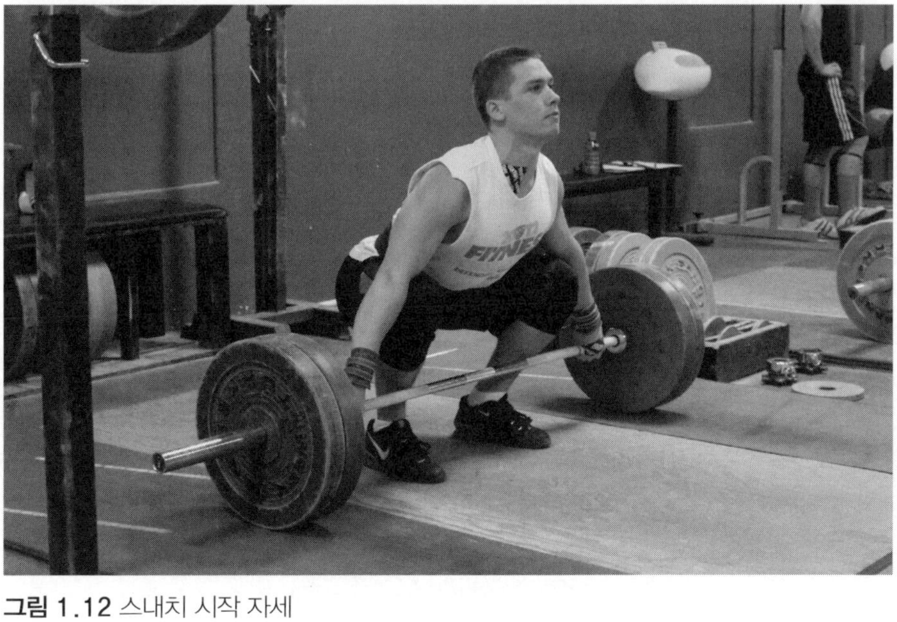

그림 1.12 스내치 시작 자세

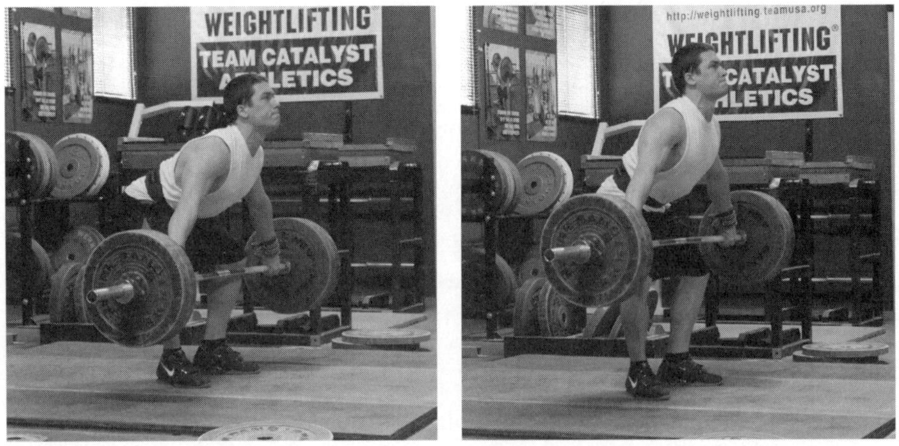

그림 1.13 스내치 첫 번째 풀 동작

트랜지션Transition**(스쿱 혹은 이중 무릎 굽힘이라고도 한다)**: 대략 허벅지 가운데 지점에서 시작하는 두 번째 풀 동작이 시작되면서 전환되는 구간이다. 무릎은 대략 10~15도 정도로 약간 굽혀지고 무게중심 균형을 잡을 때 유리해지기 위해서 바벨이 최대한 고관절 쪽으로 붙게 된다. 그리고 다리로 바닥을 잘 밀어낼 수 있는 상태를 만들게 된다. 이 단계의 마지막 구간을 우리는 보통 '파워 자세'라고 부른다. 이 트랜지션 동안에는, 바벨의 속도는 실제로 약간 줄어들게 되지만, 바벨이 수직 방향 위로 향하는 궤도가 바뀌지는 않는다(그림 1.14).

두 번째 풀 Second Pull**(마무리 혹은 폭발적으로 몸을 펴는 구간이라고도 하기도 한다)**: 첫 번째 풀 동작에서 시작해서 고관절(대략 180도), 무릎(대략 170~180도) 그리고 발목(30~40도)을 완전히 펴는 동작이다. 리프터가 바벨을 당겨서 바벨 아래로 이동하기 직전의 동작이기도 하다(그림 1.15).

세 번째 풀 Third Pull**(턴오버 동작이라고도 한다)**: 팔꿈치, 그리고 고관절과 무릎을 다

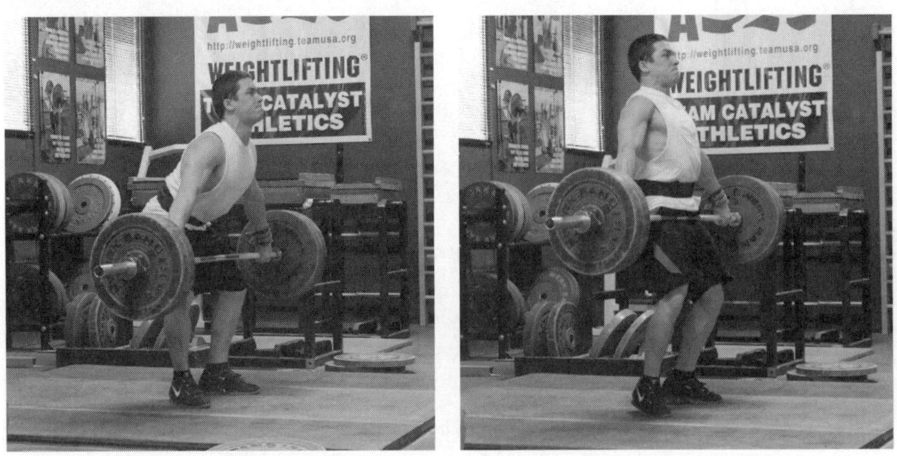

그림 1.14 스내치 트랜지션

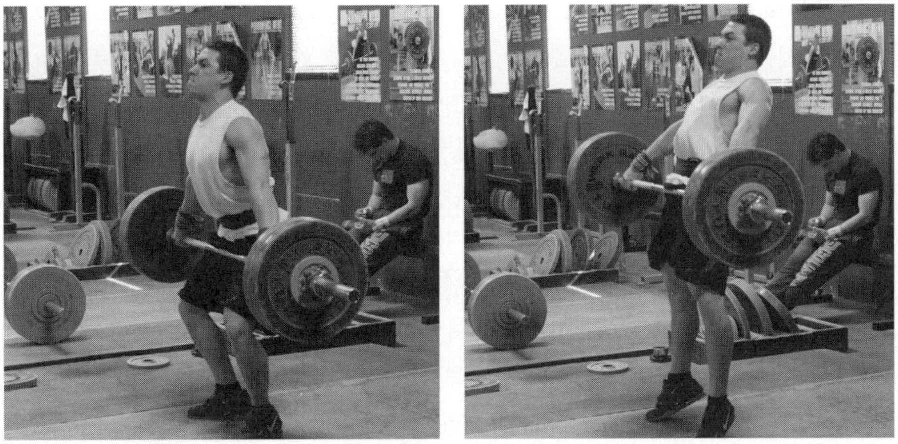

그림 1.15 스내치 두 번째 풀의 마무리 자세

시 접으면서 바벨 아래로 들어가는 완벽한 오버헤드 자세를 만들기 직전까지의 동작을 말한다. 이 동작을 하면서 어깨는 상대적으로 내회전을 하고 있다가 외회전을 하게 된다. 누군가에게 가르칠 때, 이해를 돕기 위해서 허수아비가 팔을 양쪽으로 벌리고 있는 모습을 많이 얘기한다. 물론 실제로 리프팅을 할 때 이 모습 그대로 일어나는 경우는 거의 없지만, 바벨을 최대한 몸에 가까이 붙이기 위해서 세 번째 풀 동작을 시작할 때 어깨의 내회전은 중요한 부분이다. 이때 몸통 자세도 살펴보면, 바벨 아래로 이동하면서 자연스럽게 척추 신전 정도가 약간 더 증가하게 된다. 어떤 경우라도, 바벨을 받았을 때 무게를 잘 지탱하기 위해서 흉곽과 골반을 상대적으로 평행한 상태를 유지하는 것은 중요하다(그림 1.16).

리시빙 자세 Receivign Position: 프론트 랙 자세 혹은 오버헤드 자세로 바벨을 받았을 때의 자세를 말한다. 리프팅에서는 오버헤드 스쿼트 혹은 프론트 스쿼트 자세가 된다. 스내치에서의 상대적으로 더 넓은 그립은 상대적으로 좁은 그립의 저크와 비교했을 때 바벨을 받치는 어깨가 조금 느슨해지는 것을 대부분의 리프터들은 느낄 수

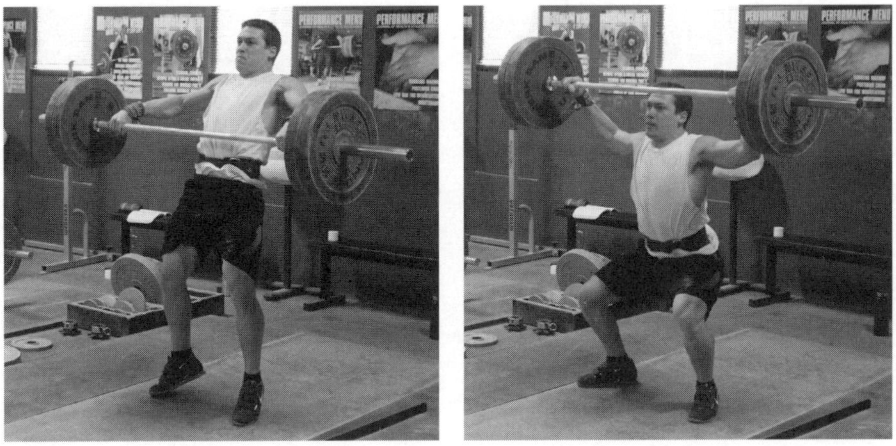

그림 1.16 스내치 세 번째 풀 동작

있다. 하지만 스내치의 경우는 오버헤드 자세에서 가동성이 더 요구된다. 클린의 경우는, 어깨 관절이 대략 80~90도 정도 굴곡을 하게 된다. 이 범위는 대부분의 사람들이 편안해하는 움직임 범위이다. 그러나 어깨 굴곡은 외회전과 팔꿈치 굴곡이 함께 일어나며, 어깨 관절 전체에 걸쳐서 연부 조직에 추가적인 부담이 되기도 한다. 프론트 랙 자세에서는 팔꿈치 굴곡과 손목 신전 능력이 아주 중요한 요소이다. 스내치 혹은 저크의 락아웃 자세에서 팔꿈치 신전이 일어난다. 하체의 경우는, 고관절의 굴곡(대략 135~145도)과 회전이 일어나며, 무릎(대략 135~145도)과 발목(역도화를 신은 상태에서 대략 20~30도)의 굴곡도 일어나기 때문에 가동성이 아주 중요하다. 이런 가동범위에서의 움직임을 제대로 조절하기 위해서 상당한 수준의 안정성이 필요한 것은 두말할 필요도 없다(그림 1.17).

저크 딥 Jerk Dip: 위로 드라이브를 할 때 필요한 힘을 저장하고 만들어내기 위해서 프론트 랙 자세로 바벨을 위치시킨 상태에서, 고관절, 무릎, 발목을 접는 저크를 위한 동작이다(그림 1.18).

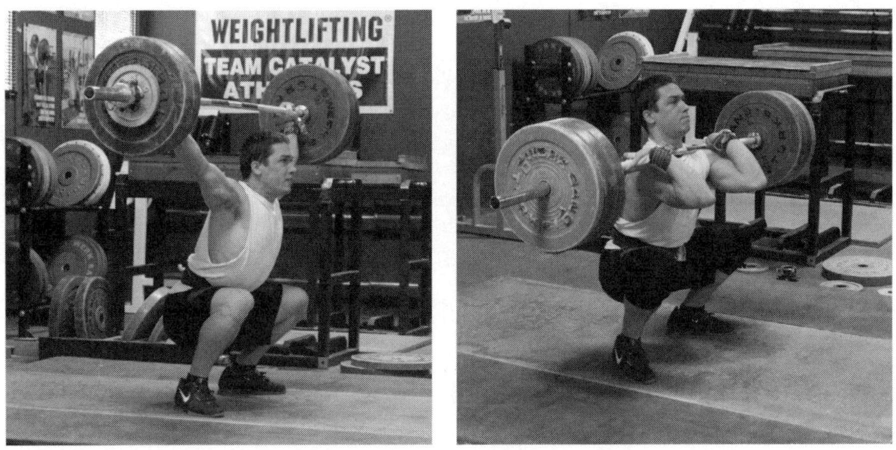

그림 1.17 스내치와 클린 리시빙 자세

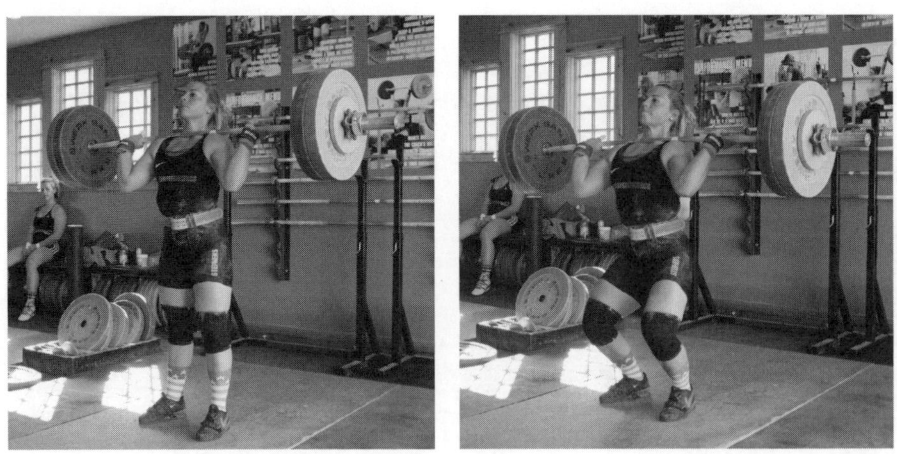

그림 1.18 저크 딥 자세

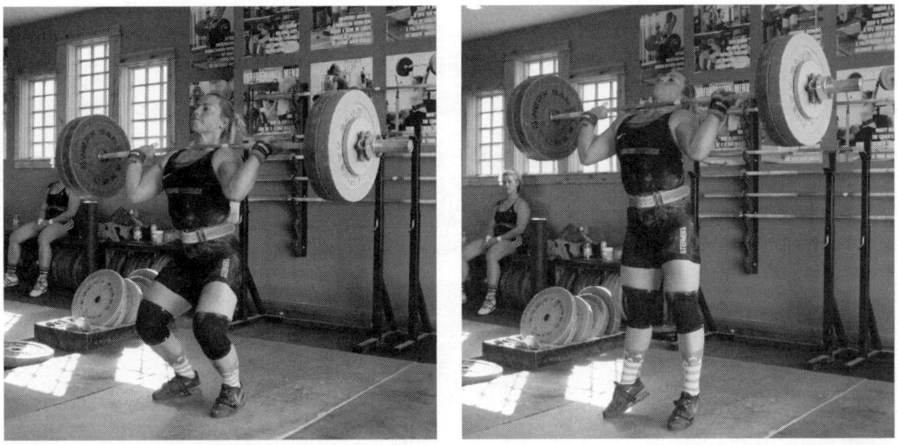

그림 1.19 저크 드라이브 자세

저크 드라이브 Jerk Driive: 저크 딥 바로 다음 동작으로, 다리를 펴면서 바벨에 위로 향하는 힘을 가하게 된다(그림 1.19).

저크 리시빙 자세 Jerk Receiving Position: 드라이브 동작에서 바벨이 어깨에서 떨어지는 동시에 리프터가 바벨 아래로 몸을 낮추는 단계이다(그림 1.20). 이렇게 리프터가 몸을 낮추게 되면서 바벨 아래에서도 안정적인 자세를 만들 수 있게 된다. 저크는 그립이 좁기 때문에 스내치 동작에서보다 어깨의 가동성 상태를 여기서 더 확실하게 확인할 수 있게 된다. 스플릿 저크의 뒤쪽 다리의 고관절은 신전된다. 이때 신전 정도는 몸통의 각도 그리고 양발의 스플릿 너비에 따라서 달라진다. 그리고 당연히 흉곽과 골반 위에서 무게를 올바르게 지탱할 수 있도록 몸통 각도를 잘 조절하는 것이 중요하다.

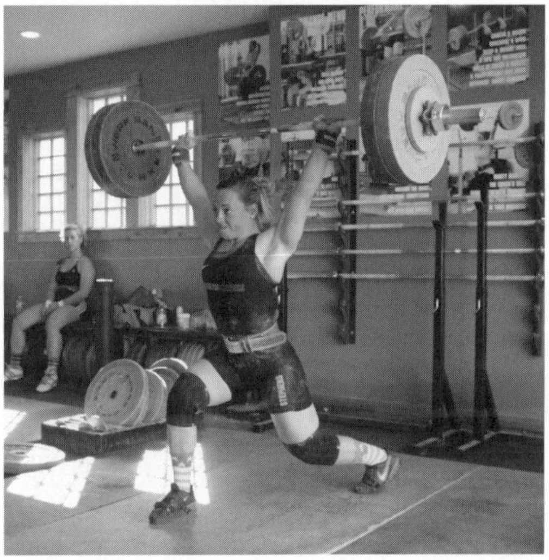

그림 1.20 스플릿 저크 리시빙 자세. 역도 동작 중에서 가장 실패를 많이 하기도 하는 스플릿 저크는 균형, 스피드, 스트렝스 그리고 타이밍 등의 조합이 요구된다.

함께 토론해봐야 하는 내용

가동성과 안정성을 어떻게 정의하고 부르는지는 사람마다 많이 다르기도 하다. 누가 맞고 틀리고의 문제가 아니라 단지 서로 정의하는 바가 다른 것이기 때문에 용어에 대해서 극단적인 입장을 취하고 싶지는 않다. 하지만 최소한 이 책에서는 통일성을 위해서 앞에서 언급한 것처럼, 가동성, 안정성이라는 용어를 그대로 사용할 것이다.

앞에서 말했듯이, 움직임이라는 것은 가동성과 안정성이 함께 연속해서 반복적으로 일어나는 것이다(그림 1.21). 그렇기 때문에 모든 선수들은 우리가 원하는 동작이나 자세를 만들기 위해서(여기서는 당연히 역도 동작이 될 것이다) 가동성과 안정성 모두가 함께 필요한 것이다. 몇몇 선수들은 아마 가동성과 안정성 둘 중에서 하나의 능력이 지나치게 부족하거나 강한 경우도 있을 것이다. 만약 어떤 선수가 스내치 혹은 클린앤저크를 할 때, 특정 자세를 만드는 것이 힘들거나, 특정 자세에

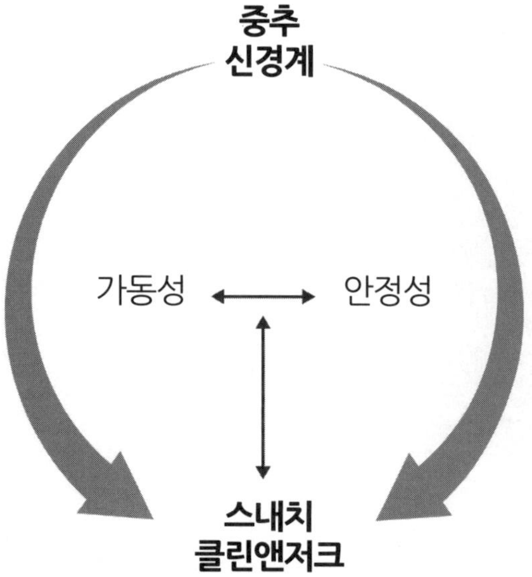

그림 1.21 움직임은 가동성과 안정성의 연속체이다.

서 무게를 지탱하는 것이 쉽지 않다면, 가동성과 안정성 둘 중에서 부족한 부분을 찾아서 채우려고 노력하게 될 것이다.

이 둘 중에서 어느 쪽이 부족한지는 개인마다 차이가 있을 수 있다. 예를 들면 체조 선수 출신의 체중 110lb인 여자 선수와 미식축구 선수 출신의 체중 250lb인 남자 선수는 가동성, 안정성 중에서 부족한 부분이 서로 많이 다를 것이다. 그렇기 때문에 역도 훈련을 하는 데 있어서 훈련 전략이 다를 수밖에 없다.

안정성과 운동 조절 능력Motor Control은 종종 같은 의미로 사용되기도 한다. 만약 가동성이 충분한 상태라면, 뼈, 인대의 구조(수동적 안정성)와 신경계(능동적 안정성) 간의 최적의 조합에 집중해야 한다. 논쟁의 여지가 있지만, 안정성이 반드시 무거운 중량의 바벨을 이용한 훈련을 통해서 키울 수 있는 스트렝스(힘을 만들어낼 수 있는 능력)를 의미하는 것은 아니다. 안정성은 움직임 전략에서 타이밍과 더 관련된 내용이다. 이 부분에 집중한 훈련을 시간을 꾸준히 투자해서 발달시킬 수 있다. 역도 코치가 선수에게 원하는 동작이나 자세를 만들거나 유지하기 위해서는 안정성 혹은 운동 조절 능력과 더 큰 관련이 있을 수 있다. 여기서 무게가 더 올라가게 되면 그 선수의 스트렝스도 확인할 수 있다.

안정성은 스내치와 클린앤저크의 자세를 개선하려는 선수들이 훈련에서 종종 간과하는 부분이기도 하다. 실제로 자신이 부족한 부분이 안정성 혹은 운동 조절 능력임에도 불구하고 가동성에만 집중해서 훈련하는 선수들에게 흔하게 발생하는 일이다. 근육과 관절이 뻣뻣하게 느껴져서 가동성 운동을 했지만 효과가 크게 없거나, 그 효과가 오래 지속되지 않는 경우도 있다. 이렇게 만성적인 뻣뻣함을 느끼는 경우는 실제로 안정성이 부족해서 발생할 수 있는 부상을 방지하기 위해서 중추 신경계에서 신호를 보내는 것일 수도 있다(개인적인 의견에 기반한 가정이다)(그림 1.22).

우리는 인터넷에서 어린 선수들이 완벽한 스쿼트를 하는 모습을 많이 볼 수 있다. 어린 선수들과 성인들의 골반 발달 상태와 현재 골반 상황이 다르다는 점을 고려했을 때 모든 성인들이 이 어린 선수들과 똑같은 스쿼트를 할 수 있는 것은 아니다. 그러나 어린 선수들이 어떻게 움직임을 학습하는지를 통해서 배울 점은 있다. 어린 선수들에게 스쿼트를 가르쳐주는 코치는 없으며, 스쿼트를 하기 위해서 스트레칭이나 가동성 훈련 역시나 따로 하지 않는다. 어린 선수들은 이미 충분한 가동성을 가지고 태어났으며, 몇 개월에 걸쳐서 동작을 경험하면서 안정성도 갖추게 된 것이다.

성인들의 경우는, 여러 가지 이유로 인해서 가동성 능력을 잃게 된다. 그래서 다시 가동성의 개선을 위한 추가적인 노력을 하는 것이 반드시 필요하다. 하지만 스내치와 클린앤저크 동작에서 요구되는 안정성을 발달시키기 위해서는 우선적으로 필요한 움직임이나 자세를 익히기 위해서 시간을 투자해야 한다. 그리고 이후에 점차적으로 스피드와 무게를 올려가는 것이다. 더 구체적인 내용은 뒤에서 다룰 예

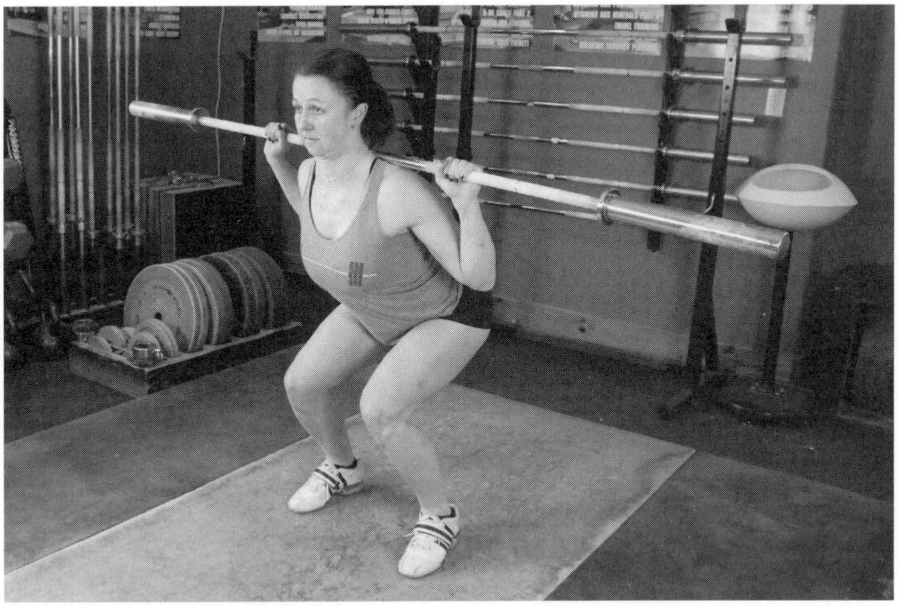

그림 1.22 가동성, 안정성 중에 과연 어떤 문제 때문일까?

정이니, 바닥에서부터 하나하나 빌딩을 세우는 것이라고 우선은 쉽게 받아들이도록 하자.

척추 중립도 역시나 논쟁이 심한 부분이다. 여기서는 외부 중량(바벨)이 있는 경우와 외부 중량이 없는 경우의 척추 만곡에 대해서 얘기를 나눠볼 것이다. 이 둘의 가장 큰 차이점은 외부 중량이 있는 경우에, 흉추 상부에 상대적으로 신전이 더 일어난다는 것이다. 이렇게 흉추 상부에서 신전이 더 일어난다고 해서 실질적으로 움직임의 변화가 큰 것은 아니다. 오히려 중량 때문에 흉추가 굴곡이 일어나려는 것에 저항하는 것으로 볼 수 있다. 이것이 무게를 바닥에서 들거나 오버헤드 자세로 지탱하기 위해서 척추의 수동적, 능동적 안정성을 최대한 많이 사용할 수 있도록 돕는다. 기본적인 가이드라인을 주자면, 증가된 척추의 신전(굴곡에 저항하는 힘)이 흉추와 요추가 접하는 부분 위쪽에서 발생하는 것이 좋다. 그래야 흉곽과 골반이 상대적으로 평행 위치에 있을 수 있다. 이런 몸통의 위치는 무거운 무게를 안정적으로 지탱하는 데 있어서 큰 도움이 된다(그림 1.23).

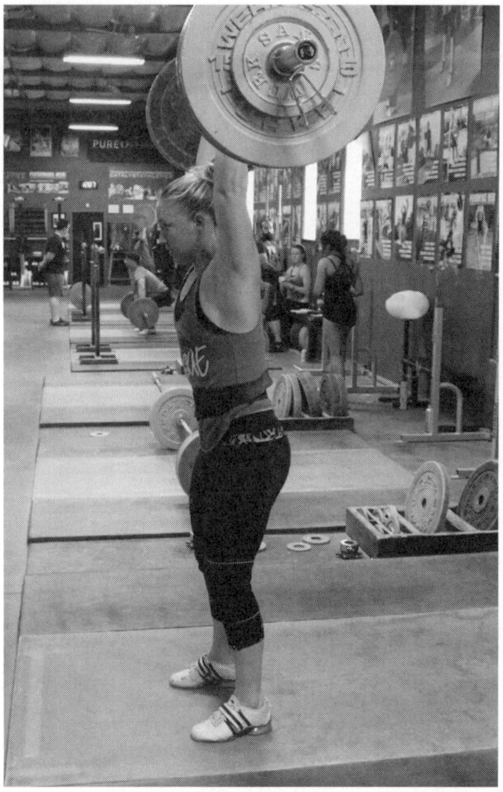

그림 1.23 흉곽 아래 부분이 골반의 위쪽 부분에 위치해 있으면서 곧게 세운 척추와 상대적으로 흉추 상부가 신전된 자세의 리프터.

스내치와 클린앤저크를 할 때의 궁극적인 목표는 척추의 만곡과 골반의 정렬 상태가 상대적으로 변하지 않게 유지하는 것이다. 최적의 척추 정렬 상태는 선수마다 다르다. 그러나 처음 리프팅을 시작하는 순간부터 리프팅을 마무리하는 순간까지 최적의 움직임 궤도를 유지하면서 변화를 최소화하려고 노력하는 것이 좋다.

다음에는 자세, 호흡 그리고 코어 안정성에 대해서 얘기한다. 리프팅을 올바르게 수행하는 데 있어서 아주 중요한 몸통과 골반의 구조에서 있어서 반드시 필요한 부분이며, 스내치와 클린앤저크를 할 때 무게를 지탱할 수 있고, 바벨로 힘을 제대로 전달하기 위한 가장 최적의 척추 자세에도 중요한 부분이다.

■ CHAPTER 2

몸통 안정성 & 웨이트리프팅 자세

운동 기술 습득(MSA)

1장에서 언급했던 이 책의 목표로 다시 돌아가면, MSA는 어떤 특정 순간을 말하는 것이라, 과정이라고 볼 수 있다. 어떤 훈련이라도 특정 시점의 특정 순간에 영구적인 변화를 만들어낼 수는 없다. 그것이 조직 구조나 움직임 패턴 또 그 어떤 것에 관한 것이라도 동일한 얘기이다. 꾸준히 관련 운동에 노출되면서 그 운동에 집중해서 노력할 필요가 있다.

새로운 기술을 배울 때, 어디서 처음 새로운 정보를 얻을 수 있을지 찾는 것이 도움이 된다. 이것이 배우고, 가르치고, 큐를 주는 데 있어서의 하나의 빌딩을 세우는 시작점이 되는 것이다. 경험을 토대로 말하자면, 리프터에게 스내치, 클린앤저크 움직임 기술의 전반적인 토대가 될 수 있는 것을 잘 알려줄 수 있는 효과적인 시작점은 흉곽, 골반 그리고 몸통의 자세와 안정성에 대한 역학적, 생리학적인 기초적인 논리이다.

적응

새로운 기술을 처음 배울 때 좋은 환경은 전반적인 스트레스 수준이 감소한 상태와 상대적으로 낮은 강도에서 진행하는 것이다. 이와 관련된 사례는 너무나 많다. 학교에서 새로운 내용을 배울 때, 수면이 부족하거나, 정신적으로 스트레스 수준이 높은 상태에서는 그 내용을 흡수하고 배우는 것이 힘들다. 농구에서도, 처음 자유투를 배울 때, 상대적으로 조용한 환경에서 한두 가지만 신경 쓸 수 있는 상태에서 시작한다. 만약 NBA 결승전과 같은 대회에서 선수가 슛을 쏘는 순간에 팔꿈치를 어떤 자세를 유지해야 할지 고민하고 있는 상황이라면, 선수가 마음에 드는 결과를 얻지 못할 것이다. MSA는 학습 초반에 일어난다. 역도 훈련을 할 때, 만약 당신의 오버헤드 스쿼트 자세가 마음에 들지 않는 상황에서도 더 가벼운 무게로 오버헤드 스쿼트에 집중한 훈련을 하지 않거나, 필요한 교정 운동을 하지 않고 1RM의 85%로만 스내치를 계속하게 된다면, 자신의 성장 속도나 과정에 큰 실망을 하게 될 것이다.

여기서 우리는 자신에게 주어진 임무를 수행하는 것과 관련 있는 움직임 가변성 개념에 대해서 다시 한 번 생각해볼 수 있다. 제한된 움직임 가변성을 가진 상태의 선수라면, 동작을 진행할 때 마치 자신의 몸이 아닌 것처럼 몸이 뻣뻣하고 로봇처럼 보일 수 있다. 이런 선수라면, 움직임에 적응하는 것이 쉽지 않다. 우리는 리프팅 초보자가 충분한 스트렝스를 가지고 있음에도 빈 바벨로 오버헤드 스쿼트를 하는 것을 힘들어하는 사람을 종종 볼 수 있다. 이 리프터는 다음에 시도를 해도 매번 똑같이 리프팅을 실패할 가능성이 높다. 어떻게 실패할지가 거의 예측 가능하다.

그런데 관절의 가동성이 지나치게 좋은 선수라면 움직임 가변성이 더 좋을 것이다. 그래서 이런 선천적인 요인으로 인해서 리프팅을 할 때의 패턴이 일관적이지 않을 가능성이 있다. 어떤 패턴으로 움직임이 일어날지 예측하기 힘들다. 리프팅을 할 때 바벨을 앞으로 혹은 뒤로 혹은 측면 모든 방향으로 실패할 가능성이 있다. 그렇기 때문에 스내치와 클린앤저크를 하는 데 있어서, 선수들 개개인의 움직임 가변성을 정확하게 확인할 수 있는 방법은 없다. 모두 다 개별적으로 다르기 때문이다. 그러나 웨이트리프팅 자세를 통제할 수 있는 최적의 움직임 가변성 범위를 찾는 데 있어서 간단한 큐와 자세 훈련을 통해서 몸통의 조절은 가능하다. 기본적으로, 당신 자신에게 스스로, "내가 원하는 리프팅 자세(부상과 기술적 오류 없이)를 꾸준히 달성할 수 있을까?"라고 질문할 수 있다. 만약 이것이 가능하다면, 움직임 가변성은 일어날 수 있다. 만약 그렇지 못하다면, 움직임을 가장 힘들어하는 아주 작은 단위로 나눠서 원하는 자세가 가능한 상태가 되면 다시 원래의 움직임으로 돌아와서 진행하는 것이다. 무게, 스트레스 그리고 피로도를 조금씩 훈련에 포함시키면서 영구적인 적응과 퍼포먼스 향상을 위한 이런 요소들을 점진적으로 강화시키는 것이다.

이런 부분들이 이 책에서 다뤄질 내용들이다. 어떤 이들은 부담이 되지 않은 환경(예: 바닥에 누워서 어깨 관절을 움직여본다거나, 가동성을 평가하는 것과 같은)에서 큰 노력이 요구되지 않는 아주 기초적인 동작으로 움직임 가변성 훈련을 하는 것이 더 도움이 될 수도 있으며, 누군가는 자신이 원하는 내용이 아주 구체적이기 때문에, 이 부분에서 원하는 변화를 만들어내기 위해서, 바벨 동작에 특화된 동작을 움직임 가변성을 위해서 활용하는 것이 더 효과적일 수 있다. 어떤 경우라도 궁극적인 목표는 동일하다. 리프터에 따라서 이 과정은 몇 주 혹은 몇 달이 걸릴 수도 있다. 혹은 준비 운동을 하거나, 평소 훈련을 하는 도중에 경험할 수도 있다.

요추와 골반의 반사적 안정성

횡격막은 숨을 들이마실 때 사용되는 주요 근육이며, 호흡하는 과정에서 대략 70%의 작업을 담당하고 있다(우리 모두는 횡격막을 이용해서 호흡을 한다). 횡격막은 돔(반구형 모양) 모양이며, 흉곽 아래에 위치해 있다. 횡격막의 가장 윗부분이 대략 흉추 중간 부위쯤에 있으며, 위쪽의 흉부와 아래쪽의 복부를 나눠주는 근육이다. 우리가 흔히 코어라고 부르는 당신의 복부가 소다 캔이라고 한다면, 횡격막은 그 캔의 가장 위쪽 부위가 될 것이다. 그리고 골반저근은 캔의 바닥이 될 것이다. 그리고 다른 몇몇 근육들이 캔의 앞, 뒤 그리고 측면의 격자 모양으로 감싸고 있다. 이렇게 캔 모양으로 안정성에 대한 고민을 해보자(그림 2.01).

숨을 들이마실 때, 횡격막은 수축하고 골반 쪽으로 내려가게 되면서 폐로 공기를 보내줄 수 있는 공간을 만들게 된다. 횡격막이 내려갈 때, 복부 쪽을 압박하게 된다. 복부와 골반저근 부분의 근육들이 반사적으로 횡격막으로부터 발생하는 압력에 저항하기 위해서 신장성 수축을 하게 된다. 이런 반사적 수축이 복부 안쪽에 압력을 증가시키게 되고, 요추의 안정성에 기여하게 된다. 앞에서 비유를 한 캔이 안정적인 상태가 되는 것이다.

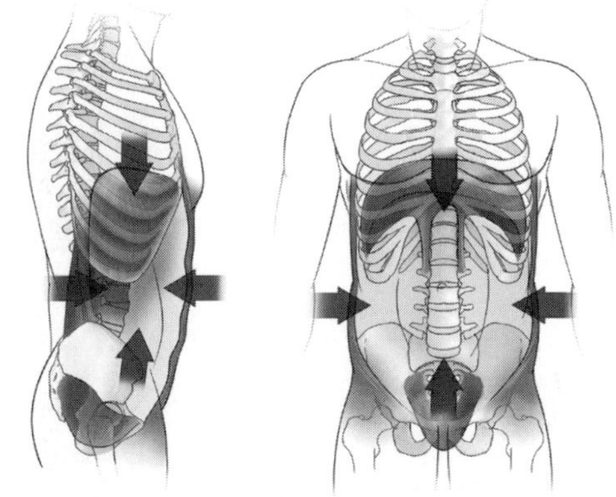

그림 2.01 편안하게 있을 때의 코어이다. 서로 저항하는 힘을 만들어서 유지하는 것이 무게를 들고 있을 때 이 부위를 안정화시키는 데 핵심이 되는 것이다.

그림 2.01에서처럼 편안한 중립 상태에서는, 횡격막과 골반저근이 서로 마주 보고 있는 상태이다. 이 횡격막과 골반저근의 위치가 몸통을 안정적인 상태가 될 수 있도록 압력을 증가시킬 수 있게 해주는 것이다. 무거운 무게의 바벨을 들고 있을 때, 이 무게를 지탱하기 위해서 등 상부를 아주 약간 더 신전시키는 경우에도, 이 흉곽과 골반의 상태를 최대한 유지하려고 하게 된다(그림 2.02).

당연히, 웨이트리프팅 움직임을 성공적으로 무게를 올려가면서 훈련을 한다는 것이 완벽한 흉곽과 골반의 평행 상태를 유지해야 하는 것은 아니다. 그리고 리프터마다 최적의 몸통 자세는 다를 것이다. 그러나 리프터마다 자세가 다르더라도, 무거운 무게를 지탱하기 위해서 반사적 압력을 만들 수 있는 호흡이 가능한 몸통 자세여야 한다. 우리는 몸통을 불안정한 상태로 만들고, 바벨을 제대로 지탱하기 힘든 상태로 만드는 갑작스런 척추의 과신전과 굴곡 때문에 우리의 캔(비유)이 찌그러지는 것을 최소화할 수 있도록 해야 한다(그림 2.03). 그래서 우리는 이런 훈련을 흉곽과 골반을 평행 상태로 만들어내는 것으로부터 시작하는 것이다.

우리의 목표는 우리의 코어가 자동적으로 기능을 하도록 하는 것이다. 복근을 단단하게 만들려고 호흡을 하면서 집중을 한다는 것은 쉽지 않은 것이다. 무거운

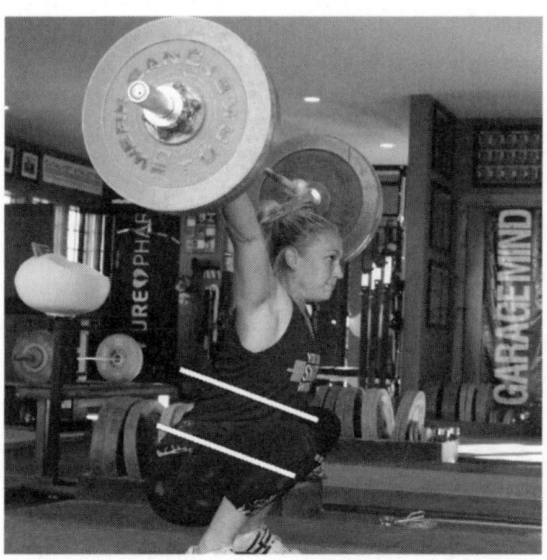

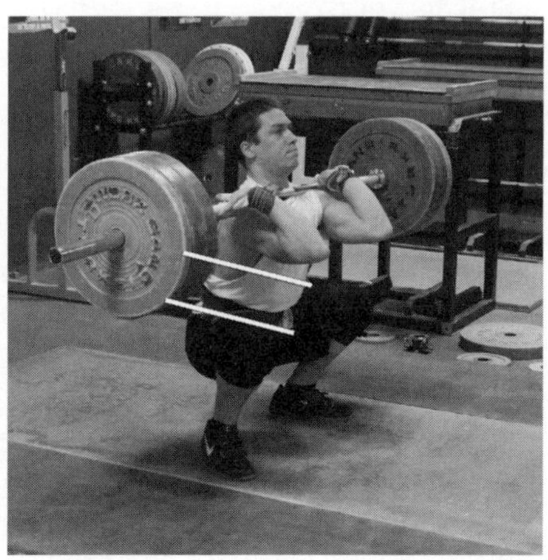

그림 2.02 이 사진 속 선수들의 척추는 곧게 세워져 있고, 제대로 신전이 된 상태이다. 흉곽과 골반, 횡격막과 골반저근이 상대적으로 중립 상태인 것을 확인할 수 있다. 이 상태에서 서로에게 작용하는 힘이 균형 상태를 이룰 수 있다.

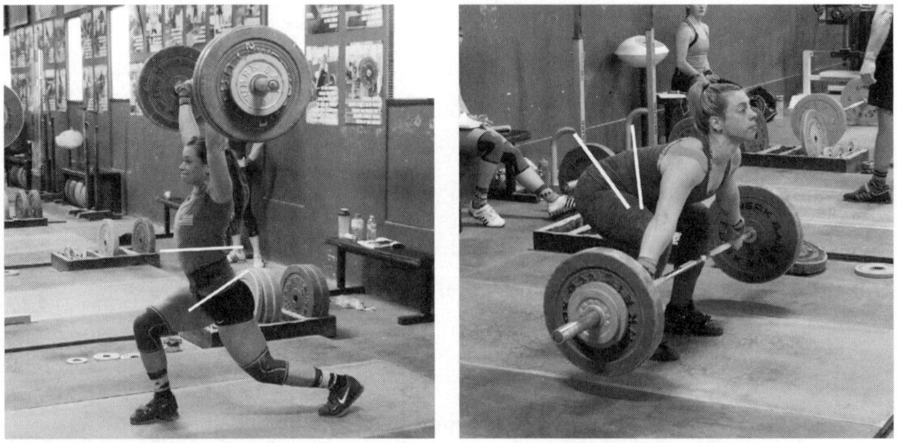

그림 2.03 흉요추 접합부가 신전(왼쪽)되거나 굴곡(오른쪽)되면서 안정적인 상태의 캔이 찌그러질 가능성이 있는 리프터들의 모습이다. 흉요추 접합부가 신전이나 굴곡되면 균형 상태의 횡격막과 골반저근의 상태가 힘들 수도 있기 때문이다. 이것을 단순히 좋다 혹은 나쁘다라고 단정 짓기보다는, 많은 리프터들이 자신이 원하는 올바른 리프팅 자세를 찾는 데 있어서 이렇게 몸통 자체를 중립 상태로 만드는 것이 좋은 시작점이 될 수 있다는 것이다.

바벨을 들고 있는 상태에서 자세를 유지하고 복근에 힘이 들어갈 수 있도록 호흡하는 법을 배우는 것은 정신적, 육체적 에너지를 아끼는 데 많은 도움이 될 수 있다. 리프터는 스내치와 클린앤저크를 할 때, 서로 다른 근육을 활성화시키고, 비활성화시킬지에 대해서 고민해서는 안 된다. 리프터가 단지 기술에 집중할 수 있도록, 필요한 근육들이 반사적으로 활성화되면서 사용되어야 한다.

키포인트: 시간이 지남에 따라서, 모토 스킬Motor Skill이 발달하면서, 리프터의 리프팅 자세는 자연스럽게 퍼포먼스를 향상시킬 수 있는 최적의 자신만의 자세로 바뀌게 된다. 그러나 운동 학습 초기 단계에서는, 자신에게 맞는 최적의 자세를 설정하는 것이 쉽지 않기 때문에, 앞에서 설명한 몸통의 중립 상태로 반복 훈련을 하면서 능력치를 올리는 것이 더 나을 것이다. 그리고 앞으로 책에서 설명한 내용을 바탕으로 훈련하면서 신경 조절 능력도 향상시킬 수 있다.

잠재적인 고관절 & 어깨 가동성 확인하기

골반은 고관절이 있는 곳에 위치해 있기 때문에, 고관절의 가동성과 기능은 골반의 자세에 영향을 받게 된다. 흉곽에 어깨 관절이 연결되어 있기 때문에, 어깨 가동성과 기능은 흉곽 자세에 많은 영향을 받게 된다. 결과적으로, 골반과 흉곽 조절 능력을 통해서 고관절과 어깨 관절에서의 잠재적 가동성을 확인할 수 있는 것이다. 또한 앞에서 설명했듯이, 횡격막과 골반저근(호흡 패턴에 의해서 조절될 수 있다)의 자세가 흉곽과 골반을 안정화시키는 데에 도움이 되기 때문에 리프터가 가지고 있는 골반과 어깨의 가동성을 더 활용할 수 있도록 해주는 역할을 하기도 한다.

흉추 가동성

무거운 무게를 들기 전에 숨을 들이마시면서, 360도 모든 방향으로 몸통을 팽창시키게 되면 프론트 스쿼트, 백 스쿼트 그리고 오버헤드 스쿼트 포지션에서의 바벨을 안전하게 잘 지탱할 수 있는 지지대를 만들 수 있게 된다. 무게를 들 때, 몸통을 조금이라도 더 넓게 만드는 것이 그렇지 않을 때보다 더 잘 지지할 수 있다는 것을 이해할 수 있다면, 직감적으로 알 수 있는 부분이다. 몸을 사방으로 팽창시키기 위해서 더 많은 공기를 들이마시는 것이 더 무게를 지탱하는 데 있어서 더 안정적이라고 할 수 있다.

한 가지 이야기를 해주자면, 몇몇 리프터들이 흉곽 사방(특히나 후면의 중부와 상부)을 팽창시키기 위해서 숨을 강하게 들이마시다보니, 흉추 상부의 가동성이 더 증가하는 것을 느꼈다고 했다. 아마도 숨을 강하게 들이마시는 과정에서 늑골과 흉추의 후관절이 열리면서 가동성이 증가한 것이다. 이것은 흉추를 신전시키기 위해서 단순히 흉곽 전체를 뒤로 젖히는 것과는 반대가 되는 것이다. 실제로 흉곽을 뒤로 젖히게 되면 이 움직임은 흉요추 접합부에서 일어나게 된다.

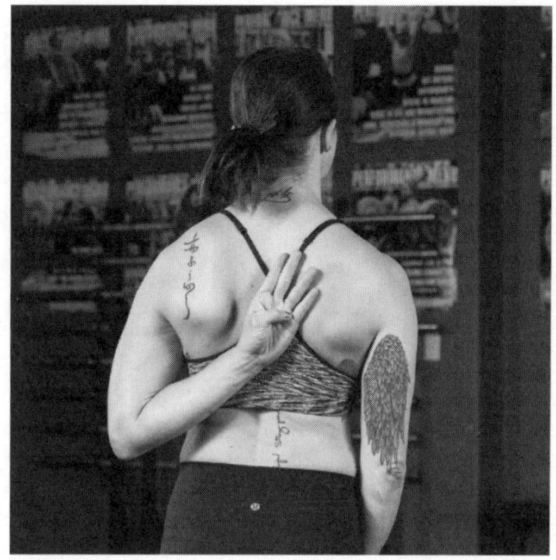

그림 2.04 위 사진에서 견갑골이 흉곽에 제대로 위치해 있지 않는 것을 확인할 수 있다. 이 상태가 어깨의 역학과 안정성에 영향을 줄지 그렇지 않을지는 모른다. 하지만 아마도 최적의 상태가 아닐 것이다.

견갑골 안정성

많은 사람들이 견갑골 익상Scapular Winging or Tipping이라는 단어를 들어 본 적이 있을 것이다. 견갑골 익상은 편안하게 있는 자세에서 혹은 팔을 움직이는 과정에서 견갑골이 흉곽에서 떨어지는 것을 말한다(그림 2.04). 일반적으로 이 현상은 견갑골과 흉곽 간의 협응력에 문제가 있는 것으로 볼 수 있다. 견갑골 익상에 대한 정확한 진단을 하기 위해서는 장흉신경Long Thoracic Nerve의 손상 여부도 확인해야 한다. 만약 이런 손상 이력이 리프터에게 없다면, 견갑골 익상 여부에 대해서 말하는 것이 쉽지 않다. 정확하게 견갑골 익상 여부에 대해서 말할 수 없는 상태에서 그리고 정확한 측정이 힘든 상태에서, 어느 정도 심해야 견갑골 익상이 있다고 할 수 있는지, 그리고 실제로 퍼포먼스에 영향을 주는지 결정하는 것은 어렵다.

인간의 움직임 영역에서 봤을 때, 단순히 견갑골 익상 자체를 나쁘다고 속단할 수는 없다. 그러나 견갑골과 흉곽 간의 협응력은 안정적인 어깨 움직임에 상당히 중요하기 때문에 개인적으로는 이 부분에 대해서 제대로 살펴볼 것이다.

견갑골의 측면은 오목하며 흉추의 자연스런 후만으로 인해서, 이 부분이 흉곽에 연결되어 있다. 그래서 흉곽은 바깥쪽으로 곡선을 가지게 되며, 이것은 어깨가 움직이는 동안에 오목한 모양의 견갑골이 흉곽 주위에서 잘 미끄러지면서 움직일 수 있게 해주는 것이다(그림 2.05).

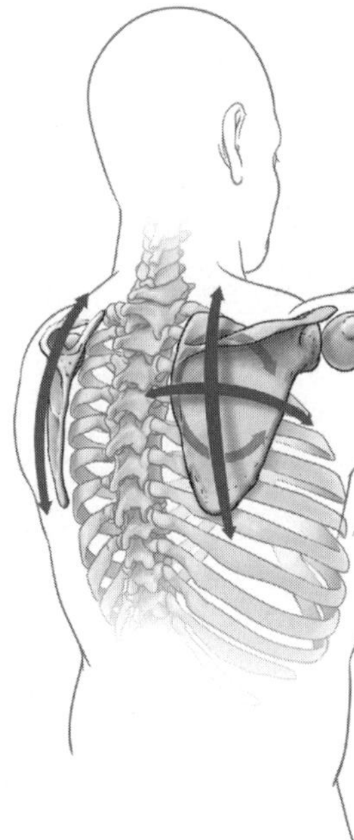

그림 2.05 위 그림에서 팔을 부드럽게 움직일 수 있도록 해주는 견갑골와 흉곽의 상태를 확인할 수 있다.

분명히, 견갑골 뼈의 모양이 바뀔 수는 없지만, 흉곽과 흉추의 움직임과 같은 그 이외의 것들이 바뀔 수 있는 것이다. 우리는 이런 부분에 대해서 집중해서 스내치와 클린앤저크를 할 때 어깨의 자세, 역학 그리고 안정성을 최적의 상태로 만들 수 있는 견갑골의 움직임과 협응력을 극대화시킬 수 있다.

어깨 역학에 대해서는 이후에 더 많은 얘기를 나눌 것이다.

호흡 방법과 큐

호흡은 몸의 근본적인 기능이다. 일반적인 퍼포먼스에 측면에서 중요한 부분이다. 왜냐하면, 우리 신체 기능에서 우리 세포 조직에 가스 교환은 필수적이기 때문이다. 뿐만 아니라, 리프팅에 전반적으로 필요한 부분이기도 한다. 안전성 측면에서도,· 적절한 시기에 호흡을 하면서 흉부와 복부 쪽에 압력을 주었다가 풀었다가 하는 것은 리프팅을 할 때 발생할 수 있는 어지러움이나, 가벼운 두통을 줄여줄 수 있다. 그리고 다음 리프팅을 하는 데 도움이 되기도 한다. 물론 호흡 자체가 무거운 바벨을 들고 있을 때 몸에 가해지는 압박을 해결해줄 수는 없지만, 훈련이나 시합을 할 때 안전성을 증가시킬 수 있는 어떤 것이라도 우선적으로 해볼 필요가 있다.

그러나 호흡 패턴과 관련된 큐와 자세 지도와 관련된 훈련 또한 리프터가 몸통을 안정화시키고 선수에게 자세를 지도할 때도 절대로 무시되어서는 안 되는 부분이다. 이런 요소들은 움직임에 있어서 리프터들이 집중함으로써, 다른 수많은 교정 훈련 없이도 스내치와, 클린앤저크의 자세를 개선하는 데 도움이 될 수 있다. 적어도 현재 리프터가 사용하고 있는 훈련 전략이 무엇이든 그 전략을 강화시킬 수 있다.

코로 숨을 들이마시기

코로 호흡했을 때의 수많은 건강상의 이점들이 있다고 지금까지 보고되었다. 그러나 움직임을 만들 때, 그리고 몸통을 안정화시킬 때, 코로 우선적으로 숨을 들이마시게 되면 횡격막을 사용하게 되며, 내복사근과 복횡근을 활성화시킬 수 있다. 그러나 코가 아니라 입으로 숨을 들이마시게 되면 목 주위의 근육을 우선적으로 사용하게 된다. 그러나 무거운 무게를 들고 있는 상태에서는, 몸통을 최대한 팽창시키고 압력을 최대한으로 만들기 위해서 입으로 숨을 들이마시면서 호흡을 마무리하는 리프터도 있을 수 있다.

아래로 공기를 밀어내는 것을 생각해보자. 이 부분은 내복사근과 복횡근을 안정화를 시키고, 복강내압이 필요한 상태에서 제일 먼저 반응하도록 신호를 받기 때문에 중요하다. 이 근육들은 가장 강한 근육들은 아니지만, 가장 첫 번째로 반응하고 활성화되는 근육이다. 안정성이 타이밍과 관련 있다는 부분을 다시 한 번 생각해보자. 그리고 배 안쪽 깊숙이 있는 근육들 역시나, 의식적으로 따로 힘을 주려고 했을 때 기능을 제대로 하기는 힘들다.

360도 사방으로 몸통 팽창시키기

숨을 들이마시자마자, 복부와 흉부의 벽이 3개의 모든 방향(앞, 뒤, 측면)으로 팽창하게 된다. 몸통의 근육들은 이렇게 팽창하는 벽에 대해서 신장성 수축을 하면서 몸통의 안정성을 키우게 되는 것이다. 이 부분은 앞에서 이미 설명한 부분이다. 다시 한 번 말하자면, 몸통 아래쪽으로 공기를 밀어내고 아래에서부터 위로 물을 채운다고 생각해보자.

배꼽을 척추 쪽으로 당겨야 한다는 말을 들어본 적 있나? 그런데 사실 최소한 웨이트리프팅에서만큼은 이 말은 틀렸다. 많은 연구들이 코어 근육을 따로 분리시켜서 사용하려고 하는 것과 배꼽을 안쪽으로 끌어당기는 것보다, 전체적으로 브레이싱(Bracing) 호흡을 통해서 코어를 활성화시키는 것이 척추 안정성을 향상시킬 수 있다고 알려주고 있다. 배꼽을 안쪽으로 당겨서 하는 호흡은 당신의 캔의 안정성을 더욱 약화시킬 것이다. 우리는 몸통이 팽창되는 것을 원하지, 찌그러지는 것을 원하지 않는다.

입으로 숨을 내뱉기

코어 안정성을 위한 방법으로 숨을 내쉬는 것을 얘기하는 것 자체가 이상하게 느껴질 수도 있다. 왜냐하면, 보통 숨을 내뱉으면서 코어의 안정성을 키우는 것은 코어의 압력이 약해지는 원리와 동일하기 때문이다. 우리는 무거운 무게를 들고 있을 때 몸통이 예상치 못하게 찌그러지는 것을 원치 않는다. 그러나 숨을 들이마시게 되면, 복강내압이 강해지는 반면에, 숨을 내쉬게 되면 숨을 들이마시는 것보다 요추의 견고함을 더욱 증가시키게 된다. 왜냐하면, 숨을 들이마실 때 복부와 골반저근이 단축성 수축을 하면서 갈비뼈 아랫부분을 당기게 된다. 그러면서 골반 위쪽에 위치시키게 된다. 그래서 숨을 내뱉게 되면 초반의 견고함을 만들게 되는 것이고, 숨을 들이마시면서 사방으로 몸통을 팽창시키는 것은 압력을 증가시키며, 여기서 숨을 내뱉으면 증가된 압력을 통한 견고함이 강화되는 것이다.

이 책에 있는 훈련들을 통해서, 숨을 들이마시는 호흡의 강도와 지속성이 우리가 가지고 있는 움직임 목표를 달성하는 데 필요한 견고함, 장력을 증가시키고, 감소시키는 데 사용될 것이다. 숨을 내쉬는 호흡을 할 때 복부의 수축을 더욱 효과적으로 하기 위해서 입으로 큐를 주듯이 소리를 내면서 할 수 있다.

장력을 활용하기

우리는 호흡(들숨, 날숨)을 할 때, 힘을 조절해서 다양한 수준으로 복부 근육의 견고함을 만들 수 있다. 우리가 원하는 목표를 달성하기 위해서 필요한 자세와 훈련을 수행하는 데 있어서의 장력을 조정할 수 있다.

앞에서 언급한 움직임 가변성이 부족한 로봇과 같이 뻣뻣한 움직임을 가진 리프터들에게는, 몸이 편안한 상태에서 호흡을 하면서 움직일 수 있도록 하기 위해서 낮은 장력을 활용하는 전략이 도움이 될 것이다.

움직임 가변성이 높은 선수들이라면, 오히려 더 높은 장력을 활용하는 전략들이 잠재적인 안정성을 개선하는 데 있어서 더 유익할 것이다. 그리고 앞에서 언급한 두 가지 전략은 다른 상황에 따라서도 적절하게 사용될 수 있다. 이제는 우리는 이후의 장에서 우리의 목표에 따라서 한계치/장력에 대한 전략을 조정하게 될 것이다.

복부를 이용한 호흡

호흡을 할 때 단순히 배가 앞으로 나오도록 한다고 해서 몸통의 안정성이나 역학적 이점이 생기는 것은 아니다. 이 호흡 패턴은 횡격막에 대한 복부의 저항을 만들지도 못하며, 횡격막이 수축하는 힘을 감소시키게 된다. 우리의 폐는 가슴 쪽에 있지, 복부 쪽에 있는 것이 아니라는 것을 기억하자. 과거에는 가슴 쪽을 팽창시키는 것이 아주 잘못된 것처럼 여겨졌다. 그래서 배만 앞으로 나오게 하는 호흡을 하는 경우가 많았다. 하지만 지금은 공기를 아래로 누르라는 큐를 통해서 배꼽 쪽만 앞으로 팽창하는 것이 아니라 몸통 전체를 바깥쪽으로 팽창하도록 한다.

골반저근에 관한 내용

몸통 안정화에서 횡격막에 대한 구체적인 이해가 중요하듯이, 골반저근 역할 역시나 똑같이 중요한 부분이다. 골반저근이 캔의 안정성의 기초가 되는 부분이다.

골반저근이 제대로 기능을 하지 못하는 것은(여성들에게 더 흔하게 발생한다) 이 책에서 다룰 수 없는 의학적 문제 때문인 경우도 있다. 리프팅 동작을 할 때 리프터들에게 골반저근은 몸 안의 장기를 받쳐주는 역할을 할 뿐만 아니라, 내외압을 버텨주는 역할을 하기도 한다. 반사적 골반저근 조절 능력은 엄청나게 무거운 무게로 리프팅을 할 때 발생할 수 있는 압력을 버티고 밀어낼 수 있는 힘을 복부와 횡격막에 주게 된다. 골반저근 조절 능력이 떨어진 사람이라면, 무게를 들고 있을 때 요실금이 발생할 수도 있다(스트레스성 요실금이라고 알려져 있기도 하다). 이 부분은 여자 리프터들에게 더 흔하게 일어나며, 특히나 최근에 출산을 한 선수들에게 많이 발생한다. 만약 당신이 이 증상을 겪고 있다면, 반드시 의학 전문가를 만나서 검사를 받아봐야 한다.

골반저근을 발달시키기 위한 전통적인 방법에는 케겔(Kegel)이라고 불리는 운동이 있다. 이 운동을 통해서 자연스럽게 소변을 참을 때 쓰이는 근육을 수축, 이완시킬 수 있다.

문제가 되는 것은 골반저근은 무의식, 반사적으로 기능한다는 것이다. 우리는 이 근육을 사용한다고 의식하지 않고서도, 리프팅을 할 때, 필요한 타이밍에 이 근육이 기능을 할 수 있도록 해야 한다. 다시 말해서, 반사적으로 기능을 하는 타이밍이 아주 중요하다는 것이다. 골반저근이 반사적으로 수축하는 타이밍에서 골격 자세는 횡격막에서처럼 중요한 요소이다. 이 두 가지는 반드시 함께 기능을 해야 한다. 사실, 우리는 골반저근을 골반의 횡격막이라고 볼 수 있다. 케겔 운동만으로 골반 자세를 교정하고, 골반저근의 반사적 조절 능력을 발달시킬 수는 없다.

자세가 우리의 횡격막과 골반저근에 어떻게 영향을 주는지는 네발기기 자세에서 빠르게 확인 가능하다. 손과 발을 바닥에 놓고 네발기기 자세를 만든 상태에서, 골반을 약간 전방 경사를 만들고, 허리는 아치를 만든다. 그리고 갈비뼈 하단 부분이 앞쪽으로 나올 수 있도록 한다. 목에 힘을 푼 상태에서, 코로 숨을 깊게 들이마시고, 웨이트리프팅 벨트를 밀어내듯이, 최대한 아래로 공기를 밀어준다. 그리고 나서는 풍선을 분다고 생각하고 완전히 입으로 숨을 내쉬도록 한다.

이제는 척추를 평평하게 만들기 위해서 골반으로 후방 경사를 만들도록 한다(약간 말아져 있는 모습일 수도 있다). 다시 한 번 코로 숨을 깊게 들이마시고, 아래 깊숙이 공기를 밀어준다. 그러고 나서 완전히 숨을 내쉰다. 위에서 언급한 두 가지 골반 자세에서 어느 쪽이 더 쉽게 코로 숨을 들이마시고, 입으로 숨을 내쉴 수 있었는지 그리고 몸통 주위의 압력을 쉽게 만들어낼 수 있었는지 비교해보자. 이제는 두 가지 자세 모두에서 케겔 수축을 3초씩 하면서 어느 골반 자세에서 더 편했는지 비교해보자. 마지막으로, 두 가지 자세 모두에서 코와 입을 이용해서 깊게 숨을 들이마시고, 내시면서 케겔 운동을 해보자. 그리고 어떤 차이가 있는지 비교하면서 느껴보자. 이것을 앉아서도, 일어서서도 해보자(그림 2.06).

대부분의 사람들은 골반 후반 경사를 만들지 않고, 허리를 평평하게 만들지 않은 상태에서 아래 배 쪽에 공기를 채우는 것이 더 쉬울 것이다. 케겔 운동에서도 마찬가지이다. 이 자세에서는 캔의 맨 위쪽과 아래쪽이 평행 상태이기 때문에 서로 마주하는 방향으로 힘을 주고받게 된다. 이 자세는 맨 몸 상태에서 반사적 코어 기능에 매우 유리하다.

이것은 근육의 기능 측면에서 자세가 얼마나 중요한지를 보여주는 것이다. 우리는 골반을 후반 경사로 만들고, 척추를 완전히 편 상태에서 혹은 약간 곡선을 만든 상태에서 무거운 무게를 리프팅할 수 없다. 하지만 우리는 이 부분을 이용해서 리프팅을 하는 데 있어서 적절한 그리고 필요한 균형과 코어 기능을 위한 코칭에 도움을 받을 수 있다.

나는 이 책에서 골반저근을 발달시킬 수 있는 특정한 동작을 설명하거나 언급

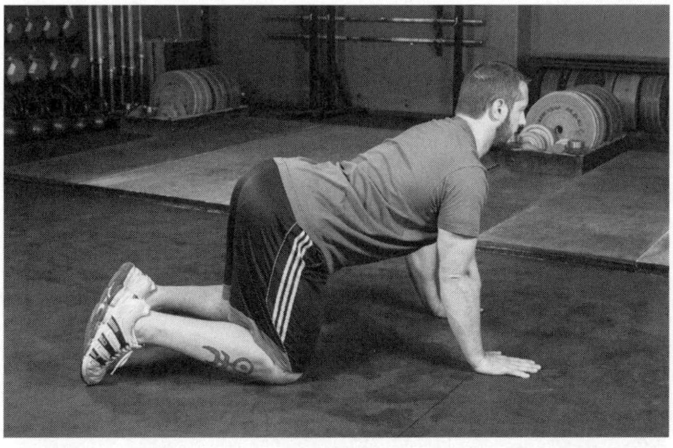

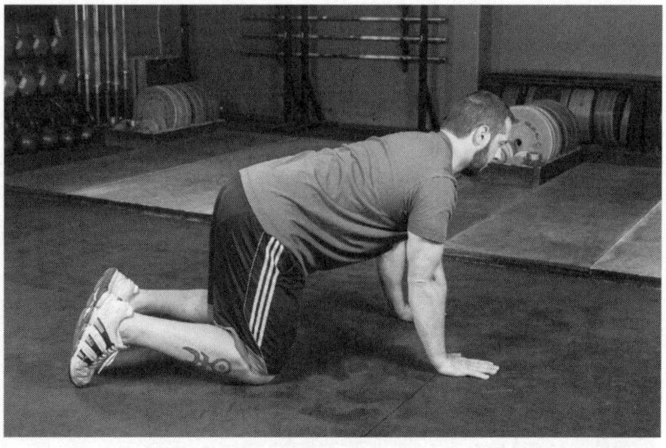

그림 2.06 두 가지 자세 중에서 어느 쪽이 횡격막과 골반저근을 더 쉽게 활성화시킬 수 있는지 비교해보자. 두 번째 사진이 호흡 횡격막과 골반저근이 서로 마주 보고 있는 상태의 자세이다.

하지는 않을 것이다. 왜냐하면 항상 코어 안정화 패턴을 명심한다면, 모든 운동이 반사적 골반저근 발달에 도움이 될 수 있기 때문이다.

기본적인 훈련

다음 운동으로 횡격막, 몸통 그리고 골반저근 근육들의 반사적 조절 능력을 발달시킬 수 있다. 설명하게 될 동작들의 자세는 완전한 들숨과 날숨의 이점을 극대화시키기에 역학적으로 가장 유리한 자세이다. 우리 캔을 안정적인 상태로 만들기 위한 자세이다. 이 운동은 가르칠 때 사용될 수 있는 도구들이다. 웨이트리프팅에 반드시 필요한 우리 몸의 자세는 여기서 설명하는 것과는 다를 수도 있다. 그러나 이 운동을 연습하면서, 우리의 웨이트리프팅 움직임에 도움이 될 수 있는 이 운동들의 이점들을 목표에 맞게 활용할 수 있다.

등을 바닥에 대고 하는 스쿼트Supine Squatting

이 자세는 바닥에 등을 대고 편안하게 누워서 하는 스쿼트이기 때문에, 편안한 상태에서 섬세한 자세와 큐가 가능하다. 골반과 흉곽의 안정적인 자세를 만들고 유지할 때, 양발을 벽에 대면서 도움을 받을 수 있다. 스쿼트 자세 패턴을 만들기 위해서 무릎과 고관절을 접어주게 된다.

시작 자세

- 양발을 평평하게 벽에 위치시킨다. 발 각도는 평상시의 스쿼트와 동일하게 한다. 어떤 자세에서라도 엄지발가락, 새끼발가락 그리고 뒤꿈치 이렇게 3개 지점이 벽에 접촉된 상태를 유지하도록 한다.
- 고관절과 무릎은 90도로 굽힌다.
- 손은 바닥 혹은 갈비뼈 아래쪽에 내려놓는다.
- 어깨와 목은 편안한 상태로 만든다.
- 목 뒤쪽이 길어질 수 있게 턱은 약간 당긴다. 목 뒤쪽에 너무 많은 압박이

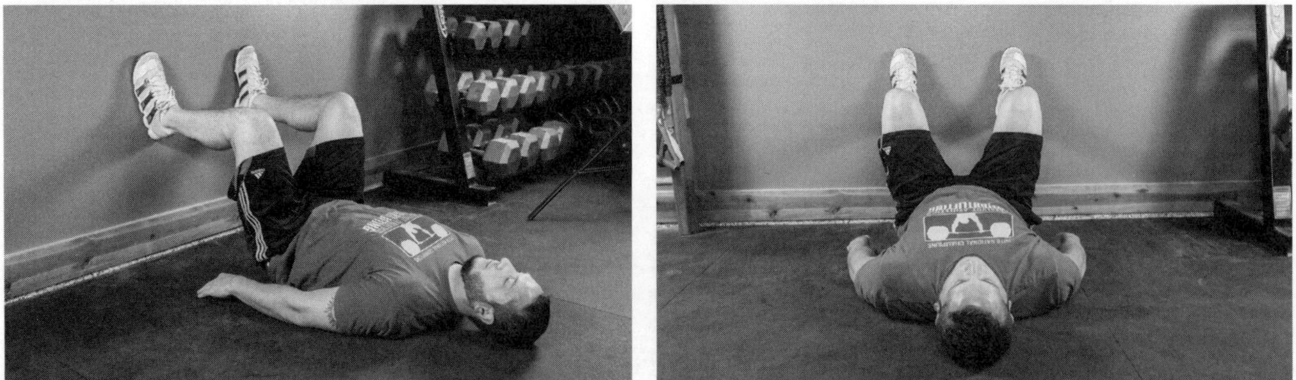

그림 2.07 등을 바닥에 대고 하는 스쿼트의 시작 자세

가해지는 것을 방지하기 위해서 머리 아래쪽에 무언가를 놓을 수도 있다(그림 2.07).

실행

- 코로 숨을 들이마시고, 입으로 완전히 숨을 내시면서 아래쪽 갈비뼈를 아래쪽으로 내려서 복부와 같은 높이가 되도록 만든다.
- 숨을 내쉬자마자, 뒤꿈치로 벽을 아래로 세게 누르면서 꼬리뼈 쪽을 바닥에서 살짝 들어주도록 한다(그림 2.08). 이렇게 하면서 햄스트링을 동원하게 되고, 골반저근과 횡격막이 서로 마주 볼 수 있는 골반 자세를 만들 수 있게 된다(이 자세가 역학적으로 횡격막과 골반저근에 유리하다).
- 더 이상 공기가 없다는 생각이 들 정도로 완전히 숨을 내쉬었다고 하더라도 더 숨을 내쉴 수 있도록 하자. 그러고 나서 다음 숨을 들이마실 때가 되기 전에 2초간 멈춰보자.
- 골반 자세를 유지하면서, 코로 숨을 들이마시고, 복부와 허리 그러고 나서 가슴과 등 상부를 차례대로 팽창시켜보자. 우리의 몸통을 바닥에서 가장 위쪽까지 물로 채운다는 생각으로 공기를 채우면 된다.
- 풍선을 불어서 터트린다는 느낌으로 입으로 완전히 숨을 들이마시도록 한다. 그리고 다음 숨을 들이마실 때가 되기 전에 2초간 멈춰보자. 이것은 복부와 관련된 훈련법이다.
- 5 사이클로 2~4세트를 진행한다(1사이클 = 1들숨 + 1날숨).

키포인트

- 우리가 숨을 완전히 내쉰다고 할 때는, 무게를 들고 있지 않을 때의 가동성과 움직임 훈련이다. 실제로 무거운 무게로 리프팅을 할 때 완전히 숨을 내쉬는 것을 추천하지는 않는다. 리프팅을 할 때의 호흡 기술들은 이후의 장에서 다루게 될 것이다. 여기서는 복부를 이용해서 정확하게 호흡하는 것

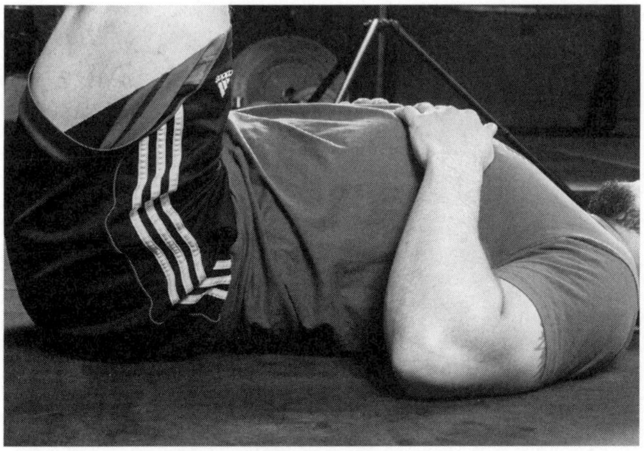

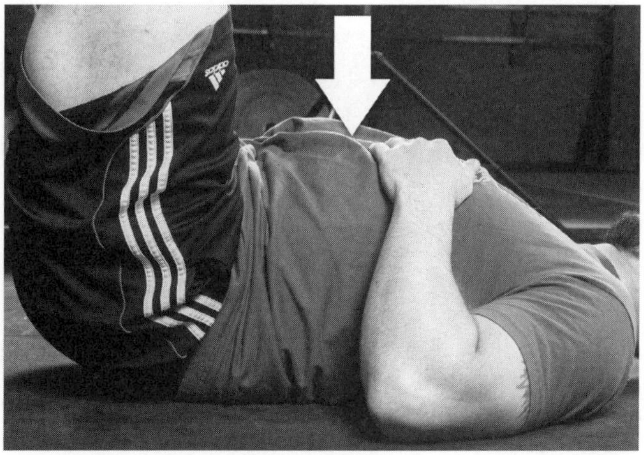

그림 2.08 햄스트링을 개입시켜 발로 벽을 아래로 눌러서 꼬리뼈를 바닥에서 약간 드는 것은 이 스쿼트 자세에서 골반저근(캔의 아래 부분)과 횡격막(캔의 윗부분)을 정렬시키기 위한 것이다.

에 익숙해지도록 하기 위해서 완전히 숨을 내쉰다고 과하게 표현하는 것이다. 그리고 이것은 숨을 완전히 들이마시게 하기 위한 좋은 방법이기도 하다. 공기를 완전히 밖으로 내보다 보면 공기를 다시 채우는 것이 더 쉬워지기 때문이다.

- 완전히 숨을 내쉬는 마지막 순간에 복부가 떨리는 것을 경험할 수도 있다. 이것은 좋은 현상이다.
- 아래쪽 갈비뼈가 사라지는 느낌 혹은 복부 쪽과 함께 평평하게 되는 것을 느껴야 한다. 그러면 복부에 힘이 들어온다(그림 2.09).
- 숨을 내쉴 때, 200kg을 드는 것처럼 너무 압력을 만들지 않는다. 부드럽게, 그리고 상대적으로 가볍게 장력과 압박을 만든다.

■ 코로 천천히 숨을 들이마시고 몸통의 바닥부터 위로 물을 채운다는 느낌으로 공기로 몸통을 채운다(그림 2.10).
- 숨을 최대한 들이마실 수 있도록 충분히 복부의 장력을 풀어준다.
- 복부와 허리가 먼저 팽창되고, 그다음에 가슴과 등 상부가 팽창되도록

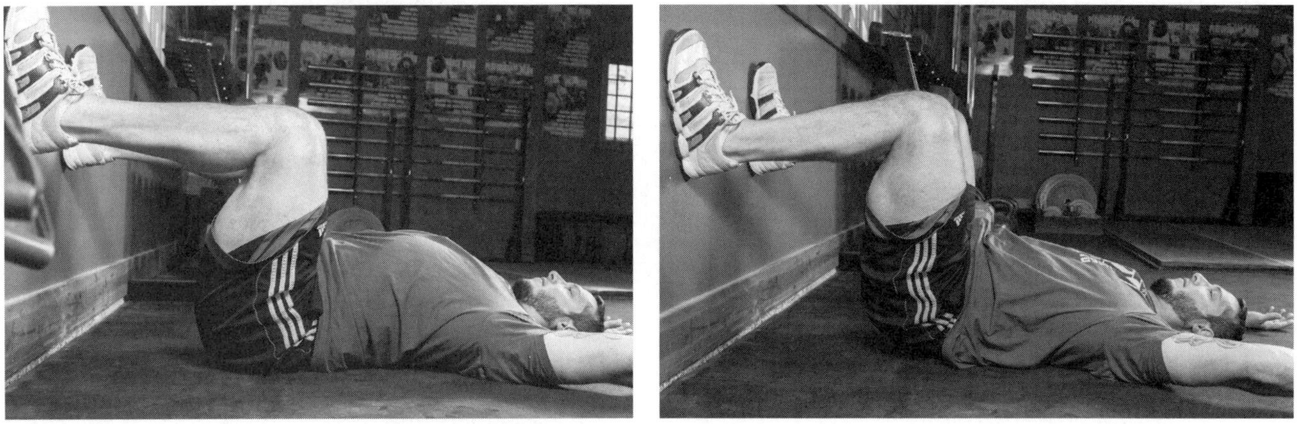

그림 2.09 완전히 숨을 내쉰 후에, 아래쪽 갈비뼈를 부드럽게 아래로 당기면서 눈에 보이지 않는 상태로 만든다. 이것이 중립 상태이다.

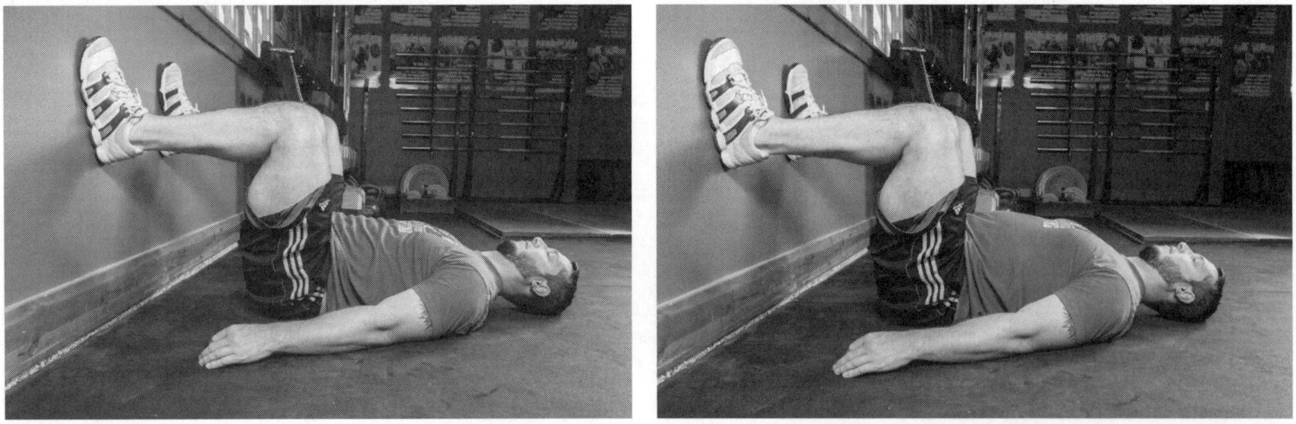

그림 2.10 왼쪽 사진은 완전히 숨을 내쉰 이후의 흉곽 상태이다. 오른쪽 사진은 완전히 숨을 들이마신 이후의 흉곽이 팽창된 상태이다. 허리 자세는 바뀌지 않기 때문에, 진짜 제대로 흉곽이 팽창되는 것을 확인할 수 있다.

한다.

- 숨을 들이마시는 동안에 골반을 들어 올린 상태를 유지하고 허리에 만곡이 생기지 않도록 유지한다. 당신의 폐는 가슴 쪽에 있는 것이지, 허리 쪽에 있는 것이 아니다. 그러니 공기를 최대한 채우는 과정에서 허리에 만곡을 만들 필요는 없다는 점을 기억하자.
- 목은 상대적으로 편안한 상태를 유지하고 머리 위치는 바뀌어서는 안 된다. 목을 길게 만든다고 생각하자.

변형 동작

뒤꿈치로 벤치 누르기 Heel Dig into Bench: 뒤꿈치 밑에 벤치를 두고 동작을 진행하게 되면, 햄스트링을 더 동원할 수 있게 된다(그림 2.11). 그리고 이 동작은 선수들이 완전히 호흡 사이클을 연습하는 동안에 동작을 유지하고 안정화시키는 데에 도움이 된다. 이 동작에서 햄스트링이 열이 나는 듯한 느낌이 드는 것이 정상이며, 전형적으로 후면 사슬을 예열시키는데 준비 운동으로 선수들에게 좋다. 세트를 진행하는 동안 적극적으로 뒤꿈치로 벤치를 눌러준 상태를 유지하도록 하자.

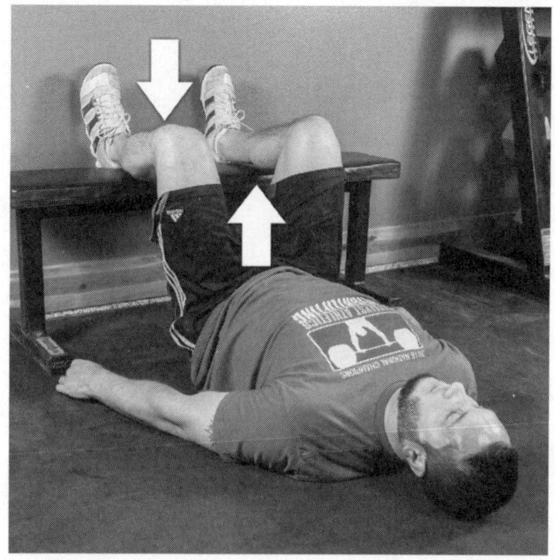

그림 2.11 등을 바닥에 대고 하는 스쿼트를 변형한 뒤꿈치로 벤치 누르기 동작. 뒤꿈치로 가볍게 벤치를 눌러주게 되면, 햄스트링을 동원시키고 자세를 안정화시킬 수 있다.

깊이: 벽 쪽으로 더 가깝게 스쿼트를 하면서 깊이에 변화를 줄 수도 있다(그림 2.12). 몸이 깊이에 적응할 수 있도록 동작을 매번 조금씩 더 깊게 스쿼트를 만들어주는 방법을 추천한다. 완전히 숨을 내쉴 때, 고관절 아랫부분에 장력이 느껴질 수도 있다. 이 훈련에서 호흡을 통해서 어느 정도의 깊이에서 편안하게 느껴지는지 확인할 수 있다. 만약 5번의 완전한 호흡 사이클 후에도, 현재 깊이에서 완전히 편안하게 느껴지지 않는다면, 벽에서 좀 더 떨어져서 더 깊이 앉을 수 있는 공간을 만들 수 있도록 한다.

더 깊어진 이 스쿼트 자세에서, 숨을 들이마시면서 공기를 몸통 아래로 밀어내는 동안에, 아래쪽 복부가 허벅지 쪽으로 팽창하는 것이 느껴질 수 있어야 한다. 이 부분은 벤치를 뒤꿈치 아래 두고 햄스트링을 동원시키는 동작에서도 함께 진행할 수 있다.

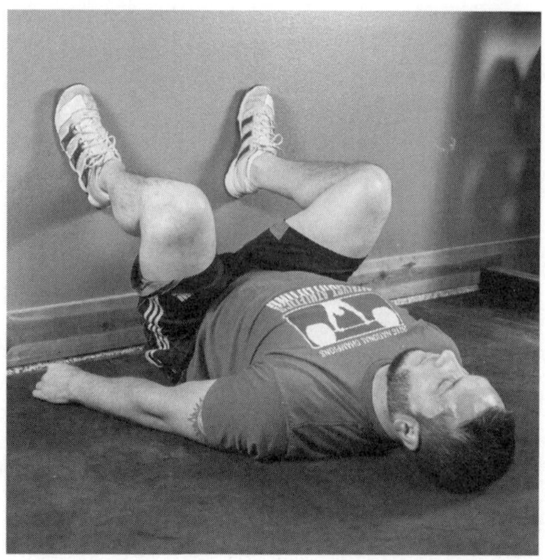

그림 2.12 등을 바닥에 대고 하는 스쿼트를 더 깊게 한 동작. 더 깊은 스쿼트 자세에서 호흡을 하는 것은 스쿼트 가장 아래 구간에서의 편안함을 증가시킬 수 있다.

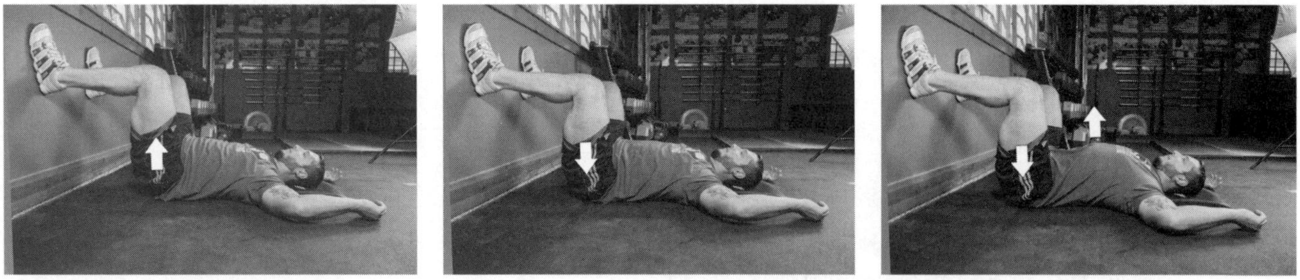

그림 2.13 등을 바닥에 대고 하는 스쿼트 동작에서의 다양한 골반 경사 상태. 골반을 바닥으로 내리면서 입으로 숨을 내쉬게 되면, 갈비뼈가 복부와 평평한 상태가 되며, 척추가 신전될 것이다(우리가 원하는 상태이다). 두 번째 사진에서 이 부분을 확인할 수 있다. 세 번째 사진은 앞쪽 복부 근육이 개입되지 않으면서 갈비뼈가 위로 뜨는 것이다.

골반 경사: 앞에서 언급했듯이, 골반 후방 경사와 약간의 허리 굴곡은 안정성을 조절하는 법을 배우는 데 있어서 시작점이 된다. 웨이트리프팅 움직임을 할 때의 외부 중량을 잘 지탱하기 위해서, 척추의 안정성을 위해서 골반 전방 경사와 요추전만이 도움이 될 수 있다는 것을 우리는 이해하고 있다.

바닥에 등을 대고 하는 스쿼트 동작을 하는 동안에, 골반을 바닥 쪽으로 떨어뜨려서 약간의 전방 경사를 만들도록 연습할 수도 있다(그림 2.13). 앞에서 설명한 방식 그대로 동작을 시작해보자. 두 번째 완전한 날숨을 하는 동안에, 천천히 바닥 쪽으로 골반을 낮춰보자. 골반을 아래로 낮추면서 숨을 내쉬게 되면, 흉곽이 복부와 평평한 상태가 될 수 있다. 이렇게 하면 흉요추 접합부에서의 움직임 없이도 필요한 척추의 신전이 가능해진다. 골반을 바닥 쪽으로 낮춘 후, 앞에서 설명한 대로 완전한 호흡 사이클을 마무리한다. 이 부분은 고관절을 더 접거나(엉덩이가 벽에 더 붙을 수 있도록), 햄스트링을 더 개입시키기 위해서 뒤꿈치에 벤치를 놓고서 진행할 수도 있다.

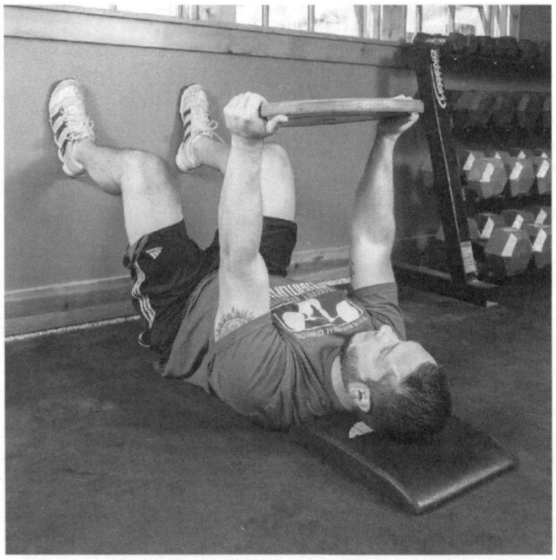

그림 2.14 등을 바닥에 대고 하는 스쿼트 동작에서 플레이트 프레스 동작을 이용해서 복부의 장력을 증가시키면, 코어 압력을 증가시키는 데도 도움이 된다.

장력: 위에서 언급한 어떤 자세를 하는 동안에도 증가된 복부의 장력을 이용하는 것은 리프터가 호흡을 하는 동안에 압력을 만들어서 유지하는 것을 가르치는 데 많은 도움이 된다. 만약 우리 뇌가 호흡과 코어 장력을 유지하는 것 중에 하나를 선택해야만 한다면, 호흡을 선택할 가능성이 높다. 왜냐하면 호흡 자체가 코어 장력을 유지하는 데 유용한 기술이기도 하기 때문이다.

숨을 내쉴 때의 힘을 증가시키는 간단한 실험을 해보기만 해도 복부의 장력을 더욱 증가시키는 것을 알 수 있다. 그러고 나서 그 장력을 유지하면서 숨을 내쉬고 몸통을 신전시키려고 해보자. 호흡을 통해서 장력을 만들어보자.

플레이트 프레스Plate Press 동작을 통해서 복부와 횡격막에 더 많은 압력을 만들어낼 수도 있다(그림 2.14). 강하게 숨을 내쉬고 플레이트를 천장을 향해서 살짝 민다. 숨을 들이마실 때도 이 자세와 장력을 유지한다. 그리고 반복한다.

네발기기 자세에서의 스쿼트Quadruped Squatting

이 동작에서 흉곽의 후면을 팽창시키기 위해서, 등 상부 쪽으로 공기를 밀어넣는 부분에 집중할 수 있다. 이 동작의 장점은 흉추 가동성에 관해 설명한 앞 장에서 설명했다. 웨이트리프팅 움직임에서의 스쿼트 동작과 비슷한 자세를 활용하는 것이다. 네발기기 자세의 스쿼트 자세에서 숨을 들이마실 때, 복부가 허벅지를 밀어내고 압력을 위로 밀어낸다. 숨을 내쉴 때는 골반저근의 근육들이 수축하면서 들리게 된다. 그러면서 더 깊은 자세로 스쿼트를 하는 것이 가능해진다.

시작 자세

- 손과 무릎을 바닥에 대고 네발기기 자세를 만든다. 그리고 고관절을 편안하게 굴곡시킬 수 있게 무릎과 발을 옮긴다. 이 자세는 대부분의 경우에 무릎을 발보다 약간 더 넓게 위치시킨다.
- 발등 부분이 바닥에 평평하게 오도록 자세를 취할 수도 있다. (이후에 이 책에서 평가와 교정의 목적으로 이 자세를 다시 다룰 때는, 발목을 굴곡시키고 발가락 부분이 발 바로 아래 오도록 한다.)
- 손가락을 넓게 벌려서 최대한 지지면을 만든다.
- 머리와 목은 중립 상태에서 편안하게 만든다(그림 2.15).

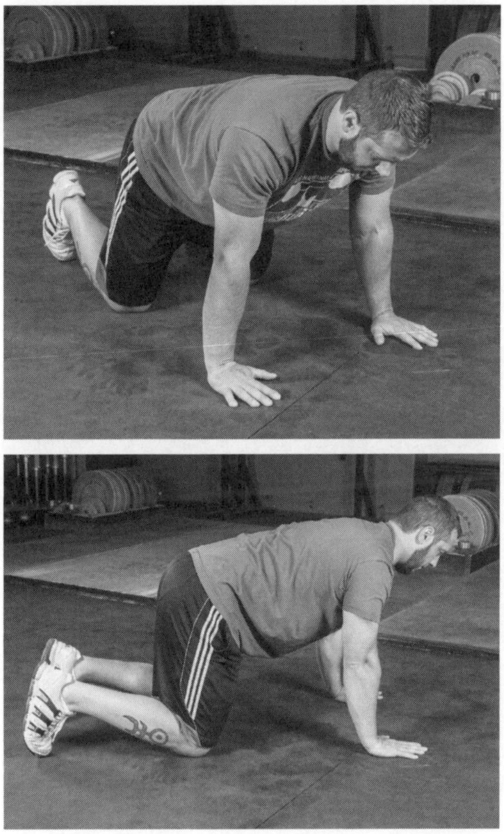

그림 2.15 네발기기 자세 스쿼트의 시작 자세

실행

- 자세를 유지한 상태에서 목에 힘을 빼고 코로 숨을 들이마신다.
- 입으로 숨을 완전히 내쉬면서, 팔꿈치와 팔뚝으로 가볍게 민다. 견갑골을 전인시키면서 상부 등을 약간 둥글게 말아준다.
- 엉덩이를 90도가 지나도록 뒤로 움직인다.
- 숨을 다시 들이마시면서, 이 새로운 자세를 유지한다, 이때 상부 등 쪽을 공기로 채우게 된다. 공기를 아래에서 위쪽으로 채우게 된다.
- 숨을 내쉬고 반복한다. 견갑골 전인 상태는 계속 유지한다.
- 엉덩이를 뒤로 움직이면서 점점 더 깊은 스쿼트 자세를 만든다. 이때 손이 어깨 아래에 올 수 있도록 손의 위치를 계속 조정해줄 수 있다.
- 5번의 호흡 사이클을 2~4세트 진행한다(그림 2.16).

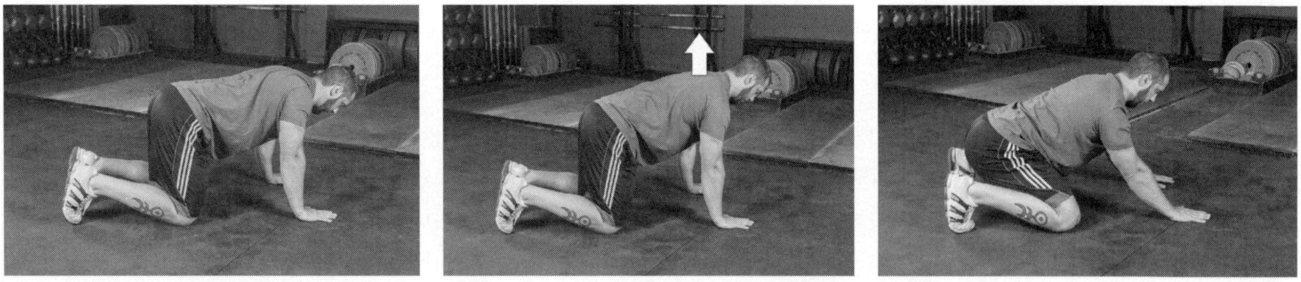

그림 2.16 네발기기 자세에서의 스쿼트. 첫 번째 사진은 힘을 빼고 있는 편안한 상태의 네발기기 시작 자세이다. 두 번째 사진에서는 숨을 내쉬는 동안에도 견갑골을 전인시키면서 바닥을 가볍게 밀어주고 있다. 견갑골이 슈러그되는 것이 아니라 전인되고 있다는 것을 확실히 이해해야 한다. 그리고 상부 등은 천장 쪽으로 약간 올라가게 된다. 세트를 진행하는 동안에 이 자세를 유지한다. 세 번째 사진에서는 엉덩이를 뒤로 움직여서 스쿼트 자세를 만들고 있다.

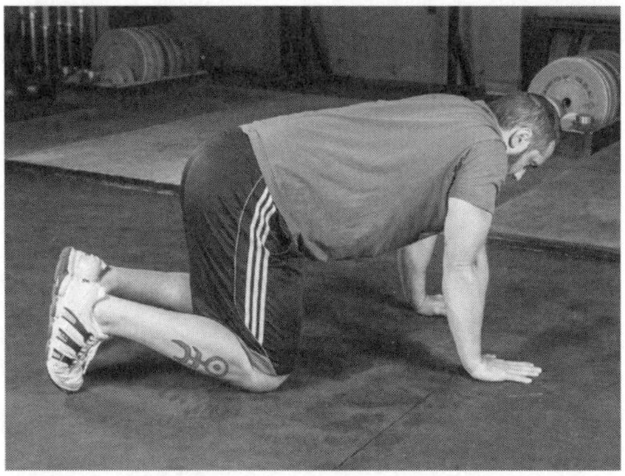

그림 2.17 어깨가 귀 쪽으로 올라가고 있는 잘못된 자세를 확인할 수 있다. 어깨가 귀에서 멀어지도록 하며, 견갑골을 안정화시킬 수 있도록 아래 수직 방향으로 밀어준다.

키포인트

- 어깨가 귀 쪽으로 올라가지 않도록 확실히 한다(그림 2.17).
- 몇몇 사람들은 이 자세에서 호흡을 하는 것 자체가 힘들 수도 있다. 왜냐하면 이 자세가 갈비뼈를 벌어지게 하기 때문이다. 만약 당신이 이 경우에 해당된다면, 숨을 들이마시는 과정에서 이런 현상이 발생하게 될 것이다. 하지만 이렇게 되지 않도록 하자. 등을 안정적인 상태로 유지하고, 큰 압박감이(낮은 장력) 생기지 않도록 하면서 공기를 흡입하자.

움직임 팁: 어깨 관절 복합체(구체적으로 오목위팔관절과 어깨가슴관절을 말한다)를 위로 올리라는 큐는 이 책의 많은 동작들에서 일반적으로 사용된다. 이 동작은 견갑골 전인과 위로의 회전 움직임을 도와주는 근육을 우선적으로 활용함으로써 어깨 복합체와 흉곽 간의 올바른 자세를 다시 만들어준다. 이런 견갑골의 움직임은 프론트 랙과 오버헤드 자세에 활용되며, 어깨 복합체를 더 자유롭게 움직일 수 있게끔 공간을 만들어준다. 우리는 이 동작을 견갑골을 향해서 흉곽을 뒤로 당기는 움직임으로 생각할 수도 있다. 어떤 식으로 받아들이든, 결과는 견갑골과 흉곽 간의 올바른 위치에 있을 수 있도록 해주며, 이 위치를 어깨 움직임과 흉추 신전을 위한 시작점으로 사용할 수 있다.

변형 동작

팔뚝을 바닥에 대는 동작: 스쿼트에서의 몸통 각도와 더욱 비슷하게 만들기 위해서, 팔뚝을 바닥에 대면서 가슴을 바닥 쪽으로 내릴 수도 있다. 이때 팔꿈치는 어깨 바로 밑에 오도록 한다. 지지면을 최대한으로 만들고 우리 뇌에 센서리 피드백 Seonsory Feedback을 주기 위해서 손가락을 최대한 넓게 벌린다. 증가된 고관절 굴곡 가동범위 때문에 엉덩이의 위치를 재조정해야 할 수도 있다. 바닥에 등으로 누워서 하는 스쿼트와 비슷하게, 완전한 호흡 사이클이 가능한 엉덩이 위치를 만들 수 있도록 하자.

숨을 들이마실 때, 스쿼트 자세를 그대로 유지해야 한다는 것을 기억하자. 그리고 360도 전방향으로 몸통을 팽창시킬 수 있도록 노력한다. 특히 측면 가슴과 등 상부 쪽이 많이 팽창되어야 한다. 공기를 아래로 밀어 넣는다. 이 동작은 프론트 랙의 아주 좋은 보조 동작이기도 하다(그림 2.18).

오버헤드: 앞의 변형 동작에 더해서, 리프터는 흉곽의 자세를 유지하면서, 오버헤드 동작의 완전한 가동범위를 제한하는 광배근과 같은 근육에 저항하기 위해서 360도로 팽창한 상태에서 어깨 굴곡 움직임을 추가할 수 있다.

2~3번의 호흡 사이클마다 아주 조금씩(0.3~0.4cm 정도) 손을 앞으로 옮긴다. 매번 옮긴 후에는 잠시 그 동작에서 멈춰 몇 번의 호흡을 하면서 그 동작을 강화한다. 이렇게 하는 것이 단순히 스트레칭을 위한 것은 아니다. 앞에서 했던 것처럼, 호흡을 이용해서 새로운 가동범위를 확보하고 적응하는 것이다. 이 동작을 하게 되면, 광배근과 견갑골 사이 스트레칭 되는 부분이 불편하게 느껴질 수 있지만, 큰 힘을 가하지 않고도 얼마나 가동성이 개선될 수 있는지에 대해서 많은 사람들이 놀라게 될 것이다. 만약 어깨 위쪽이 찝히는 느낌이 든다면(7장에서 이 부분에 대해서 다루게 된다) 다시 팔뚝을 원래 위치로 당긴다(그림 2.19).

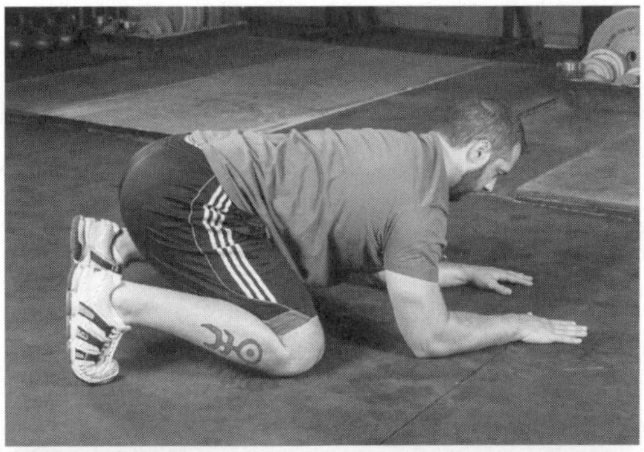

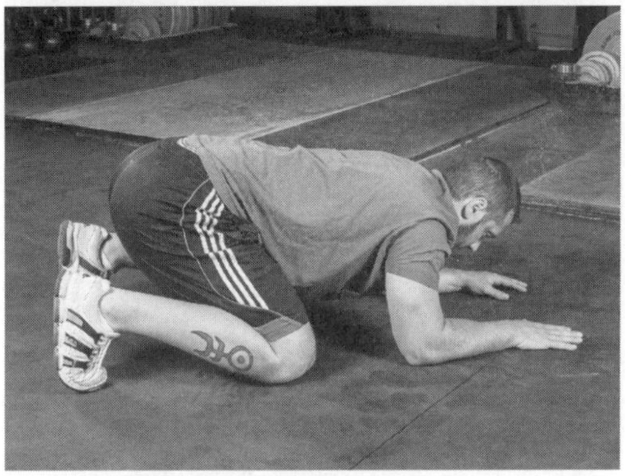

그림 2.18 팔뚝을 이용한 변형 동작. 첫 번째 사진은 견갑골을 위로 밀면서 정상적인 등 상부와 견갑골의 후만을 다시 만드는 것이다. 두 번째 사진은 등 상부의 신전을 만들 수 없는 견갑골 자세이다.

장력: 등을 대고 누워서 스쿼트를 할 때처럼, 이 자세에서도 숨을 내쉴 때 점점 더 힘을 주면 더 안정적인 패턴을 갖추게 된다. 숨을 내쉴 때 팔뚝, 무릎 그리고 발을 이용해서 바닥을 조금 더 힘을 줘서 눌러준다. 이렇게 하면 기본적으로 완전한 호흡 사이클을 하면서도 더 강하게 몸 전체의 수축 상태를 만들 수 있다. 근육을 이완시키면 더 깊게 스쿼트를 할 수 있다는 것을 알게 될 것이다. 이것은 신경계에 더 넓은 가동범위가 가능하도록 해주기 때문이다.

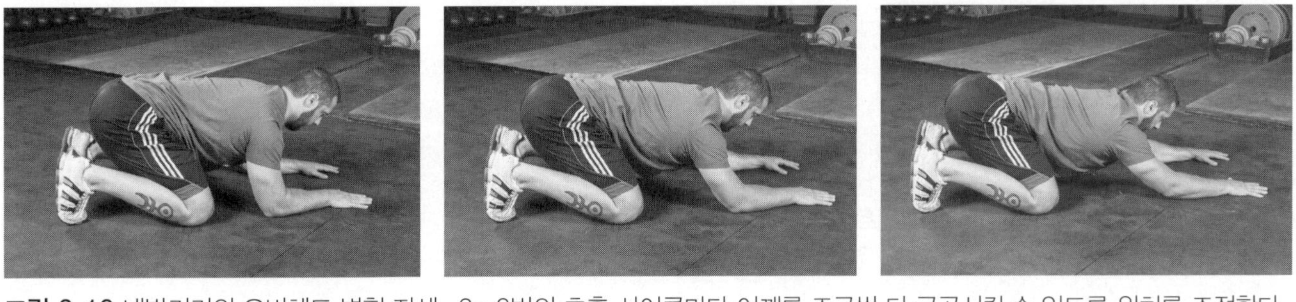

그림 2.19 네발기기의 오버헤드 변형 자세. 2~3번의 호흡 사이클마다 어깨를 조금씩 더 굴곡시킬 수 있도록 위치를 조정한다. 이외 앞에서 언급한 다른 부분들은 동일하게 유지한다. 만약 팔을 충분히 앞으로 계속 내밀 수 있다면, 자연스럽게 흉추가 신전하게 될 것이다. 이렇게 되면 프론트 스쿼트와 프론트 랙 자세에서 유익하다. 약간 견갑곱을 위로 밀어내는 상태를 유지한다.

등을 대고 바닥에 누워서 벽 밀기Supine Overhead Wall Press

이제 우리는 등을 대고 바닥에 누워서 하는 스쿼트 동작과 네발기기 스쿼트 동작에서의 콘셉트를 활용할 수 있다. 앞에서 배운 동작의 콘셉트를 이용해서 이전보다 코어를 통해서 더 능동적인 조절을 요구하는 훈련을 진행할 수 있다. 이 동작은 오버헤드 스쿼트, 프론트 스쿼트 혹은 저크와 같은 동작에 따라서 변형할 수도 있다. 어떤 동작에서라도 선수가 몸통의 안정성을 갖출 수 있도록 지도해야 한다. 무게를 오버헤드 자세로 들고 있을 때 흉요추 접합부에서 움직임을 만들어낼 수 있는 힘에 저항하면서 과신전을 방지해주는 동작이라고 생각하자.

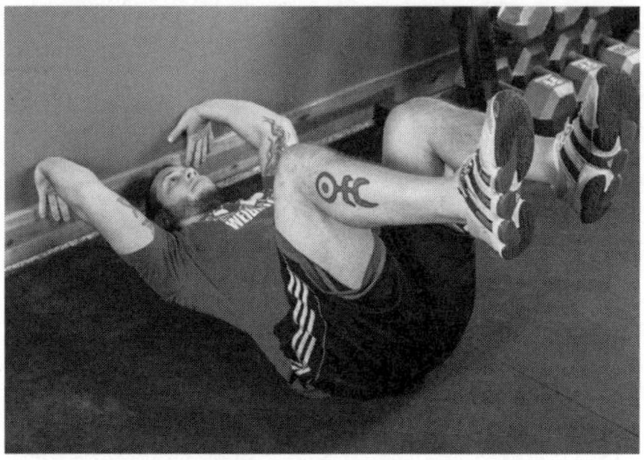

그림 2.20 등을 대고 바닥에 누워서 벽 밀기 동작의 시작 자세. 오버헤드 상태에서는 이 자세를 유지하기 위해서 몸통의 근육들을 더 자극할 수밖에 없다.

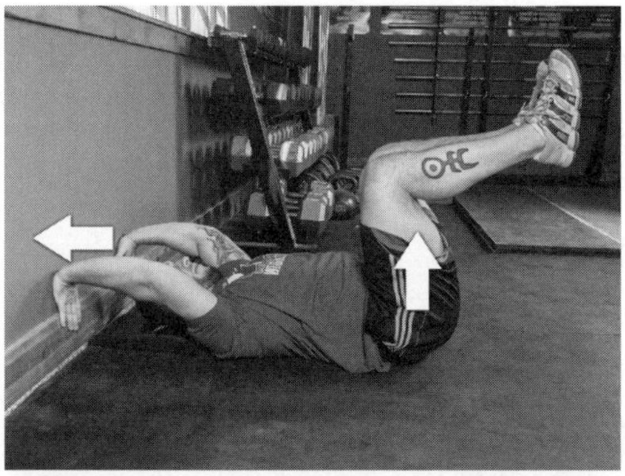

그림 2.21 등을 대고 바닥에 누워서 벽 밀기 동작은 몸통 근육의 반사적 장력을 더 만들어낸다. 꼬리뼈가 약간 들리게 되면서 골반과 흉곽의 위치가 유지되며, 360도 사방으로 몸이 팽창하기에 더 좋은 환경이 된다. 반드시 골반이 수직 위로 올라온다는 것을 기억한다.

시작 자세

- 머리가 벽에서 대략 15cm 정도 떨어질 수 있도록 등을 바닥에 대고 눕는다.
- 벽에 손바닥을 평평하게 대면서 오버헤드 자세를 만든다. (혹은 손목에 문제가 있어서 손바닥을 평평하게 댈 수 없는 사람이라면 주먹으로 벽을 밀어낼 수도 있다.)
- 고관절과 무릎을 대략 90도 정도로 굽히며, 무릎은 발보다 살짝 넓게 위치시킨다(그림 2.20).

실행

- 코로 숨을 들이마시면서 시작한다.
- 팔로 벽을 밀어내는 동시에 입으로 숨을 내쉬도록 한다. 숨을 내쉬고 벽을 밀어내는 동안에 꼬리뼈가 수직 위 방향으로 살짝 바닥에서 떨어질 수도 있다.
- 이 골반 자세를 유지하면서 코로 다시 숨을 들이마신다. 숨을 내쉬면서 벽을 밀어낸다. 앞에서 했던 훈련처럼, 완전히 숨을 내쉬면서 아래쪽 갈비뼈 부위가 복부와 평평해지도록 한다. 그래야 복부가 떨릴 정도로 힘이 들어간다.
- 완전한 호흡 사이클을 5번씩 총 3~4세트 정도 진행한다. 골반과 흉곽 간의 올바른 위치는 유지한다(그림 2.21).

변형 동작

증가된 어깨 굴곡: 벽에서 더 멀어지게 되면, 골반과 흉곽의 위치를 유지하고 요추에서 과신전이 일어나려는 것을 막기 위해서 코어 안정성이 더 요구된다. 또한, 증가된 어깨 굴곡은 오버헤드 가동성을 방해하는 모든 연부 조직 구조에 대항하는 유익한 역할을 한다. 날숨의 강도와 힘을 증가시키고 더 강하게 벽을 밀게 되면 현재 자세를 더 잘 유지할 수 있다(그림 2.22).

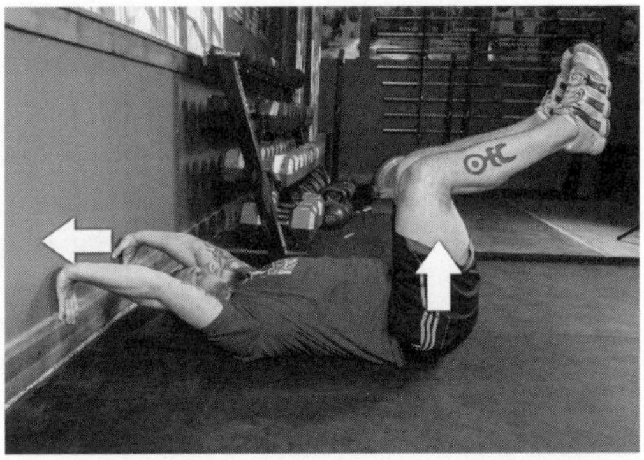

그림 2.22 증가된 어깨 굴곡 상태로 등을 바닥에 대고 누워서 벽 밀기. 5번의 호흡을 한 세트로 해서, 매 세트마다 아주 조금씩 벽에서 떨어진다.

골반 경사: 등을 대고 누워서 하는 스쿼트 자세에서 그랬던 것처럼, 좀 더 상급 동작을 통해서 복부를 이용한 골반 경사 조절을 어떻게 하는지 리프터에게 가르쳐줄 수 있다. 이전과 동일하게 시작할 수 있다. 첫 번째 날숨 동안에 꼬리뼈를 살짝 들어 올린다. 그러고 나서 다음 날숨에서 다시 꼬리뼈를 바닥 쪽으로 천천히 내린다. 갈비뼈와 복부는 평평한 상태를 계속 유지한다. 이렇게 하면 흉요추 접합부의 움직임 없이 척추의 신전이 가능하다. 골반을 바닥으로 내린 후, 앞에서 설명한 것처럼 완전한 호흡 사이클을 마무리한다(그림 2.23).

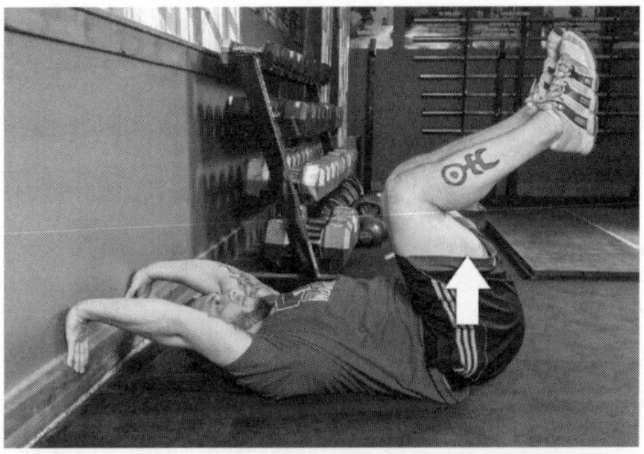

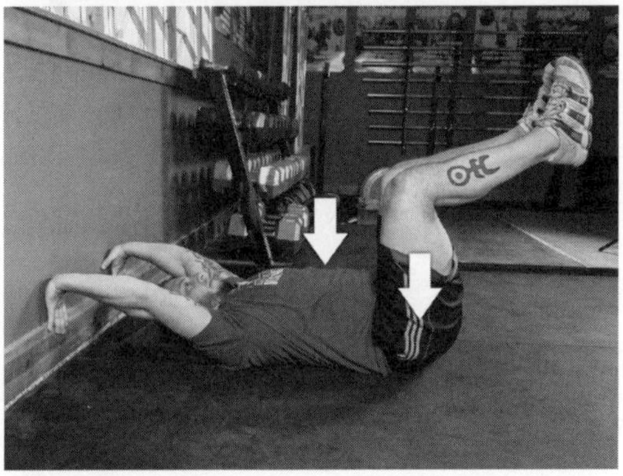

그림 2.23 등을 바닥에 대고 누워서 벽 밀기 동작에서의 다양한 골반 경사 상태. 골반을 바닥으로 내릴 때 입으로 숨을 내쉬게 되면 갈비뼈와 복부와 평평하게 위치할 수 있게 된다. 그리고 다양한 방향으로 척추 신전이 일어나게 된다.

서 있는 오버헤드 자세에서 벽 밀기Standing Overhead Wall Press

여기까지 우리는, 바닥에서 지지를 받을 수 있었다. 이 방법은 새로운 움직임 패턴과 자세를 처음 배우는 데 아주 좋은 방법이다. 하지만 결국 웨이트리프팅 움직임으로 전이시키기 위해서는 최종적으로 서 있는 자세로 연습할 필요가 있다.

다음 훈련에서 이전까지 연습해왔던 몸통과 호흡 조절 능력을 서 있는 오버헤드 자세로 통합시키게 될 것이다.

시작 자세

- 벽에서 대략 20cm 정도 떨어져 선다. 무릎은 살짝 굽히고 팔뚝은 벽에 댄다.
- 코로 숨을 들이마시면서 이 동작을 시작한다. 골반을 흉곽 아래로 당기기 위해서 약간 골반 후방 경사를 만들면서 동시에 입으로 숨을 내쉰다. 요추는 여전히 약간의 전만이 있다.
- 팔뚝으로 벽을 밀면서 견갑골을 전인시킨다. 그러면서 흉곽이 상대적으로 뒤쪽 견갑골 쪽으로 이동하게 된다. 이것은 네발기기 자세의 스쿼트 훈련에서와 동일하다.
- 어깨는 엉덩이 바로 위쪽에 있거나 엉덩이보다 약간 앞쪽

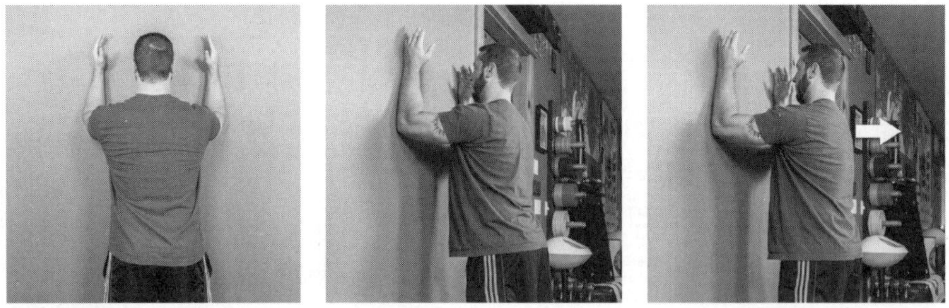

그림 2.24 서 있는 오버헤드 자세에서 벽 밀기 동작의 시작 자세

에 있도록 한다. 만약 어깨가 엉덩이보다 뒤쪽에 있다면, 발을 뒤로 살짝 이동시킨다(그림 2.24).

실행

- 골반과 흉곽의 상태를 유지하면서, 완전히 숨을 내쉬면서 팔뚝을 천천히 위로 이동시킨다. 한 번에 대략 7~10cm 정도 이동시킨다. 숨을 다 내쉬게 되면, 그때의 오버헤드 자세에서 동작을 잠시 멈추고 코를 이용해서 숨을 들이마신다. 그렇게 해서 360도 사방으로 몸통을 팽창시킬 수 있고, 등 상부 쪽으로 공기를 이동시킬 수 있다.
- 숨을 다시 내쉬면서 팔뚝으로 좀 더 위쪽으로 이동시킨다. 어깨 굴곡을 더 시키다가 현재 몸통의 자세가 무너져서는 안 된다. 자연스럽게 이동시킬 수 있는 범위 내에서 진행한다.
- 호흡 사이클을 5번씩 총 3~4세트 정도 진행한다(그림 2.25).

만약 이 운동을 하는 선수를 볼 기회가 있다면, 선수가 팔뚝으로 벽을 적극적으로 밀고 흉곽을 뒤로 약간 밀자마자 어떻게 견갑골이 흉곽에 고정되는지 한번 확인해보자. 견갑 익상에 대한 얘기로 돌아가본다면, 이 운동은 무게 부담이 없는 아주 간단한 방법으로도 사람들이 과하게 걱정하고 관심을 가지고 있던 부분을 해결

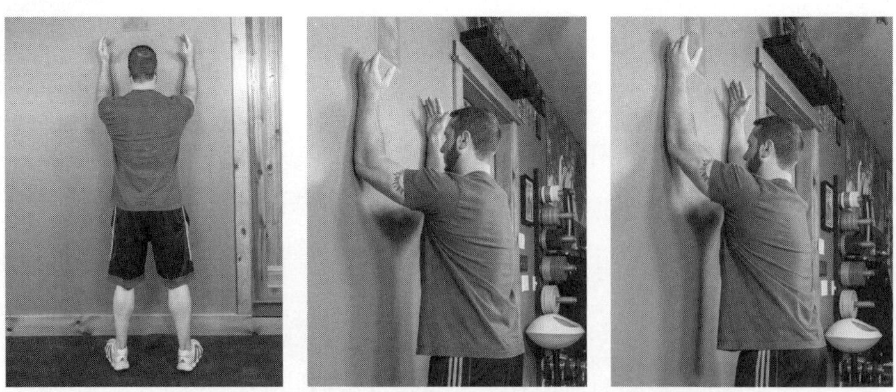

그림 2.25 서 있는 오버헤드 자세에서 벽 밀기 동작에서 동일한 몸통 자세를 유지함으로써, 척추 움직임에서 어깨 움직임을 어떻게 분리시킬 수 있는지 배울 수 있고, 안정적인 몸통 상태를 유지한 상태에서 오버헤드 가동성을 확보할 수 있다.

해줄 수 있다는 것을 보여준다. 이후에 이 책에서 다룰 중량을 활용한 전략에서도 비슷한 반응을 확인하게 될 것이다. 견갑골의 위치와 역학에 관한 부분은 외부의 중량이 생기면 자연스럽게 해결할 수 있다. 클린, 프론트 스쿼트 혹은 저크에서의 프론트 랙 자세를 준비할 때 포함시켜야 하는 훈련이기도 하다.

이 동작은 바벨을 들고 있는 상태에서 어떻게 하면 공기를 등 상부로 이동시키고 몸통을 팽창시킬 수 있는지를 선수에게 가르쳐줄 것이다.

벨트 호흡

다음의 콘셉트는 선수가 자신의 몸통을 사방으로 팽창시키는 것을 아주 빠르게 배울 수 있는 방법이며, 매우 효과적이기도 하다.

실행

- 골반 너비로 발을 벌리고 편안하게 선다. 그리고 웨이트리프팅 벨트를 몸통 아래쪽으로 가볍게 착용한다.
- 아래쪽 갈비뼈에 손을 올리고, 입으로 완전히 숨을 내쉰다. 이때 어깨나 척추를 구부정하게 말지 않는다. 척추를 곧게 펴서 몸을 최대한 길게 만든다.
- 숨을 내쉰 후 몸통 아래쪽의 벨트를 약간 더 세게 맨다.
- 척추를 신전 또는 굴곡시키지 않는 상태로 코로 숨을 들이마시면서, 360도 사방으로 벨트를 완전히 채운다.
- 3~5번 호흡 사이클을 1세트로 반복 진행한다(그림 2.26).

큐

- 숨을 내쉴 때, 선수는 아래쪽 갈비뼈가 아래로 내려가는 느낌이 들어야 한다.
- 벨트를 더 세게 맨 후, 선수는 아래 벨트 쪽으로 공기를 밀어내는 것 같은 느낌을 받아야 한다. 숨을 들이마실 때, 배꼽이 앞쪽 그리고 아래쪽으로 움

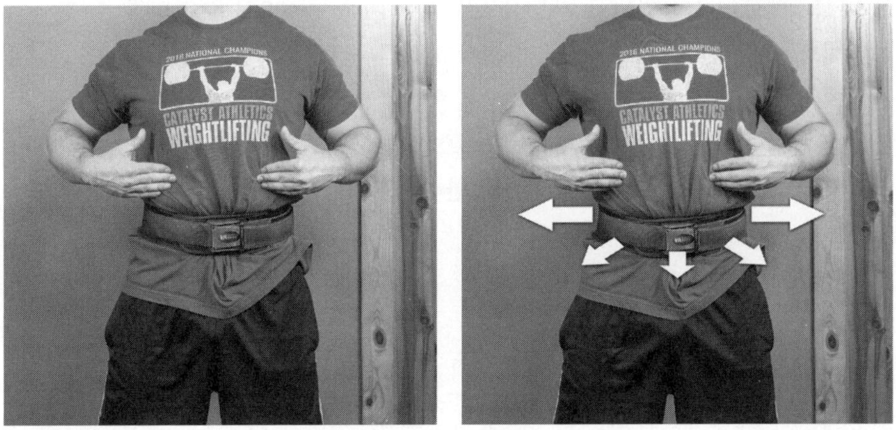

그림 2.26 숨을 들이마시면서 몸통을 360도 사방으로 팽창시키는 연습을 위한 벨트 호흡 훈련

직인다고 생각하자.

- 완전히 숨을 들이마실 때 혹은 들이마신 후에 벨트 360도 사방으로 장력을 느낄 수 있어야 한다.
- 선수, 코치 또는 훈련 파트너는 숨을 들이마시거나 들이마신 후, 몸통 주위 어느 부위든 그 부위와 벨트 사이에 손가락을 넣어서 몸통이 팽창하는지 확인할 수 있다.

변형 동작: 이 동작은 앞에서 설명한 어떤 동작과도 함께 진행할 수 있다. 그리고 스내치와 클린앤저크의 어떤 자세(풀 자세, 스쿼트, 스플릿 저크 등)에서도 가능하다. 주된 목표는 흉곽의 위치를 제대로 잡기 위해서 날숨(완전한 날숨일 필요는 없다)을 이용하는 것이다. 그리고 숨을 들이마실 때 벨트 주위 정면, 측면 그리고 후면의 장력을 느껴보려는 것이다. 이런 형태의 몸통 팽창은 벨트 사용 여부에 상관없이 일어나야 한다. 그러나 벨트를 사용하면 더 잘 확인할 수 있다.

벨트 사용에서 생각해봐야 할 부분

개인적인 생각을 말하자면, 대부분의 리프터들이 만약 벨트를 사용해야 한다면, 보호 용도보다는 퍼포먼스를 향상시키기 위한 용도로 사용하는 것이 좋다고 본다. 벨트가 부상을 예방해준다거나 줄여준다라는 근거는 거의 찾아볼 수 없다. 만약 리프터가 부상 방지 차원에서 정신적으로 육체적으로 꼭 벨트를 착용해야만 하는 상황이라면, 전문가의 진단을 받아봐야 하는 상황이다. 당연히, 예외도 있을 수 있다. 만약 리프터의 생계가 리프팅 퍼포먼스에 달려 있어서 더 많이 훈련하고 더 많은 시합에 참가하기 위해서 벨트를 착용하는 경우가 있을 수 있다. 하지만 이런 상황에 놓여 있는 경우는 거의 없다. 대부분의 사람들은 여기에 속하지 않는다.

대부분의 우리는 복부의 근육을 단련하고 이용해서 우리만의 벨트를 만드는 법을 배워야 하는 리프터 초보자들이다. 그리고 이후에 코치의 판단하에, 퍼포먼스 향상이나 더 무거운 무게를 들기 위해서 리프팅 벨트를 사용할 수는 있다. 물론 벨트가 리프팅 퍼포먼스를 개선시켜줄 수 있다는 확실한 근거가 있기는 하지만, 웨이트리프팅 벨트를 사용한다고 자동적으로 더 무거운 중량으로 리프팅할 수 있다고 착각해서는 안 된다. 벨트가 도움이 된다고 하는 사람도 그렇지 않은 사람도 있다. 자신에게 무엇이 맞는지는 시행착오를 겪으면서 확인할 수 있는 것이다.

만약 혈압에 문제가 있거나 발살바 호흡법에 예민하다면, 웨이트리프팅 벨트 착용에 대해서 의사에게 상담을 받아야 한다.

요약

당신은 이제 몸통 안정성과 웨이트리프팅 자세에 관한 인생 최고의 내용을 배웠을 수도 있다. 혹은 오히려 머리가 더 복잡해졌을 수도 있다. 그러나 우리는 아주 근본적인 내용을 배운 것이며, 앞으로 남은 여정에서 계속 접하게 될 리프팅 자세와 안정화 패턴에 큰 도움이 될 것이다. 이번 장에서 배운 내용들은 아주 간단하지만 강력한 도구이다. 당신이 이미 진행하고 있는 훈련 전략이나 움직임이 무엇이든 이 도구를 이용해서 향상시킬 수 있다.

■ PART II

검사 & 평가

이번 섹션에서는 스내치 그리고 클린앤저크와 관련된 다양한 움직임의 특성들에 대한 검사 & 평가에 대해서 이야기한다.

1. 풀Pull & 스플릿Split
2. 트랜지션Transition/오버헤드Overhead
3. 스쿼트Squat

목표

- 움직임 검사를 이용하는 법과 한계에 대해서 이해한다.
- 관련 분야에 대한 전문가의 도움이 필요할 정도의 통증이 있는 움직임을 확인한다.
- 움직임을 어떻게 교정할지에 대한 전략을 이해한 상태에서 기본적인 검사와 평가 프로토콜을 실행한다.

검사란 무엇인가?

검사는 위험 정도를 예측하는 것으로, 결과물을 예측하거나 진단하는 것은 아니다. 의학 분야를 예로 들면, 개인의 혈압이 상승했다고 해서 동맥 질환과 같이 특정 질환 발생 여부를 정확하게 판단할 수는 없다. 하지만 혈압 검사 내용을 기반으로 개인이 관련 질환에 대한 위험도가 있다는 것을 알려줄 수 있다.

웨이트리프팅과 관련해서 말하면, 엉덩이가 무릎 밑으로 내려가는 스쿼트 깊이로 편안하게 오버헤드 스쿼트를 할 수 있는지, 오버헤드 자세에서 완전히 안정적으로 팔을 락아웃할 수 있는지에 대한 부분으로 실제 선수가 시합장에서 어느 정도 퍼포먼스를 낼 수 있는지를 예측할 수는 없다. 부상 가능성에 대해서도 예측할 수 없다. 하지만 큰 그림에서 상대적으로 어느 정도 위험할 수 있는지에 대해서만 알려줄 수 있는 것이다.

예를 들어 만약 선수가 동작에 대한 부담과 통증 없이 적절한 깊이로 스쿼트를 편안하게 잘할 수 있는 상태라면, 검사를 통해서 앞으로 점진적으로 무게를 올려가면서 훈련을 진행할 수 있을 정도로 관절의 움직임이 충분하다는 정보를 얻을 수 있는 것이다. 만약 선수가 원하는 깊이로 스쿼트를 할 수 없고, 원하는 자세도 불가능하다면, 고관절, 발목, 코어 등과 같은 원인과 관련된 정보가 필요한데 검사를 통해서 이 부분을 얻을 수 있는 것이다. 특정 동작을 하는 데 필요한 요인들이 갖춰져 있지 않다면, 동작에 속도와 중량을 추가시키기가 힘들어진다.

검사라는 것은 다양한 측면에서 움직임을 자세히 살펴봄으로써, 퍼포먼스와 관련된 잠재 요인들을 확인하는 것이다. 다른 스포츠와 비교했을 때, 웨이트리프트링의 자세와 패턴은 상대적으로 예측이 수월하다. 일반적으로, 사람들은 동작 기준을 이미 알고 있다. 움직임 검사를 진행하는 과정에서 당신 스스로에게 해야 하는 아주 간단한 질문은 통증이나 두려움 없이 최초에 계획한 중량으로 원하는 자세를 만들 수 있을 정도로 관절들이 준비되어 있는지이다.

만약 그런 상태라면, 우리는 점차적으로 동작의 속도와 중량을 조절하면서 점진적으로 모터스킬Motor Skill을 향상시키면서 그 동작을 발달시켜갈 수 있다. 하지만 만약 그렇지 못한 상태라면, 더 구체적인 검사 과정을 거쳐서 원인이 무엇인지, 다른 대안은 무엇이 있는지를 고민해야 한다.

만약 훈련에서 일어날 수 있는 단순 근육통 수준을 넘어서는 통증이 존재한다면, 전문가의 조언을 받아볼 것을 추천한다.

움직임 검사의 한계점

- 움직임 검사로 부상이나 퍼포먼스에 대한 예측은 어렵다(위에서 언급한 대로).
- 맨몸이나 가벼운 중량을 활용한 움직임으로는 통증이 발생하는 상황을 판단하기 어려울 수도 있다. 그렇기 때문에 매일 매일 훈련 자체가 최고의 검사와 평가 프로토콜이 될 수도 있다.
- 약간의 무게를 추가하면서 움직임 능력치가 실제로 더 좋아지는 경우도 있다. 가벼운 막대기를 들고 오버헤드 스쿼트를 했을 때는 원하는 기준에 도달하지 못하는데, 약간의 무게를 추가한 바벨을 들고 동일한 동작을 했을 때(예: 1RM의 30~60%) 갑자기 움직임 능력치가 향상되는 것이다. 이 부분에 대한 정확한 이유를 알지는 못한다. 아마도 추가된 중량이 관절로부터의 고유수용성 감각을 신경계로 전달하면서 해당 움직임에 대한 인지 능력이 향상되었을 수도 있다. 혹은 중량을 지탱하기 위해서 필요한 근육들이 동원되면서 안정성이 증가했을 수도 있다. 의학적 실험에 따르면 여전히 이런 이유들이 정확하고 확실하다고 할 수는 없다. 그래서 여전히 중량 없이 움직임 테스트를 진행하는 것이다. 그렇기 때문에 매일 매일의 훈련이 가장 유용한 검사가 될 수 있는 것이다.

- 움직임이 '좋다', '나쁘다'에 대한 정확한 기준이 없다. 달리 표현하자면, 좋은 움직임, 나쁜 움직임이라는 것이 존재하지 않는다. 그래서 5명의 서로 다른 코치와 전문가들이 그 움직임을 살펴보고 그 움직임이 좋은지, 나쁜지, 최적인지, 혹은 부상을 당할 가능성이 있는지 등등에 대한 다양한 의견을 주고받는 것이다. 더 정확한 피드백은 "조직과 신경계가 적응하는 데 이 자세가 더 좋은 것 같다.", "역학적으로 리프팅을 할 때 이 자세가 더 좋은 것 같다."와 같은 내용들이다. 후자의 경우가 중량이 없는 상태로 평가할 때 대부분의 우리가 원하는 것이다. 다음 질문을 기억하자. "우리가 원하는 대로 중량을 조절하면서 프로그램을 진행할 때 필요한 자세로 관절이 움직일 수 있을까?"
- 선수들이 표준화된 테스트를 받는 동안에 그 테스트에 대한 코칭을 받게 되면, 그 테스트 점수가 상승할 수 있다는 연구 결과가 있다. 도대체 우리가 검사하려는 내용이 무엇인가? 정말 선수의 움직임 능력치를 검사하는 것인가? 아니면 단지 그 선수가 테스트를 코칭에 따라서 얼마나 잘 수행하는지에 대한 능력치를 검사하는 것인가? 이런 이유로 인해서, 우리가 활용하는 검사에 표준화된 점수가 존재하는 것이 좋은 것은 아니다. 검사가 하나의 시스템이 되어서는 안 된다. 검사에 사용되는 움직임들은 선수나 코치들에게 필요한 정보를 제공해주기 위해서 특별한 지도나 큐가 거의 필요 없는 것들이다. 그리고 이 자세에서 무게를 올리는데 있어서 큰 문제가 될 부분도 없는 검사 동작들이다.

평가란 무엇인가?

평가는 일반적으로 검사를 통해서 발견된 내용과 관련해서 구체적인 문제점이 무엇인지 확인하기 위해서 사용된다. 앞에서 설명한 혈압 이야기로 다시 돌아가보자. 혈압 검사를 통해서 혈압이 높다는 것을 확인했다. 평가는 이렇게 올라간 혈압과 관련 있는 구체적인 요인들을 확인할 수 있는 다양한 테스트를 포함하고 있는 것이다.

예를 들어 웨이트리프팅을 하는 사람들의 경우에는, 오버헤드 스쿼트 검사를 우선 진행해본다. 보통 검사를 하는 과정에서 선수 혹은 코치가 원하는 자세와 실제로 선수가 수행하는 자세가 다를 수 있다. 이런 경우에, 움직임을 제한하는 요인이 무엇인지를 확인하기 위해서 동작을 조금씩 쪼개서 각 관절을 모두 확인해보는 것이다. 그리고 대안을 제공해주는 것이다.

이 두 가지를 함께 활용할 수 있는 방법

일반적으로 우리는 통증이 존재하지 않는 움직임의 기능에 대해서만 관심이 있기 때문에, 우리가 따르는 프로토콜은 평가를 하는 사람이 매뉴얼적인 기술이나 전문성을 갖출 필요까지는 없는 방식으로 구성되어진다. 또한 주관성을 최대한 제한하려고 한다. 사실 검사와 평가를 하면서 움직임을 관찰하다 보면 궁금증이 많이 생기면서 원하는 정답을 얻기보다는 오히려 질문이 생기는 경우가 더 흔하다. 여기서 우리 목표는 이런 상황이 발생하는 것을 방지하는 것이다. 웨이트리프팅이라는 스포츠를 하는 데 필요한 자세를 만들기에 충분한 관절 상태를 그 사람이 가지고 있는지를 판단하는 데 필요한 시간만 투자를 할 것이다. 검사와 평가는 코치가 해도 되고, 선수가 혼자서 자가 진단을 할 수도 있다. 우리는 기본적이고, 일반적인 움직임 패턴을 먼저 검사할 것이며, 그러고 나서 필요하다면, 가동성과 안정성 중에 어느 부분이 더 필요한지에 대해서 추가적인 평가를 할 수 있다.

검사와 평가를 진행할 때 당신이 생각해야 할 몇 가지는 다음과 같다.

1. 눈에 보이는 모든 것이 문제가 된다고 생각하지 않아도 된다. 원하는 관절 움직임이 힘든 경우가 단순히 그 선수의 해부학적인 이유 때문일 수도 있다. 이런 경우라면 이 부분을 고려해서 다른 대안을 찾아야 한다. 이 모든 과정이 사실 개개인이 가지고 있는 특수성, 개인성을 알아가는 것이라고 볼 수 있다. 단순히 우리 몸이 가진 문제점을 찾으려고 하는 것이 아니다. 우리가 검사를 받는다고 해서 무조건 어떤 문제가 있어야 하는 것이 아니다.
2. 아마도 본인이 생각하기에도 문제가 된다고 생각하는 부분들 혹은 자신의 움직임을 제한하는 요인에 대해서 이미 알고 있을 수도 있다. 하지만 막상 이런 부분들이 움직임 측면에서 큰 문제가 되지 않는다는 것을 깨닫게 될 수도 있다. 그리고 간단한 코칭만으로도 이 부분에 대한 교정이 가능할 수도 있다. 이런 일은 아주 빈번하게 발생한다. 사실, 우리가 검사와 평가를 하는 데 있어서 가장 큰 목표는 무엇을 어떻게 교정할지에 대한 부분이 아니다. 오히려 어떤 부분에 시간과 노력을 낭비하지 않을 수 있을까를 깨닫는 것이다.

가동성 – 안정성

본격적으로 테스트를 하기 전에 가동성과 안정성에 대해서 다시 한 번 얘기를 나눠보자. 나는 이 책에서 250lb의 미식축구 선수와 110lb 체조 선수를 예로 설명했다. 이 두 명의 선수는 똑같은 오버헤트 스쿼트 자세를 가지고 있다(스쿼트를 무릎 밑으로 깊게 할 수 없거나, 안정적인 오버헤드 자세를 유지하는 것 같은 문제가 있을 수 있다). 동작이 겉으로 봤을 때는 동일하지만, 각자의 가동성, 안정성 수준에 따라서 문제를 해결할 수 있는 움직임 교정 전략이 다를 수 있다.

만약 이 상황에서 움직임을 더 섬세하게 쪼갤 수 없다면, 안정성과 가동성 중에서 어떤 부분이 문제인지를 확인해서 적절한 교정 운동 혹은 바벨 동작을 추천해주는 것이 어렵다. 의학 영역에서는, 동일한 증상을 가지고 있다고 해서 서로 다른 질병에 대해서 똑같은 약을 처방하게 되면 상당히 위험할 수 있다. 선수의 움직임에 대한 대처도 동일하다. 선수에게 필요한 내용을 전달해주지 못한다면, 그 선수는 본격적으로 바벨 훈련을 시작하기 전에 준비 운동으로만 45분씩 사용하게 될 것이다. 왜냐하면 선수는 정확한 이유를 모르기 때문에 가능성 있는 모든 것을 준비 운동을 할 때 시도해볼 것이기 때문이다. 그 어떤 사람도 이 정도의 시간을 준비 운동에 투자할 정도로 시간적 여유가 있지 않다.

오버헤드 스쿼트를 할 때 유연성과 가동성이 부족하다고 판단했는데 동작을 섬세하게 쪼개서 다시 확인해보니 실제로는 관절 움직임이 충분하다는 것을 확인할 수도 있다. 이미 유연성과 가동성이 충분한 사람이 근육을 스트레칭하거나 관절 가동성 운동을 하는 것은 비효율적이며, 오히려 상태를 더욱 심각하게 만들 수도 있다.

우리의 목표는 검사와 평가를 통해서 발견한 내용에 기반한 적절한 교정 전략을 활용해서 움직임 혹은 자세를 최적화시키기 위한 과정을 최대한 빠르게 진행하는 것이다. 안정성 문제로 인해서 가동성 문제가 발생하는 경우도 있다. 검사와 평가를 통해서 발견한 내용을 활용해서 바벨 기술 훈련 준비하도록 하자. 그리고 선수의 개별성, 특수성을 고려해서 간결하고 효과적인 전략을 구상하자. 함부로 추측하지 말고, 검사와 평가를 활용하자.

■ CHAPTER 3

검사 & 평가: 풀 & 스플릿

이번 섹션에서는 리프팅의 풀과 스플릿 동작에 대한 평가를 다룬다. 풀 동작은 스내치와 클린을 할 때 바벨을 바닥에서 들어 올려서 두 번째 풀 동작을 마무리할 때까지를 말한다. 이 두 가지 움직임 패턴 모두 고관절의 신전과 굴곡이 비슷하게 요구되기 때문에 테스트도 합쳐져 있다. 우리는 단지 선수가 훈련에 필요한 자세를 위한 관절의 상태를 확인하는 것에 관심이 있다는 것을 기억하자. 이렇게 필요한 자세를 강화시키는 것이 이후에 코칭과 교정에서 중요한 부분이 되는 것이다.

검사는 다음의 기본적인 테스트들로 구성되어 있다.

- 앞으로 구부리기Forward Bending
- 뒤로 구부리기Backward Bending
- 능동적 하지 직거상(ASLRActive Straight Leg Raise)
- 힙 힌지Hip Hinging
- 토마스 테스트Thomas Test

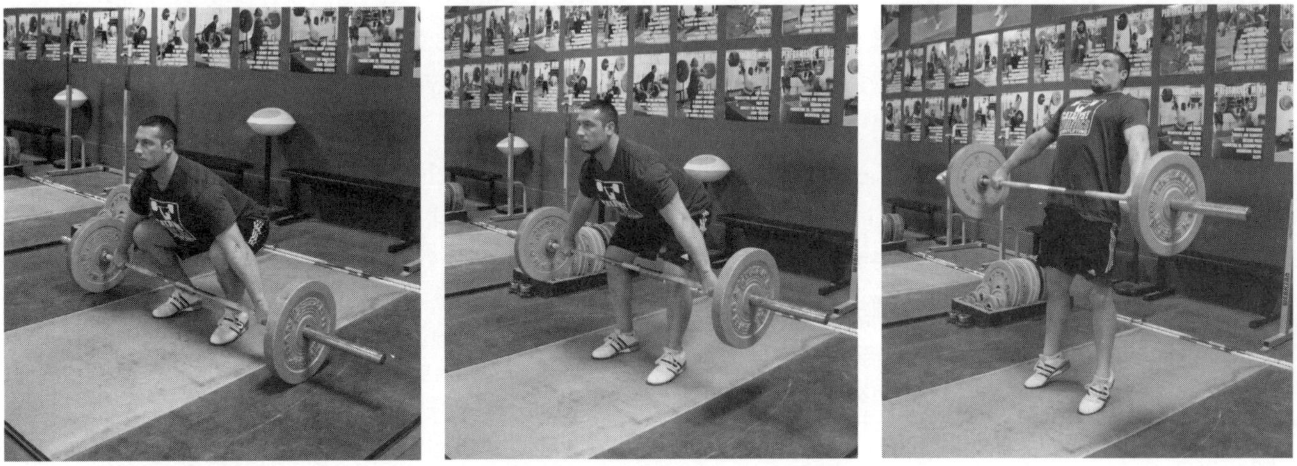

그림 3.01 스내치의 풀 동작

당신이 리프터를 검사하는 코치라면, 반드시 선수에게 검사 동안에 아프거나 불편한 부분이 있다면 알려달라고 해야 한다. 선수가 통증이 느껴지는 순간 코치에게 바로 말하면 되기 때문에, 동작이 끝날 때마다 매번 선수가 코치에게 어떤지 물어볼 필요는 없다. 만약에 통증이 느껴지는 움직임이 확인되면, 신중하게 판단하고 결정해서 의학 관련 전문가에게 찾아가야 한다.

만약 필요하다면, 평가에 다음 추가적인 테스트를 포함시킬 수도 있다.

- 네발기기 자세에서의 요추 가동범위
- ASLR 변형 동작

이 테스트들을 통해서 시상면에서의 고관절의 움직임 능력과 움직임에 대한 척추의 저항력이 어느 정도인지를 확인할 수 있다. 이 테스트를 진행하면서도 우리는 계속적으로 풀/스플릿 동작과의 연관성에 대해서도 고려하게 된다.

풀 동작 검사

앞으로 구부리기

여기서 목적은 단지, 리프터가 어떠한 통증이나 부담없이 자연스럽게 몸을 구부릴 수 있는지 확인하고자 하는 것이다. "아픈가요?", "이 동작을 할 수 있나요?" 정도로 간단히 물으면서 진행하는 테스트이다. 척추에 눈에 두드러질 정도의 문제가 있는지 없는지를 확인하는 것이다. 그리고 선수가 어느 정도의 장력을 현재 가지고 있는지 확인할 수 있는 일반적인 테스트이기도 하다. 이것은 현재 상태를 분명하게 확인하는 테스트이다.

대부분의 코치와 선수들은 무게를 들고 있는 상태에서 요추 굴곡 각도가 일정한 수준을 넘어가게 되면 허리 부상의 가능성이 높아진다고 알려주는 연구들이 있다는 것을 알고 있다. 하지만 이런 위험은 훈련이나 시합 중에도 발생한다. 사실, 웨이트리프팅이나 관련 동작(힙 힌지와 스쿼트와 같은)을 할 때 일정 수준의 요추 굴곡 혹은 벗윙크Butt Wink를 피할 수는 없다는 연구들도 있다(이 부분은 이후에 더 다룰 예정이다). 그렇기 때문에 요추 굴곡이나 벗윙크가 발생함에도 불구하고 부담이나 통증이 발생하지 않는 구간(가동범위)에 대해서 정확히 확인하고 인지할 수 있도록 해야 한다.

시작 자세

- 골반 너비로 발을 벌리고 발끝은 정면을 향한다.
- 무릎은 너무 힘을 주지 않고 평안한 상태를 유지한다(약간 구부러져 있다).
- 팔은 펴서 몸 측면에 오도록 한다.

실행

- 앞으로 구부리고 팔을 펴서 발끝에 닿도록 하고, 턱은 살짝 당긴다.
- 무릎은 시작 자세 때보다 더 굽혀서는 안 된다.
- 목 아래 부분부터 꼬리뼈까지 척추는 편안하게 말아준다(그림 3.02).

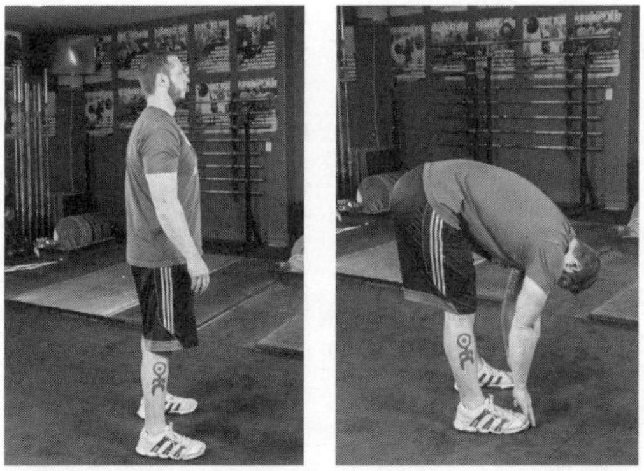

그림 3.02 앞으로 구부리기 검사

키포인트

- 아픈가?
  - 아프다면, 조심해서 진행하거나 전문가에게 상담을 받는다. 바닥에서 시작하는 리프팅 동작으로 프로그램을 구성할 때 조심해야 한다. 아마도 블록을 이용해서 풀 동작을 하거나 선수가 부담 없이 자신감 있게 동작을 진행할 수 있는 가동범위 내에서 훈련할 수 있게 동작을 변형할 수도 있다.
- 가동성이 지나치거나 부족한 경우를 확인하자. 구체적인 이유를 찾으려고 할 필요가 없으며 단지 확인하는 것이다.
  - 가동성이 지나친 경우: 손바닥이 바닥에 닿는다(그림 3.03).
  - 가동성이 부족한 경우: 발목까지도 손끝이 도달하지 않는다(그림 3.04).
- 테스트 마무리: 가동성이 지나친 경우와 부족한 경우 이 둘 사이에 어딘가에서 통증이나 부담감 없이 가능하면 된다. 손끝이 발목 이하로 도달할 수 있고 손바닥이 바닥에까지 닿지는 않아도 된다.

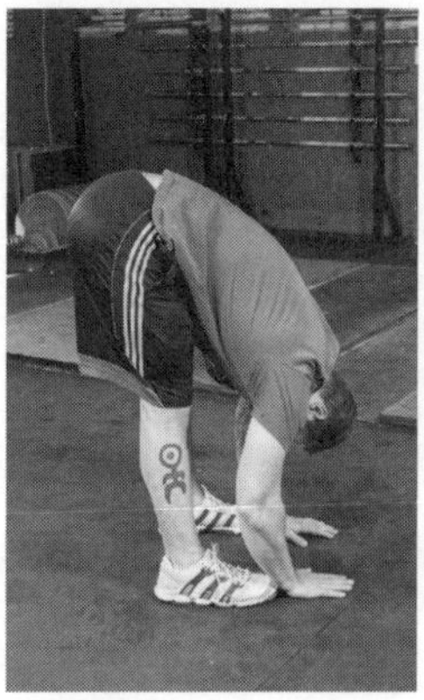

그림 3.03 앞으로 구부리기 동작에서 가동성이 지나친 경우

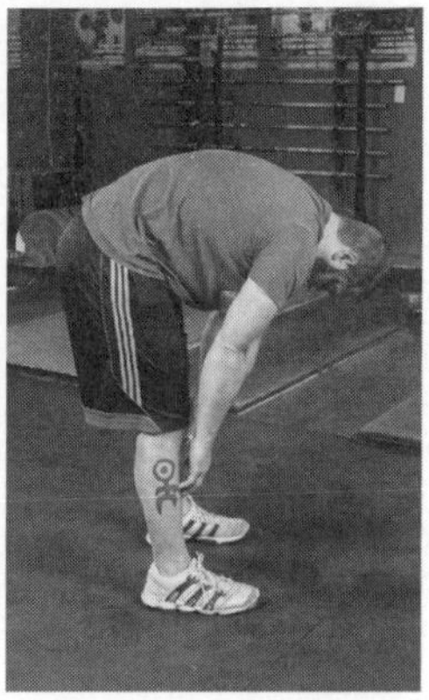

그림 3.04 앞으로 구부리기 동작에서 가동성이 부족한 경우

변형 동작: 선수가 가동성이 부족한 경우라면, 양발을 좀 더 넓게 벌리고, 발끝을 20~30도 정도 밖으로 돌려서 다시 테스트를 해본다. 어떤 경우는, 이렇게 해서 가동범위가 증가하기도 한다. 이것은 시작 자세와 풀 동작에서 발끝과 골반을 외회전시키고 좀 더 넓게 발을 벌리는 것이 선수에게 더 편하다는 것을 의미한다. 일반적인 통념과는 다르게 이렇게 자세를 바꾸고 조정하는 것이 절대로 나쁜 것이 아니다.

뒤로 구부리기

이 검사는 오버헤드 움직임과 두 번째 풀의 마지막 구간에서 하게 될 척추 신전이 가능한지를 확인하기 위한 것이다. 또한, 가끔씩 저크 동작에서 빠른 과신전이 허리에서 일어나게 된다. 그래서 이 자세가 통증 없이 가능한지를 확인하는 것이다.

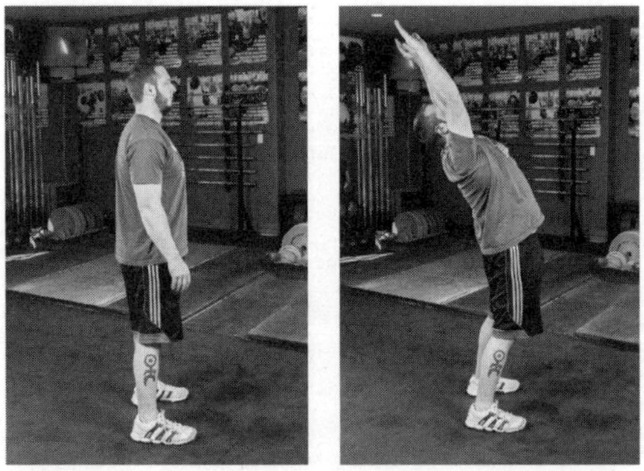

그림 3.05 뒤로 구부리기 검사

시작 자세

- 발은 골반 너비로 벌리고 발끝은 정면을 향한다.
- 무릎은 너무 힘을 주지는 않고 평안한 상태를 유지한다(약간 구부러져 있다).
- 팔은 펴서 몸 측면에 오도록 한다.

실행

- 양팔을 머리 위로 들어 올린다.
- 손을 뒤로 최대한 뻗으면서 균형 상태를 유지하면서 편안하게 뒤로 구부린다(그림 3.05).

키포인트

- 아픈가?
  - 아프다면, 조심해서 진행하거나 전문가에게 상담을 받아봐야 한다.
  - 앞에서 언급했듯이, 스플릿 저크를 하면서 자세가 무너지면서, 허리가 과신전된다. 풀 동작과 앞으로 구부리기 동작과 마찬가지로, 우리는 선수가 뒤로 구부리기 동작을 할 때 통증이나 부담감이 없는 상태로 훈련을 했으면 한다. 스트릭 프레스에서 푸시 프레스 그리고 저크 동작으로 조심스럽게 점진적으로 훈련하는 것이 뒤로 몸을 구부리기 힘든 선수들에게 좋을 수 있다. 목 뒤에서 시작하는 동작도(Behind the Neck) 좋은 선택 사항이 될 수 있다. 왜냐하면 목 뒤에서 동작을 시작하면 프론트 랙 자세에서 바벨을 밀어낼 때 얼굴을 뒤로 당기지 않고 몸통을 중립으로 만든 상태에서 바벨을 수직 위로 밀어내기만 하면 되기 때문이다.
  - 많은 사람들에게 척추 과신전은 일반적으로 그렇게 편한 자세는 아니라는 것을 알 필요가 있다. 일반적으로 허리 쪽이 긴장되어 있는 것을 확인할 수 있다. 그래서 우리가 원하는 움직임을 만들어낼 때 갑작스런 통증이나 부담이 생길 수 있다.

변형 동작: 앞으로 구부리기 검사에서처럼, 만약 선수가 허리 쪽에 불편함을 호소하거나, 골반 앞쪽 부분에서 움직임이 제한된다고 느껴진다면 발을 약간 더 넓게 벌리고 발끝을 20~30도 정도 바깥쪽으로 돌리라고 한 다음 테스트를 다시 한 번 해본다.

이렇게 자세를 변형하게 되었을 때, 가동범위가 증가하거나 움직임이 더 편해지는 경우가 있다. 이것은 두 번째 풀 동작 마무리 단계에서 고관절 신전을 최대한 하기 위해서는 시작 자세에서 발끝과 골반을 외회전시키고 좀 더 넓게 발을 벌리는 것이 선수에게 더 편하다는 것을 의미한다. 그리고 저크를 하기 전 드라이브 단계에서 고관절 신전을 최대한 하기 위해서도 이 자세가 더 편하다는 것이다. 이런 부분들은 바벨 훈련을 하는 동안에 항상 체크하고 시행 착오를 겪어봐야 하는 부분들이다.

능동적 하지 직거상(ASLR Active Straight Leg Raise)

이 검사는 단순히 햄스트링 길이를 확인하는 것이 아니다. 이 테스트는 고관절이 독립적으로 힌지 동작을 할 수 있는지를 확인하는 것이다. 비록 스내치와 클린 풀 동작에서 고관절 양쪽에서 모두 힌지 동작이 동시에 일어나지만, 이 테스트에서는 양쪽의 균형 상태를 확인하려는 것이다. 또한, 이 테스트는 허리를 움직이지 않고 고관절 한쪽은 능동적으로 굴곡시키고, 다른 한쪽은 신전시킨 상태를 유지할 수 있는지를 확인하는 것이다. 이 부분은 스플릿 저크에서 요구되는 능력과 유사하다.

고관절을 굴곡, 신전시킬 수 있는 능력은 풀 동작에서도 필요하다. 처음 시작 자세에서는 고관절을 굴곡시킨 상태이며, 두 번째 풀 동작을 하면서는 무릎을 다 펴면서 고관절을 신전시키게 된다. 그래서 다시 한 번 정리하자면, 이 테스트는 단순히 햄스트링 길이를 검사하는 것 이상으로 많은 정보를 제공해준다. 구체적으로 본다면, 능동적 햄스트링 길이를 보여주기도 하지만, 더 중요한 것은 효과적으로 햄스트링 길이를 보여주기 위해서 자신의 몸통을 안정화시킬 수 있는 능력을 이 테스트를 통해서 알 수 있다.

게다가, 햄스트링이 움직임을 제한하는 요소라는 통념을 없앨 수도 있다. 대부분의 사람들은 햄스트링이 문제라고 생각하지만, 사실 현실에서는 그렇지 않다.

시작 자세

- 등을 바닥에 대고 다리는 펴고 발끝이 천장을 향할 수 있도록 발목을 굴곡시킨 상태로 눕는다.
- 팔은 양옆으로 내리고 머리는 편안하게 중립 상태로 위치시킨다.

실행

- 양쪽 다리 모두 일자로 편 상태를 유지하고, 한쪽 다리를 가능한 최대한 높이 들어 올린다. 이때 반대쪽 다리로는 바닥을 눌러준다.
- 들어 올린 다리의 무릎은 굽혀지지 않도록 한다.
- 발끝은 항상 정면을 향해야 하고, 바깥쪽으로 돌아가서는 안 된다.

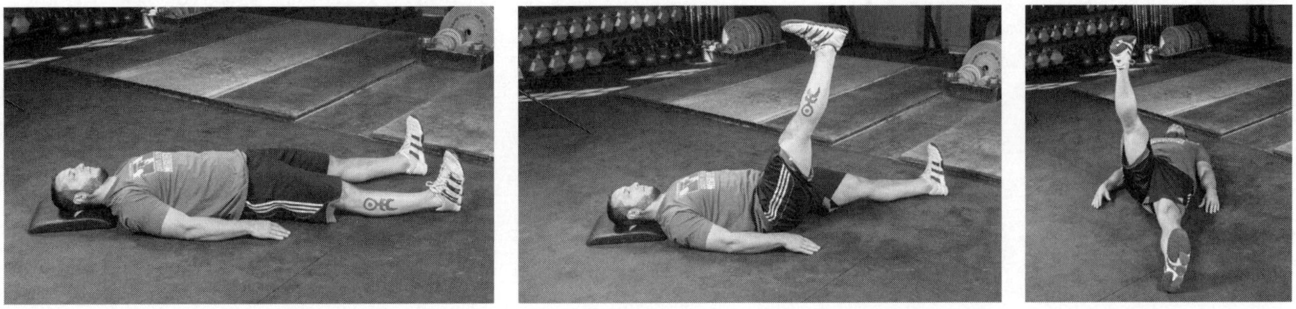

그림 3.06 ASLR 테스트의 시작과 마지막 자세. 사진에서는 대략 70도 정도의 가동범위다. 이 정도면 일반적으로 풀 동작 및 자세에는 충분하다. 발끝은 천장을 바라보고, 무릎은 펴 있는 상태를 유지해야 한다는 점을 기억하자.

- 동작이 시작해서 끝날 때까지 허리와 흉곽은 처음과 같은 상태를 계속 유지한다.
- 테스트를 하는 다리가 굽혀지고 바닥에 놓여 있는 다리가 바닥에서 뜨기 시작한다면, 이 부분을 교정하고 다시 테스트를 받도록 한다(그림 3.06).

키포인트

- 우리는 선수의 고관절 굴곡이 대략 70도 정도면 충분하다는 것을 기억하자.
- 이 테스트를 할 때 발목은 굴곡시키고, 무릎은 편 상태로 유지하도록 했다. 이렇게 하면 이 테스트의 정확성이 증가할 수 있다. 그래서 이 상태로 테스트를 표준화시킨 것이다. 예를 들어서, 만약 리프터가 무릎을 펴고, 발목을 굴곡시키고 다리를 70~90도 정도까지 통증 없이 들어 올릴 수 있다면, 첫 번째, 두 번째 풀 동작에 대한 충분한 가동성이 있다고 판단할 수 있다(그림 3.07). 여기서 우리는 우리가 원하는 풀 동작을 만드는 것을 제한하는 가장 우선적인 요소가 후면 사슬의 뻣뻣함 혹은 장력이 아니라는 것을 효과적으로 확인할 수 있는 것이다. 위 내용을 바탕으로 햄스트링 혹은 후면 사슬 조직을 스트레칭하고 가동성을 개선하는 데 시간을 소모할 필요가 없다는 것을 알 수 있기 때문에 테스트를 통한 정보가 아주 유용하다고 볼 수 있는 것이다(가벼운 스트레칭으로 기분이 좋아진다면 이 정도는 괜찮다). 당신의 근육 길이는 이미 충분하다. 단지 원하는 자세에 필요한 가동성을 더 키우고 강화시키고 안정화시키는 데 노력하는 것이 좋다.
- 선수의 고관절 양쪽 중 하나라도 테스트 표준에 도달하지 못했나?
  - 그렇더라도 걱정할 필요는 없다. 좀 더 깊이 있는 평가를 통해서 개개인의 해부학적 측면에서 그 선수가 무릎 바로 위 풀 자세에서(첫 번째 풀 동작의 마지막 자세) 충분한 가동성이 있는지 확인할 수 있다.
    - 두드러지게 눈에 띄는 불균형 혹은 비대칭이 있는가(20도 혹은 그 이상)? 이 부분을 잘 확인해야 한다. 바닥에서 풀 동작을 진행할 때 고관절이나 골반에서 상당한 불균형이나 비대칭이 미묘한 보상 작용을 만들어낼 수도 있다. 예를 들어서, 만약 선수의 한쪽 다리가 바벨이 무릎 위에 있는 행Hang 자세를 취하는 데 문제가 없지만, 다른 다리는 그렇지 않다면, 이 불균형(비대칭)이 바닥에서 풀 동작을 시작해서 진행할 때 리프터의 몸이 돌아가게 만들거나 측면으로 몸이 밀리게 만드는 주요 원인 중 하나가 될 수 있다. 이 테스트에서 발견한 불균형이 리프터에게 영향을 크게 주지 않을 수도 있다. 하지만 이전부터 풀 동작에서 이런 불균형을 계속 확인해왔다면, 신경을 쓸 필요는 있다. 어떤 테스트에서라도 무엇을 발견하거나 알게 되었다면 그것을 실제로 훈련에서 일어나고 있는 것들과 연결시켜서 효과를 볼 수 있도록 해야 한다.

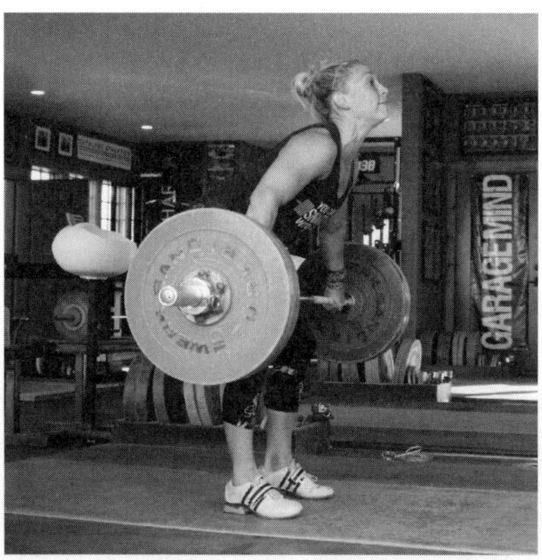

그림 3.07 후면 사슬 유연성을 가장 필요로 하는 풀 동작의 자세이다. 무릎은 대략 35도 정도로 구부려져 있고, 골반은 대략 90도 정도로 굴곡되어 있다. 허리는 약간 전방 경사이며, 어깨는 바벨 살짝 앞쪽에 위치해 있다.

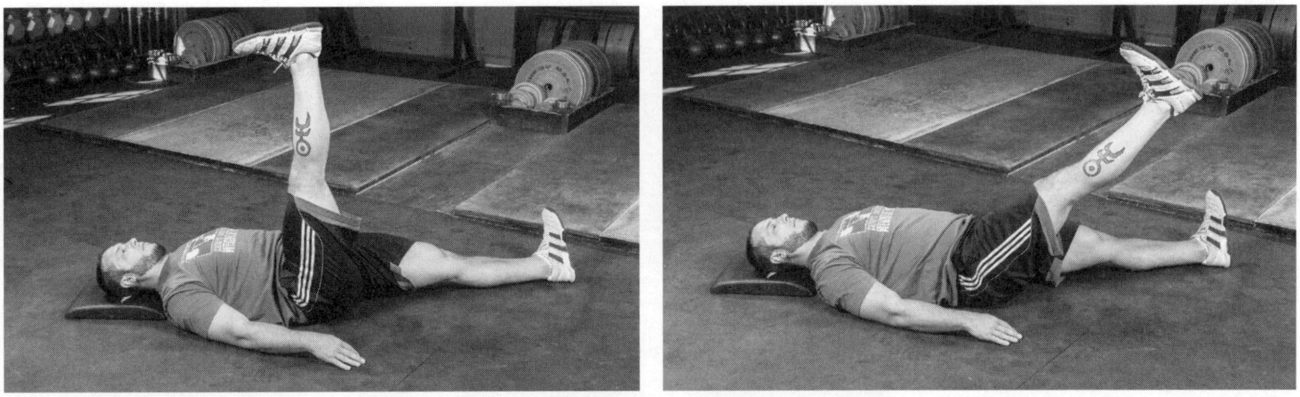

그림 3.08 첫 번째 사진은 두 번째 풀 동작에서 원하는 자세가 가능할 정도로 가동성이 충분한 수준 이상이라는 것을 알 수 있다. 두 번째 사진에서 다리를 들어 올리는 동작이 제한되어 있다는 것을 알 수 있다. 하지만 두 번째 풀 동작을 마무리할 정도로 충분한 가동성을 가지고 있을 수는 있다. 하지만 이 부분을 개선하기 위해서 우리는 더 신경을 써야 한다.

- 이 테스트에서 발견한 내용들과 앞으로 구부리기 테스트에서 발견한 내용을 결합해서 더 좋은 훈련을 구성하도록 해보자. 만약 선수가 앞으로 구부려서 손바닥이 바닥에 닿고, ASLR이 70도 이상이라면 후면 사슬의 가동성이 충분하다고 판단할 수 있다. 만약 어떤 선수가 앞으로 구부려서 손끝이 바닥 근처까지 가지도 않고, ASLR 테스트에서도 움직임이 제한된다면, 이 선수의 경우 아직까지는 완벽한 리프팅 동작을 하는 것은 무리라고 판단할 수 있기 때문에 조심스럽게 리프팅 훈련을 진행해야 한다. 그렇다고 이 선수들이 바닥에서 시작하는 풀 동작을 못 하도록 막을 필요는 없다. 특히나 부상 이력이 있는 게 아니라면 말이다. 그러나 통증 없는 범위 내에서 가동범위를 개선시킬 수 있도록 노력은 해야 한다.

힙 힌지(옵션으로 사용할 수 있는 테스트)

바닥에서 풀 동작을 시작할 수 있는지 없는지를 검사할 때, 척추를 중립 상태로 유지하면서 리프터가 앞으로 몸을 숙일 수 있는지를 테스트해보는 것이다. 이런 움직임 패턴을 일반적으로 힙 힌지(Hip Hinge)라고 부른다.

이 테스트를 필수 검사로 넣지 않고 옵션 테스트로 사용하고 있는 이유가 있다. 경험이 많지 않은 리프터들이 자신들의 가동성과 안정성이 충분한지 생각하지 않고 힙 힌지 동작을 무리하게 시도하는 경우가 많다. 이 동작을 진행할 때 코칭이 필요하기도 하다. 우리가 이 테스트에서 관심이 있는 부분은 중량을 사용해서 자세를 만들 때도 관절들이 제대로 움직여줄 수 있는지의 여부이다. 만약 선수가 앞으로 구부리기 동작에서 손끝이 바닥에 닿을 수 있고, ASLR 동작에서도 대략 70도 정도의 각도가 나온다면, 힙 힌지를 하는 데 있어서 충분한 가동성과 유연성을 가졌다고 판단할 수 있다. 이 선수가 충분한 안정성과 운동 조절 능력 등을 가지고 있는

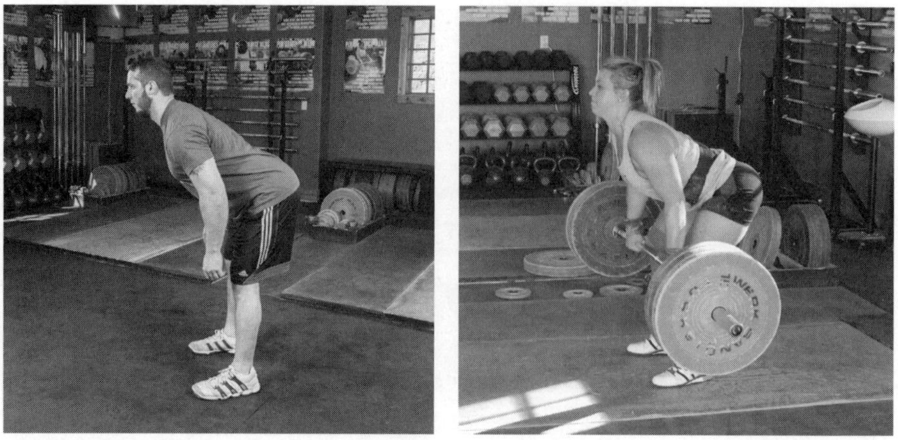

그림 3.09 힙 힌지 검사와 웨이트리프팅에서의 힙 힌지 패턴

지 없는지는 다른 문제이다. 다시 강조하지만, 이런 부분들은 준비 운동이나 일반적인 훈련 프로그램에서 개선할 수 있는 코칭의 영역이라고 나는 생각한다.

앞에서 설명한 내용을 생각해본다면, 손끝으로 발끝을 터치하는 테스트 이후에(앞으로 구부리기) 바로 힙 힌지 테스트를 하게 되면 바닥에서 누워서 ASLR 테스트를 진행해야 하는 시간을 아낄 수 있다.

다시 말하지만, 힙 힌지 동작은 척추의 움직임 없이 단순히 고관절을 굴곡시켜보는 동작이다. 마치 첫 번째 풀의 마지막 동작처럼 보이기도 한다(그림 3.09). 이 움직임 패턴을 수행할 수 있는 능력은 바닥에 바벨을 안전하고 효과적으로 들어 올리는 데 있어서 아주 중요하다.

시작 자세

- 양발을 골반 너비로 벌리고 발끝은 정면을 향한다. 혹은 자신의 풀 동작 너비로 선다.
- 코치 혹은 파트너가 PVC 파이프를 등에 위치시킨다. 이때 파이프는 머리 뒤쪽, 등 상부 그리고 꼬리뼈 이렇게 3개 지점에 닿아야 한다(파트너가 없다면 자신이 직접 파이프를 들고 진행해도 된다).
- 무릎은 살짝 구부린다.

실행

- 고관절을 접으면서 몸통을 앞쪽으로 구부린다. 이때 균형 상태를 유지하기 위해서 엉덩이를 뒤로 살짝 밀어낸다.
- 정강이는 수직 상태를 유지하고, 시작 자세보다 무릎을 더 구부려서는 안 된다.
- 파이프가 닿아 있는 3개 지점을 유지하고, 가동성이 허락하는 범위 내에서 최대한 힌지를 한다(그림 3.10).

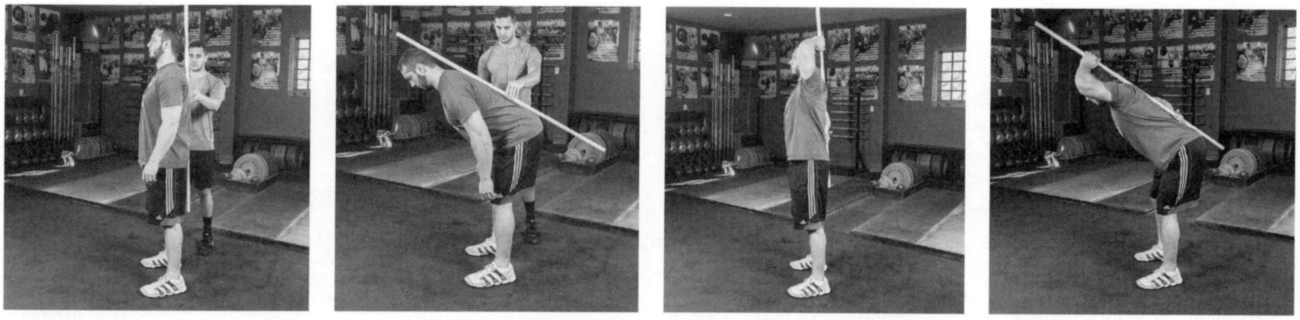

그림 3.10 파트너가 PCV 파이프를 들고서 힙 힌지 검사를 하며, 혼자서 들고 진행할 수도 있다. 본인이 파이프를 드는 경우에 어깨 가동성이 부족하다면 이 검사를 진행하는 것이 쉽지 않을 수 있으며, 결과물이 제대로 나오지 않을 수 있다.

키포인트

- 팔은 길게 편 상태에서 슬개골 아랫부분까지 도달해야 한다. 이때 요추 상태에 큰 변화가 없어야 한다. 이것이 가능해야만 정강이가 수직인 상태에서 첫 번째 풀 동작을 마무리하는 동안에도 충분한 가동범위가 나온다고 판단할 수 있다.

자세에 도움이 되는 내용: 적당한 힘을 주고 입으로 숨을 내쉬면서 앞쪽 갈비뼈를 평평하게 만들고 복부를 개입시켜보자(최대한 복부를 수축시킬 수 있는 힘의 대략 30% 정도로). 그러고 나서 살짝 골반 경사 상태를 만들어서 PVC 파이프와 척추 사이에 손이 충분히 들어갈 정도로 허리를 신전시키도록 한다. 손이 살짝 들어갈 정도면 되지 팔뚝 전체가 들어갈 정도는 아니어도 된다. 이 척추 중립 상태를 유지한 상태

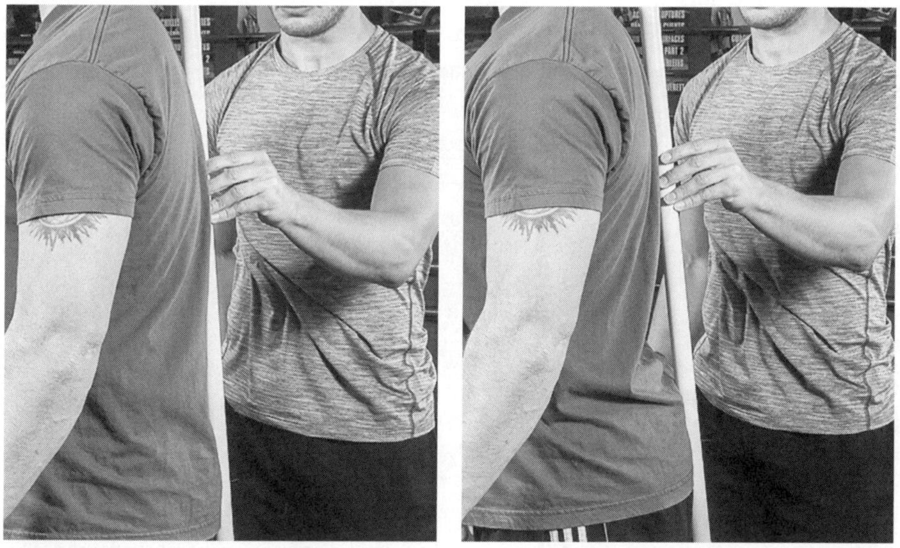

그림 3.11 첫 번째 사진에서 흉곽과 골반을 제대로 위치시킨 후에 척추 만곡과 파이프의 상태를 확인할 수 있다. 두 번째 사진은 골반을 전방 경사 상태로 만들고 척추를 과신전시켰을 때의 척추 만곡과 파이프의 상태를 보여준다. 이 두 가지 자세 모두에서 힙 힌지 테스트를 해보고 차이점을 비교해보자.

로 위에서 설명한 방식으로 힙 힌지 동작을 진행한다. 이제는 아래쪽 갈비뼈가 더 위로 올라오도록 하면서 허리를 더욱 신전시키도록 한다. 그러면 이번에는 팔 전체가 PVC 파이프와 허리 사이에 들어갈 수 있게 된다(그림 3.11). 이렇게 과신전된 상태를 유지하면서 힙 힌지 동작을 진행한다.

과신전이 과연 가동범위를 감소시킬까? 사실 과신전에서 가동범위가 감소하는 것은 골반 전방 상태 때문에 햄스트링의 길이에 영향을 주기 때문이다. 만약 선수가 풀 동작을 할 때, 힙 힌지 동작이나 요추를 상대적으로 중립 상태로 만드는 데 제한이 있다면, 단순히 이것이 햄스트링 때문이라고 속단하지 말자. 우선은 골반의 자세 문제부터 해결해야 한다.

이것이 절대로 신전 자체가 나쁘다는 것이 아니다. 신전도 필요하다. 단지 골반 자세가 어떤 영향을 주는지를 설명하는 것이다.

토마스 테스트Thomas Test

이 테스트는 물리치료사, 선수 트레이너 그리고 그 이외의 사람들이 고관절 신전에 필요한 가동성을 평가하기 위해서 많이 사용된다. 다른 사람의 도움을 받아서 진행할 수도 있으며, 혼자서 진행할 수도 있다(후자라면 거울이 도움이 될 수 있다).

풀 동작에서 고관절 신전의 가동범위는 두 번째 풀 동작의 마무리 단계에서 최대치가 된다(165~185도). 저크에서는 드라이브 동작을 마무리할 때, 스플릿 저크 리시빙 자세에서는 스플릿 동작을 할 때, 고관절 신전이 발생한다(그림 3.12). 스플릿 자세에서는 한쪽 골반이 신전될 때, 다른 한쪽은 굴곡이 되는 것이다. 분명 여기서 일정 수준의 이상의 고관절 가동성이 요구될 뿐만 아니라, 몸통과 골반에 상당한 수준의 안정성이 필요하기도 하다. 이것은 대부분의 움직임이 허리나 골반보다는 고관절에서 발생할 수 있게 만들기 위함이다.

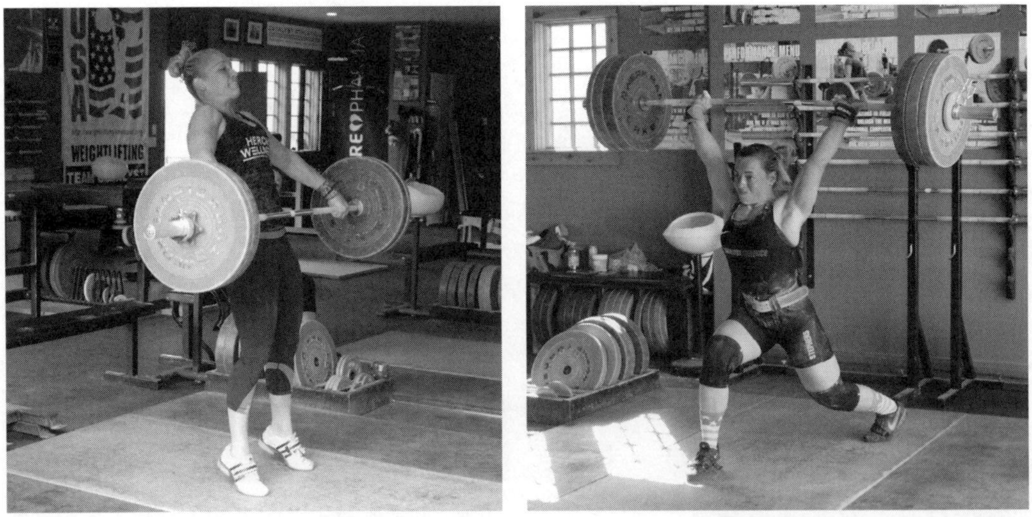

그림 3.12 두 번째 풀 동작의 마무리 단계, 저크 드라이브 그리고 스플릿 저크 리시빙 자세(뒷다리)에서 고관절을 신전시킨다.

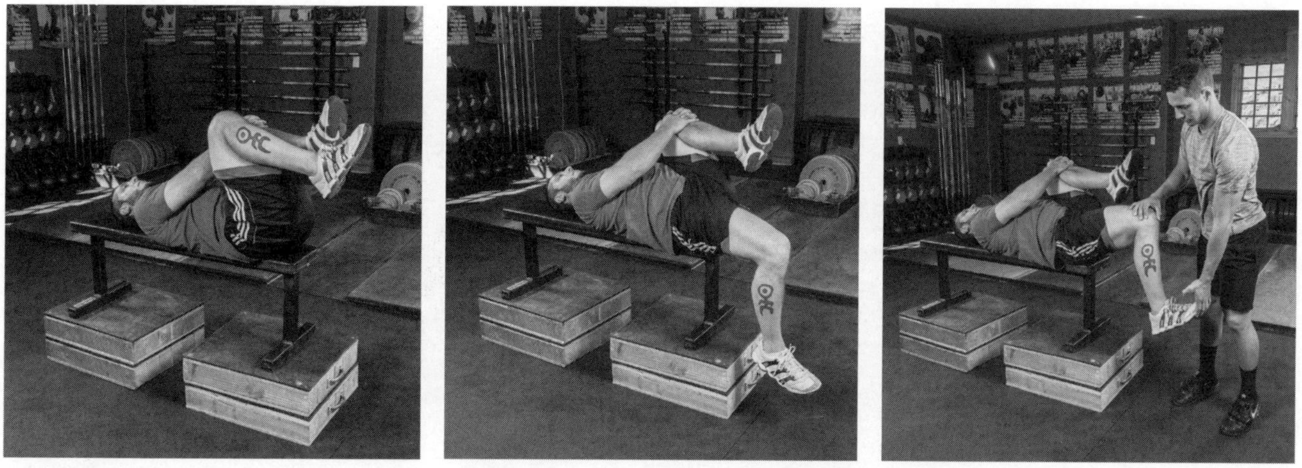

그림 3.13 토마스 테스트 시작 자세. 혼자서 진행할 수 있으며, 파트너의 도움을 받을 수도 있다.

시작 자세

- 테이블이나 벤치 모서리에 앉는다. 이때 테이블이나 벤치의 높이는 가동범위를 확인하는 데 문제가 되지 않을 정도로 충분히 높아야 한다(다리를 내렸을 때 바닥에 다리가 닿지 않아야 한다).
- 양 무릎을 잡고 등으로 누우면서 고관절은 90도 이상으로 접는다.

실행

- 손으로 한쪽 무릎을 잡고 고관절의 굴곡(90도 이상) 상태를 유지한다.
- 다른 한쪽 다리를 천천히 바닥으로 내려놓는다.
- 바닥으로 내려놓은 다리의 무릎은 90도 정도로 굽힌다.
- 다리를 내릴 때 허리와 골반에서는 어떤 움직임도 일어나지 않도록 한다. 진정한 고관절 신전 상태를 확인하는 데 있어서 이 부분이 정말 중요하다(그림 3.13).

키포인트

- 아래로 내린 다리의 무릎은 대략 90도 정도로 구부린 상태에서 테이블 혹은 벤치에 닿을 수 있어야 한다(지면과 수평 상태).
- 선수가 이 자세가 가능한가?
  - 가능하다면, 두 번째 풀 동작을 마무리하고 스플릿 자세를 하는 데 있어서 필요한 고관절 신전에 대한 충분한 가동성이 있다고 볼 수 있다. 무릎을 굽히면 대퇴사두근을 더 스트레칭하게 되면서 이 테스트의 정확성을 더욱 높일 수 있다.
  - 이 자세가 힘들다면, 아래로 내린 다리를 좀 더 편안하게 펴게 해준다(그림 3.14). 이렇게 하면 대퇴사두근을 좀 더 편안한 상태로 만들 수 있으며, 몇몇 사람들의 경우는 이렇게만 해도 가동범위가 향상되기도 한다. 무릎을 펴기만 해서 바로 가동성이 향상되는 사람이라면 준비

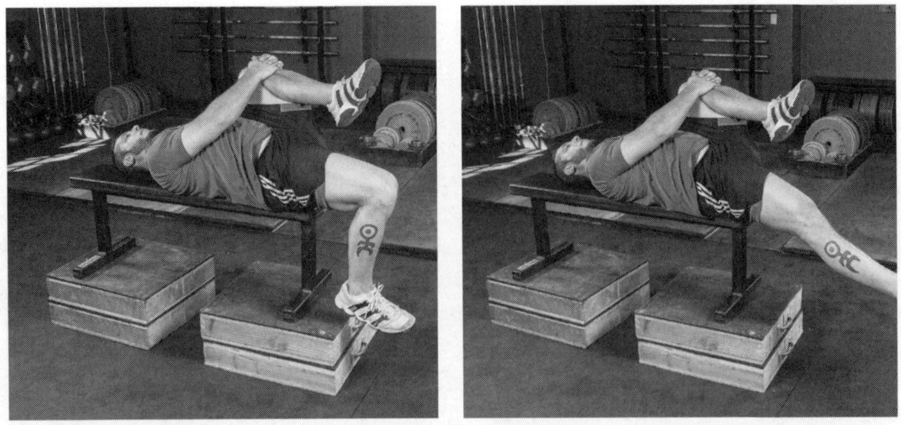

그림 3.14 무릎을 신전/굴곡시키면서, 풀/저크 동작에서의 고관절 신전 자세를 익힐 수 있다. 어떤 사람들은 무릎을 펴는 것이 고관절 신전 가동성에 조금 더 도움이 되는 경우가 있다.

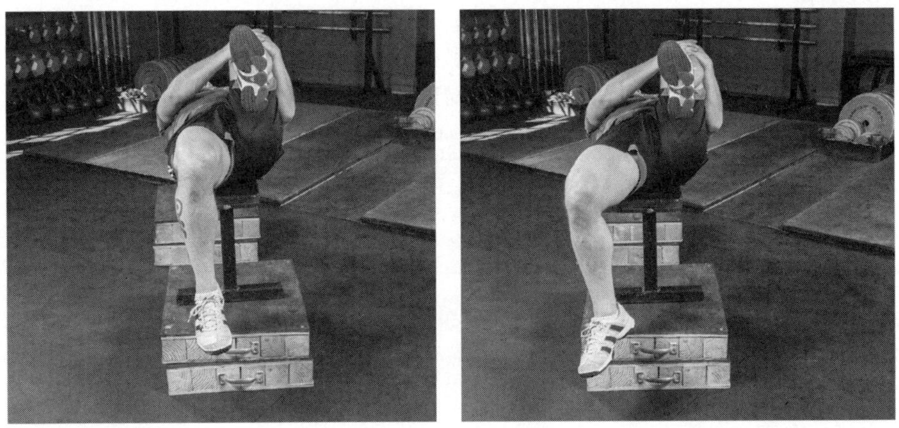

그림 3.15 어떤 자세에서 고관절 신전이 최대가 되는지 리프터가 알고 싶다면 토마스 테스트에서 다양한 각도로 내린 다리를 옮겨보는 것이다.

운동을 할 때, 이 부분에 조금 더 시간을 투자를 해야 할 것이다. 그러면 저크 동작에서 뒤쪽 다리의 고관절이 제대로 락아웃 하는 데 도움이 될 것이다.

- 이제는 한쪽 다리를 바닥으로 내릴 때 수직으로 내리는 것이 아니라 약간 측면으로 내려서 약간 외전 상태로 만든다(그림 3.15). 이렇게 했을 때 가동범위에 차이가 있는지 확인해보자. 만약 고관절 신전이 다리를 수직 방향으로 내렸을 때는 제한되었지만, 약간 바깥쪽으로 다리를 내렸을 때는 완전 신전된다면, 이것은 풀과 저크에서 좀 더 넓게 다리를 벌리게 되면 고관절 신전에 도움이 될 수 있다는 것을 보여준다. 이 테스트를 할 때 다리를 약간 바깥쪽으로 내리는 것 자체가 종종 보상 작용으로 여겨졌다. 그러나 우리는 이 부분을 개인의 해부학적 특성을 존중하는 관점으로 볼 것이다. 우리의 목표는 검사라는 것을 기억하자. 검사를 통해서 우리 몸에 대해서 좀 더 정확하게 알아가는 것이다.

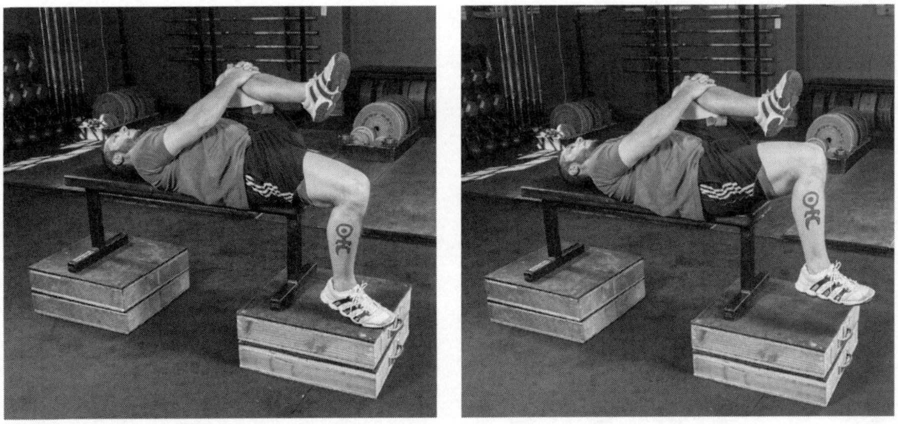

그림 3.16 첫 번째 사진은 토마스 테스트에서 완전히 고관절이 신전된 모습이다. 두 번째 사진은 고관절 신전이 제한되어 있는 모습이다.

- 이 테스트를 통해서 우리는 뭔가 정확한 것을 예측할 수 있는 것이 아니다. 예를 들어서, 어떤 선수가 이 테스트에서 완전한 가동범위가 나왔다고 해서 풀이나 저크 드라이브 동작에서 완전히 고관절이 신전시키고 락아웃할 수 있다고 보장해주는 것이 아니다. 단지 그럴 만한 능력이 있다는 것을 보여줄 뿐이다.
- 만약 리프터가 확실히 고관절 신전에 제한이 있으며, 풀 동작을 끝까지 마무리하지 못한다거나, 저크에서 척추의 과신전에 의존하는 경향이 있다면(이렇게 되면 몸통의 안정성이 떨어지게 된다), 선수가 가능한 가동범위 내에서 고관절을 신전시킬 수 있는 능력을 키우도록 훈련해야 할 것이다.

손가락으로 발끝 터치 동작과 힙 힌지 동작은 괜찮지만 ASLR 움직임이 제한된다면, 고관절 신전이(한쪽 혹은 양쪽 모두) 원인일 수도 있다. 분명히 말하자면, 이것은 고관절을 가로지르고 있는 근육 때문이 아니다. 고관절 신전 움직임의 제한은 일반적으로 고관절에서의 움직임 조절을 더 힘들고 어렵게 만든다. 이 부분이 아주 사소한 부분일 수도 있지만, 누웠을 때 고관절을 완전히 신전시킬 수 없고, 이것 때문에 골반 전방 경사와 요추 전만이 자주 일어나게 된다면 신경을 써줄 필요가 있다. 우리는 앞에서 PVC 파이프를 이용한 테스트를 통해서 골반 전방 경사가 햄스트링 길이에 어떤 영향을 주는지 확인할 수 있었다. 이 부분을 통해서 한쪽 다리의 고관절 신전 능력이 제한되면 반대쪽 다리의 ASLR 움직임(굴곡)에 영향을 줄 수 있다는 것을 이해할 수 있다. 이것은 두 번째 풀, 저크 드라이브의 마무리 동작과 관련이 있다. 왜냐하면 신전이 고관절에서 일어나는지, 허리에서 일어나는지에 따라서, 두 번째 풀 동작에서 바벨 아래로 이동할 때 고관절을 굴곡시키거나 저크 동작에서 앞으로 다리를 움직일 때 고관절을 굴곡시키는 동작을 부드럽게 이어갈 수 있느냐에 영향을 주게 된다. 이 부분은 바벨의 이동 동선과도 관련이 있다. 왜냐하면 위로 향하는 추진력을 만들기 위해서 올바른 고관절 움직임이 필요하기 때문이다. 올바른 신전이 일어나지 않으면 바벨 동선이 달라질 수도 있다.

이번 움직임 검사에서 우리 목표는 중량을 이용한 동작에서 우리가 원하는 대로 관절을 움직여서 자세를 만들 수 있는지의 여부이기 때문에, ASLR 동작을 밴드를 이용해서 수동적으로 다리를 들어 올리는 동작으로 변경할 수도 있으며, 밴드를 사용하는 대신 파트너의 도움을 받을 수도 있다. 만약 이때 다리가 기준이 되는 70~90도에 도달한다면, 관절을 이용해서 우리가 원하는 자세를 만들어주는 데 문제가 없다고 판단할 수 있다. 이런 경우는 ASLR의 움직임이 골반의 자세 혹은 운동 조절 능력 때문에 제한되는 것이다.

풀Pull & 스플릿Split 동작 평가

선수 혹은 코치는 어떤 문제를 어떻게 해결하면 좋을지 더 분명히 하기 위해서 이 단계까지 왔을 수 있다. 혹은 다른 전문가의 도움을 받아야 하는 상황인지 판단하기 위함일 수도 있다.

네발기기 자세에서의 요추 굴곡

다음의 허리 테스트는 척추와 연부 조직 사이 중 어떤 부분의 문제인지를 구분하기 위한 것이다. 만약 손가락으로 발끝을 터치하는 동작에서 가동범위가 제한된 상태라면, 후면 사슬의 제한을 배제시킨 상태에서도 척추 분절을 통해서 편안하게 움직일 수 있는지를 최소한 확인하고 싶은 상태일 것이다.

시작 자세

- 어깨는 손 바로 위에, 엉덩이는 무릎 바로 위에 오도록 해서 네발기기 자세를 만든다.

실행

- 골반은 후방 경사를 만들면서 요추를 굴곡시킨다.
- 한 번에 척추를 하나씩 분절 굴곡시켜서 전체 척추가 굴곡될 수 있도록 한다.
- 좀 더 섬세하게 테스트를 진행하기 위해서, 엉덩이를 뒤꿈치 쪽으로 살짝 당긴다. 그러고 나서 팔뚝을 바닥 쪽으로 가져온다. 이때도 항상 요추 굴곡을 유지한다(그림 3.17).

키포인트

- 우리는 여기서 통증이나 움직임에 대한 두려움이 없는 상태를 확인하려는 것이다.
- 이 동작뿐만 아니라 발끝 터치 동작에서도 통증이 없다면, 평가를 잘 진행한 것이라고 볼 수 있다. 만약 이 동작에서도 통증이 느껴졌다면 아마도 전문가의 도움이 필요한 상황이라고 볼 수 있다. 여전히 발끝을 터치하는 동

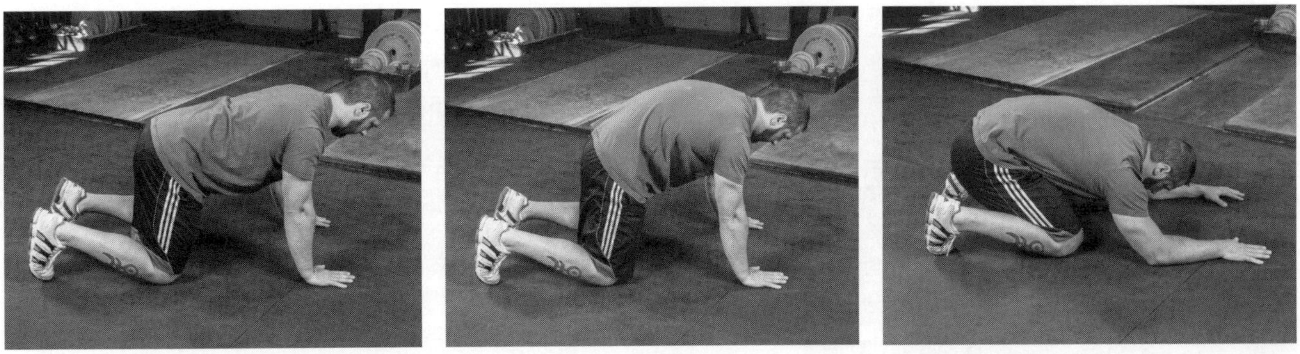

그림 3.17 네발기기 자세에서의 요추 굴곡 테스트. 척추가 건강한 상태라면, 맨몸 상태에서 굴곡 자세가 두렵거나 통증을 유발해서는 안 된다. 한 번에 척추를 하나씩 분절해서 움직이는 것에 집중하자.

작의 가동범위가 제한되는 경우가 있을 수 있는데, 이 부분은 이후에 다른 테스트에서 다룰 것이다.

- 약간의 방사통(일반적인 통증과는 다르다)이 이 동작에서 느껴진다면, 바닥에서 시작하는 동작의 리프팅을 하기 전에 전문가의 의견을 들어보는 것이 좋다. 특히나 발끝 터치하는 동작에서 통증이 느껴진다면 전문가를 꼭 찾아봐야 한다. 대부분의 사람들에게 흔하게 발생하는 일은 아니다. 많은 사람들이 착각하는 것처럼, 척추가 깨지기 쉬운 유리 조각이라고 생각해서는 안 된다. 척추는 아주 단단한 구조물이라는 것에 대해서 확신을 갖도록 하자.

네발기기 자세와 엎드린 자세에서의 요추 신전

시작 자세

- 어깨는 손 바로 위에, 엉덩이는 무릎 바로 위에 오도록 해서 네발기기 자세를 만든다.

실행

- 불편함이 느껴지지 않는 범위 내에서, 골반 전방 경사를 만들면서 요추를 신전시킨다.
- 한 번에 척추를 하나씩 분절 신전시켜서 전체 척추가 신전될 수 있도록 한다.
- 좀 더 섬세하게 테스트를 진행하기 위해서, 엎드려서 팔뚝을 세우면서 바닥을 밀다가 마지막에는 손바닥으로 민다(편안한 가동범위 내에서 진행한다). 팔뚝이나 손바닥으로 바닥을 밀면 약간의 압축력을 좀 더 만들 수 있게 된다(그림 3.18).

키포인트

- 특히 네발기기 자세에서 확인할 수 있었듯이, 대부분의 선수들은 필요한

요추 신전 가동성보다 더 가동성이 좋은 경우가 많다. 그래서 중량을 들고 동작을 진행할 때 코치가 요구하는 수준보다 더 과신전이 일어나는 경우가 많다. 만약 어떤 선수가 리프팅 시작 자세나 스쿼트 가장 아래 지점(벗윙크)에서 요추 중립을 유지하는 것을 어려워하며, 네발기기 혹은 엎드린 자세에서 요추가 과신전되는 것을 확인했다면, 오히려 상체를 평평하게 만드는 방향으로 접근해야 할 것이다. 이 부분에 대해서 이후에 좀 더 자세하게 다룰 예정이다. 이런 경우라면 단순히 아치를 강하게 만들라는 큐가 그렇게 효과적이지 않을 것이다.

- 굴곡 테스트에서와 같이, 우리는 단지 요추 신전에 아무런 문제가 없는지를 확인하려는 것이다. 만약 리프터가 오버헤드 동작에서 허리에 뻣뻣함이나 통증을 호소하고, 이런 부분들이 테스트를 진행할 때도 다시 발생하게 되다면, 허리를 과신전시키지 않고 오버헤드 자세를 만드는 방법에 대해서 알려줄 시기가 온 것이다.

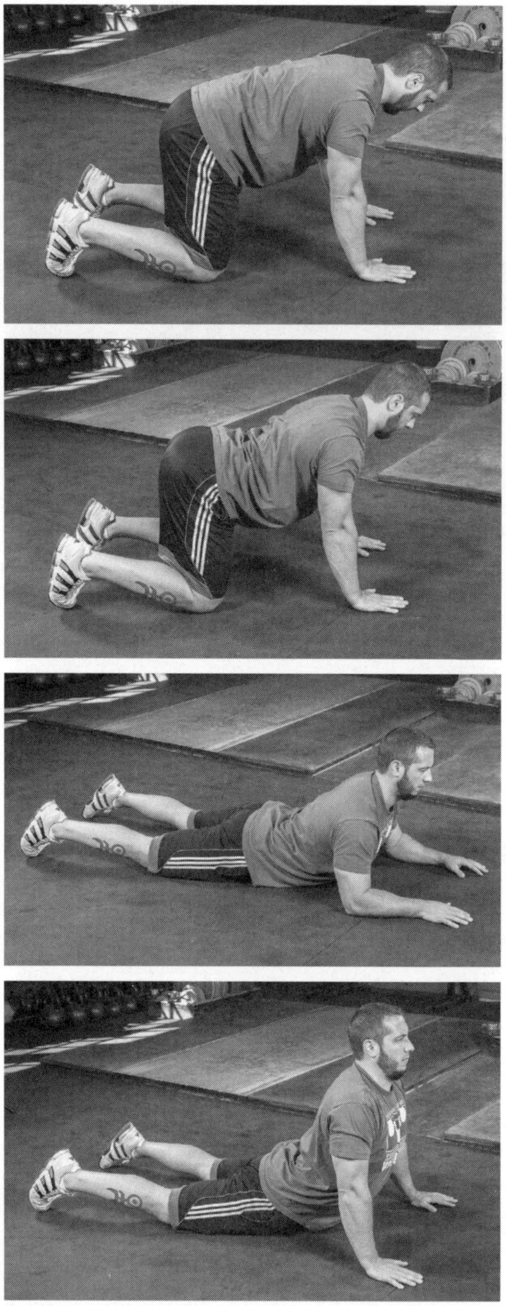

그림 3.18 네발기기 자세와 엎드린 자세에서의 요추 신전 테스트

ASLR 변형 동작들

만약 ASLR 동작이 제한되며 힙 힌지 자세를 만들게 되는 첫 번째 풀의 마무리 동작이 쉽지 않다면, 동작을 좀 더 쪼개서 살펴볼 필요가 있다. 만약 다른 테스트나 동작을 진행하다 보니 자신의 ASLR 테스트 결과가 정확히 기억나지 않으면 다시 한 번 테스트해보도록 하자.

시작 자세

- 등을 대고 누운 상태에서 한쪽 다리를 일자로 펴고, 발목은 굴곡시킨다(발끝을 정강이 쪽으로 당긴다).
- 반대쪽 다리의 무릎은 살짝 굽혀서 발바닥이 바닥에 평평하게 닿도록 만들 수도 있다.

실행

- 아래쪽 갈비뼈가 복부와 평평하게 될 수 있도록 풍선을 불 듯 입으로 숨을 내쉰다. 그러면서 복부 쪽 근육을 활성화시킨다.
- 이 척추 자세를 벗어나지 않도록 한다.
- 똑바로 편 다리를 천천히 들어 올린다. 이때 골반과 허리에 움직임이 있어서는 안 된다(그림 3.19).
- 테스트를 동일하게 다시 진행하는데, 이번에는 대략

10~15kg 플레이트를 천장으로 밀면서 진행한다(그림 3.20).

- 이번에는 동일한 테스트를 발끝이 먼 쪽으로 향하도록(발목 신전)해서, 가동범위에서 어떠한 변화가 있는지 확인한다(그림 3.20).

키포인트

- 위에서 진행한 대로 동작을 변형했을 때 ASLR이 개선되었다면, 구조적으로 햄스트링 길이에 문제가 있는 것은 아닐 것이다. 이런 선수라면 교정 운동을 진행할 때 몸통 자세와 안정성에만 집중을 해도 많은 도움이 될 것이다. 혹은 다른 쪽 다리의 고관절 신전에 제한이 있을 수도 있다. 이 경우라면 토마스 테스트에서 확인할 수 있다.
  - 우리가 지금 한 것은 척추 중립 자세를 세팅하고 복부 근처 근육을 사용하기 위해서 날숨을 통해서(혹은 플레이트를 들면서) 추가적인 안정성을 선수에게 주려는 것이었다. 반대쪽 다리를 살짝 구부리게 되면 다리를 들어 올릴 때 허리의 중립 상태를 유지하는 데 더 도움이 될 수 있다. 우리는 어떤 스트레칭을 한 것도 아니며, 웨이트리프팅을 위한 골반과 허리 정렬을 한 것도 아니다. 우리는 단지 선수에게 안정성을 줬을 뿐이며, 이미 자신이 가지고 있는 가동성을 더 잘 사용할 수 있게 된 것뿐이다.
  - 게다가, 반대쪽 무릎을 굽히게 되면 고관절에 신전에 대한 부담도 줄어들게 된다. 만약 토마스 테스트를 통해서, 이 부분이 움직임을 제한하는 요인인 것으로 확인되었다면, 이렇게 무릎을 살짝 접어주기만 하면서 문제를 해결할 수 있다.
  - 발목 신전은 종아리 근육을 짧아지게 하며, 후면 사슬 중립도 조금 더 편안하게 할 수 있다. 만약 ASLR이 발목 신전으로 인해서 더 좋아진다

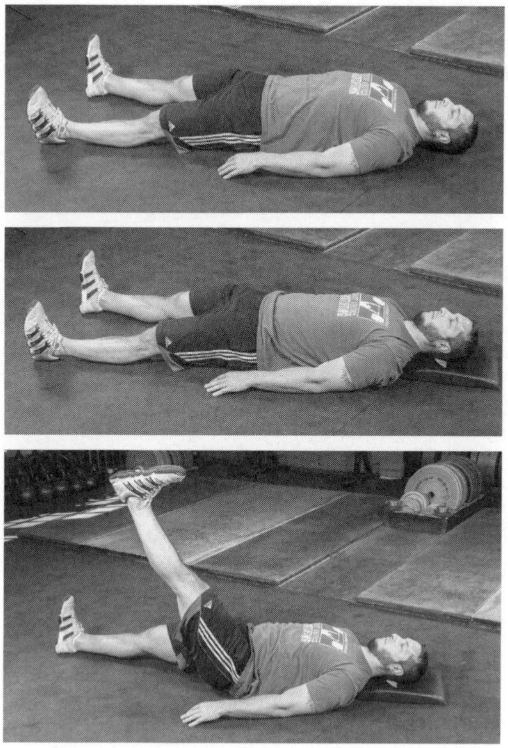

그림 3.19 ASLR 변형 동작의 시작 자세. 첫 번째 사진은 갈비뼈를 세팅하기 위해 숨을 내쉬기 전의 시작 자세이다. 두 번째 사진은 갈비뼈를 아래로 내리기 위해 숨을 내쉰 후의 시작 자세이다. 세 번째 사진은 테스트를 진행하는 모습이다.

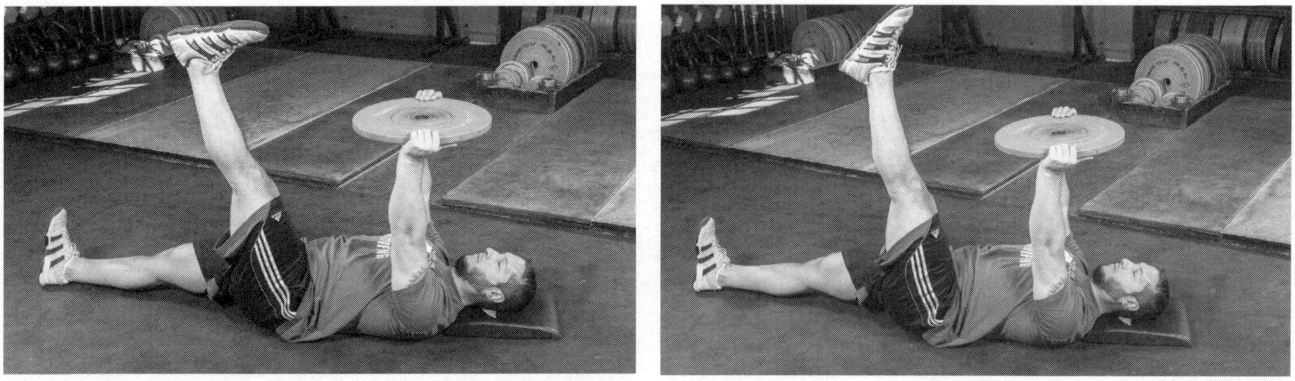

그림 3.20 첫 번째 사진은 복부 주위 근육을 훨씬 더 활성화시키기 위해 테스트를 할 때 플레이트를 천장 쪽으로 미는 모습이다. 두 번째 사진은 종아리 근육 길이에 변화를 줬을 때 어떤 차이가 있는지 확인하기 위해서 발목을 신전시킨 모습이다.

면, 햄스트링에 원인이 있는 것은 아니라고 할 수 있다. 우리 목표 중에 하나는 우리가 지금까지 교정하기 위해서 엄청나게 많은 시간을 투자해온 부분들을 제외시켜가는 것이란 것을 기억하자.

문틀/랙을 이용한 테스트: 스쿼트 랙 혹은 문틀을 이용해서 등을 대고 누운 상태에서 힙 힌지 능력을 확인할 수 있다. 그리고 풀 동작에서의 자세를 개선하는 데 도움이 될 수 있다.

시작 자세

- 머리를 지지한 상태로 등을 대고 눕는다.
- 한쪽 다리를 스쿼트 랙이나 문틀에 기댄다. 그리고 반대쪽 다리의 무릎은 살짝 구부려서 발바닥이 지면에 평평하게 닿도록 한다.
- 들어 올린 다리의 무릎은 부드럽게 구부린다(그림 3.21).

실행

- 아래쪽 갈비뼈를 아래로 당기기 위해서 입으로 부드럽게 숨을 완전히 내쉬기 시작한다. 허리 신전은 최소한으로 유지한다. 이 척추 자세는 계속 유지되어야 한다.
- 우선 들어 올린 다리부터 시작한다. 발목은 굴곡시키고, 무릎을 편다. 만약 요추에 어떠한 변화도 없이 진행할 수 있다면, 풀 동작의 자세에서 충분한 후면 사슬 가동성을 가지고 있다고 볼 수 있다.
- 여기서, 아래쪽에 있는 다리도 뒤꿈치를 앞으로 밀면서 완전히 펴지도록 한다. 만약 위쪽 다리를 펼 수 있지만 아래쪽 다리를 펼 수 없다면, 아래쪽 다리의 고관절 신전에 제한이 있다는 것을 의미한다. 이 부분은 두 번째 풀과 저크 드라이의 마무리 동작과 관련이 있다(그림 3.22).
- 위쪽 다리를 발목을 굴곡시킨 상태로 펼 수 없다면, 발목을 신전시킨 상태로 다시 한 번 테스트해보자. 그러면 종아리 근육과 함께 후면 사슬이 좀 더 편안해질 것이다(그림 3.23).
- 그러고 나서 다시 아래쪽 다리의 뒤꿈치를 앞으로 밀어서 고관절 신전 상

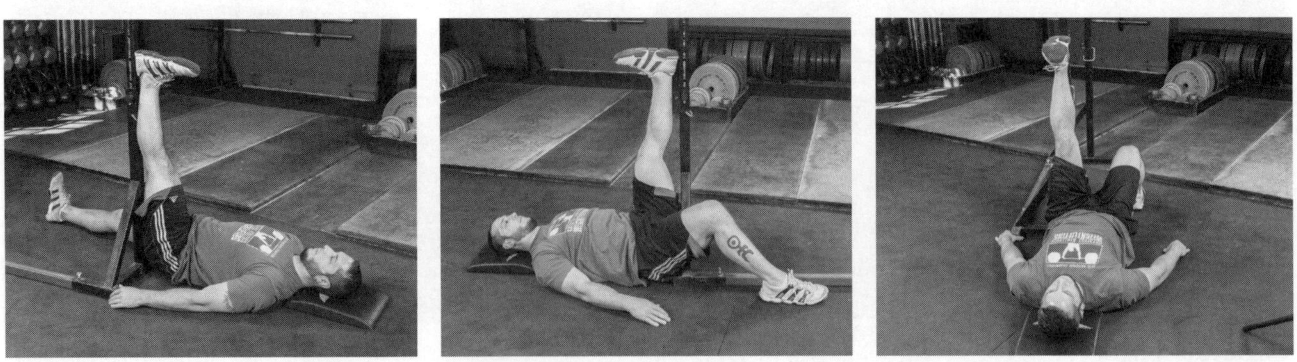

그림 3.21 문틀이나 스쿼트 랙을 이용해서 힙 힌지 자세를 확인하는 ASLR 변형 자세

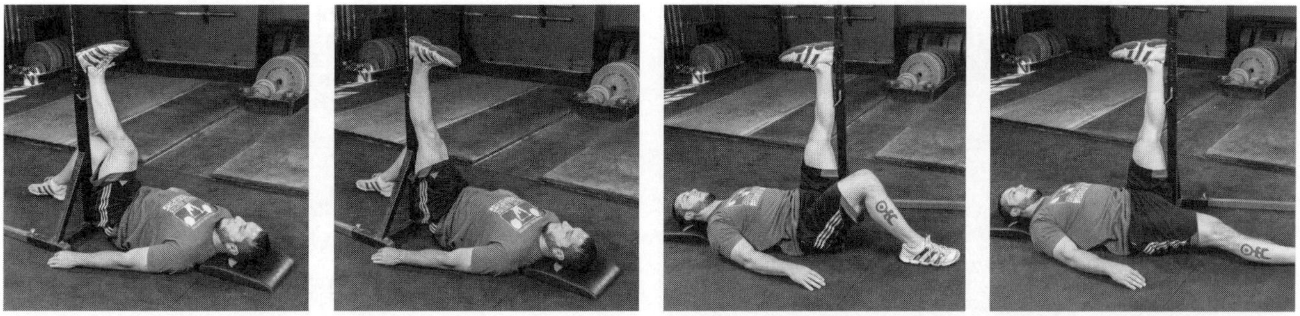

그림 3.22 문틀이나 스쿼트 랙을 이용해서 힙 힌지 자세를 확인하는 ASLR 변형 자세 실행. 선수는 한쪽 다리를 들어서 90도 정도(이 정도 각도면 두 번째 풀 동작을 하기에 충분하다)로 힙 힌지를 하면서 문틀이나 스쿼트 랙에 다리를 평평하게 기댄다. 고관절 굴곡과 신전 중 어느 부분이 문제인지 확인하기 위해서, 아래쪽 다리도 평평하게 뻗는다. 이때 항상 척추와 골반의 자세는 똑같이 유지되어야 한다.

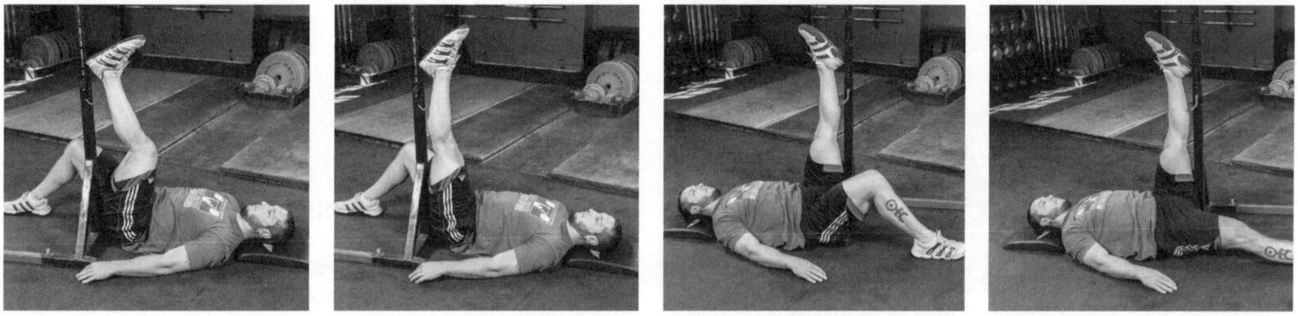

그림 3.23 들어 올린 다리는 평평하게 뻗어서 문틀이나 스쿼트 랙에 기댄다. 이때 풀 동작을 위해 햄스트링이 충분히 신전할 수 있는지 확인하기 위해서 발목은 신전시킨다. 반대쪽 다리의 고관절 신전 제한을 확인하기 위해서 아래쪽 다리도 평평하게 펴도록 한다. 이때 항상 척추와 골반의 자세는 똑같이 유지되어야 한다.

태를 확인할 수 있도록 한다(그림 3.23).

키포인트

- 이런 과정이 지루할 수도 있지만, 실제로 진행해보면 이 테스트 시리즈를 모두 진행하는 데는 몇 분이 걸리지 않는다. 그리고 이 테스트를 통해서 불필요한 햄스트링 스트레치 동작에 소요되는 시간을 아낄 수 있다는 측면에서 충분히 가치가 있다.
- 여기서 핵심은 가동성과 움직임 제한의 원인이 어디 있는지에 대해서 더 정확하게 인지할 수 있다는 것이다. 그리고 실제로 가동성 제한 유무에 대해서도 확실하게 알 수 있다. 검사와 평가를 하는 목표는 단지 "중량을 이용한 훈련을 하고 싶을 때 원하는 자세로 관절을 움직일 수 있을까?"라는 질문에 답하기 위한 것이란 것을 기억하자. 아래 다리를 지면에 평평하게 내려놓은 상태에서 위쪽 다리의 힙 힌지 동작이 가능할 수도 있다. 그러나 이때 들어 올린 다리의 무릎을 살짝 구부려야만 하는 사람도 있을 것이다. 그러나 첫 번째 풀 마지막 동작에서도 무릎을 완전히 펴는 것은 아니기에 큰 문제가 되지는 않는다. 만약 다리 뒤쪽이 뜯겨지는 느낌이 들고, 행 자

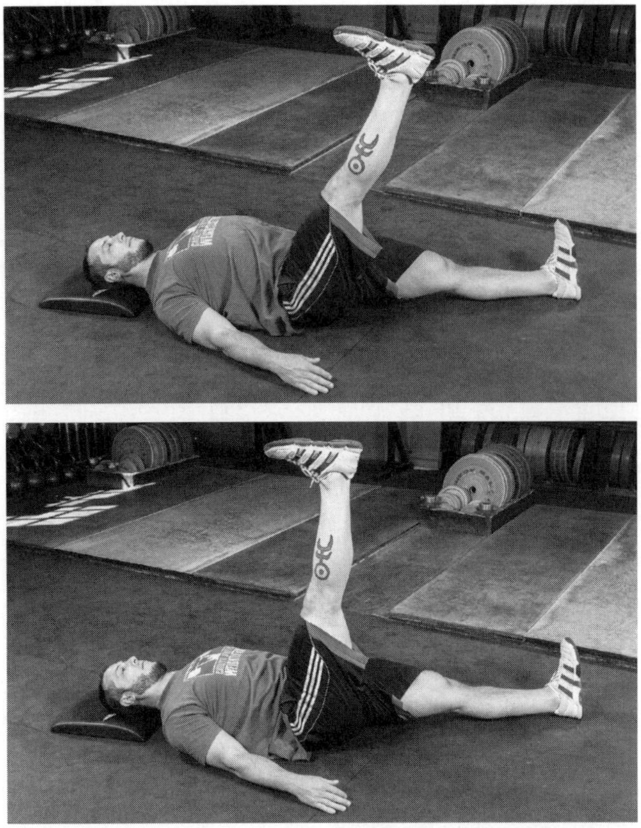

그림 3.24 첫 번째 사진은 과도하게 골반 경사를 만들면서 가동범위를 최대한으로 만들고 있다. 두 번째 사진은 골반을 중립으로 유지한 상태에서의 최대 가동범위를 보여준다(이때도 약간의 요추 신전과 골반 전방 경사는 있다). 이 둘의 가동범위의 차이를 확인해보자.

세에서 어깨가 바벨을 넘어가는 자세와 첫 번째 풀 마무리 동작에서 정강이가 지면과 수직이 되도록 만드는 것이 어렵다면, 교정 운동에 시간을 투자해야 할 것이다.

- 발목을 굴곡시킨 상태에서 다리를 일자로 뻗는데 큰 어려움이 없는 선수들도 있을 것이다. 이런 선수들이라면 굳이 구조적인 길이를 늘리는데 많은 노력을 투자할 필요는 없다. 단지 관련 동작을 통해서 몸이 좋아지는 것을 느끼기 때문에 하는 것이라면 상관없다. 이런 경우라면 이미 훈련을 진행하는 데 본인에게 필요한 것을 갖춘 상태이다. 당신이 여기에 해당되지만 ASLR 테스트에서는 유연성이 부족한 것으로 확인되었다면, 운동 조절 능력과 관련된 훈련을 할 필요가 있다.

누워서 하는 힙 힌지 동작에 골반 경사가 미치는 영향: ASLR 검사나 평가를 하든, 중량을 사용하든 사용하지 않든, 요추를 과신전시킨 상태와 날숨을 통해서 중립으로 만든 상태에서 모두 한번 진행해보자(그림 3.24). 서로 어떤 차이가 있는지 확인해보자. 다시 말하지만 자세는 가동성에 좋은 방향이든, 나쁜 방향이든 어떤 식으로든 영향을 준다.

풀 동작 검사 & 평가 사례

지금까지의 테스트를 리프터들에게 진행할 때 당신이 경험할 수도 있는 4가지 서로 다른 사례들을 다루려고 한다. 각각의 사례들은 가동성-안정성 측면에서 약간씩 변수가 있을 수 있다. 그렇기 때문에 필요한 부분을 교정하기 위해서 서로 다른 전략이 필요하다.

사례 1

발견된 내용들

- 검사
  - 과도한 가동성 혹은 손끝으로 발끝 터치 가능
  - 제한된 힌지 동작
  - ASLR 테스트에서 특별한 점 없음
  - 토마스 테스트에서 특별한 점 없음

- 평가
  - 테스트 필요 없음

진행한 교정 운동

- 힙 힌지 동작에 필요한 충분한 가동성을 이미 가지고 있기 때문에, 단지 적절한 힙 힌지 동작 패턴만 코칭한다.

사례 2

발견된 내용들

- 검사
  - 과도한 가동성 혹은 손끝으로 발끝 터치 가능
  - 제한된 ASLR
  - 제한된 힌지 동작
  - 토마스 테스트에서 특별한 점 없음
- 평가
  - 스쿼트 랙이나 벽을 이용한 ASLR 테스트에서 완전한 가동성 확인

진행한 교정 운동

- 몸통과 골반 안정성 및 자세 관련 코칭
- 힙 힌지 동작 코칭

사례 3

발견된 내용들

- 검사
  - 과도한 가동성 혹은 손끝으로 발끝 터치 가능
  - 힙 힌지 동작에 큰 문제없음
  - 한쪽 혹은 양쪽 다리 모두 ASLR 제한
  - 한쪽 혹은 양쪽 다리 모두 토마스 테스트에서 동작 제한
- 평가
  - 스쿼트 랙 혹은 벽을 이용해서 다리를 들어 올린 다리를 완전히 펼 수 있음
  - 반대쪽 다리(바닥에 있는)를 완전히 펼 수 없음

진행한 교정 운동

- 고관절 신전 가동범위 및 운동 조절과 관련된 교정 운동 진행
- 몸통과 골반 안정성 운동 진행
- 발끝 터치와 힙 힌지 동작을 통해서 후면 사슬 가동성은 충분한 것으로 확인했으나, ASLR은 제한된 것으로 확인했다. 만약 한쪽 다리를 구부려서

ASLR이 향상되었고, 이 부분 때문에 토마스 테스트에도 긍정적인 영향을 줬다면, 고관절 신전 가동범위가 제한되었을 가능성이 있다.

추가적으로 생각해볼 부분

- 이 사례에서 다른 부분들은 모두 동일하고, 힙 힌지 동작이 제한된 것으로 바뀐다면, 단지 힙 힌지 패턴 코칭만을 통해서 교정 운동을 할 수 있다. 왜냐하면 평가에서 발끝 터치 테스트와 ASLR 테스트를 통해서 가동성은 이미 충분하다는 것을 확인했기 때문이다.

사례 4

발견된 내용들

- 검사
  - 과도한 가동성 혹은 손끝으로 발끝 터치 가능
  - 제한된 힌지 동작
  - 한쪽 다리 혹은 양쪽 다리 모두 ASLR 제한
  - 양쪽 다리 모두 토마스 테스트에서 완전한 가동범위 확인
- 평가
  - 네발기기 자세에서 통증이 없음
  - 스쿼트 랙이나 벽을 이용해서도 들어 올린 다리를 완전히 펼 수 없음
  - 바닥에 있는 아래쪽 다리는 완전히 펼 수 있음

진행한 교정 운동

- 풀 동작을 하는 동안 요추 중립 상태를 유지하는 것이 힘들다면, 블록을 이용해서 풀 동작을 연습하는 것이 좋은 방법이 될 수 있다.
- 선수가 가진 가장 끝 가동범위에서 가동성 훈련과 정적 안정성 훈련을 함께 진행할 수 있도록 하자.

풀 & 스필릿 동작 검사 및 평가에 대한 요약

4가지 검사 테스트에서(힙 힌지를 포함한다면 총 5가지) 가동범위에 문제가 없다는 것을 확인했다면, 굳이 후면 사슬과 고관절 굴곡근에 큰 변화를 주기 위해서 많은 시간과 노력을 투자할 필요는 없다. 대신에 이미 가지고 있는 가동범위를 잘 활용할 수 있도록 운동 조절 능력을 키우는 것이 좋다. 특정 부위가 뻣뻣하다고 생각하기 전에, 항상 반드시 몸통과 골반 위치, 자세와 관련된 부분을 먼저 처리해야 한다. 이런 경우라면 추가적인 평가가 필요하지 않을 것이다.

몇몇 사람들은 스플릿 저크를 테스트하는 데 도움이 될 수 있는 오버헤드 런지와 같은 런지 패턴의 테스트를 왜 테스트에 포함시키지 않았는지 의아해할 수도 있다. 당연히 런지 패턴들이 스플릿 동작에 대한 적절한 평가가 될 수 있다. 그

러나 런지 패턴들은 테스트보다는 운동이나 훈련과 더 관련이 있는 동작이다. 따라서 이 책의 운동 조절 능력과 관련된 섹션에서 다루기 때문에 여기서 언급하지 않았다. 토마스 테스트를 통해서 스플릿 자세에 필요한 관절 움직임 상태를 가지고 있는지 확인할 수 있다. 그리고 이 내용을 이후에 실제 코칭이나 교정 운동에 활용할 수 있다.

이 테스트들의 순서는 시기 적절하게 선수나 코치들이 선택해서 조정할 수 있다. 예를 들어서, 평가 테스트는 다음의 관련 검사 직후 진행될 수 있다.

1. 뒤로 구부리기 → 발끝 터치 → 숨을 내쉬면서 발끝 터치. 그리고 골반 저근 수축 → 네발기기 자세에서 요추 가동성
2. 능동적 하지 직거상(ASLR) → ASLR 변형 동작들
3. 힙 힌지
4. 토마스 테스트

■ CHAPTER 4

검사 & 평가: 트랜지션 & 오버헤드

이번 섹션에서는 스내치와 클린의 트랜지션(세 번째 풀) 동작과 어깨 거상에 대한 테스트에 대한 내용을 다룬다. 만약 리프터가 중량을 이용한 오버헤드 훈련을 계획하고 있다면, 상지와 흉곽 자세와 움직임을 살펴봐야 한다.

검사는 아래의 기본적인 움직임으로 구성되어 있다.

- 스내치 그립으로 진행하는 수직 로우 동작
- 애플리 스크래치 테스트
- 벽에 기대어 선 상태에서의 어깨 굴곡 테스트
- 손목 신전

필요하다면 다음 두 개의 추가적인 평가를 진행할 수도 있다.

- 등을 대고 누운 상태에서의 어깨 굴곡
- 등을 대고 누운 상태에서의 어깨 내 · 외 회전

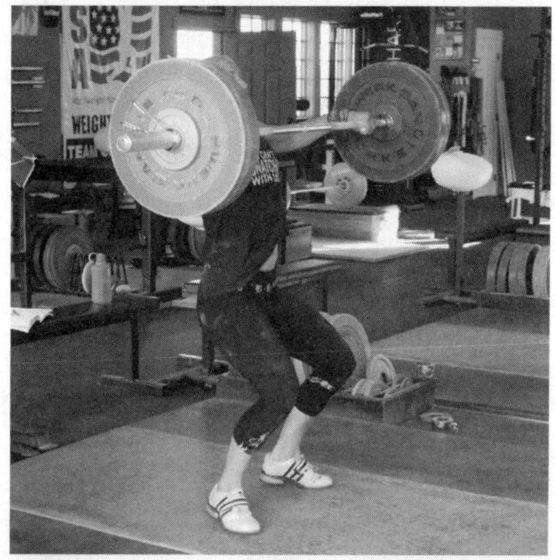

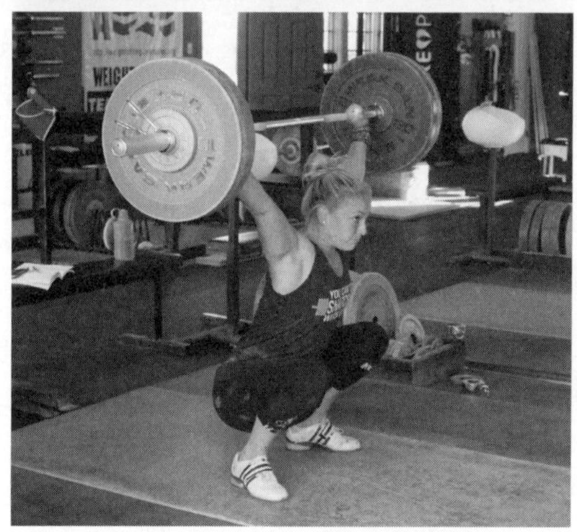

그림 4.01 사진과 같은 리프팅을 진행할 때 상당한 가동성과 안전성 모두가 어깨에 요구된다.

트랜지션-오버헤드 동작 검사

스내치 그립으로 진행하는 수직 로우 동작

이 검사는 어깨 거상과 내회전이 반드시 필요한 스내치 세 번째 풀 동작의 움직임을 확인하려는 것이다. 이 검사는 PVC 파이프, 막대기 혹은 빈 바벨과 같이 거의 중량이 없는 도구를 이용해서 진행하게 된다.

우리는 실제로 세 번째 풀 동작에서 일어나는 팔꿈치 움직임(팔꿈치가 각도가 90도가 될 수 있도록 위로, 측면으로 올린다)보다 좀 더 과하게 움직임을 만들어낼 것이다. 턴오버 동작에서 어깨는 반드시 내회전에서 외회전으로 전환된다. 그래서 이 동작을 우리는 검사에서 좀 더 과하게 진행하게 될 것이다. 그리고 머슬 스내치와 같은 움직임에서, 어깨 내회전과 팔꿈치 위치도 원래의 스내치보다

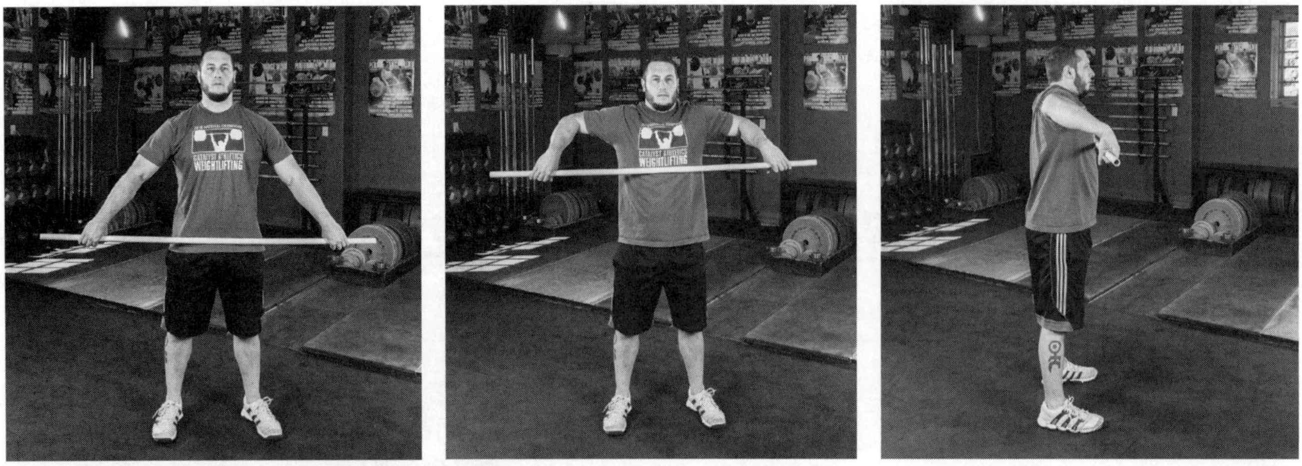

그림 4.02 스내치 그립으로 진행하는 수직 로우 동작

더 과하게 진행하면서 바벨 동선에 대한 훈련을 진행하게 되는 것이다.

시작 자세

- 골반 너비로 발을 벌리고 선다.
- PVC 파이프 혹은 막대기를 넓게 그립으로 잡고 고관절이 접히는 부위에 오도록 한다. 이때 팔은 편안하게 펼 수 있도록 한다.

실행

- 팔꿈치를 위/측면으로 편안한 범위 내에서 최대한 당겨주면서 수직 로우 동작을 한다.
- PVC 파이프가 최대한 몸에 붙어 있을 수 있도록 한다(그림 4.02).

키포인트

- 여기서 자세를 교정하기 위해서 코칭하지 않는다. 단지 어깨와 관련해서 눈에 두드러지는 문제가 있는지 확인하려는 것이다. 위에서 언급한(실행) 두 가지의 큐만 사용하도록 하자.
- 파이프가 몸에 0.4cm 범위 내로 들어올 정도로 가까이 붙여서 흉골 아래 부분까지 도달할 수 있어야 한다.
- 통증이 있거나, 가동범위 제한이 있는가?
  - 그렇다면 기억해뒀다가 다음 테스트에서도 계속 살펴보자. 이 테스트에서 자주 나오는 현상은 양쪽 측면의 움직임이 달라서 바벨이 흔들리면서 회전하는 경우가 있다. 그리고 좌우 어깨와 팔꿈치 위치가 다른 경우도 있다(그림 4.02에서 볼 수 있듯이). 비대칭(불균형) 자체가 무조건 문제가 된다고 할 수는 없다. 하지만 다음 테스트에서도 비슷한 현상이 일어나거나, 과거부터 리프팅 훈련에 영향을 주고 있었다면 신경은 써야 하는 부분이다.

- 좀 더 정확한 검사를 위해서 그립 너비를 다르게 해서 테스트를 몇 번 더 진행해보자. 그래서 특정 그립에서 어깨가 편하게 느껴지는지 확인해보자. 이렇게 그립 너비를 조정만 해도 해결되는 경우가 많다.
- 경험이 많은 리프터들이라면 빈 바를 사용할 수도 있다. 그립 너비도 조정을 해보고 전인, 후인 등 견갑골 위치를 다양하게 해서도 동작을 진행해본다. 절대적인 정답은 존재하지 않는다. 바벨을 최대한 몸에 가까이 붙인 상태에서 가장 편한 가동범위가 가능한 자세를 찾으면 되는 것이다.

애플리 스크래치 테스트

어깨 관절과 움직임을 확인할 때 많이 사용하는 테스트이다. 단순히 어깨 내회전 혹은 외회전을 테스트하는 것이 아니다. 사실, 오히려 내회전 혹은 외회전 테스트 측면에서는 그리 좋은 테스트라고 할 수 없다. 왜냐하면 훨씬 더 좋은 테스트들이 많기 때문이다. 이 테스트를 통해서 어깨 회전 동작도 확인할 수 있지만, 굴곡/신전, 내전/외전, 견갑골 상방 회전/하방 회전에 대한 테스트도 진행할 수 있다. 그래서 견갑골 기능과 좌우 대칭(균형 상태)을 확인하기 위해서 애플리 스크래치 테스트를 주요 테스트에 포함시키는 것이다. 이 테스트에서 확인할 수 있는 움직임을 통해서 실제로 전체적인 스내치 동작과 트랜지션(세 번째 풀)을 통해서 리시빙 자세로 전환될 때의 움직임을 테스트할 수 있는 것이다.

앞의 수직 로우 테스트에서처럼(어깨 내회전 그리고 거상), 이 테스트에서도 어깨 기능과 올바른 어깨 기능을 제한하는 요소를 확인할 수 있다. 실제로 웨이트리프팅에서 어깨를 움직여서 손이 몸의 정중앙을 넘어가는 경우는 없지만, 이 테스트가 가능하다는 것은 통증 없이 웨이트리프팅을 할 수 있다는 의미이기도 하다.

시작 자세

- 골반 너비로 발을 벌리고 선다.
- 양팔을 측면에 편안하게 위치시킨다.

테스트 1 실행

- 부드럽게 하나의 동작으로, 한쪽 팔을 최대한 들어서 오버헤드 자세를 만든다. 그리고 반대쪽 견갑골을 향해서 혹은 손가락을 편 상태로 척추를 따라서 밑으로 내린다.
- 몸통을 회전하거나 허리를 움직이지 않는다.
- 손을 더 많이 내리기 위해서 안간힘을 쓰거나 손을 뒤틀지 않는다.
- 반대쪽 팔로도 동일하게 진행한다(그림 4.03).

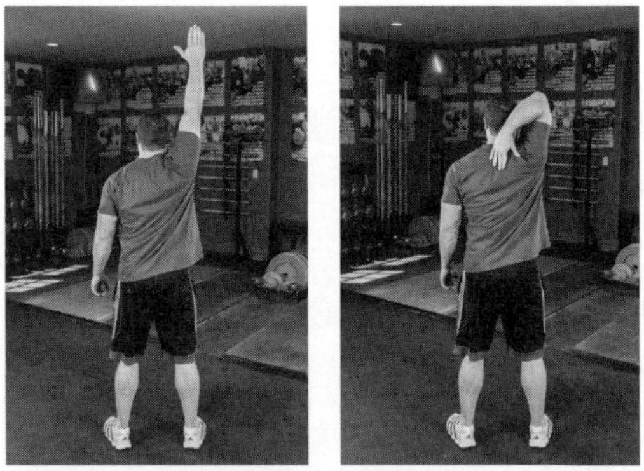

그림 4.03 애플리 스크래치 테스트 1

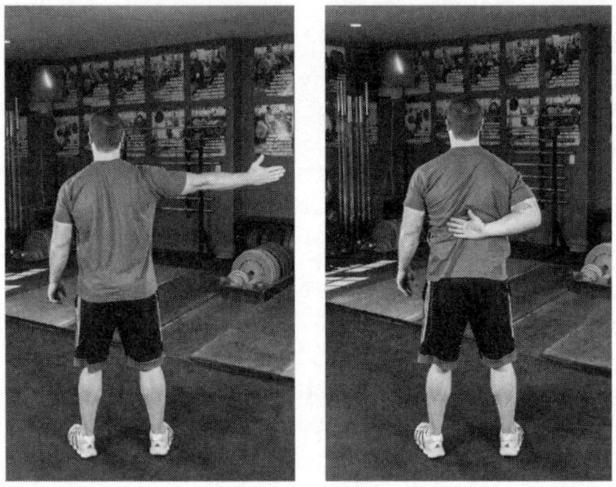

그림 4.04 애플리 스크래치 테스트 2

테스트 2 실행

- 부드럽게 하나의 동작으로, 한쪽 팔을 등 뒤로 돌려서 반대쪽 견갑골을 향해서 혹은 손가락을 편 상태로 척추를 따라서 위로 올린다.
- 몸통을 회전하거나 허리를 움직이지 않는다.
- 반대쪽 팔도 동일하게 진행한다(그림 4.04).

키포인트

- 통증이 발생하는가?
    - 그렇다면, 이 부분을 확인하고 지켜봐야 한다. 통증이 발생한다고 해서 리프터가 훈련을 무조건 못한다고 볼 수는 없다. 그러나 조심해서 접근해야 하며, 이 책에서 다루지 않는 또 다른 테스트를 고려해봐야 할 수도 있다.
- 테스트 1에서는 반대쪽 견갑골 안쪽 윗부분은 최소한 터치할 수 있어야 한다. 코치 또는 선수는 손이 척추 어느 부분까지 내려올 수 있는지 체크한다.
    - 양쪽이 손가락 길이보다 더 차이가 나거나 한쪽의 움직임이 제한되는지 확인하자.
- 테스트 2에서는 반대쪽 견갑골 아래 부분은 최소한 터치할 수 있어야 한다. 몸이 두꺼운 사람들에게는 이것이 쉽지 않을 수 있다. 하지만 어느 정도까지 도달하는지 선수 혹은 코치들이 확인하고 체크해야 한다.
    - 양쪽이 손가락 길이보다 더 차이가 나거나 한쪽의 움직임이 제한되는지 확인하자.

우리가 여기서 집중해서 살펴보는 부분은 바로 비대칭이지만, 선수들의 훈련 습관을 고려했을 때 비대칭은 상대적인 개념으로 볼 수 있다. 예를 들어서, 리프터가 스내치 동작에서 바벨을 받자마자 몸이 한쪽으로 회전되는 경우는 흔하게 목격할 수 있는 장면이다. 그리고 여기에는 여러 가지 원인이 존재할 수 있다. 그런데 이 테스트는 한 가지 측면에서만 이 현상에 대한 단서를 제공해준다. 흉곽의 상태가 비대칭인 상태에서 대칭인 바벨을 이용한 동작을 하다 보니 회전이 발생할 수도 있다.

테스트 2에서는 선수들이 손을 등 뒤로 보내는 과정에서 앞에서 언급한 견갑골 익상 현상을 확인할 수도 있다. 하지만, 장흉신경 부상 이력이 없다면, 관찰만 한 상태로 넘어가도록 하자. 이후에 이 부분에 대해서 다루게 될 것이다.

벽에 기대어 선 상태에서의 어깨 굴곡 테스트

이제 스내치와 저크와 밀접하게 관련 있는 오버헤드 움직임을 한번 살펴보자. 오버헤드 동작에서 보상 작용이 발생하는 것을 최소화하기 위해서 벽을 이용한다. 이때 무릎은 살짝 굽힌다. 이렇게 하면 결과적으로 테스트를 할 때 코치의 필요성을 최소화할 수 있다.

시작 자세

- 벽에 등을 대고, 발은 어깨너비로 해서 벽에서 대략 20~30cm 떨어지도록 무릎을 살짝 굽힌다.
- 벽에는 꼬리뼈와 등 상부, 이렇게 두 지점이 접촉이 되도록 한다.
- 숨을 살짝 내쉬면서 갈비뼈를 아래로 당긴다. 허리는 약간 전만이 되도록 해서 자연스런 척추 만곡을 만든다. 이렇게 하면 허리와 벽 사이에 손이 들어갈 정도로 충분한 공간이 생긴다. 하지만 팔뚝 전체가 들어갈 정도는 아

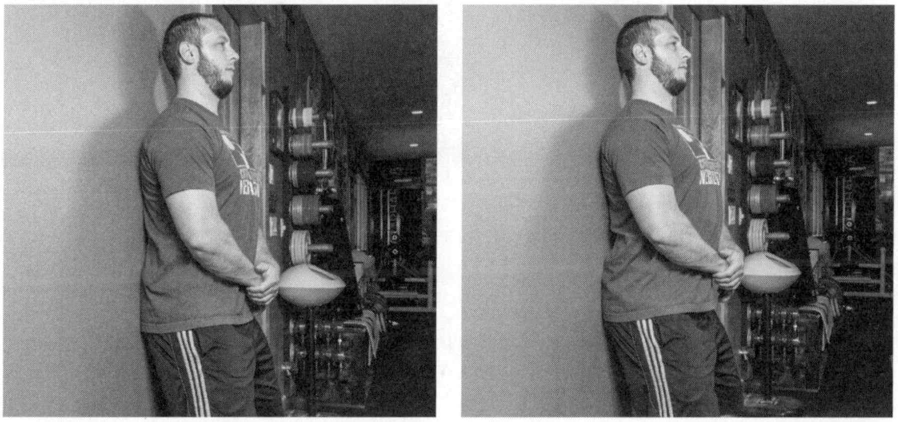

그림 4.05 테스트를 진행하는 동안 허리를 과신전(두 번째 사진)시키기보다는 중립 상태(첫 번째 사진)로 유지할 수 있는지를 확인하는 것이다. 여기서 테스트하는 것은 결국 어깨 가동성이기 때문이다.

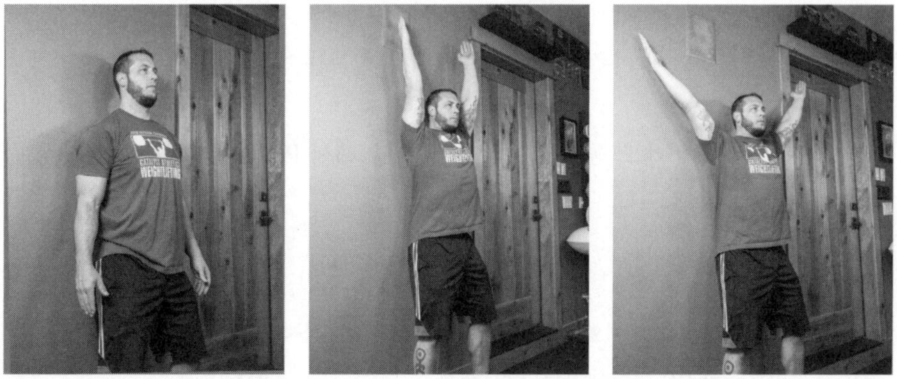

그림 4.06 스내치와 저크 자세처럼 만들기 위해서 팔의 각도를 다르게 해서 오버헤드 가동범위를 테스트해보자. 팔꿈치는 반드시 펴져 있어야 하며, 골반과 허리에는 어떠한 움직임도 없는 상태를 유지해야 한다.

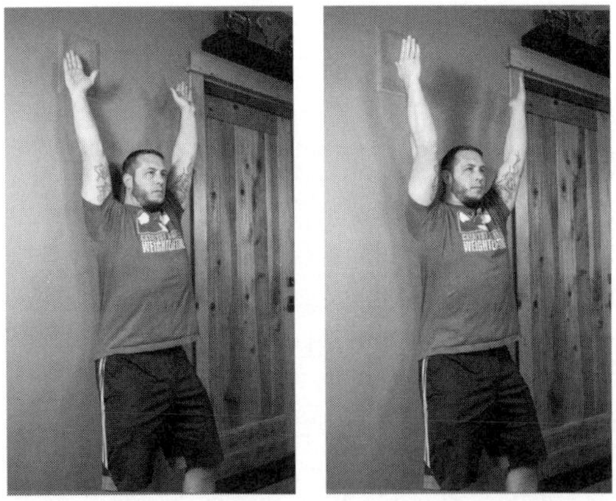

그림 4.07 내 · 외회전 정도를 다르게 해서 어느 정도가 가장 편하면서 가동범위가 최대치가 되는 오버헤드 자세인지를 확인하자. 팔꿈치는 반드시 펴 있어야 하며, 골반과 허리에는 어떠한 움직임도 없는 상태를 유지한다. 회전과 외전을 다양하게 진행해보자.

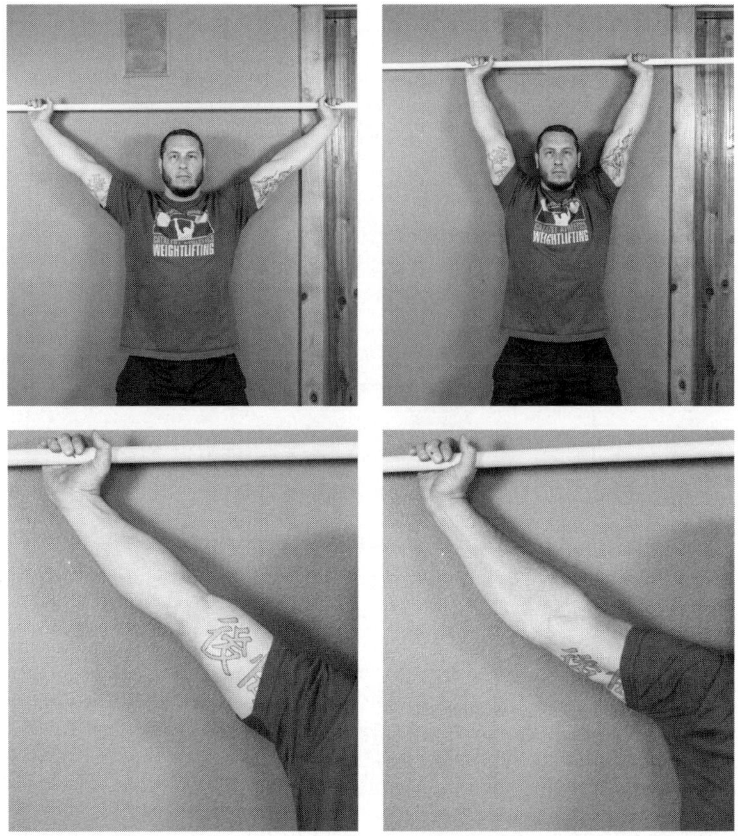

그림 4.08 다양한 그립 너비로 PVC 파이프 혹은 막대기를 잡아보고, 어깨 내 · 외회전 정도도 다르게 해보자.

니다. 어깨 가동범위 테스트를 할 때 이 정확한 자세를 계속 유지한다(그림 4.05).

실행

- 팔을 천천히 오버헤드 자세로 최대한 높이 들어 올린다. 벽에 꼬리뼈와 등 상부가 접촉된 상태에서 허리와 흉곽 자세가 바뀌지 않도록 해서 다양한 각도로 시도해본다(그림 4.06).
- 양쪽 손바닥이 마주 보는 방향, 반대로 향하는 방향 모두로 동작을 진행한다(그림 4.07).
- 바벨로 오버헤드 동작의 느낌을 받기 위해서 PVC 파이프나 막대기를 이용할 수도 있다(그림 4.08).

키포인트

- 이 테스트는 어깨의 가동성이 충분한지 알기 위해서 170~180도 정도는 어깨 굴곡이 가능한지를 확인해보는 것이다(그림 4.09).
  - 서 있는 상태에서, 가동성이 충분하다면 상체의 자세 변화 없이 완전히 팔을 펴서 벽에 닿을 수 있다는 것을 의미한다.

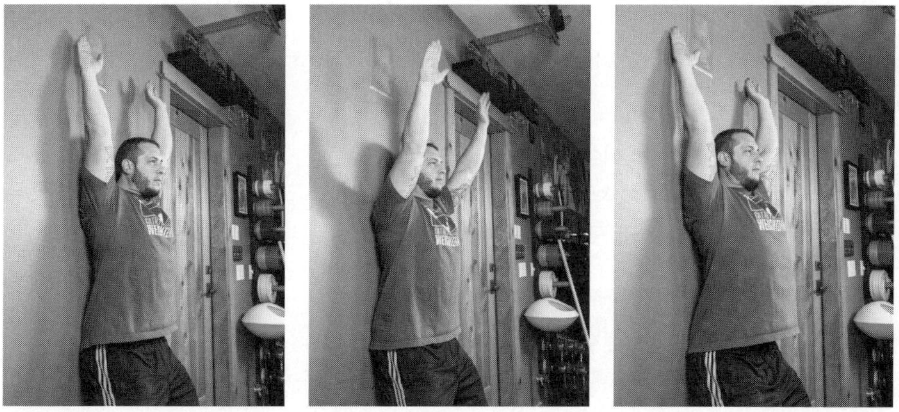

그림 4.09 어깨를 완전히 혹은 일부만 거상시켜보자. 마지막 사진에서는 완전한 오버헤드 동작을 만들기는 했지만, 허리가 움직여서 오버헤드 동작을 만든 것을 확인할 수 있다. 이 부분은 단순히 코치가 처음의 상체 상태를 유지하라는 큐만으로도 교정할 수 있다. 혹은 실제 어깨 가동성이 부족해서 허리에서 보상 작용이 일어나는 것일 수도 있다.

- 많은 리프터들이 이 테스트를 받을 때, 내·외회전 그리고 내외전이 오버헤드 동작의 가동범위를 더 가능하게 한 것을 확인했을 수도 있다.
- 이 테스트가 불가능하다면, 어깨 관절 가동성에 제한이 있을 수도 있다. 그렇다면 바닥에서 누워서 어깨 굴곡 테스트를 해본다.

손목 신전

이 테스트를 통해서 중량을 이용한 오버헤드와 같은 동작(혹은 클린 프론트 랙 자세)에서 손목 신전을 제대로 할 수 있는지를 확인한다. 이 테스트는 웨이트리프팅이 완전히 처음이거나, 과거에 손목 부상을 당했다가 이제 훈련에 복귀하는 선수들에게 적절하다. 만약 훈련 경험도 풍부하며, 손목 부상 이력도 없다면, 이 테스트의 내용이 그렇게 특별하지 않을 수 있다. 두 가지 테스트가 있다. 하나는 앉아서 혹은 서서 진행하며, 나머지 하나는 네발기기 자세로 진행한다.

테스트 1 시작 자세

- 양손을 모은 상태로 앉거나 서서 준비한다.

테스트 1 실행

- 한쪽 손을 이용해서 반대쪽 손목을 최대한 신전시킨다. 이때 팔꿈치는 접고 손가락은 완전히 편다.
  - 완전 가동범위 끝까지 신전시킨 상태에서 그 범위에서 5초 동안 살짝 반동을 준다.
  - 양쪽 손목 간의 비대칭(불균형) 혹은 통증이 있는지 확인한다.
- 이번에는 손가락을 접은 상태에서 다시 진행한다. 손가락을 접는 것은 손

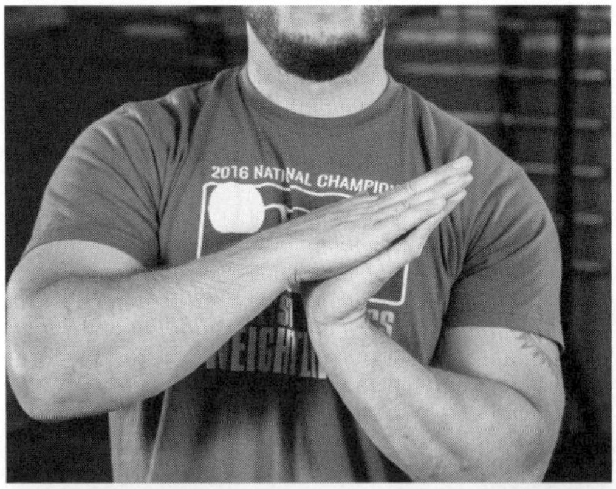

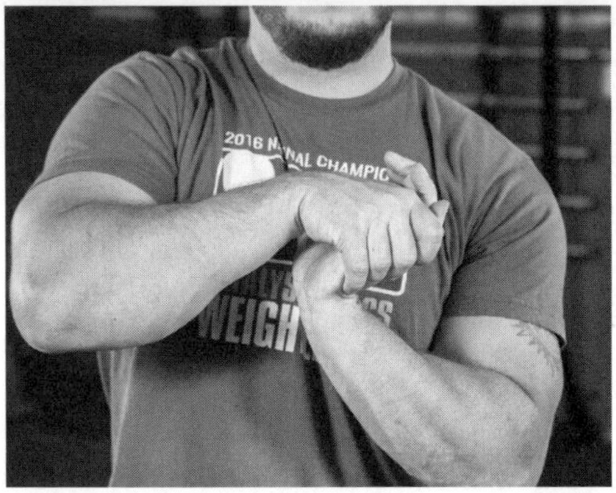

그림 4.10 손목 테스트 1. 손가락을 펴서 진행하면 연부 조직 상태를 살펴볼 수 있으며, 손가락을 접으면 가동범위가 어디까지인지 확인 가능하다. 사진에서 정상적인 가동범위를 확인할 수 있다.

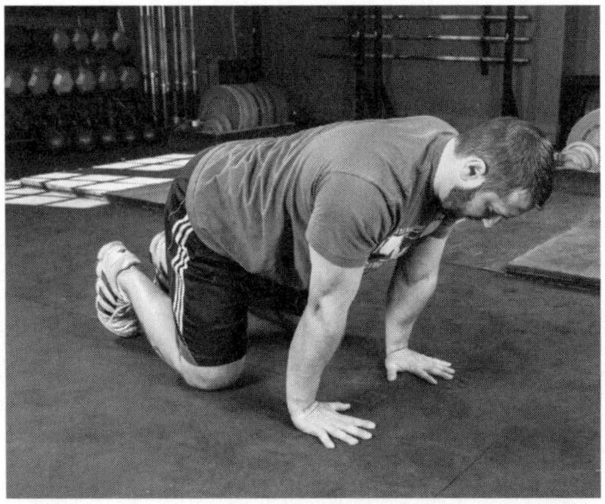

그림 4.11 손목 테스트 2. 이 테스트를 통해서 바벨을 들고 오버헤드 동작을 했을 때처럼, 손목에 압력을 가할 수 있다. 사진에서 손목 가동범위에 제한이 없을 때의 상태를 확인할 수 있다.

가락 장력이 느슨해진 상태에서, 손목 관절의 가동범위가 증가하는지 확인하기 위한 것이다(그림 4.10).

테스트 2 시작 자세

- 양손을 어깨 밑에 오도록 하고, 손가락은 앞을 향하도록 해서 편안한 상태로 둔다.

테스트 2 실행

- 어깨를 앞쪽으로 이동시켜 손목보다 살짝 앞에 오도록 한다.
- 부드럽게 위아래로 움직인다. 그리고 손목에 압력이 전해지도록 눌러준다(그림 4.11).

키포인트

- 한쪽 손으로 다른 쪽 손을 눌러서 압력을 만들었을 때, 손목 뒤쪽의 각도가 손가락을 완전히 편 상태에서 70~90도 정도는 되어야 한다. 손가락을 접은 상태에서는, 불편하거나 통증 없이 90도에 가깝게는 각도가 나와야 한다.
- 네발기기 자세 테스트에서는, 어깨를 앞으로 이동시켰을 때 손목의 각도가 90도 혹은 이보다 조금 더 큰 각도가 나오면 된다.
- 리프터가 위에서 언급한 자세를 만들 때 손목에 갑작스런 통증이 발생하는가?
  - 그렇다면, 여기서 손목 가동성 제한이 문제가 된다는 것을 확인할 수 있다.
  - 테스트에서 비대칭(불균형)이 있거나 가동범위가 제한된다면, 손목 가동성에 집중한다. 손목 가동성과 관련된 동작들은 13장에서 다룬다.

키포인트: 손목은 선천적으로 약한 부위이면서 움직임이 많은 관절이다. 부상 이력이나 구조적 문제가 있는 것이 아니라면, 대부분의 사람들은 웨이트리프팅 동작을 수행하는 데 필요한 충분한 가동성을 이미 가지고 있다. 웨이트리프팅을 할 때 손목에 불편함이나 가동범위 제한이 있다면, 손목에 가해지는 힘을 더 효과적으로 분산시키고 관절의 안정성 향상을 위해서 어깨와 몸통의 자세를 바꿔서 이 문제를 해결할 수도 있다.

트랜지션-오버헤드 평가

바닥에서 누워서 어깨 굴곡 평가

이전 테스트에서 뭔가 문제를 발견한 경우라면 어깨 관절에 대한 추가적인 테스트를 진행한다. 이것은 벽에 기대서 하는 테스트와 매우 유사하다. 그러나 누워서 진행하기 때문에 중력의 영향을 받지 않는다. 그리고 바닥에 편하게 누운 상태에서 제대로 오버헤드 가동성을 확인할 수 있다.

시작 자세

- 등을 대고 바닥에 누워서 고관절과 무릎을 접어서 발바닥이 바닥에 평평하게 닿도록 한다.
- 팔을 측면에 내려놓고 머리를 받쳐서 중립 상태를 만든다.

실행

- 숨을 입으로 내쉬면서 앞쪽, 아래쪽 갈비뼈를 아래로 내린다. 이렇게 하면 등이나 흉곽에서 발생할 수 있는 보상 작용을 방지한다. 허리는 약간 전만 상태가 된다(허리와 바닥 사이에 손가락이 들어갈 정도의 공간이 생긴다). 이 자세를 유지한 상태로 편안하게 호흡한다.
- 팔을 천장을 향해 들어 올리는데 손바닥은 천장을 향한다. 천천히 팔을 들어 올려서 오버헤드 자세를 만든다. 이때 허리의 자세가 바뀌거나 흉곽이 심하게 들려서는 안 된다. 이 상태에서 가동범위를 확인한다.
- 다시 시작 자세로 돌아간다.
- 이제는 양쪽 손바닥이 마주하도록 해서 천천히 팔을 들어 올려서 오버헤드 자세를 만든다. 마찬가지로 허리의 자세가 바뀌거나 흉곽이 심하게 들려서는 안 된다. 그리고 시작 자세에서 동작하면서 손이 회전되어도 안 된다. 이 상태에서 가동범위를 확인한다.
- 마지막으로, 손바닥이 얼굴 쪽으로 향하도록 팔을 들어 올려서 오버헤드 자세를 만든다. 이때 허리와 아래쪽 흉곽 자세에 변화가 있어서는 안 된다. 그리고 시작 자세에서 동작을 하면서 손이 회전되어도 안 된다.
- 이제는 벽에 등을 대고 했던 것처럼, 어깨 외전 정도를 달리하면서 다양한 각도로 팔을 들어 올려본다. 이렇게 하면서 바벨을 머리 위로 제대로 지탱하면서 가장 편안하고 안정적인 오버헤드 가동범위를 찾을 수 있다(그림 4.12).
- PVC 파이프나 막대기를 이용해서 그립 너비를 다르게 해서 오버헤드 자세를 만들어본다(그림 4.13).

키포인트

- 어깨 회전 그리고(혹은) 외전의 조합을 통해서 바닥에 누어서 편안하게 오버헤드 자세를 할 수 있는지를 확인한다. 개인마다 자세는 다양할 것이다.

- 누워서 하는 오버헤드 동작 평가에서는 완전한 가동범위가 가능하지만 벽에서 하는 오버헤드 동작에서는 가동범위가 훨씬 제한된다면, 운동 조절 능력에 필요한 훈련을 진행해야 한다. 충분히 오버헤드 가동범위에 대한 잠재력은 있지만, 서 있는 자세에서 단지 오버헤드 동작을 못하는 것이다. 우리는 다양한 프레스 변형 동작이나 교정 훈련을 통해서 가동범위를 활용하는 방법을 리프터에게 알려주고 실제 리프팅에 통합할 수 있는 방법을 코칭할 수 있다.
- 만약 그렇지 않다면, 어깨 가동성에 제한이 있을 가능성이 높기 때문에 가동성을 향상시킬 수 있는 훈련을 통해서 위에서 언급한 것처럼 리프팅 동작에 통합시키는 훈련을 하는 것이 좋다.

■ 손바닥이 얼굴을 향하도록 해서, 허리와 흉곽의 어떠한 움직임도 없이 손이 바닥에서 15cm 범위 내에 오도록 오버헤드 자세가 가능한지 확인하려

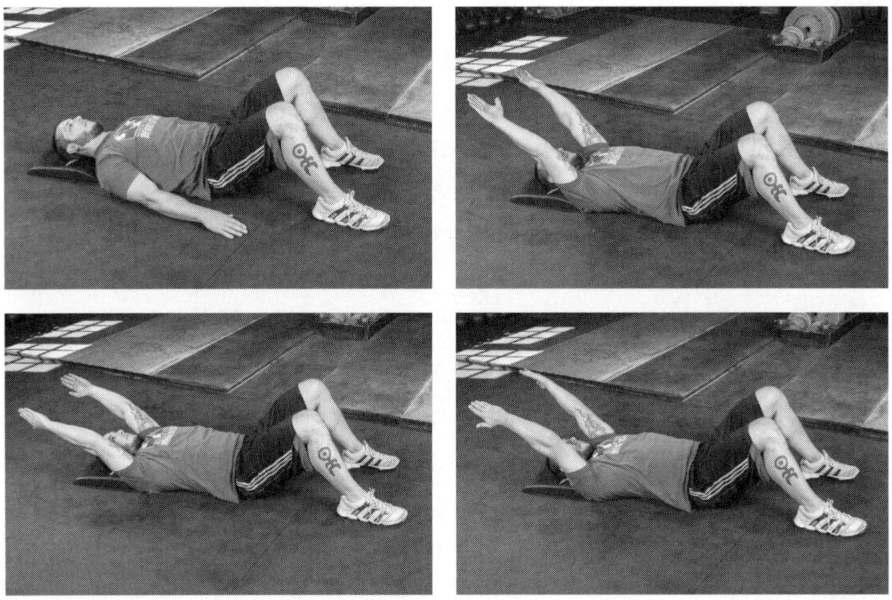

그림 4.12 바닥에 누워서 어깨 굴곡 평가. 손바닥은 천장을 향하고 오버헤드 자세를 하면 오버헤드 동작을 제한하는 근육들이 많이 느슨해진다. 양쪽 손바닥이 서로 마주하도록 해서 오버헤드 자세를 하면 가동성에 괜찮은 상태가 유지된다. 손바닥을 얼굴을 향하도록 해서 오버헤드 자세를 만들면, 거상을 제한하며 내회전을 사용하는 연부 조직들이 늘어난다.

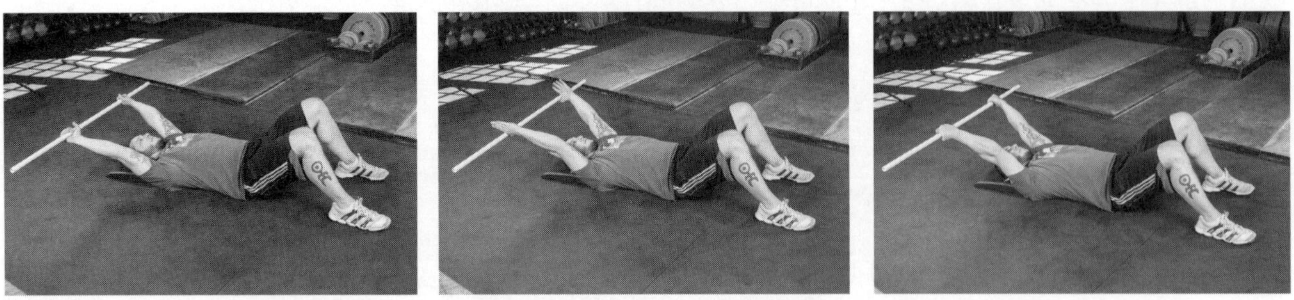

그림 4.13 바닥에 누워서 어깨 굴곡 평가를 할 때는 PVC 파일이나 막대를 이용해서 오버헤드 자세를 만들 수도 있다.

는 것이다. 이 동작에서는 광배근과 흉근과 같이 큰 근육을 사용하기 때문에, 앞의 두 동작보다도 가동범위가 더 작을 것이다. 몇몇 사람들의 경우는 이렇게 팔의 자세를 약간만 바꿔도 가동범위가 상당히 제한될 수도 있을 것이다. 그리고 가동범위에서 15cm 이상 차이가 나게 되면 안정적인 프론트 랙 자세와 오버헤드 저크 자세에도 영향을 주게 된다. 특히나 상대적으로 좁은 그립으로 저크를 하는 선수들에게 더 영향을 많이 준다. 광배근과 가슴 주위 근육들의 가동성에 집중해야 한다. 만약 손바닥이 서로 마주 본 상태로 오버헤드 동작이 가능할 정도로 가동성이 있다면, 지나치게 어깨 관절을 스트레칭하지 않는 방식으로 가동성 훈련을 하는 것이 좋다.

- 오버헤드 자세에서 손이 바닥에서 15cm 범위 내로 도달할 수 있다면, 가동성 훈련보다는 안정성 훈련에 집중하는 것이 좋다.
- 광배근과 가슴 근육에 대한 가동성 훈련은 18장을 참고한다.

바닥에서 누워서 어깨 내 · 외 회전 평가하기

애플리 스크래치 혹은 스내치 그립으로 수직 로우 동작을 할 때 움직임 제한이나 불균형(비대칭)이 있다면 지금부터 설명하는 평가를 진행한다.

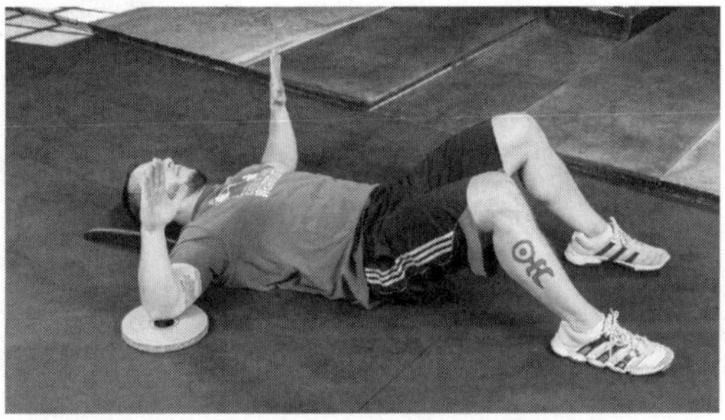

그림 4.14 바닥에서 누워서 하는 어깨 내 · 외 회전 테스트 시작 자세

시작 자세

- 등을 바닥에 대고 누워서 고관절과 무릎을 접어서 발바닥이 바닥에 평평하게 닿도록 한다.
- 머리를 받쳐서 중립 상태를 만든다.
- 어깨와 팔꿈치는 90도로, 팔뚝은 바닥(혹은 타월, 플레이트)이랑 수직이 되도록 한다. 팔꿈치와 어깨는 나란히 정렬시킨다.
- 입으로 숨을 내쉬면서 허리를 약간만 전만(바닥과 허리 사이에 손이 들어가 정도로)으로 유지하면서 갈비뼈는 중립 상태로 만든다.
- 이 자세로 호흡을 편안하게 하지만, 처음 자세가 흐트러져서는 안 된다(그림 4.14).

외회전 테스트 실행

- 손을 뒤쪽으로 천천히 회전시키면서 바닥에 닿을 수 있도록 한다. 이때도 팔꿈치와 어깨의 각도 90도는 유지한다(그림 4.15).

키포인트

- 양손 모두 바닥까지 도달할 수 있는지를 확인한다(90도 이상의 외회전).

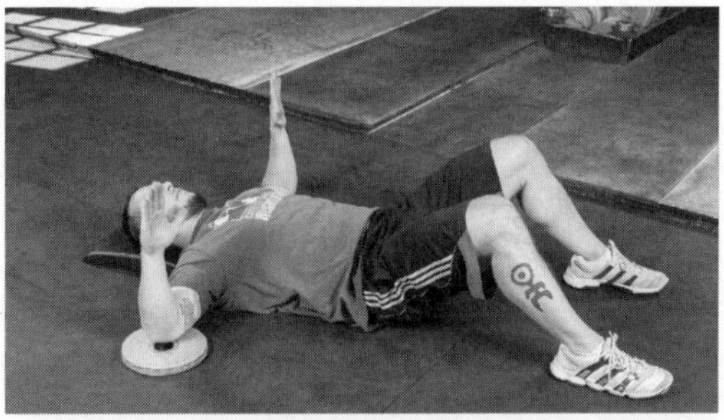

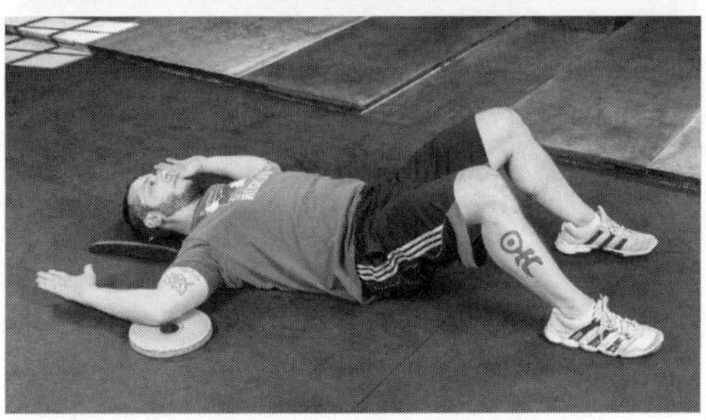

그림 4.15 바닥에서 누워서 어깨 외회전 테스트

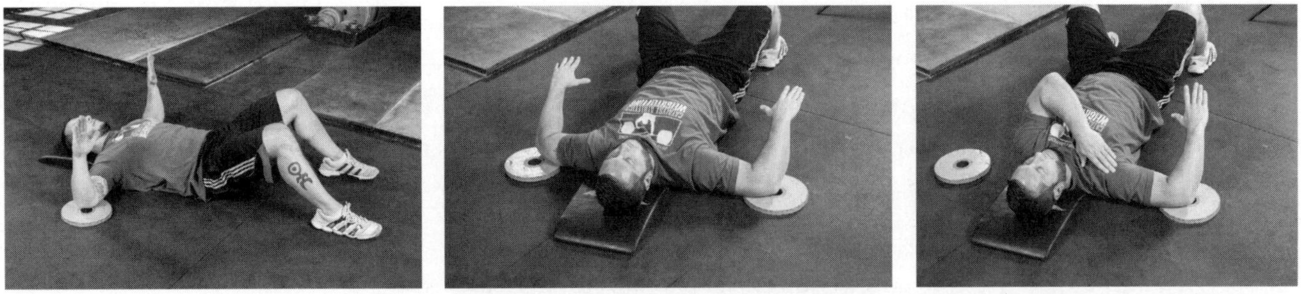

그림 4.16 그림과 같이 한 팔씩 혹은 양팔을 한 번에 어깨 내회전 테스트를 할 수 있다.

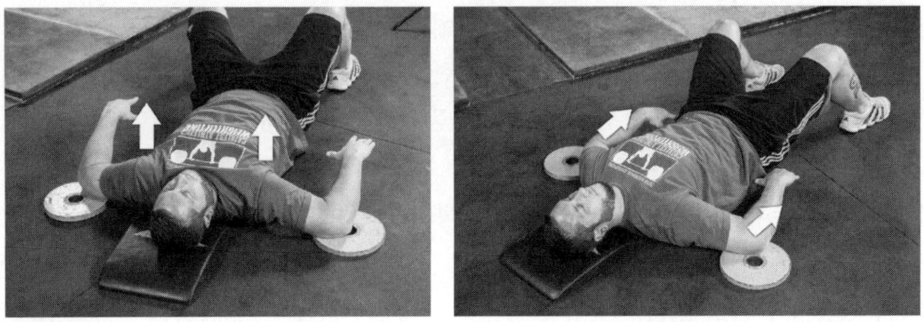

그림 4.17 바닥에 누워서 진행하는 내회전 테스트에서, 어깨 앞쪽 부분이 위쪽으로 튀어나오게 해서는 안 된다. 처음 어깨 축을 유지한 상태에서 테스트가 진행되어야 한다(어깨에서 팔꿈치에 걸쳐서 막대기로 고정되어 있다고 생각하자). 그리고 충분히 팔꿈치 위치도 높게 유지를 해서 어깨와 거의 나란히 있을 수 있도록 하자. 한 팔 테스트를 할 때는, 자유로운 팔로 테스트하는 팔의 어깨 부분을 만지면서 제대로 테스트가 진행되고 있는지 확인하자.

- 이 테스트에서 가동범위가 완전히 나온다면, 프론트 랙 자세뿐만 아니라 백 스쿼트를 할 때 바벨을 잡을 때도 편안한 자세가 가능하다.
- 프론트 랙에서 팔꿈치는 측면보다는 정면을 향하는 게 맞다. 프론트 랙 자세 자체가 좋은 평가 도구가 될 수 있다. 이 부분은 다음에 더 다룰 예정이다.
- 선수가 이 테스트를 하는 데 있어서 아무런 제한이 없지만 클린이나 저크 프론트 랙 자세에서 어깨가 뻣뻣함을 느꼈다면, 연부 조직 구조 문제를 해결해야 할 수도 있다. 그러나 항상 어깨와 흉추 자세를 최적화시키는 것이 가장 우선되어야 한다.

내회전 테스트 실행

- 손을 앞쪽으로 천천히 회전시키면서 바닥에 닿을 수 있도록 한다. 이때도 팔꿈치와 어깨의 90도는 유지한다(그림 4.16).
- 한쪽 손을 이용해서 반대쪽 어깨를 확인하자. 어깨 관절 부분이 원래 자리에서 튀어나와서 회전하기보다는 제자리에서 미끄러지면서 어깨 관절을 축으로 회전해야 한다(그림 4.17).

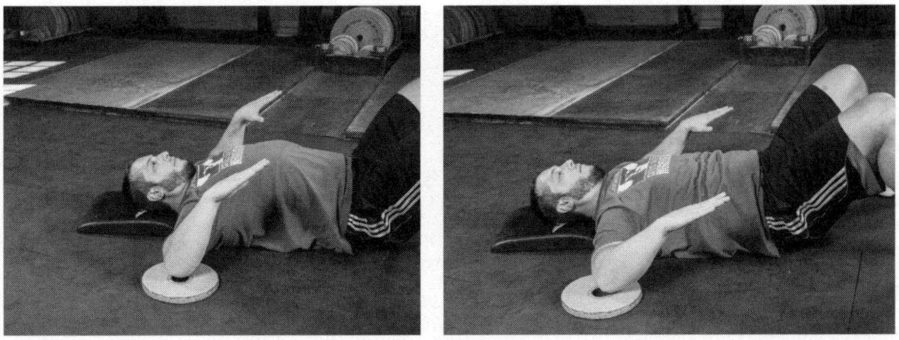

그림 4.18 흉곽 위치에 따라서 어깨 내회전이 영향을 받는지 확인하기 위해서 테스트를 해보자. 첫 번째 사진은 갈비뼈가 위로 올라가고 등이 아치 모양으로 있는 모습이며, 두 번째 사진은 갈비뼈와 등이 제대로 위치된 상태이다.

키포인트

- 양팔 모두 90도로 외전된 상태로 대략 70도로 내회전이 되는지, 불균형(비대칭)은 없는지를 확인한다.
- 이 테스트를 통과할 정도로 가동범위가 있다면 편안한 상태로 스내치 세 번째 풀 동작이 가능하다. 앞에서 언급했듯이, 이 테스트에서 확인할 수 있는 어깨 내회전이 실제로 스내치에서 동일하게 일어나는 것은 아니다. 하지만 만약 여기서의 내회전이 제한된다면 그리고 트랜지션 동작에서 바벨을 몸에 가까이 붙이는 것이 힘들다면, 이 부분은 문제가 되는 잠재적 요인이라고 볼 수 있다(단순히 기술적인 문제 때문에 일어나는 부분은 해당되지 않는다).

자세 확인: 내회전 테스트 시작 자세에서 갈비뼈가 천장을 향해서 돌출된 상태에서 허수아비처럼 손바닥을 바닥 쪽으로 당기면서 내회전을 해보자. 이때 느낌이 어떤지 확인해보자. 이제 숨을 내쉬면서 갈비뼈를 아래로 당기면서 이 자세를 유지한 상태에서 테스트를 반복해보자(그림 4.18).

뭔가 다르다는 것을 느낄 수 있는가? 대부분의 사람들은 두 번째 경우가 더 편안하다고 느꼈을 것이다. 그리고 더 많은 가동범위가 확보되기도 한다. 골반 자세가 고관절 가동성에 영향을 미치는 것처럼, 흉곽 자세가 어깨 가동성에 영향을 미칠 수 있다. 세 번째 풀 동작에서 바벨 동선은 어깨 관절뿐만 아니라, 흉곽의 위치를 통해서 예측할 수 있다. 그래서 트랜지션 동안에 흉곽과 골반의 올바른 정렬 자세를 유지할 것을 추천하는 것이다.

트랜지션-오버헤드 동작 검사 & 평가 사례

테스트를 진행하면서 당신이 보게 될지도 모르는 2가지 서로 다른 사례를 살펴볼 것이다. 2가지 모두 가동성-안정성 측면에서 서로 다른 모습을 보일 것이며, 그렇기 때문에 교정하기 위한 전략도 달라지는 것이다.

사례 1

발견된 내용들

- 검사
  - 스내치 그립으로 수직 로우 동작 제한
  - 한쪽 혹은 양쪽 모두 애플리 테스트 동작 제한
- 평가
  - 누워서 진행하는 테스트에서 모든 면에서 보통의 가동범위

진행한 교정 운동

- 흉곽 위치와 코어 조절 운동. 충분한 가동성을 가지고 있으나 이 가동성을 활용하는 것과 관련된 운동 진행
- 견갑골 움직임과 안정성

사례 2

발견된 내용들

- 검사
  - 스내치 그립으로 수직 로우 동작을 했을 때 충분한 가동범위, 그러나 오른쪽에 뻣뻣함이 느껴짐
  - 애플리 테스트에서 손을 뒤로 뻗었을 때 오른팔에 움직임 제한이 있음
- 평가
  - 바닥에서 누워서 손바닥을 얼굴을 향해서 돌린 상태에서의 어깨 굴곡 움직임이 제한됨
  - 오른쪽 어깨 내회전이 제한됨

진행한 교정 운동

- 흉곽 위치와 흉추 가동성 운동
- 어깨 굴곡 움직임을 제한하는 연부 조직에 대한 가동성 운동
- 오른쪽 어깨의 내회전을 확보하기 위한 견갑골 움직임 훈련과 통합 훈련을 위해서 오버헤드 변형 동작들 진행.

오버헤드-트랜지션 동작 검사 및 평가에 대한 요약

어깨는 선천적으로 가동범위가 큰 부위이다. 그렇기 때문에 어깨 가동성 훈련을 하게 되면 스내치와 클린앤저크 자세를 더 쉽게 할 수 있기 때문에 중요한 것이다. 대부분의 경우에 어깨를 안정화시키고 올바른 위치에 올 수 있도록 하는 연습이 가장 우선되는 것이 좋다.

어깨 검사와 평가를 할 때에 중량을 이용한 훈련을 진행할 때 관절을 움직여 올바른 자세를 유지할 수 있을까? 라는 질문을 하면서 본질에 집중해야 한다. 전체적인 자세나 견갑골의 위치를 테스트하다 보면 대부분의 선수들이 다양한 부위에서 적지 않은 미세한 비대칭(불균형)이 있다는 것을 확인하게 될 것이다. 많은 연구들이 어느 정도의 비대칭은 인간이라면 누구나 가지고 있다는 것을 말해주고 있다. 그러니 큰 그림을 그리고 접근해야 하며, 최종 결론 내리거나 가정을 하기 전에, 검사에서 발견한 여러 내용들을 고려해서 연결성을 찾으려고 노력하는 것이 아주 중요하다.

■ CHAPTER 5

검사 & 평가: 스쿼트

이번 장에서 오버헤드 스쿼트와 프론트 스쿼트에 대한 테스트를 진행한다. 중량이 없는 상태에서, 이 두 가지 움직임에서 차이점은 클린에서는 스내치의 대략 반 정도의 어깨 굴곡이 일어난다는 것이다. 그러나 클린에서는 팔꿈치 굴곡도 일어나면서, 팔꿈치와 어깨 관절 모두를 지나는 조직이 더 길어진다는 특징이 있다. 또한, 프론트 랙 자세에서, 외회전과 함께 시상면에서의 굴곡이 더 많이 일어나며, 광배근과 같은 근육에서 장력이 더 많이 발생하게 된다.

중량이 있는 상태에서는, 프론트 스쿼트를 할 때 몸의 중심선보다 앞쪽에 중량이 있기 때문에 몸통을 수직으로 곧게 세우는 것이 더 힘들어진다(흉추를 신전시키고 신전 상태를 유지하는 것도 쉽지 않다). 스내치의 경우도 당연히 몸통을 수직 상태로 곧게 세우고 있어야 하지만, 가끔씩 약간 몸을 앞으로 기울인 상태에서도 리프팅을 성공하는 경우가 있다. 하지만 클린의 경우는 이렇게 몸이 앞으로 살짝 기울어진 상태에서는 리프팅을 성공시키는 것이 더욱 어렵다. 골반과 하체의 경우, 두 스쿼트 동작에서의 패턴이 비슷하다. 검사는 3가지 기본적인 움직임으로 구성되어 있다.

- 발목 굴곡Ankle Dorsiflexion
- 오버헤드 스쿼트Overhead Squat
- 프론트 스쿼트Front Squat

필요한 경우라면, 다음 3개의 추가적인 평가가 필요할 것이다.

- 뒤꿈치를 들어 올린 상태에서 오버헤드 혹은 프론트 스쿼트
- 뒤꿈치를 들어 올린 상태 & 그렇지 않은 상태에서 에어 스쿼트Air Squat
- 뒤꿈치를 들어 올린 상태 & 그렇지 않은 상태에서 카운터밸런스Counter Balance 스쿼트

그리고 나서 선수 개개인에게 알맞은 스쿼트 스탠스를 찾기 위해서 고관절 구조와 관련된 구체적 테스트를 진행한다.

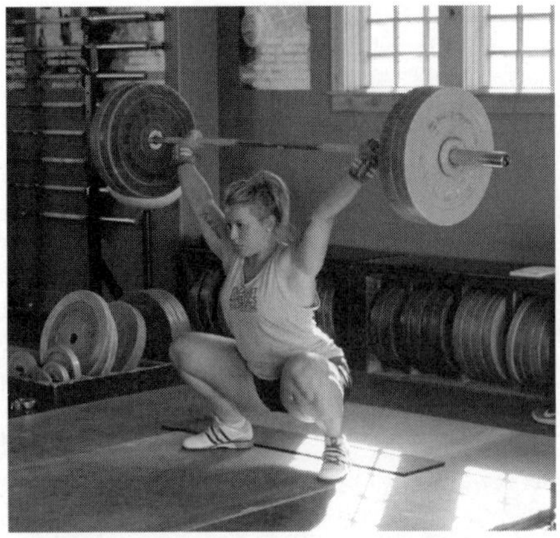
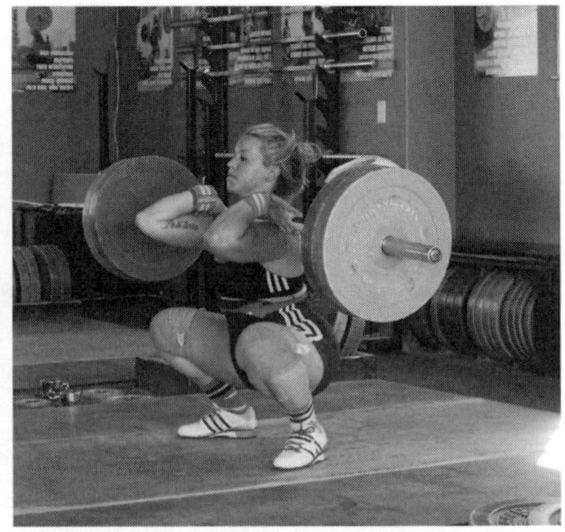

그림 5.01 웨이트리프팅에서의 스쿼트 자세

- 누운 상태에서 내 · 외회전을 시키면서 수동적 고관절 굴곡 테스트
- 누운 상태에서 벽을 이용한 고관절 내회전 테스트
- 네발기기 척추 중립 자세에서 고관절 움직임 테스트
- 다양한 스탠스에서의 카운터밸런스 스쿼트 테스트

스쿼트 검사

발목 굴곡

발목은 스쿼트에서의 가장 신경 쓰이는 관절이며, 발목 관절이 제한되면 스쿼트 움직임과 고관절 주위의 근육들을 활성화시키는 데 큰 영향을 줄 수 있다. 그러나 스쿼트 자세나 움직임이 좋지 않으면, 발목이 뻣뻣해서 그렇다면서 가장 먼저 문제의 원인으로 지적받는 부위이기도 하다. 그러니 반드시 검사를 통해서 발목이 스쿼트에 상당한 영향을 주고 있는 상태인지, 정말 문제의 원인이 맞는지를 확인해야 한다. 우선은 발바닥이 바닥에 닿아 있는 상태에서 무릎을 구부려서 발목의 굴곡 정도를 확인한다. 왜냐하면 이렇게 만든 발목 상태가 스쿼트와 리프팅 시작 자세에서의 발목 상태와 유사하기 때문이다.

시작 자세

- 서서 혹은 무릎을 꿇고 벽을 마주 본다.
  - 스쿼트 동작에서의 고관절 굴곡 상태를 똑같이 만들기 위해서, 무릎을 꿇고 검사를 진행하는 것이 더 낫다. 서서 검사를 진행하는 경우에는 자신의 체중을 이용해서 평소에는 불가능한 가동범위까지 발목을 더 많이 굴곡시키려는 경향이 있다. 이러는 것이 발목 가동성을 개선시키는 데 도움이 된다. 하지만 검사를 통해서 우리가 확인하려는 것은 현재 선수의 진짜 발목 가동성이기 때문에, 무릎을 꿇고 검사를 진행하는 것이 더 객관적인 결과를 얻을 수 있다. 그러나 가끔씩은 서서 검사

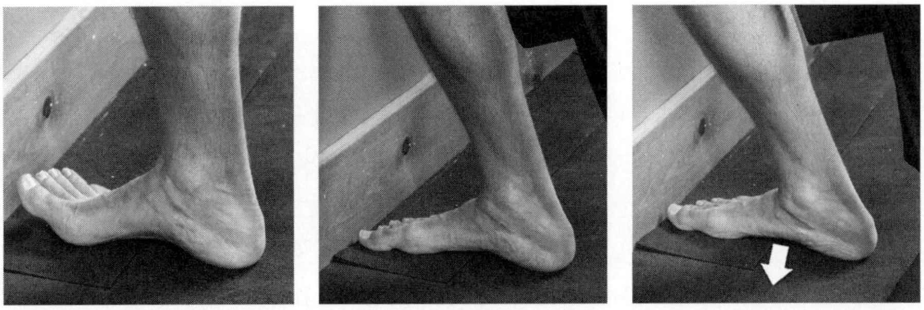

그림 5.02 발가락을 들어 올리게 되면 발 가운데 부위에 안정적인 아치를 만들 수 있다. 발가락을 넓게 벌려서 아래로 눌러준다. 엄지발가락, 새끼발가락 그리고 뒤꿈치 이렇게 3개 지점이 테스트를 하는 동안에 항상 바닥에 붙어 있을 수 있도록 하자. 절대로 발 중앙 부분이 무너져서는 안 된다(마지막 그림).

를 진행하는 것이 더 실용적인 경우도 있다. 그런 경우라면 다음 내용들을 정확히 지키면 된다.

- 맨발로 발바닥 3개 지점(엄지발가락, 새끼발가락 그리고 뒤꿈치)이 바닥에 완전히 닿을 수 있도록 한다. 이때 엄지발가락이 벽에 닿아야 한다. 발볼을 아래로 눌러주고, 발가락들을 들어 올린다. 이렇게 하면 발 가운데 부위에 안정적인 아치를 만들어낼 수 있다. 발바닥 아치가 유지된 상태로, 가능한 한 최대로 발가락을 벌려서 바닥에 평평하게 닿을 수 있도록 한다(발가락이 서로 뭉쳐 있거나 접혀져 있으면 안 된다). 이렇게 해야 발바닥 중심이 무너지지 않고 발목 관절로부터 진정한 움직임이 나올 수 있도록 할 수 있다(그림 5.02).
- 균형을 잘 잡기 위해서 필요한 경우 PVC 파이프나 벽에 의지할 수도 있다.

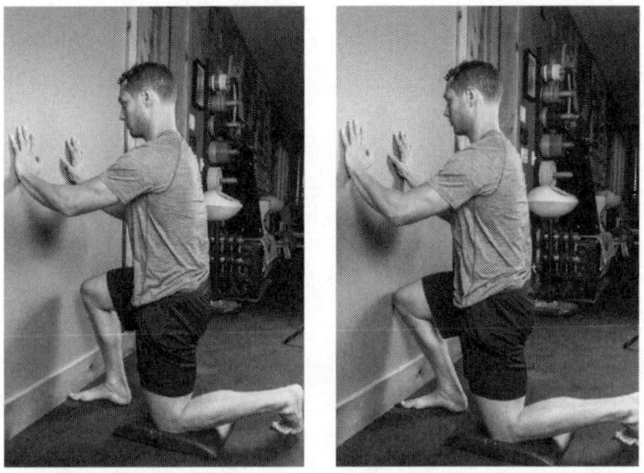

그림 5.03 무릎을 꿇은 상태에서 진행하는 발목 굴곡 테스트

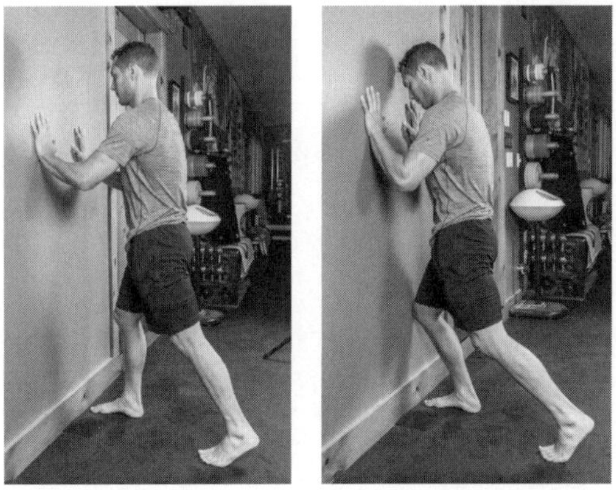

그림 5.04 서 있는 상태에서 진행하는 발목 굴곡 테스트

실행

- 체중을 앞으로 옮기면서, 무릎을 벽 쪽으로 가져간다. 발바닥의 3개 지점(엄지발가락, 새끼발가락 그리고 뒤꿈치)이 바닥에 제대로 닿아 있는 상태를 유지하면서 발목을 굴곡시킨다.
- 무릎은 두 번째 발가락을 넘어서 혹은 최소한 발바닥 중심을 넘어갈 수 있어야 한다.
- 발 중심이 무너지거나 뒤꿈치가 뜨지 않는 상태로 무릎이 벽에 닿을 수 있다면, 1.5cm 정도 뒤로 발을 옮겨서 다시 테스트를 진행한다. 이때도 앞에서와 동일하게 발가락, 발 중심부의 아치를 세팅한다. 앞에서 설명한 상태를 유지하면서 발목을 굴곡시켜서 무릎이 벽에 닿을 수 있는 최대 거리를 찾을 때까지 테스트를 반복한다(그림 5.03과 5.04).

키포인트

- 뒤쪽이 늘어나거나 앞쪽이 찝히는 느낌인지를 확인하자. 뒤쪽(아킬레스, 종아리)이 늘어나는 것 같은 느낌은 실제로 늘어나고 있기 때문에 너무나 당연한 느낌이다. 앞쪽이 찝히는 듯한 것은 우리가 흔히 말하는 '관절 충돌 Impingement'(좋은 현상은 아니다)이 일어나고 있는 것이다. 그래서 이후에 이 부분을 개선하기 위해서 여러 방법으로 관절 움직임을 개선할 필요가 있다. 이후에 이 부분에 대해서 더 많이 다룰 것이다.
- 발가락이 벽에서 7~10cm(첫 번째 위치) 떨어진 위치에서 뒤꿈치가 바닥에 붙어 있는 상태를 유지하면서 양쪽 무릎 모두가 벽에 닿을 수 있는가?
    - 가능하다면, 스쿼트 움직임을 제한할 수도 있는 요인에서 발목은 제외시키자. 그렇다고 해서 발목 가동성 훈련을 할 필요가 없다는 것이 아니다. 단지 발목이 문제의 원인이 되지 않는다는 것을 의미한다. 발가락이 벽에서 7~10cm 떨어진 위치에서 무릎이 벽에 닿을 수 있다면 대략 20도 정도로 발목을 굴곡시킬 수 있다는 것이다. 웨이트리프팅 신발까지 착용한다고 생각하면 이 정도면 풀 스쿼트에 전혀 문제가 없다. 어떤 선수들의 경우는 7~10cm보다 더 멀리 벽에서 떨어진 곳에서도 무릎이 닿는 경우가 있다. 이렇다면 스쿼트의 문제점을 발목이 아닌 다른 곳에서 찾아야 한다는 사실이 더욱 분명해지는 것이다.
- 양쪽 발목 테스트 결과가 3cm 이상 차이가 나는가?
    - 이 부분도 가동성과 관련이 있기 때문에 반드시 확인하는 것이 좋다.
    - 한쪽 발목 가동성이 반대쪽만큼 좋지 않다면, 스쿼트를 할 때 정강이가 앞으로 기울어지지 않는다. 리프터의 스쿼트 스탠스와 양쪽 불균형 정도에 따라서 스쿼트 움직임에서의 보상 작용 수준이 달라질 수 있다. 그리고 이 부분이 스쿼트를 할 때 한쪽으로 몸이 뒤틀리거나 밀리는 주요 원인 중 하나이다. 다시 한 번 강조하는 바지만, 검사에서 나온 결과들만 가지고 판단하기보다는 실제로 훈련에서 확인할 수 있는 부분들을 함께 고려해서 훈련에 적용시키는 것이 단순히 검사 결과만을 가지고 판단하는 것보다 더 정확하다고 볼 수 있다. 훈련에서 실제로 어떤 움직임 제한이 발생하는지 확인하는 것은 너무나 중요한 부분이다.
    - 발목 가동성과 관련된 내용은 7장에서 확인할 수 있다.
- 둘 중 하나라도 벽에서 7~10cm 떨어진 위치에서 무릎이 벽에 닿지 않는가?
    - 확실하게 확인해야 한다.
    - 직관적으로도, 가동성 운동을 시작해야 한다는 것을 알 수 있다. 그러나 양쪽 발목 모두 동일하게 7~10cm 거리에서 무릎이 벽에 닿지 않고 발목 부상 이력도 없다면, 다른 움직임 전략들이 더 좋은 효과가 있을 수도 있지만, 여전히 발목 가동성에서도 원인을 찾을 수 있다. 하지만 위에서 언급한 양쪽 발목 가동성이 불균형(비대칭)인 경우도 큰 문

제는 아니다.

- 발목 부상 이력이 있거나, 장시간 동안 발목 가동성을 제한할 수 있는 신발을 착용한 경우라면 발목 가동성에 좀 더 신경을 써야 한다(예: 군인이 군화를 착용한 경우 등). 이 부분과 관련해서는 7장을 확인하자.

- 테스트를 엄지발가락이 벽에 닿는 위치에서 시작하면서 벽과의 거리를 늘려가기보다는 처음부터 7~10cm 떨어진 곳에서 시작해서 무릎이 벽에 닿는다면 이 테스트를 바로 마무리하면 된다.

오버헤드 스쿼트

모든 사람들이 아주 예쁜 오버헤드 스쿼트 자세를 가지고 싶어 한다. 사실 오버헤드 스쿼트의 모습만 보더라도 그 사람의 스내치 능력을 어느 정도까지는 파악할 수 있다. 그렇기 때문에 점점 중량을 올려가면서 스내치 훈련을 하기를 원한다면 반드시 오버헤드 스쿼트 자세를 확인하고 점검해야 한다. 초보자라는, 막대기나 PVC 파이프를 사용하도록 하자. 리프팅 경력자라면 바벨을 사용하면 된다.

시작 자세

- 맨발로 준비한다(이후에 필요하다면 뒤꿈치도 들어 올리게 된다).
- 대략 양발을 어깨너비 정도로 벌리고, 충분한 경험이 있는 사람이라면 자신의 평소 스쿼트 스탠스로 선다.
- 양쪽 균형이 무너지지 않는 범위에서 발끝을 바깥쪽으로 돌리는 것은 문제가 되지 않는다(그림 5.05). 경력자는 원래 자신이 하던대로 발끝을 바깥쪽으로 돌린다.
- 팔을 완전히 편 상태에서 막대기(혹은 PVC 파이프)가 고관절이 접히는 부위에 올 수 있을 정도의 그립 너비로 잡는다.
- 오버헤드 자세에서 팔을 고정시켜 머리 뒤쪽 그리고 등 상위 위에 올 수 있도록 한다.

실행

- 팔꿈치를 완전히 편 상태로 바벨을 잡고 오버헤드 자세를 유지한다. 그리고 바닥에 발바닥이 평평하게 붙어 있는 상태를 유지하면서 깊게 스쿼트를 한다(그림 5.06).

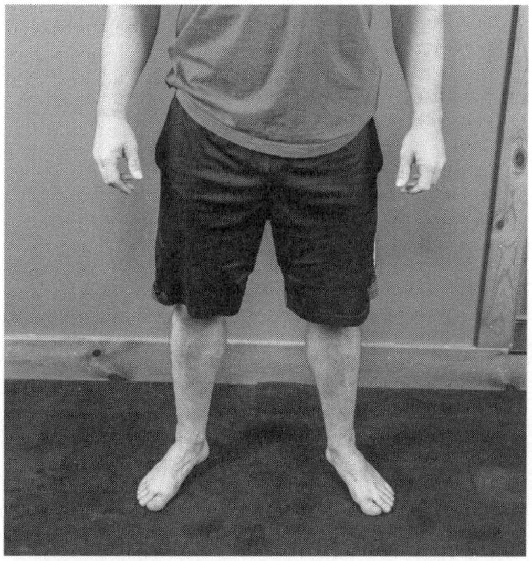

그림 5.05 발끝을 대략 30도 정도 바깥쪽으로 돌렸을 때의 모습이다. 이 정도까지는 스쿼트를 할 때 괜찮은 자세이다. 하지만 사람에 따라서 더 많이 발끝을 돌리거나 다른 요인들도 발생할 수 있다(이후에 더 자세히 다룰 것이다). 이 부분이 크게 문제가 되는 것은 아니다.

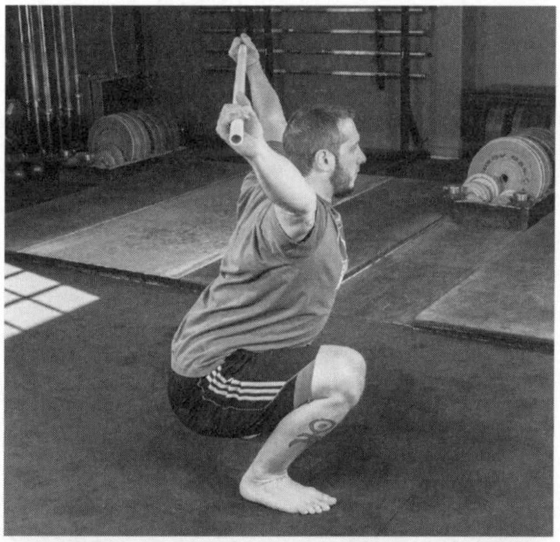

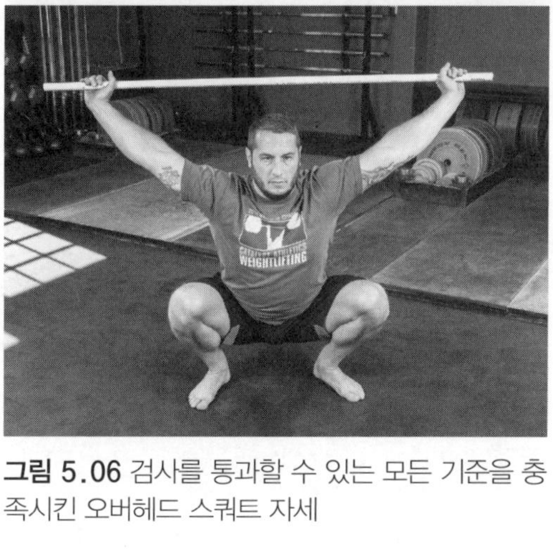

그림 5.06 검사를 통과할 수 있는 모든 기준을 충족시킨 오버헤드 스쿼트 자세

키포인트

- 통증이 있는가(발목, 무릎, 고관절, 허리, 어깨)?
  - 그렇다면, 확인하고 앞으로 훈련을 할 때 주의를 기울여야 한다. 전문가의 도움이 필요하다면 상담을 받는다.
- 다음의 움직임 기준을 충족시킬 수 있는지 확인한다.
  - 움직임 시작부터 끝까지 바벨(혹은 막대기)은 머리 뒤/등 상부 바로 위쪽에 고정되어 있어야 하며, 앞으로 기울어지면 안 된다.
  - 스쿼트 시작부터 끝까지 척추 만곡에 최소한의 움직임만 있어야 한다(몸통은 약간 앞으로 기울어질 수 있는데 이것이 척추 만곡이 바뀌는 것과는 차이가 있다). 또한 벗윙크(스쿼트 가장 아래 구간에서 골반 후방 경사와 허리 굴곡이 일어나는 것)가 어느 정도 일어나는 것은 매우 흔하게 발생하는 일이기 때문에, 이것 자체가 큰 문제가 되는 것은 아니다. 사실, 벗윙크와 같이 미세한 척추 만곡의 변화는 깊은 스쿼트 자세에서 일반적으로 일어나는 부분이다. 그럼 어느 정도까지가 괜찮은 정도인가? 아주 좋은 질문이다. 상황에 따라서 다르다고 볼 수 있다. 리프터가 스쿼트 가장 아래 구간에서 멈추도록 해보자. 그리고 허리가 여전히 전만 혹은 중립 상태를 유지하고 있다면 전혀 문제가 되지 않는다. 대부분의 벗윙크는 허리가 지나치게 전만 상태였다가 중립 상태로 바뀌는 과정에서 일어나는 경우가 많으며, 허리가 실제로 굴곡 상태가 되는 것은 아니다. 만약 진짜로 스쿼트 가장 아래 구간에서 리프터의 척추가 굴곡된다면, 교정이 필요한 부분이다(그림 5.08).
  - 스쿼트 깊이는 고관절이 접히는 부위가 무릎이 접히는 부위 아래까지 내려가야 한다(그림 5.09).
  - 동일한 각도에서 봤을 때, 스쿼트를 하는 동안에 무릎은 발 중심 부위를 따라서 동일하게 움직여야 한다. 바깥쪽 혹은 안쪽으로 무릎이 지나치게 이동해서는 안 된다. 직접 보면 더 쉽게 이해가 될 것이다(그림 5.10).
  - 움직임 동안에는 발의 위치에는 어떠한 변화가 없다. 처음 발의 위치가 끝날 때까지 동일해야 한다. 발이 우리의 고정점이기 때문에 안정적이여야 한다(그림 5.11).
- 오버헤드 스쿼트가 처음이거나 초보자라면, 계속 큐를 주면서 다양한 자세로 시도할 수 있도록 해야 한다.
- 위에 언급한 기준을 모두 충족시키는가?
  - 그렇다면, 훈련에 필요한 충분한 능력을 갖추었다고 할 수 있다. 점진적으로 무게를 올리면서 오버헤드 스쿼트를 할 수 있는 가동성 관련 조건들을 확실히 가지고 있는 것이다.
- 혹시 위에서 언급한 5가지 기준 중에서 하나라도 충족시키지 못했나?
  - 그렇다면, 다음의 평가로 넘어가도록 하자.

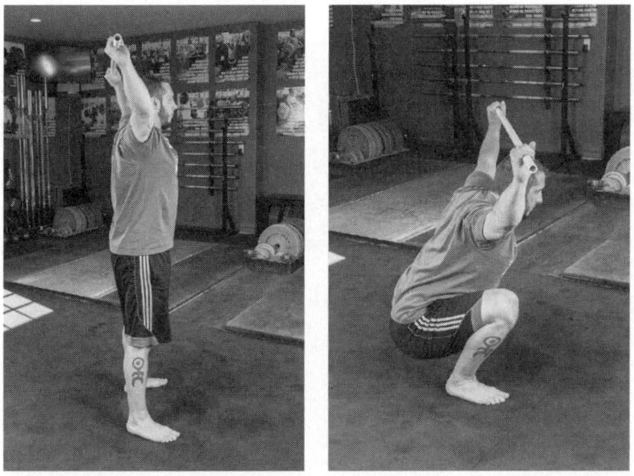

그림 5.07 오버헤드 스쿼트를 할 때는 바벨이 동일한 위치에 계속 있어야 하는데 그렇지 않는 모습을 확인할 수 있다. 여기서는 바벨이 앞으로 이동하고 있다.

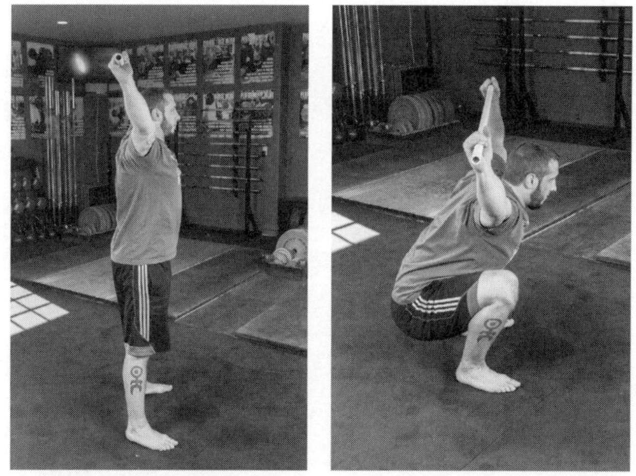

그림 5.08 오버헤드 스쿼트를 할 때는 척추의 만곡이 동일하게 유지되어야 하는데, 그렇지 않은 모습을 확인할 수 있다. 척추가 굴곡되는 모습을 볼 수 있다.

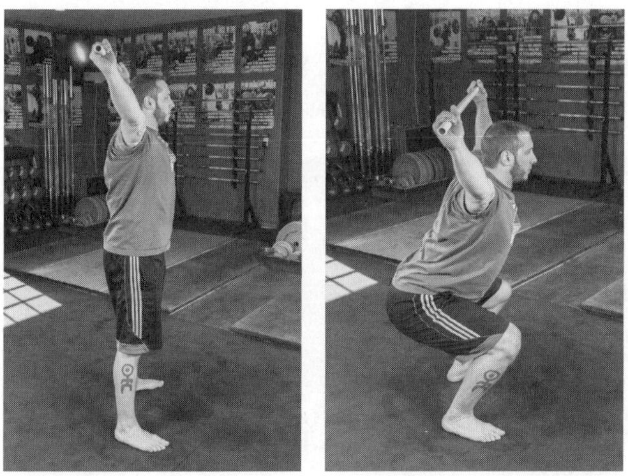

그림 5.09 고관절이 접히는 부위가 무릎이 접히는 부위 밑으로 내려가야 하는데 그렇지 못한 모습을 확인할 수 있다.

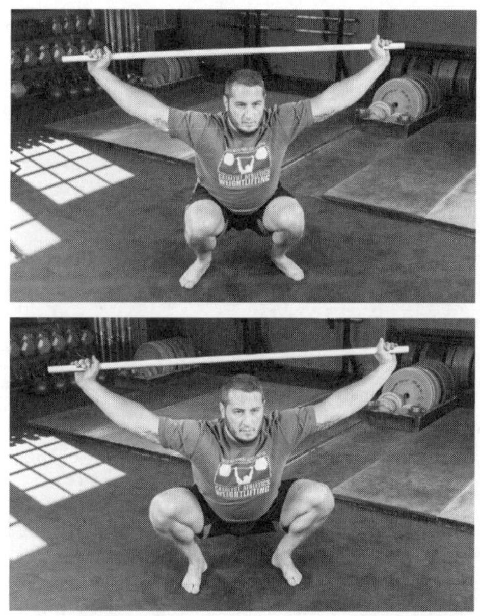

그림 5.10 오버헤드 스쿼트를 할 때는 무릎이 발과 동일선상에 계속 있어야 하는데 그렇지 않은 모습을 확인할 수 있다. 무릎이 안쪽과 바깥쪽으로 이동해서 적절한 위치를 벗어나 있다.

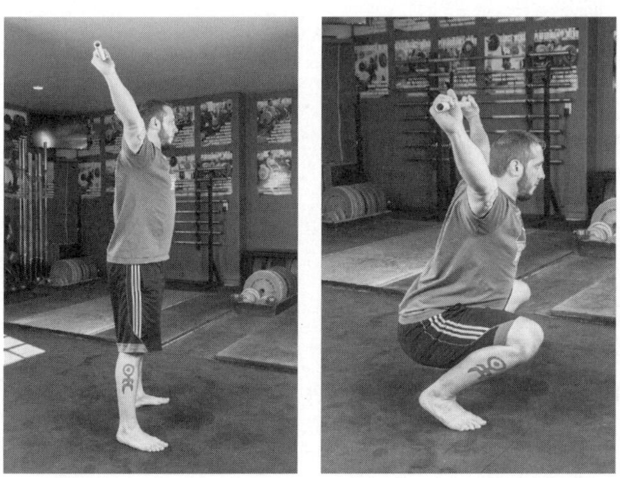

그림 5.11 (왼쪽 그림) 오버헤드 스쿼트를 할 때는 발바닥이 항상 바닥에 완전히 평평하게 붙어 있어야 하는데 그렇지 않은 모습을 확인할 수 있다. 스쿼트를 할 때 뒤꿈치가 위로 올라가고 있다. 발가락이 뜨거나, 발바닥 전체가 안쪽 혹은 바깥쪽으로 무너지거나, 발이 스쿼트를 하는 동안에 회전하게 되는 모든 것들이 기준에 충족되는 않는 부분들이다. 이런 부분들을 교정할 수 있는 간단한 큐가 어떤 것이 있는지 신중하게 고민해보자. "발을 움직이지 않고 최대한 깊이 스쿼트를 해 보세요"와 같은 큐가 좋은 예가 될 수 있다.

체크해야 할 다른 부분들

- 앞에서 설명한 기준을 충족시키지 못했고, 여전히 가동성과 안정성 중 어느 부분에 원인이 있는지 정확하게 알 수 없거나, 발목 검사 결과를 통해서도 단지 뻣뻣하다는 것 말고는 판단할 수 있는 정보가 부족할 수도 있다. 당신이 아는 것은 여전히 맨발로 오버헤드 스쿼트를 힘들어 한다는 것이다.
- 선수가 맨발로 오버헤드 스쿼트를 하는 데 큰 어려움이 없고, 전혀 동작이 어렵지 않다면, 가동성이 이미 충분한 상태이기에, 특정 부위를 스트레칭 해주거나 가동성을 개선시키는 데 많은 시간을 투자할 필요는 없을 것이다.

프론트 스쿼트

스내치를 위해서 오버헤드 스쿼트를 살펴봤듯이, 이번에는 동일하게 클린을 위해서 프론트 스쿼트를 살펴볼 것이다. 웨이트리프팅 경험이 있는 사람들은 바벨을 사용해도 된다. 하지만 프론트 스쿼트를 한 번도 해본 적 없는 사람이라면, 프론트 스쿼트 랙 자세와 비슷한 자세를 만들기 위해서 엄지손가락을 어깨에 대고 훈련을 진행하면 된다. 혹은 테크닉 바벨이나 PVC 파이프를 사용해도 된다(만약 하지만 어떤 도구를 사용하든지, 그 도구를 사용했을 때 괜찮은 랙 자세가 나올 수 있어야 한다).

시작 자세

- 맨발로 준비한다(이후에 필요하다면 뒤꿈치도 들어 올리게 된다).
- 대략 양발을 어깨너비 정도로 벌리고, 충분한 경험이 있는 사람이라면 자신의 평소 스쿼트 자세로 선다.
- 양쪽 균형이 무너지지 않는 범위에서 발끝을 바깥쪽으로 돌리는 것은 문제가 되지 않는다. 경력자라면 원래 자신이 하던 대로 발끝을 바깥쪽으로 돌린다.
- 손이 어깨보다 2~7cm 정도 떨어지도록 바벨이나 PVC 파이프를 잡는다. 만약 프론트 스쿼트 경험이 있다면 자신의 원래 그립대로 잡는다.
- 팔꿈치를 들어 올려서 위팔이 지면과 최대한 수평이 되도록 한다.
- 가능하다면 최대한 손 전체로 바벨을 감싸 수 있도록 한다.

실행

- 발이 바닥에 평평하게 붙어 있는 상태를 유지하면서 최대한 깊이 스쿼트를 한다.
- 팔꿈치와 위팔의 자세를 계속 유지한다(그림 5.12).

키포인트

- 다음의 움직임 기준들이 충족되는지 확인하게 된다.
  - 움직이는 동안 팔꿈치, 위팔 자세에 거의 변화가 없어야 한다(그림

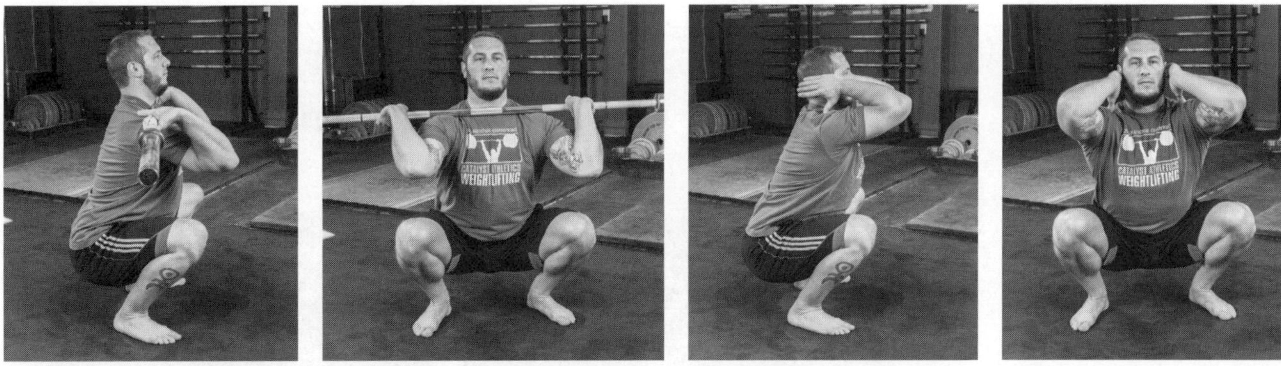

그림 5.12 모든 기준을 충족하는 프론트 스쿼트 자세

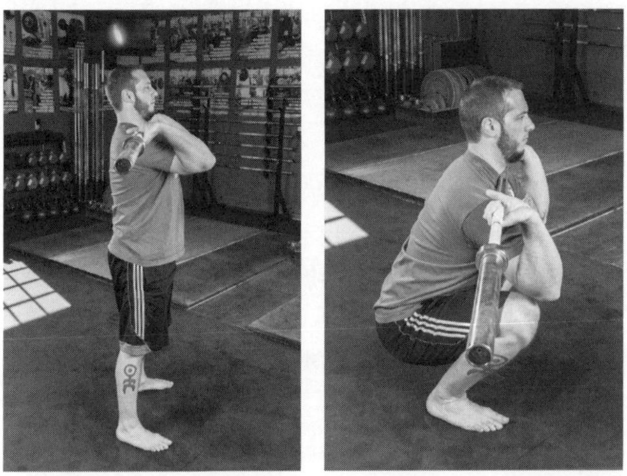

그림 5.13 팔꿈치와 위팔의 위치가 기준에 충족되지 않는 프론트 스쿼트 자세

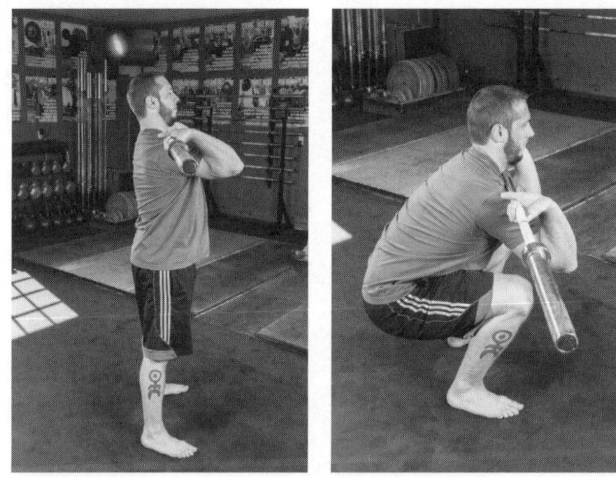

그림 5.14 척추의 자세가 끝까지 유지되지 않는 프론트 스쿼트 자세. 척추가 많이 굴곡되어 올바른 자세에서 벗어나 있는 모습

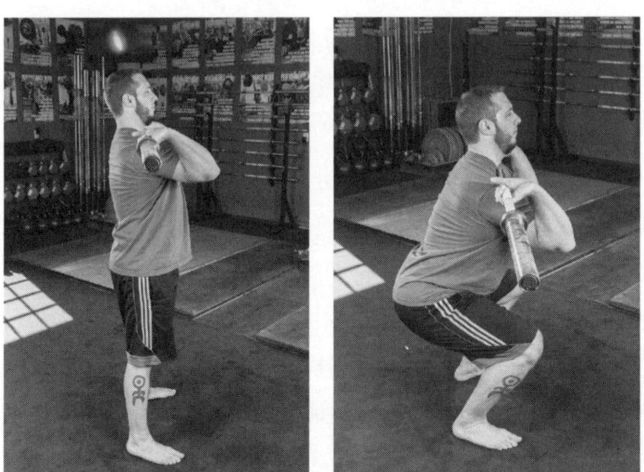

그림 5.15 고관절이 접히는 부위가 무릎이 접히는 부위 아래까지 내려가지 않은 자세

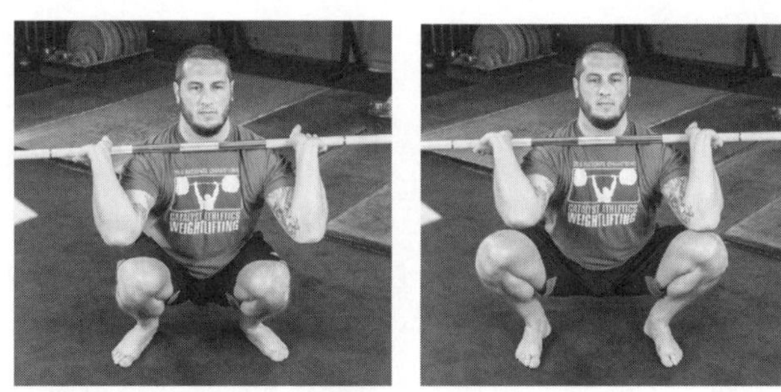

그림 5.16 무릎이 발의 방향을 따라가지 않는 프론트 스쿼트 자세

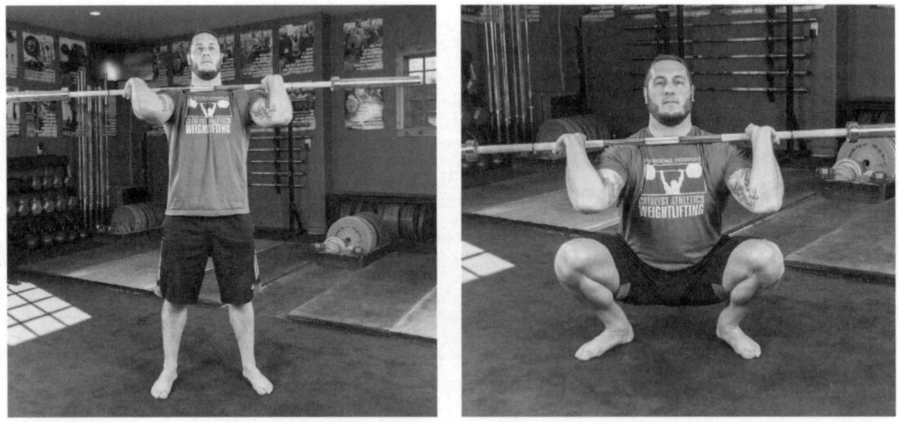

그림 5.17 그림의 프론트 스쿼트는 스쿼트를 하면서 발이 돌면서 끝까지 발의 위치가 똑같이 유지되지 않는다. 발가락 혹은 뒤꿈치가 바닥에서 뜨는 것, 발이 안쪽 혹은 바깥쪽으로 무너지는 것 역시나 검사에 통과하지 못하는 것이다. 여기서는 신중하게 판단해서, 이런 부분을 교정할 수 있는 큐를 주는 것이 필요하다.

5.13).

- 동작 시작부터 끝까지 척추 곡선에 최소한의 움직임만 있어야 한다(그림 5.14).
- 스쿼트 가장 아래 구간에서는 고관절이 접히는 구간이 무릎이 접히는 구간 아래에 있어야 한다(그림 5.15).
- 무릎은 발 중앙 부위를 넘어가게 된다(그림 5.16). 무릎이 지나친 안쪽 혹은 바깥쪽으로 무너지거나 밀리지 않도록 신경 써야 한다.
- 처음부터 끝까지 발의 위치도 바뀌어서는 안 된다(그림 5.17).

■ 프론트 스쿼트를 처음 하거나, 초보자라면, 계속적으로 큐를 주면서 다양한 자세로 시도할 수 있도록 해야 한다.

■ 통증 없이 위 동작이나 자세가 모두 가능한가?

- 그렇다면, 이 자세에 필요한 가동성은 갖춘 상태이기 때문에 점진적으로 무게를 올려가면서 훈련이 가능하다.

■ 앞에서 언급한 동작이나 자세가 하나라도 불가능한 상태인가?

- 그렇다면, 아래에서 설명하게 될 평가 파트로 가자.
- 앞에서 언급한 동작이나 자세가 불가능하다고 해서 절대로 무게를 이용한 프론트 스쿼트 훈련이 불가능하다는 것을 의미하는 것이 아니라는 것을 명심하자. 단지 중량 훈련을 편안하고 지속적으로 하기 위해서 필요한 부분에 대해서 집중하고 노력해야 하는 부분이 있는 것일 뿐이다. 예를 들어서, 대부분의 리프터들은 바벨을 손으로 완전히 감싼 상태를 유지하는 것이 힘들 수도 있다. 하지만 40~50kg 정도 증량하게 되면 이런 부분에 도움이 될 수 있다. 물론 프론트 스쿼트를 할 때 완전 풀그립으로 바벨을 잡는 것은 힘들 수도 있다. 평가를 통해서 이상적인 자세에 대해서 살펴볼 수 있다.

체크해야 할 다른 부분들

- 손목과 발목 검사 진행 여부와 상관없이 여전히 문제가 가동성과 안정성 중에서 어떤 부분 때문에 발생하는지에 대한 정보가 아직도 충분하지 않은 상태라는 점을 기억하자. 우리가 알고 있는 것은 단지 맨발로 프론트 스쿼트가 힘들다는 사실뿐이다.
- 큰 문제없이 맨발로 프론트 스쿼트가 잘 되는지 체크하도록 하자. 이 경우라면 가동범위를 더 늘리기 위해서 스트레칭이나 가동성 훈련에 그렇게 많은 시간을 투자할 필요는 없다. 가동성은 이미 충분한 상태이다.

움직임과 관련된 팁: 스스로 평가를 하는 경우라면, 움직임 패턴이나 자세를 관찰하는 데 전신 거울을 사용하는 것이 도움이 된다. 선수나 코치가 움직임을 평가하고 자세 교정을 하기 위해서 모든 체육관에서는 이동식 거울을 갖출 것을 추천한다. 거울을 이용해서 즉시 자세를 확인하고 동시에 자세 교정을 하게 되면 선수가 그 움직임을 인지하는 데도 많은 도움이 된다. 보고, 느끼고, 연습해봐야 한다. 반복된 연습을 통해서 교정된 자세가 편안해지면 거울은 치워버리자.

스쿼트 평가

앞에서 스쿼트 움직임 패턴을 검사했다. 통증은 없었지만, 맨발로 오버헤드 스쿼트 혹은 프론트 스쿼트가 힘든 경우도 있다. 이런 경우라면 웨이트리프팅 전용 신발만 신는다고 이 문제가 해결될까? 필요하다고 생각되는 스트레칭과 가동성 훈련만 하면 될까? 코어 스트렝스를 키우기 위해서 정면, 측면 플래크나 복부 운동만 하면 될까? 그럴 수도, 그렇지 않을 수도, 둘 다일 수도 있다. 이 부분에 대해서 좀 더 깊이 정확하게 알아보고 어떻게 시작하면 될지 판단해보자. 단지 추측을 하는 것이 아니라, 검사와 평가를 해야 한다는 것을 기억하자.

뒤꿈치를 들어서 오버헤드 혹은 프론트 스쿼트 하기

웨이트리프팅 전용 신발, 작은 플레이트 혹은 다른 평평하고 튼튼한 물체를 사용해서 뒤꿈치를 들어볼 수 있다. 만약 신발을 신는 것이 아니라면, 높이 3~5cm를 넘지는 않도록 하자. 이렇게 오버헤드 스쿼트와 프론트 스쿼트 모두에 똑같이 적용할 수 있다. 뒤꿈치를 들어 올리는 데는 2가지 이유가 있다. 첫 번째, 발목을 더 펴주면서 정강이를 더 앞으로 갈 수 있도록 해준다. 두 번째로, 무게중심을 좀 더 앞으로 옮겨주면서 고관절을 접어 앉는 것을 더 편하게 만들어준다. 균형 잡는 것을 도와주는 것이다.

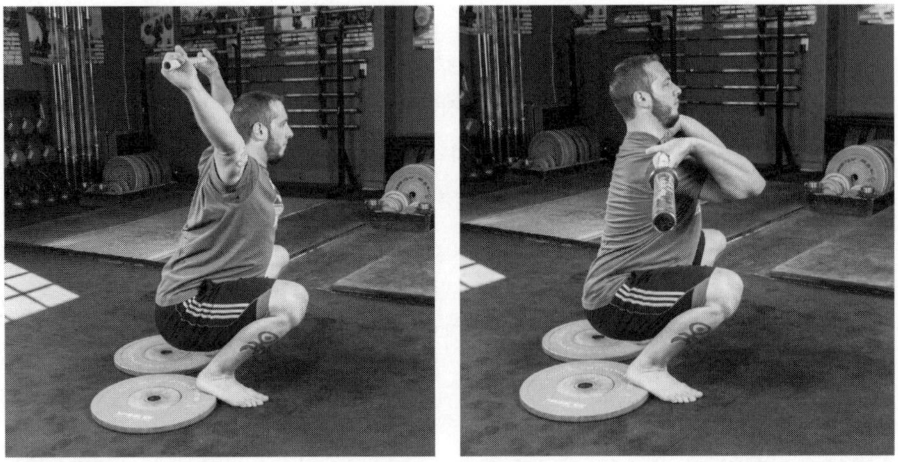

그림 5.18 뒤꿈치를 들게 되면 선수의 스쿼트 움직임에 대한 잠재력을 더욱 잘 알 수 있다.

시작 자세

- 오버헤드 혹은 프론트 스쿼트와 동일한 자세로 시작한다. 단지 뒤꿈치만 들어 올린 상태로 진행한다.

실행

- 앞에서 설명한 대로 오버헤드 스쿼트, 프론트 스쿼트를 진행한다.

키포인트

- 뒤꿈치를 들어 올린 상태로 오버헤드 스쿼트와 프론트 스쿼트를 할 때 앞에서 설명한 기준을 모두 충족하는가?
  - 그렇다면,
    - 검사에서 발목 가동성이 제한된 것으로 나왔다면, 이것이 아마도 원인이기 때문에 가동성 훈련에 초점을 맞춰야 한다.
    - 발목 검사에서 특별한 점이 나오지 않았지만, 뒤꿈치를 들어 올린 상태에서 스쿼트가 더 좋아졌다면, 발목 움직임을 돕는 것이 큰 효과가 있는 것이 아니다. 균형 상태를 향상시킬 필요가 있었던 것이다. 이 균형은 코어와 관련이 있다. 이 경우에는, 필요한 가동성은 확보한 상태이기 때문에, 오버헤드, 프론트 스쿼트 안정화 훈련이 더 도움이 될 것이다. 이 부분은 11장과 13장을 참고한다.
    - 그렇지 않다면, 다음의 내용을 살펴보자.

뒤꿈치를 들어 올린 상태에서 & 그렇지 않은 상태에서 에어 스쿼트

에어 스쿼트는 상체를 곧게 세운 상태나 오버헤드 상태를 유지하기 위해서 등 상부와 견갑골을 신경 써야 할 필요가 줄어들었기 때문에 더 쉽게 할 수 있는 동작이다.

오버헤드 자세에서는 특히나 코어가 더 안정화되어야 한다. 오버헤드 자세나 프론트 랙 자세를 만들 필요가 없기 때문에 선수가 자세를 유지하는 데 좀 더 여유가 있다. 이미 앞에서 테스트를 통해서 확인한 어깨 움직임 제한에 대해서도 신경 쓸 필요가 없다.

시작 자세 1

- 앞쪽 스쿼트 자세와 동일하게 시작한다. 하지만 팔은 갈비뼈 근처 앞쪽 혹은 바깥쪽 앞쪽에 둔다.

실행

- 발바닥이 완전히 붙어 있는 상태를 유지하면서 최대한 깊이 스쿼트를 한다(그림 5.19).

키포인트

- 다음 기준들을 충족시키는지 확인한다.
  - 동작 시작부터 끝까지 척추 곡선에 최소한의 움직임만 있어야 한다.
  - 스쿼트 가장 아래 구간에서는 고관절이 접히는 구간이 무릎이 접히는 구간 아래에 있어야 한다.
  - 무릎은 발 중앙 부위를 넘어간다. 무릎이 지나치게 안쪽 혹은 바깥쪽으로 무너지거나 밀리지 않도록 신경 써야 한다.
  - 처음부터 끝까지 발의 위치도 바뀌어서는 안 된다.
- 앞의 모든 기준을 충족시키는가?
  - 그렇다면, 발목을 포함해서 하체 가동성에는 문제가 없는 것이다. 그럼에도 불구하고 오버헤드 스쿼트나 프론트 스쿼트가 안 되는 이유가 무엇일까? 아마도 올바른 자세(흉곽, 골반 등)나 움직임을 만들어낼 때,

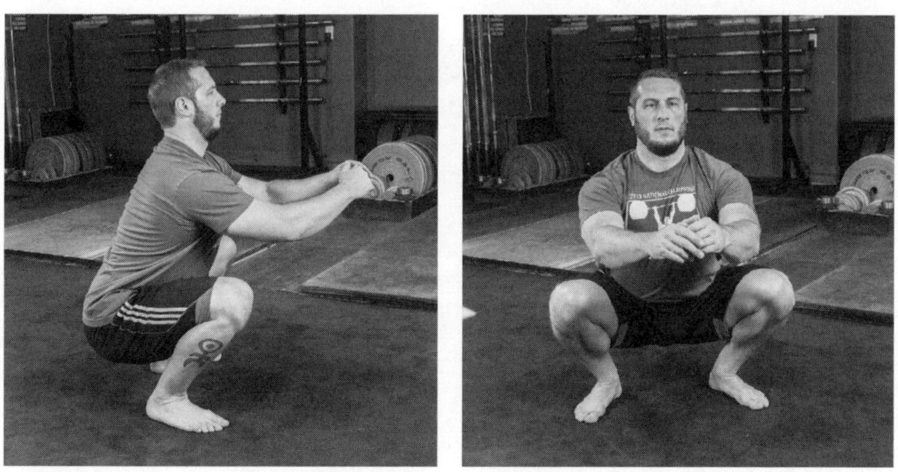

그림 5.19 에어 스쿼트를 하면서 움직임에서의 상체 관련 요인을 신경쓰지 않아도 되기 때문에 좀 더 쉽게 스쿼트 패턴을 살펴볼 수 있다.

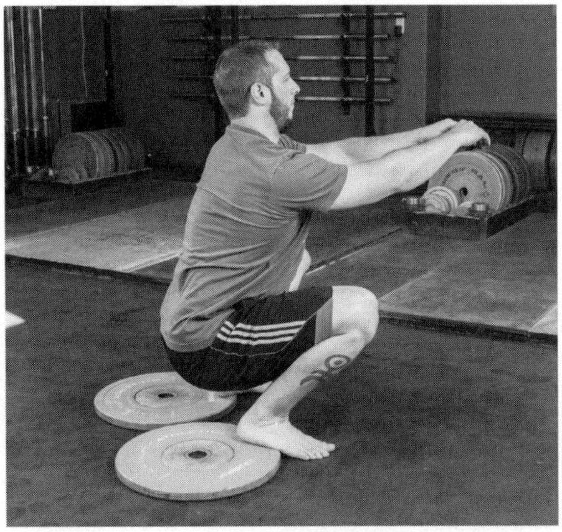

그림 5.20 상체를 배제하고 뒤꿈치를 들어 올려서 동작을 진행하면 풀 스쿼트에 필요한 고관절 능력이 충분한지를 분리시켜서 확인할 수 있다.

어깨나 흉추(앞쪽 상체 검사와 평가를 살펴보자)에서 가동성 제한이 있거나, 운동 조절 능력이 부족해서일 수도 있다.

- 오버헤드와 프론트 스쿼트 안정화 훈련에 필요한 내용은 11장과 13장을 참고하자.
  - 그렇지 않다면, 동작이나 자세를 다시 조정한다.

시작 자세 2

- 시작 자세 1과 동일하지만, 뒤꿈치를 3~5cm 정도 들어 올린다.

실행

- 발이 움직이지 않는 범위 내에서 최대한 깊이 스쿼트를 한다(그림 5.20).

키포인트

- 에어 스쿼트에서의 기준을 동일하게 충족시키는지 확인한다.
- 뒤꿈치를 들어 올린 상태에서 모든 기준을 충족시키는가?
  - 그렇다면, 하체 가동성에는 문제가 없는 것이다. 그러니 리프터에게 잘 맞는 스쿼트 스탠스를 찾는 데 시간을 집중하는 것이 좋으며, 그 자세에서 안정성을 향상시킬 수 있는 훈련을 할 필요가 있다. 여전히 상체 가동성에는 제한이나 운동 조절 능력이 부족할 수도 있다. 그래서 스쿼트와 같이 상하체를 함께 사용하는 동작에서 하체에 영향을 줄 수 있는 것이다.
    - 11장의 스쿼트 자세와 관련된 훈련 내용을 참고하면 좋다.
  - 그렇지 않다면, 발목 가동성보다는 고관절 가동성에 대해서 더 깊이 살펴봐야 한다.

뒤꿈치를 들어 올린 상태에서 & 그렇지 않은 상태에서 중량을 이용한 에어 스쿼트

이제 중량을 들고 하는 테스트를 진행한다. 중량을 들고 하는 스쿼트는 코칭과 평가에 매우 유용한 도구로 사용된다. 앞으로 중량을 들고 스쿼트를 하게 되면 균형 상태가 상당히 좋아지며, 복부 쪽 근육에 반사적으로 수축이 일어나게 된다. 이렇게 중량을 들기만 해도 따로 코칭 없이 몸통과 엉덩이 위치를 반사적으로 조정하면서 더욱 효과적인 스쿼트를 하게 된다.

시작 자세 1

- 에어 스쿼트와 동일하게 시작한다. 하지만 이번에는 가슴에서 15~30cm 떨어져서 가벼운 케틀벨, 덤벨 혹은 플레이트를 들고 한다(편한 장비를 사용하면 된다).

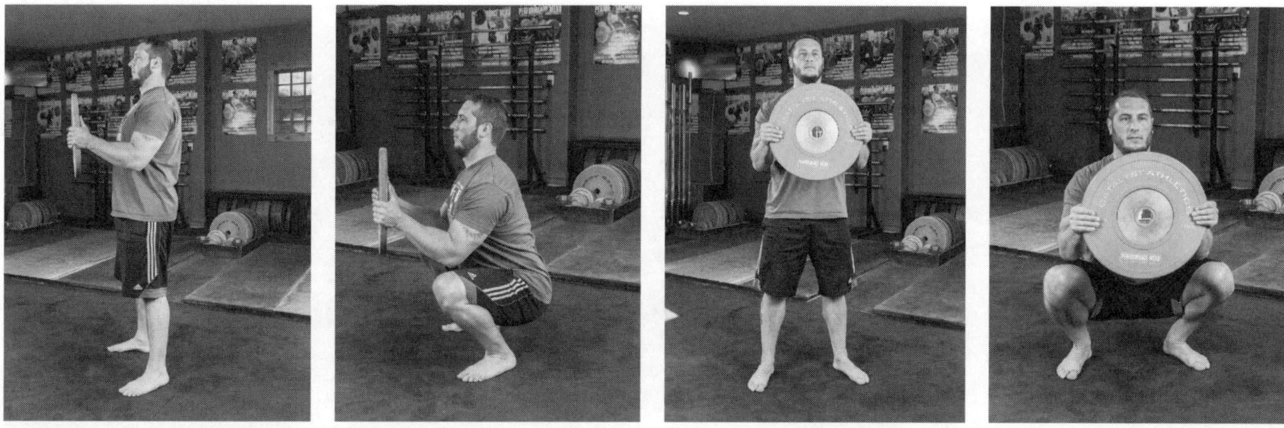

그림 5.21 중량을 들고 진행하는 스쿼트 테스트 1

실행

- 가능한 깊이 스쿼트를 한다. 이번 스쿼트를 할 때 "몸을 곧게 세워서 수직으로 앉으세요"라는 큐가 동작 올바르게 수행하는 데 도움이 될 것이다.
- 발바닥이 평평하게 붙어 있는 상태를 유지하자.
- 동작을 하는 동안 동일한 자세로 중량을 들고 있는다(그림 5.21).

키포인트

- 에어 스쿼트에서 똑같은 기준을 충족시키는지 확인한다.
- 리프터가 모든 기준을 충족시키고 있는가?
  - 그렇다면 그리고 발목 가동성 검사에서도 문제가 없었다면, 하체는 충분한 가동성을 가지고 있는 것이다. 이런 경우라면 몸통과 골반 안정성을 훈련을 하는 것이 선수에게 더 도움이 될 것이라고 판단할 수 있다.
    - 11장에 있는 스쿼트 교정 운동 관련 내용을 참고하자.
  - 그렇지 않지만 발목 가동성 검사에서는 문제가 없었다면, 고관절 가동성 혹은 코어 안정성에 문제가 있을 수도 있다. 뒤꿈치를 들어 올린 상태에서 스쿼트를 한번 진행해보자.

시작 자세 2

- 중량을 들고 진행하는 스쿼트와 동일하게 시작하지만, 뒤꿈치를 3~5cm 정도 들어 올린다.
- 이 자세는 균형을 잡기에 좋다. 이 자세는 풀 스쿼트로 앉을 수 있도록 리프터에게 도움을 준다.

실행

- 가능한 깊이 스쿼트를 한다. 이번 스쿼트를 할 때 "몸을 곧게 세워서 수직으로 앉으세요"라는 큐가 동작 올바르게 수행하는 데 도움이 될 것이다.

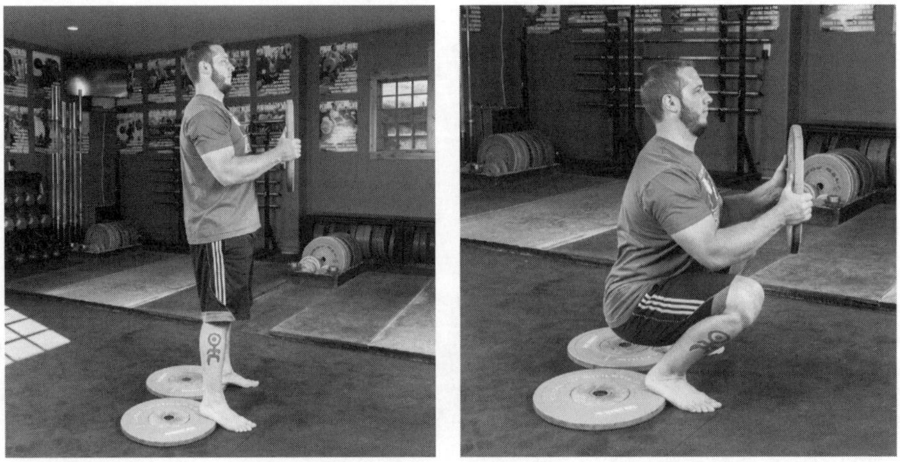

그림 5.22 중량을 들고 진행하는 스쿼트 테스트 2

- 발바닥이 평평하게 붙어 있는 상태를 유지하자.
- 동작을 하는 동안 동일한 자세로 중량을 들고 있는다(그림 5.22).

키포인트

- 리프터가 모든 기준을 충족시키고 있는가?
  - 그렇다면, 그리고 발목 가동성 검사에서도 문제가 없었다면, 하체는 충분한 가동성을 가지고 있는 것이다. 이런 경우라면 몸통과 골반 안정성 훈련을 하는 것이 선수에게 더 도움이 될 것이라고 판단할 수 있다.

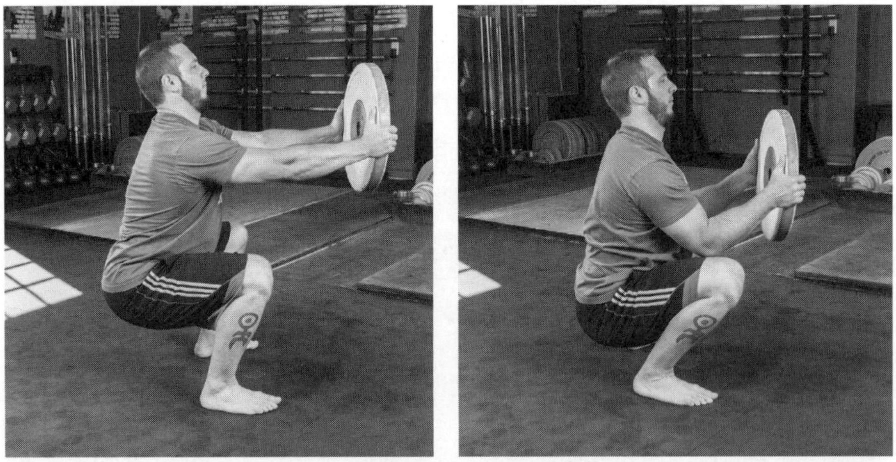

그림 5.23 첫 번째 사진은 정강이와 몸통이 거의 수직에 가까운 상태로 스쿼트를 하고 있는 모습이다. 이 자세는 실제로 웨이트리프터가 하는 스쿼트와는 다르다. 그리고 웨이트리프팅 스쿼트에 필요한 발목, 고관절 가동성 상태를 확인하기도 힘들다. 두 번째 사진에서 고관절, 발목 그리고 무릎을 활용해서 자연스럽게 스쿼트를 하고 있다. 만약 아무런 통증 없이 편안하게 중량을 들고 이렇게 스쿼트를 할 수 있다면, 이론적으로 중량을 들지 않고서도 동일한 자세를 유지하면서 스쿼트를 할 수 있는 가동성을 가지고 있다고 할 수 있다.

- 그러나 선수가 여기서 진행하는 스쿼트 자세가 실제로 스내치와 클린에서도 적용될 수 있어야 한다는 것을 기억한다. 예를 들어서, 중량을 이용해서 스쿼트를 하다 보면 정강이와 몸통이 거의 수직에 가까워질 수도 있다. 하지만 이런 스쿼트 자세는 웨이트리프팅에서는 보기 힘들다. 웨이트리프팅을 실제로 진행할 때는 적절히 균형을 잡기 위해서는 몸통과 정강이가 앞으로 살짝 기울어진다. 수직에 가까운 정강이와 몸통 각도로 스쿼트를 하게 되면 웨이트리프팅에 가장 적합한 자세를 만들기 위한 발목과 고관절의 가동성 상태도 정확한 확인은 힘들다(그림 5.23).
- 11장에 있는 스쿼트 교정 운동 관련 내용을 참고한다.

– 그렇지 않다면 그리고 발목 가동성에도 문제가 없다면, 아래에 있는 '나에게 맞는 스쿼트 스탠스 찾기' 내용을 살펴본다.

나에게 맞는 스쿼트 스탠스 찾기

이번 섹션은 초보자부터 숙련자까지 모든 사람들에게 유익할 것이다. 이전까지 스쿼트와 관련된 모든 테스트를 거쳤음에도 불구하고 여전히 조금씩 중량을 높여가면서 스쿼트 훈련을 할 수 있는 자신에게 맞는 스쿼트 자세를 찾지 못한 사람이라면, 좀 더 깊이 관련 내용을 살펴보면서 자신에게 맞는 스쿼트 패턴을 만들어가는 데 있어서 시작점을 찾을 수 있다. 이미 자신이 편한 스쿼트 자세를 알고 있는 선수라면, 현재 스쿼트 자세를 더욱 강화시키는 데 도움이 될 수 있으며, 이전 스쿼트보다 더 자신에게 맞는 움직임 패턴을 찾을 수도 있다.

우리는 이제 몇 가지 일련의 테스트와 움직임을 경험하게 될 것이며, 이것을 통해서 스쿼트에 적합한 역학적 자세를 어떻게 만들 수 있는지에 대한 통찰력과 이에 따라서 개인에게 가장 잘 맞는 스쿼트 스탠스를 어떻게 결정할 수 있는지를 알게 될 것이다.

누워서 손으로 고관절을 굴곡시킨 상태에서 내 · 외회전

여기서 우리는 전체적인 고관절 가동성을 평가할 것이다. 등을 바닥에 대고 누운 상태에서 손을 이용해서 고관절을 굴곡시킨다. 고관절을 직접 굴곡시키는 것이 아니라 손을 이용하기 때문에 안정성이 크게 요구되지는 않는다. 여기서는 개인의 고관절과 골반의 구조를 확인하기 위한 것이다.

시작 자세

- 등을 바닥에 대고 누워서 고관절과 무릎을 완전히 펴준다. 발목은 살짝 굴곡시켜서 발끝이 천장을 향하도록 한다.

실행

- 입으로 숨을 내쉬면서 앞쪽/아래쪽 갈비뼈를 아래로 내려준다. 그러면 허리가 평평해지면서 바닥에 닿는 느낌을 받을 수 있다. 하지만 약간의 신전 상태는 유지한다. 이 테스트를 진행하면서 복부에 지나치게 힘을 줄 필요는 없다. 단지 고관절 가동성을 제대로 평가하기 위해서 지나치게 허리가 신전되는 것을 방지하려는 것이다. 테스트를 진행하는 동안 등이 바닥에 붙어 있는 자세를 계속 유지한다.
- 무릎 한쪽을 가슴 쪽으로 당기도록 하고, 이때 발은 무릎과 정렬될 수 있도록 한다. 이 자세에서 고관절에 어떤 느낌이 드는지 확인한다. 이 자세가 편안하고 통증이 느껴지지 않는가? 혹은 고관절 쪽에서 찝히는 통증이 느껴지거나, 뻣뻣한 느낌이 드는가?
  - 이제는 무릎을 위쪽으로 그리고 바깥쪽으로 더 돌려보자. 처음 무릎의 위치와는 다르게 하면서 어느 각도가 편안하게 느껴지는지 부드럽고 천천히 무릎을 움직이면서 한번 살펴보자. 고관절에서 찝히는 느낌이나 통증 없이 부드럽게 움직일 수 있는 편안한 각도를 찾았는가? 만약 찾았다면 점점 자신에게 맞는 최적의 스쿼트 스탠스를 찾기 시작한 것이다.
  - 반대쪽 다리로 똑같이 테스트를 진행한다. 그리고 고관절이 가장 편안하고 잘 움직일 수 있는 위치를 한번 찾아본다.
- 이제는 동일한 테스트에서 고관절 회전도 추가해서 확인하자. 고관절을 굴곡시킨 상태에서 내회전과 외회전을 확인하기 위해서는(그림 5.24),
  - 한쪽 다리 발목을 굴곡시켜서 발끝이 천장을 향하도록 해서 일자로 펼 수 있도록 한다. 다른 발은 가슴 쪽으로 당겨서 고관절을 굴곡시킨 상태로 90도 정도를 만든다.
    - 고관절을 외회전시키고, 이후에 내회전시킨다. 내회전, 외회전을 천천히, 부드럽게 번갈아 만들면서 가동범위를 확인한다.
    - 그러고 나서 앞에서 했던 것처럼 무릎을 측면 쪽으로 움직여보면서 고관절 굴곡 정도를 다르게 해본다. 이렇게 고관절 굴곡을 다르게 하면서도 다양한 각도로 내회전, 외회전 상태를 확인한다.
    - 고관절 굴곡과 내 · 외회전을 제대로 테스트하기 위해서 테스트하는 반대쪽 다리를 움직이지 않고 일자로 뻗어 있는 상태로 유지한다.
    - 골반과 허리 쪽도 계속 확인하면서 움직이지 않도록 신경 쓴다.

키포인트

- 선수가 통증이나 찝히는 느낌, 움직임 제한, 그리고 불균형이 없는 90도 이상 고관절을 굴곡시킨 상태에서 내 · 외회전도 편안하게 가능한가?
  - 그렇다면, 고관절 가동성에 문제가 있는 것은 아닐 것이다. 하지만 이전 테스트에서 움직임 제한이 확인된다면 운동 조절 능력에 원인이 있었을 수도 있다.

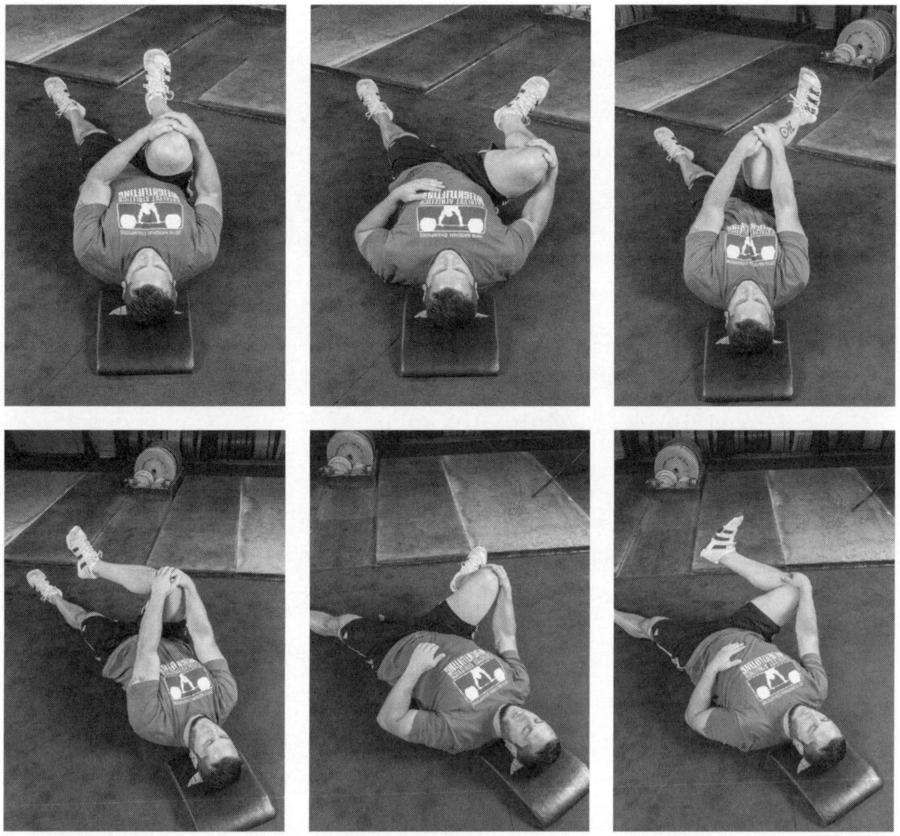

그림 5.24 사진에 나와 있는 시리즈 동작을 하면서, 다양한 가동범위로 움직일 수 있다. 그러면서 개인에게 맞는 스쿼트 스탠스를 찾을 수 있다. 상대적으로 고관절을 굴곡, 외전시킨 상태로 동작을 시작할 수 있다. 그러면서 어느 정도로 발을 벌려야 편안한 스쿼트 자세가 가능한지 알 수 있다. 그다음 다양한 각도로 고관절을 내 · 외전시키보면서 어느 정도로 발끝을 돌려야 하는지도 알 수 있다.

- 불균형, 움직임 제한, 찝히는 느낌이 있는가?
  - 그렇다면, 움직임 제한이 있는 곳의 고관절 가동성을 다시 확보하는 것이 적절한 훈련 전략일 수도 있다. 이 부분은 우리의 교정 운동을 통해서 해결하게 될 것이다.
- 고관절을 굴곡시킨 상태에서 편안하게 내 · 외회전을 할 수 있는 자세가 스쿼트를 할 때의 자신에게 맞는 고관절 자세이다.
  - 대부분의 선수들은 내회전보다는 외회전이 조금 더 가능하다. 이 부분은 다리를 꼬고 앉는 자세가 W자로 앉는 자세보다 더 편안하다는 것을 생각한다면 직관적으로 알 수 있는 부분이다. 사람마다 회전되는 정도는 다를 수 있지만, 일반적으로 외회전은 대략 45~60도 정도, 내회전의 경우는 대략 35도 정도라고 볼 수 있다. 이 정도의 내 · 외회전이라면 스쿼트를 할 때 발끝을 살짝만 바깥쪽으로 돌린 상태(15~30도 정도)에서도 엉덩이가 무릎 밑으로 내려갈 정도로 충분한 고관절 가동성이 있다고 볼 수 있다.

- 무릎을 일자로 그대로 가슴 쪽으로 당기는 것이 굉장히 편안하며, 이 상태에서 다양한 내전 각도에서 내회전을 시키는 것이 부드럽고 편안하다면, 아마 당신은 발끝을 상대적으로 정면을 향하도록 해서 스쿼트를 하는 자세가 더 편한 사람일 것이다.
- 무릎을 일자로 그대로 가슴 쪽으로 당기는 것이 불편하고, 약간 바깥쪽으로 당기는 것이 더 편안하다면, 그리고 내회전보다는 외회전이 더 많이 가능하다면, 당신은 아마도 발끝을 상대적으로 더 바깥쪽으로 향하도록 해서 스쿼트를 하는 것이 더욱 편한 사람일 것이다. 내회전, 외회전 정도에 따라서 문제가 있다고 판단하기보다는 각자가 타고만 해부학적인 요소가 원인일 수도 있다.

토론해봐야 할 부분: 스쿼트에서 고관절 외회전이 정말 그렇게나 중요한 것일까? 당연히 이 질문에 대한 대답은 상황에 따라서 달라질 수도 있다. 스쿼트를 하는 동안에 발이 바닥에 고정되어 있는 상태에서, 무릎과 발을 서로 정렬시키기 위해서 충분한 고관절 외회전이 필요하다. 리프터들마다 여기에는 미세한 차이가 존재할 수 있다. 이 부분을 고려해서, 위쪽에서 언급한 고관절 외회전 테스트로 다시 한 번 돌아가보자. 대부분의 사람들은 아마도 고관절 굴곡을 90도로 유지한 상태에서 외회전이 대략 45도 정도 가능하다. 그런데 당신의 경우 외회전이 대략 30도 혹은 20도로 제한되어 있다고 생각해보자. 그렇다면 스쿼트를 할 때 무릎이 발 바깥쪽으로 20도만큼 더 나는 것일까? 그렇지 않다. 여기서 중요한 부분은 외회전이라는 한 가지 요소만으로 스쿼트 자세를 만들거나, 고관절 외회전 때문에 스쿼트 자세가 무너지는 것이 아니라는 것이다. 발 스탠스와 상관없이, 발과 무릎의 정렬 상태를 유지하기 위해서는 상대적인 고관절 굴곡과 외전을 함께 살펴보고 고려해야 한다. 이 부분에 대해서는 이후에 다시 살펴볼 것이다.

바닥에 누워 벽을 이용한 내회전 테스트

앞에서 말했듯이, 스쿼트를 할 때 고관절 외회전이 얼마나 중요한지 알고 있지만, 고관절의 내회전 역시나 스쿼트를 하면서 올바른 고관절, 무릎, 발목의 움직임을 위해서 중요하다는 것을 알고 있어야 한다. 일반적으로 스쿼트를 할 때 무릎이 안쪽으로 무너지면 안 된다고(외반Valgus) 알고 있는 사람들이라면 내회전이 스쿼트에 중요하다는 사실에 놀랄 수도 있다. 그러나 우리가 스쿼트를 하기 위해서 양다리 사이로 몸통이 내려가면서 편안하게 앉을 수 있게 내회전이 도와주게 된다. 이것은 2장에서 이미 설명한 관절운동 형상학 내용과 관련이 있는 것이다(그림 5.25).

다음은 추가적인 평가 내용들이다. 자신에게 가장 잘 맞는 스쿼트 자세를 찾기 위해서는 반드시 해야 하는 것은 아니지만, 자신의 고관절 내회전 능력치를 쉽게 확인할 수 있는 방법이다. 이 평가를 통해서 자신의 스쿼트 자세를 조정하는 데 도움이 될 수도 있으며, 이미 충분히 고관절 내회전이 가능한 수준인지도 확인할 수 있다.

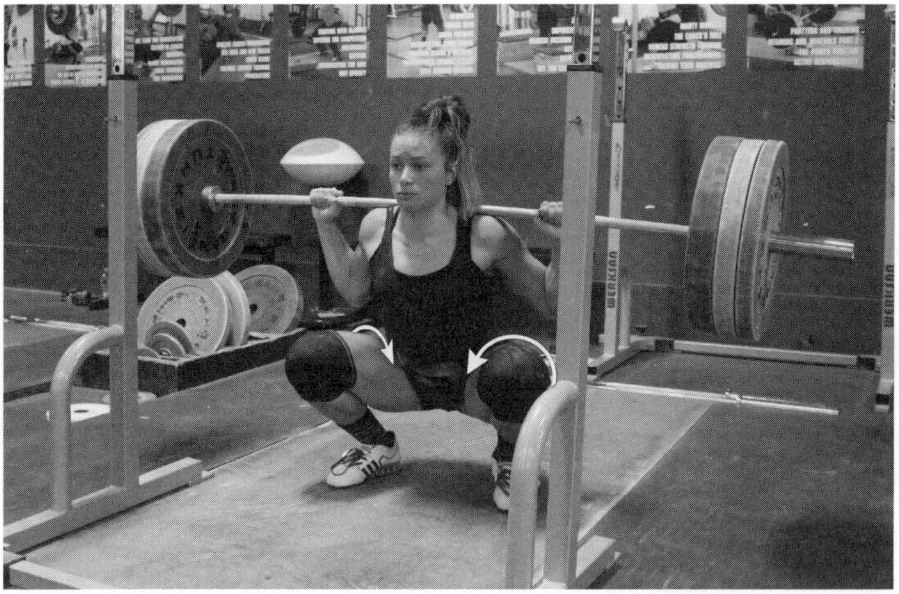

그림 5.25 적절한 고관절 내회전은 양다리 사이로 앉으면서 스쿼트를 하는 것을 편안하게 만든다. 여기서 고관절 내회전은 외반Valgus 때문에 무릎이 무너지는 것과 똑같은 것이 아니다. 스쿼트 가장 아래 구간에서 고관절 내회전을 제대로 하고 있다면, 여전히 무릎과 발은 정렬 상태를 유지할 수 있다.

시작 자세

- 바닥에 누워서 발바닥이 평평하게 벽에 닿도록 한다.
- 발끝은 정면으로 향하도록 해서 양무릎으로 폼롤러를 고정시킨다.
- 엉덩이와 무릎 위치가 평행하고, 무릎이 90도가 되도록 고관절을 굴곡시킨다,
- 팔은 몸 측면 혹은 가슴에 내려놓는다.
- 등, 허리, 꼬리뼈 부분은 힘을 빼고 편안하게 둔다(그림 5.26).

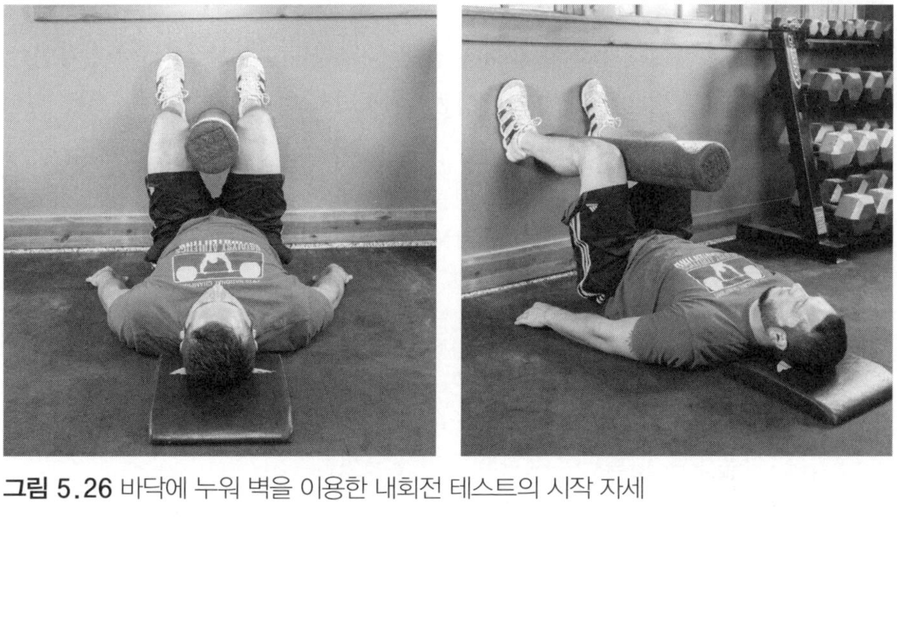

그림 5.26 바닥에 누워 벽을 이용한 내회전 테스트의 시작 자세

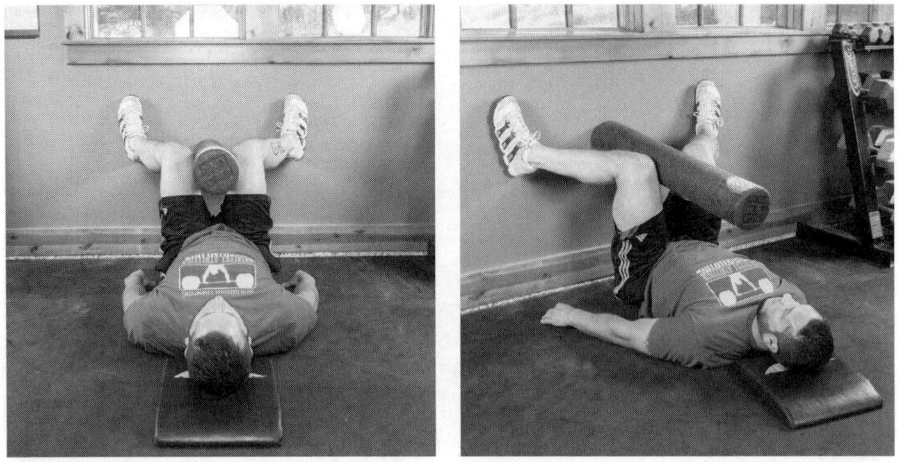

그림 5.27 바닥에 누워서 벽을 이용한 고관절 내회전 테스트의 기본 자세에서, 고관절 굴곡 각도를 바꾸면서 발을 바깥쪽으로 30도로 움직인다.

실행

- 입으로 숨을 내쉬면서 앞쪽/아래쪽 갈비뼈를 아래로 내려준다. 그러면 허리가 평평해지면서 바닥에 닿는 느낌을 받을 수 있다. 하지만 완전히 허리가 평평한 상태를 만들지 않아도 된다. 이 테스트의 목적을 고려했을 때, 척추의 상태를 스쿼트를 할 때의 상태로 최대한 비슷하게 만들 필요가 있다. 그러기 위해서는 허리는 약간 전방 경사가 된 상태로 있으면 된다.
- 양쪽 무릎으로 폼롤러를 세게 누르면서, 발을 대략 30도로 바깥쪽으로 움직여준다. 그러면서 고관절을 내회전시키는 것이다.
  - 양쪽을 비교했을 때 차이점이나 내회전이 제한되는지 확인한다.
  - 다시 양발을 가운데로 옮겨온다. 그리고 엉덩이가 벽 쪽으로 2~5cm 더 가까워질 수 있도록 움직인다.
  - 새로운 자세에서, 위에서 진행한 방식대로 그대로 발을 다시 바깥쪽으로 움직여주면서 양쪽의 차이점이나 내회전이 제한되는 정도를 확인한다.
  - 발을 가운데로 다시 옮겨온 상태에서, 엉덩이를 좀 더 가까이 붙인다. 그리고 발을 바깥쪽으로 이동시켜주면서 다시 내회전 테스트를 진행한다.
  - 고관절이 90도 이상 굴곡된 상태가 될 때까지 혹은 고관절이 가동성이 제한되는 느낌이 드는 각도까지 계속 반복해서 내회전 테스트를 진행한다(그림 5.27).

키포인트

- 엉덩이를 벽 쪽으로 좀 더 가까이 옮겨가면서 테스트를 진행할 때 한쪽 혹은 양쪽 모두 내회전이 제한되는 것을 느꼈는가?
  - 그렇다면, 고관절 가동성의 문제라고 볼 수 있다. 특히나 비슷한 느낌

을 이전의 다른 테스트나 훈련 중에도 느꼈다면 이 역시 가동성의 문제라고 할 수 있다.

- 고관절 가동성 교정에 대한 내용은 스내치, 클린앤저크 장을 참고한다.

■ 분명한 불균형이나 제한을 느끼지는 못했지만, 고관절 굴곡 각도가 90도가 지났을 때만 제한되는 것을 느꼈는가?

- 그렇다면, 아마도 고관절 내회전이 가장 주된 원인이 아닐 것이다.
- 고관절의 해부학적인 구조가 회전 능력을 결정하는 요인이 되기도 한다. W자로 앉는 것이 어렵지는 않지만, 다리를 꼬아서 앉는 것은 불편해하는 사람이 있으며, 반대의 경우도 있다. 이런 부분은 선천적으로 타고난 해부학적인 요인이 크게 작용하는 것이기에, 후천적으로 가동성 훈련을 해서 교정하는 데 한계가 있다. 이 부분은 교정 운동을 하면서 다시 반복하게 될 것이다.

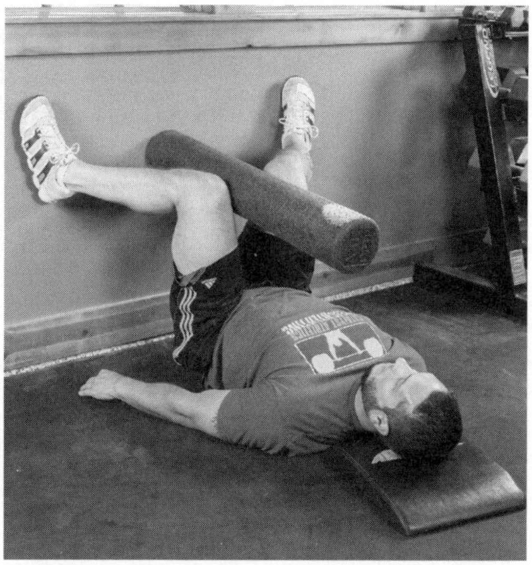

그림 5.28 사진의 선수와 같은 경우라면 내회전을 위한 가동성에 훈련에 그렇게 많은 시간을 투자하지 않아도 될 것이다.

척추 중립 상태의 네발기기 자세

네발기기 자세는 스쿼트 자세와 유사하기 때문에 좋은 테스트 도구이기도 하다. 하지만 스쿼트와 다르게 선수로부터 속 근육의 안정성을 크게 요구하지는 않은 상태에서 바닥을 이용해서 비교적 편한 자세로 진행하는 테스트이기 때문에, 큰 보상 작용이 없는 상태에서 평소에 발견하지 못했던 부분을 찾으면서 평가하기에 좋다.

시작 자세

■ 손이 바로 어깨 밑에 오도록 하고, 무릎은 90도가 되도록 구부려서 네발기기 자세를 만든다. 이때 무릎은 골반보다 바깥쪽에 오도록 한다. 서서 스쿼트를 할 때의 너비와 거의 비슷하다.

■ 발끝과 발목을 구부린 상태에서 발의 너비는 서서 스쿼트를 할 때와 거의 비슷하다.

■ 웨이트리프팅을 할 때처럼 척추는 중립 상태를 만든다. 이 중립 상태를 만들기 위해서 파트너 혹은 코치는 막대기를 이용할 수도 있다.

■ 이 자세는 엉덩이가 무릎보다 살짝 위쪽에 있는 스쿼트 자세와 비슷하다(그림 5.29).

실행

■ 발꿈치를 향해서 엉덩이를 뒤로 움직여서 고관절이 90도 이상 굴곡되도록 만든다. 이때 척추의 자세에 어떠한 변화도 없도록 한다(PVC 파이프를 이용할 수도 있다)(그림 5.29).

■ 이렇게 고관절을 굴곡시키고 다시 시작 자세로 되돌아올 때 고관절이 어

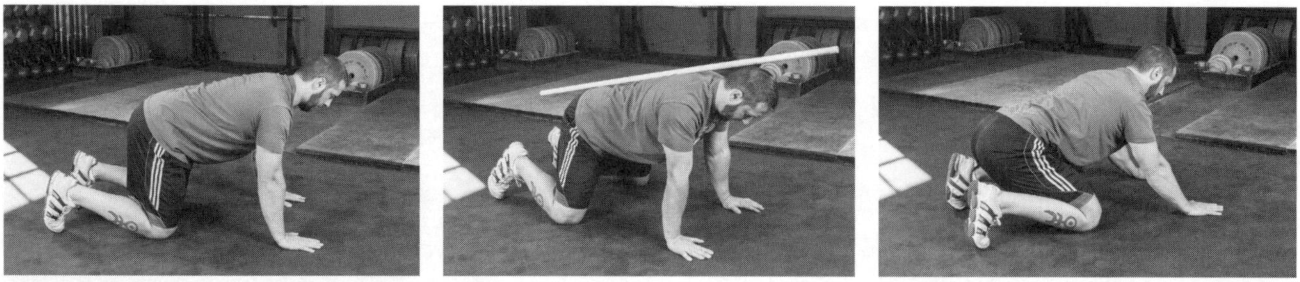

그림 5.29 네발기기 자세에서 척추 중립을 유지한 채 고관절 굴곡 테스트

떤 느낌인지 확인한다.

- 이제, 무릎을 대략 2~3cm 정도 넓히고 발은 조금 더 서로 가까이 위치시킨다. 이렇게 하면 고관절이 상대적으로 외회전을 할 수 있다. 이 상태에서 위에서처럼 고관절을 굴곡시키면서 어떤 느낌이 드는지 확인한다.
- 다시 무릎을 원래 위치대로 옮겨오고 발은 좀 더 넓혀준다. 이렇게 하면 발과 무릎이 거의 평행 상태가 된다. 이 자세에서는 고관절이 상대적으로 내회전을 한다. 이 상태에서 앞에서처럼 고관절을 굴곡시키면서 어떤 느낌인지 확인하고, 다른 자세와는 어떤 차이가 있는지도 느껴본다.
- 좀 더 정확하게 스쿼트 자세에 대한 테스트를 원한다면, 위에서 진행한 테스트를 이번에는 팔꿈치를 접어서 팔뚝을 바닥에 닿게 한 상태에서 진행한다. 이렇게 하면 몸통이 앞으로 좀 더 기울면서 원래 스쿼트 움직임 패턴과 좀 더 가까워진다.
- 무릎과 발의 위치를 계속 다르게 해주면서 척추 중립 상태를 유지한 상태에서 최대한 깊이 앉을 수 있는 자신만의 스쿼트 자세를 찾아본다(그림 5.30).

토론해봐야 할 부분: 당신 혹은 당신의 선수가 혹시나 서서 스쿼트를 할 때와 네발기기 테스트 결과를 비교해봤을 때 서로 다른 움직임 패턴을 보여줄 수도 있다. 일반적으로 초보자는 보상 작용 없이 풀 스쿼트를 한다는 것이 쉽지 않다. 하지만 선수들의 경우에 척추 중립 상태를 유지한 상태에서 고관절을 90도 이상 굴곡시킬 수 있다면, 발목 가동성 검사에서도 큰 문제가 없기 때문에, 스쿼트를 위한 하체 가동성은 충분한 상태이다. 이 경우 적어도 등의 자세가 바뀌지 않고서 고관절을 깊게 굴곡시키면서 뒤로 움직일 수 있다. 만약에 뒤꿈치에 닿을 정도로 고관절을 굴곡시킬 수 있다면, 정말 좋은 스쿼트 자세를 만들 수 있다고 볼 수 있다.

그런데 서 있는 상태에서 스쿼트 자세를 테스트했을 때 앞에서 진행한 테스트와 결과가 다르다면, 도대체 무엇이 문제일까? 네발기기 자세에서 테스트를 했다가 서서 테스트를 진행한다고 해서 갑자기 고관절이나, 발목 관절 구조가 바뀌지는 않았을 것이다. 그렇지 않은가? 실제로 이렇게 차이가 발생하는 것은 그 선수에게 주어지는 외부적인 안정성의 정도와 관련 있다. 당연히 서서 있을 때와 네발기기 자세에서의 관절 가동성 수준은 동일하다. 그러나 네발기기 자세에서와는 다르게 서

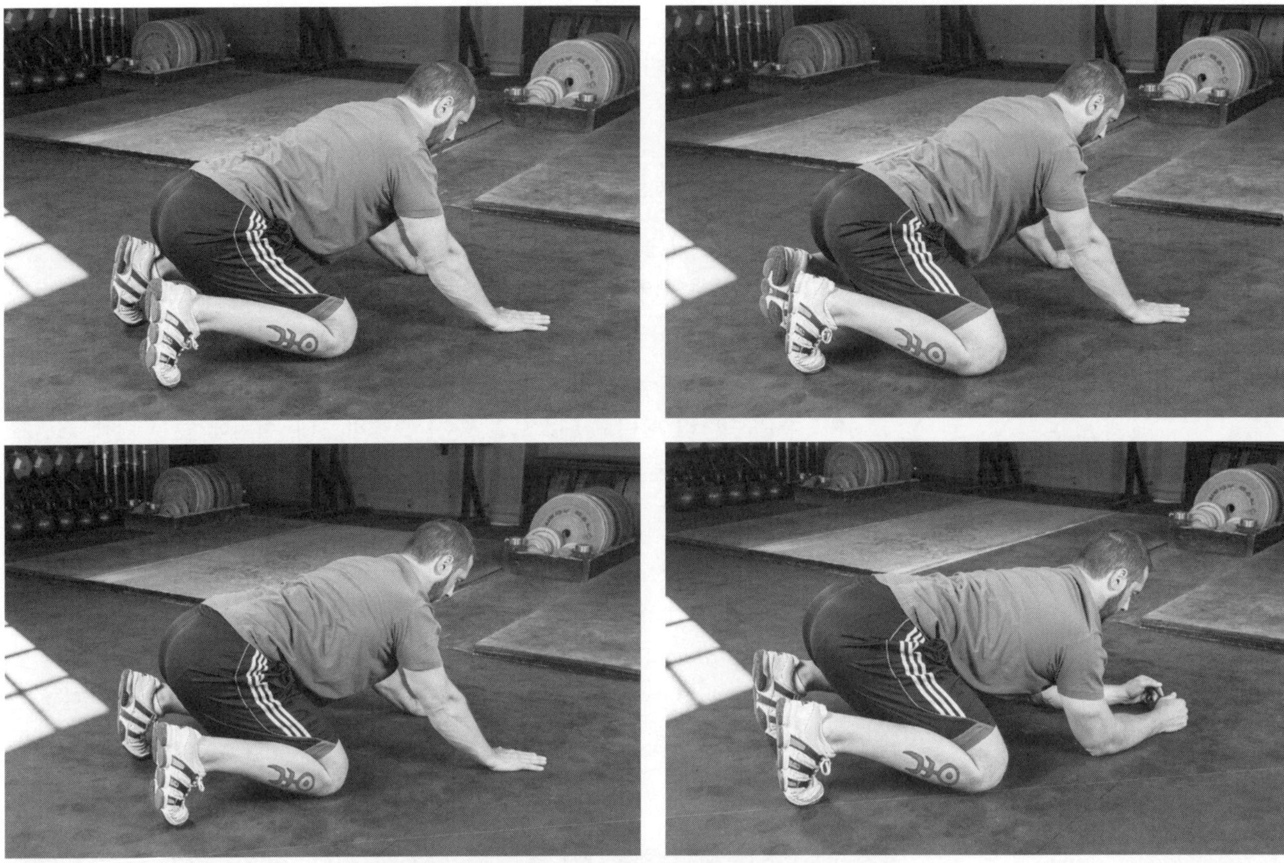

그림 5.30 테스트를 시작할 때 무릎 간의 간격을 발의 간격보다 좀 더 넓게 만든다. 요추에서의 움직임을 최소화한 상태에서 얼마나 고관절 굴곡을 많이 할 수 있는지 확인한다. 무릎을 좀 더 넓히고, 발을 좀 더 좁혀서 고관절 외회전을 더 많이 시킨 상태에서 테스트를 진행한다. 다음은 발을 좀 더 넓히고 무릎을 좀 더 좁혀서 고관절 내회전을 더 많이 시킨 상태에서 테스트를 한다. 마지막으로, 딥 스쿼트에 필요한 고관절 가동성을 좀 더 정확하게 확인하기 위해서 팔꿈치를 바닥에 닿게 한 상태로 위 테스트를 반복한다.

서 스쿼트를 할 때는 자세를 유지할 정도의 안정성/운동 조절 능력을 가지고 있지 않기 때문에 가동성도 충분히 활용하지 못하는 것이다. 네발기기 자세에서는 바닥을 이용한 외부적 안정성이 증가한 상태이기 때문에, 완전히 가동성을 활용할 수 있는 것이다.

다양한 스탠스에서의 중량을 이용한 스쿼트

각 리프터에게 맞는 최적의 스쿼트 스탠스를 찾기 위해서 다시 중량을 이용한 스쿼트를 활용하자. 중량을 이용해서 스쿼트를 하면, 보다 안정적인 상태에서 스탠스와 발의 위치를 다양하게 조정하면서 자신에게 맞는 스쿼트 자세를 찾을 수 있다. 다양한 자세를 시도하면서도, 앞에서 진행한 테스트를 통해서 알게 된 자신의 고관절 구조에 대해서도 잊어서는 안 된다.

실행

- 앞에서 진행한 것처럼, 중량을 가슴에서 15~30cm 정도 떨어져서 든다.

원래 자신의 스쿼트 스탠스로 서거나 자신의 정확한 스쿼트 스탠스를 모른다면, 어깨너비로 다리를 벌리고 발끝은 15~20도 정도 바깥쪽으로 돌린다.

- 중량을 들고 스쿼트를 5회 하는데 수직 방향 아래로 스쿼트를 할 수 있도록 집중한다. 이때 고관절 가동범위와 얼마나 편안하게 스쿼트를 하면서 내려갈 수 있는지 확인한다(그림 5.31).
- 똑같은 다리 너비로 테스트를 다시 진행하는데, 이번에는 발끝이 정면을 향하도록 해서 5번 스쿼트를 한다. 이전 자세와 비교해서 스쿼트를 할 때 얼마나 편안하고 쉽게 스쿼트를 할 수 있는지 확인한다.
- 똑같은 다리 너비로 테스트를 다시 진행하는데, 이번에는 첫 번째 스쿼트보다 바깥쪽으로 발끝을 더 돌려준다. 발끝과 무릎을 제대로 정렬해서 5번 스쿼트를 한다. 앞의 두 가지 자세와 비교해서 느낌이 어떤지 확인한다.
- 동일한 순서로 진행하지만, 처음 테스트보다 다리 너비를 더 좁게 그리고 더 넓게 한다. 각각의 너비에서 발끝 각도를 정면, 바깥쪽 그리고 더 바깥쪽 등 다양하게 해서 스쿼트를 한다.
- 부상이나 통증이 현재 없는 상태라면, 앞에서 설명한 내용들은 백 스쿼트, 프론트 스쿼트 그리고 오버헤드 스쿼트에 그대로 적용해서 자신에게 맞는

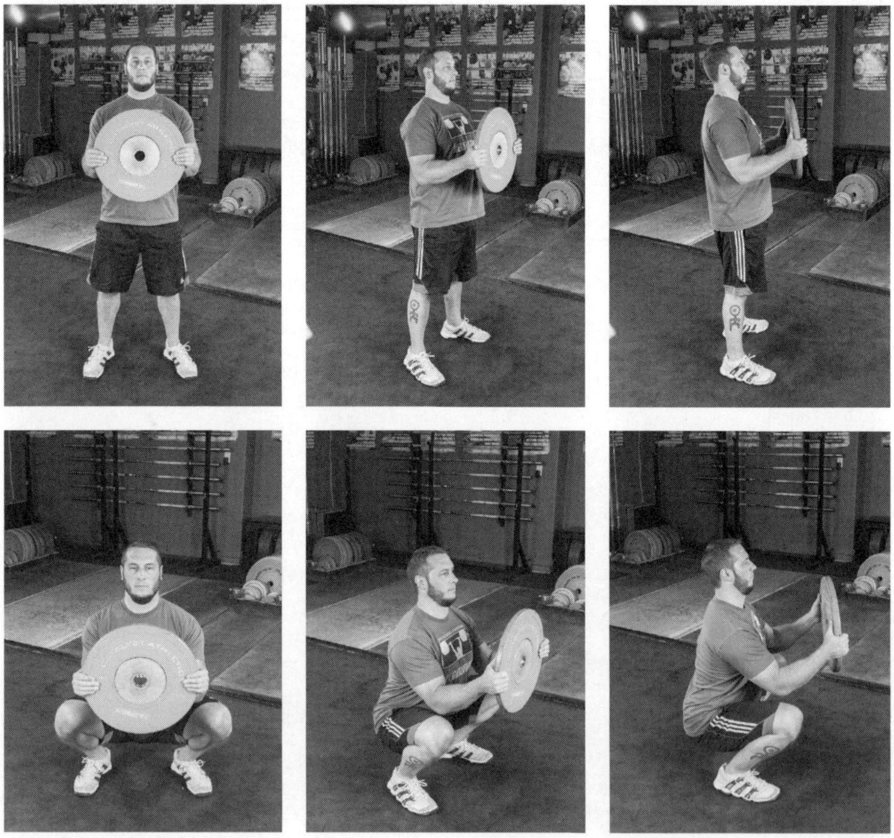

그림 5.31 처음 스쿼트 스탠스는 대략 어깨너비이며, 발끝은 약간만 바깥쪽으로 돌린다. 이것을 처음 시작 자세 기준으로 이후에 다양하게 변경해본다.

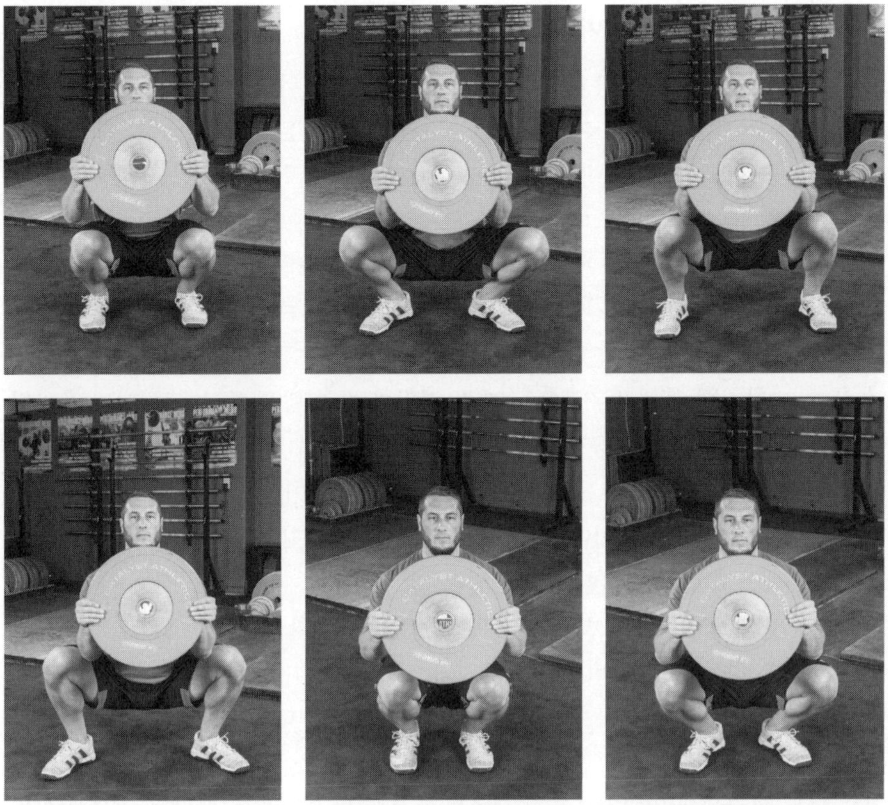

그림 5.32 다리 너비와 발끝 각도를 다양하게 해서 중량을 이용한 스쿼트를 한다. 처음은 발끝을 정면으로, 이후에 조금씩 바깥쪽을 돌려준다. 다음에는 다리 너비를 처음보다 더 넓게 해서 동일하게 발끝 각도를 정면에서 점점 바깥쪽으로 돌리면서 테스트한다. 마지막으로 처음보다 다리 너비를 좀 더 좁게 해서 앞에서처럼 발끝 각도를 다양하게 하면서 테스트를 한다.

최적의 스쿼트 스탠스를 찾는 데 도움이 된다. 앞의 3가지 스쿼트들은 몸통 각도가 서로 조금씩 다르기 때문에 스쿼트 스탠스 역시나 달라지는 것이 일반적이다.

키포인트

- 발을 완전히 바닥에 붙이고 무릎과 정렬을 유지한 상태에서, 척추 중립을 유지하면서 가장 편안하게 스쿼트를 할 수 있는 스탠스를 우리는 찾고 있다. 당연히 스쿼트 깊이는 고려해야 하는 부분이지만, 앞에서 언급한 내용을 포기하면서까지 스쿼트 깊이에 집착할 필요는 없다. 다시 한 번 안정성과 가동성에 대한 내용으로 돌아가자. 가장 깊이 스쿼트를 할 수 있도록 해주는 스탠스와 발끝 각도가 척추 중립을 유지하고 발과 무릎을 적절히 정렬시킬 수 있는 스탠스와 발끝 각도가 아닐 수도 있다. 이 부분은 스쿼트와 관련된 모든 다양한 훈련에서도 고려할 필요가 있다.

스쿼트 검사와 평가에 대한 요약

스쿼트 자세만을 보고 특정 근육이나 관절이 뻣뻣하거나 움직임이 제한되어 있다고 판단할 수는 없다. 겉으로 뻣뻣해 보이는 것이 사실은 안정성이 부족해서 그런 것일 수도 있다. 겉으로 보이는 부분만을 보고 섣불리 추측하지 말고 정확하게 검사와 평가를 해야 한다.

모든 선수들이 좁은 스탠스로 발끝이 정면으로 향해서 스쿼트를 하는 것은 아니다. 우리는 선수들이 가진 각자의 해부학적 상태를 존중해야 하며, 후천적으로 노력해서 바뀔 수 없는 부분들이 있다는 것도 이해하고 있어야 한다. 각자의 타고난 골반, 고관절의 구조가 스쿼트 스탠스 결정에 큰 영향을 준다. 그렇다고 후천적인 노력이 스쿼트 훈련에 긍정적인 영향을 절대로 줄 수 없다는 의미는 아니다. 당연히 훈련을 통해서 스쿼트 움직임이 개선될 수 있다. 이 책에서는 바로 이 부분에 대해서 다루려고 하는 것이다. 하지만 동시에 훈련을 할 때는 선천적으로 타고난 요인에 대해서도 함께 고려할 필요가 있다.

몇몇 사람들의 경우는 발목과 골반에서 비대칭이 확인될 수도 있다. 특히나 스쿼트 동작을 하는 동안에 비대칭이 확인되는 경우가 적지 않다. 테스트를 하는 동안에, 한쪽 고관절이 반대쪽보다 내회전 혹은 외회전이 더 되는 것을 확인했을지도 모르며, 한쪽이 상대적으로 움직임이 더 제한되는 것을 확인했을 수도 있다. 비대칭은 모든 사람에게 일반적으로 발생하는 부분이며, 비대칭이 있다고 해서 웨이트리프팅 퍼포먼스를 직접적으로 제한하는 것은 아니다. 가끔씩 영향을 주는 경우도 있다. 이 책을 통해서 개인이 가진 비대칭의 정확한 원인을 확인하는 것은 불가능하다. 그래서 우리는 다양한 측면으로 교정 운동을 진행할 필요가 있다. 그리고 만약 한쪽이 반대쪽보다 더 큰 문제가 있다는 것을 발견하게 된다면(보통 검사와 평가를 통해서 확인하게 된다), 이 부분에 좀 더 많은 시간을 투자하면 된다. 이렇게 꾸준히, 집중해서 노력하게 되면 어느 정도 시간이 지난 후에 불균형 문제가 대부분 해소가 될 것이다.

앞에서 설명한 스쿼트 스탠스 테스트들은 필요에 따라서 순서를 바꿔서 진행할 수도 있다. 사실, 논리적인 측면에서도 이 순서들을 필요에 따라서 바꾸는 것이 더 좋다. 이 책에서는 대부분의 사람들이 스쿼트를 할 때 고관절에서 느껴지는 것을 바탕으로 필요한 내용을 독자들에게 가르칠 목적으로 순서를 결정했다. 다른 변수들을 많이 배제시킬 수 있기 때문에, 바닥에 등을 대고 누워서 진행하는 것이 테스트를 하고 설명을 하는 데도 훨씬 더 수월하다. 매번 동일한 순서대로 진행하지 않아도 상관없다. 마지막으로 요약해보자면, 아래의 테스트 순서를 참고하면 된다.

검사

- 발목 굴곡
- 오버헤드 스쿼트
- 프론트 스쿼트

평가

- 뒤꿈치를 들어 올린 상태에서 오버헤드 & 프론트 스쿼트
- 뒤꿈치를 들어 올린 상태 & 그렇지 않은 상태에서의 에어 스쿼트
- 뒤꿈치를 들어 올린 상태 & 그렇지 않은 상태에서의 중량을 이용한 스쿼트

스쿼트 스탠스 시리즈

- 누워서 손으로 고관절을 굴곡시킨 상태에서 내 · 외회전
- 누워서 벽을 이용한 고관절 내회전
- 척추 중립 상태에서의 네발기기 자세
- 다양한 스탠스의 중량을 이용한 스쿼트

아래의 순서가 시간 효율성 측면에서 좀 더 유리하다. 리프터에 따라서 몇몇 스쿼트 스탠스 시리즈를 생략할 수도 있다.

검사

- 발목 굴곡
- 오버헤드 스쿼트
- 프론트 스쿼트

평가

- 뒤꿈치를 들어 올린 상태에서 오버헤드 & 프론트 스쿼트
- 뒤꿈치를 들어 올린 상태 & 그렇지 않은 상태에서의 에어 스쿼트
- 뒤꿈치를 들어 올린 상태 & 그렇지 않은 상태에서의 중량을 이용한 스쿼트

스쿼트 스탠스 시리즈

- 다양한 스탠스의 중량을 이용한 스쿼트
- 척추 중립 상태에서의 네발기기 자세
- 누워서 벽을 이용한 고관절 내회전
- 누워서 손으로 고관절을 굴곡시킨 상태에서 내 · 외회전

스쿼트: 검사 & 평가 사례

리프터를 테스트하면서 접하게 되는 다양한 사례를 여기서 다룬다. 사례에 따라 가동성-안정성 측면에서 원인이 서로 다를 수 있으며, 그 원인에 따라 서로 다른 교

정 전략이 사용된다.

사례 1

발견된 내용들

- 검사
  - 발목: 정상
  - 오버헤드 스쿼트: 풀 스쿼트가 불가능
- 평가
  - 뒤꿈치를 들어 올린 상태에서 오버헤드 스쿼트: 모든 스쿼트 기준 충족

진행한 교정 운동

- 풀 스쿼트를 위한 적절한 몸통과 골반 자세를 리프터에게 가르치는 데 집중해서 서 있는 상태에서 안정성과 움직임에 관련된 교정 운동을 진행했다.

사례 2

발견된 내용들

- 검사
  - 발목: 정상
  - 평평한 바닥에서 오버헤드 스쿼트: 바벨이 앞으로 기울며, 스쿼트 깊이가 충분하지 않다.
  - 평평한 바닥에서 프론트 스쿼트: 팔꿈치가 떨어지고, 스쿼트 깊이가 충분하지 않다.
- 평가
  - 뒤꿈치를 들어 올린 상태에서 오버헤드 그리고 프론트 스쿼트: 동일한 내용들이 발견
  - 오른쪽 고관절에서 내회전 제한
  - 평평한 바닥에서 에어 스쿼트: 풀 스쿼트는 가능하나, 등 상부가 둥글게 굴곡
  - 중량을 이용한 스쿼트: 모든 스쿼트 기준 충족

진행한 교정 운동

- 흉곽 위치, 흉추와 오버헤드 자세의 가동성-안정성 훈련
- 개선된 오버헤드 가동성을 중량을 이용한 스쿼트 동작에 적용한다. 처음에는 뒤꿈치를 들어 올린 상태에서 진행하고 이후에 뒤꿈치를 내린 상태에서 평평한 바닥에서 스쿼트를 한다.

사례 3

발견된 내용들

- 검사
  - 왼쪽 발목: 벽에서 대략 5cm 떨어져 있다. 오른쪽 발목: 벽에서 대략 6~7cm 떨어져 있다.
  - 평평한 바닥에서 오버헤드 그리고 프론트 스쿼트: 스쿼트를 하면서 내려갈 때 발끝이 바깥쪽으로 돌아가고, 스쿼트 깊이가 잘 나오지 않는다. 그리고 스쿼트 가장 아래 구간에서 요추가 굴곡된다.
- 평가
  - 뒤꿈치를 들어 올린 상태에서 오버헤드 그리고 프론트 스쿼트: 모든 스쿼트 기준 충족

진행한 교정 운동

- 발바닥이 안정적으로 바닥에 닿아 있는 상태를 유지하면서, 발목 가동성 훈련을 진행했다. 이후에 이렇게 훈련을 통해서 개선된 발목 가동성을 활용해서 맨발로 중량을 이용한 다양한 스쿼트 동작을 진행했다.

검사 & 평가 요약

앞에서 언급했듯이, 이번 섹션에서 다뤄진 테스트들은 올바른 방향으로 훈련할 수 있도록 도와줄 수 있는 도구이며 추천 방법들이다. 이런 움직임들에 대해서 익숙해지기 위해서 코치와 선수 모두 경험해보는 것이 도움이 될 것이다. 그리고 당신이나 당신의 선수가 웨이트리프팅 움직임 능력의 기초를 탄탄히 하는 데도 도움이 될 것이다. 선수의 상황에 따라서 새로운 조합의 테스트를 진행할 수도 있으며, 좋은 방법이기도 하다. 그렇지만, 훈련 사이클을 진행하면서, 상태가 유지되고 개선되고 있는지 확인하기 위해서 자주 테스트를 반복해서 진행하는 것을 추천하는 바이다.

테스트에서, 우리는 선수들의 능력을 확인할 수 있는 움직임을 사용한다. 일반적인 테스트로 시작해서 점점 테스트를 구체화하게 된다. 만약 리프터가 특정 움직임을 수행할 때, 뻣뻣하게 느껴지는 관절이 있다면, 몸 전체에 대해서 스트레칭을 하고 가동성 운동을 하기보다는, 그 부위에 집중한 가동성 운동을 할 필요가 있을 것이다. 이렇게 필요한 부위에 집중해서 가동성 운동을 하지 않고 몸 전체를 하게 되면 준비 운동이 45분씩 걸리게 되는 것이다.

코치의 경우 선수를 검사하고, 평가를 할 때 처음에는 큐를 최소화하는 것이 좋다. 이 방법을 통해서 선수의 일반적인 움직임 패턴을 빠르게 확인할 수 있을 것이다. 그러고 나서 테스트가 끝나기도 전에 머릿속에서 어떤 교정 운동을 진행해야 할지 생각해낼 것이다. 그리고 이 교정 운동을 바탕으로 한 코칭을 통해서 원하는 움직임으로 개선시킬 수 있는 것이다.

당연히 이렇게 몸 전체에 대해서 가동성 운동과 스트레칭만 진행하는 것이 절대로 나쁘다는 것은 아니다. 그러나 만약 가동성 운동과 스트레칭을 꾸준히 해왔음에도 불구하고, 원하는 웨이트리프팅 동작이 여전히 쉽지 않거나, 자세가 개선되지 않는다면, 정말 필요한 부분에 대해서 충분히 관심을 가지지 않고 있는 것일 수도 있다. 앞에서 설명한 테스트들을 진행하면서 당신이 확인할 수 있듯이, 어떤 자세라도 안정성이 충분하지 않는다면, 가동성은 큰 의미가 없다.

PVC 파이프나, 막대기를 이용해서 자세 정렬을 하게 되면, 가동성 운동이나 스트레칭을 해주지 않았음에도 가동성 수준이 달라질 수 있음을 우리는 앞에서 확인했다. 골반의 자세가 고관절 가동성에 영향을 주며, 흉곽의 자세가 어깨 가동성에 영향을 준다. 앞에서 진행한 테스트들 중에서 힘든 테스트가 있었다면 다시 그 테스트를 진행해보자. 그리고 이번에는 호흡을 통한 안정성에 집중해서 다시 테스트를 진행했을 때, 어떤 변화가 있는지 확인해보자.

마지막으로, 이번 섹션에서 배운 내용을 바탕으로 무엇을, 어떻게 해야 할까? 테스트를 통해서 관찰하고 발견한 내용을 명심하고, 필요한 훈련을 순서대로 진행해보자. 준비 운동과 교정 운동의 대부분의 시간들은 자신에게 필요한 부분에 집중해야 한다. 어떠한 교정 운동이라도 실제 바벨 훈련에 연결될 수 있어야 하며, 움직임 가변성 최적화와 운동 기술 습득(MSA Movement Skill Acquisition) 사용을 위한 도구로 활용되어야 한다.

여기에 당신이 쉽게 활용할 수 있는 평가 테스트 목록이 있다. 어떠한 움직임 제한이 확인된다면 그에 맞게 적절한 평가 도구로 활용할 수 있다.

검사

- 앞으로 구부리기
- 뒤로 구부리기
- 힙 힌지
- 스내치 그립으로 진행하는 수직 로우 동작
- 애플리 스크래치
- 오버헤드 스쿼트
- 프론트 스쿼트
- 벽에 기대어 선 상태에서의(혹은 무릎 꿇은 상태) 어깨 굴곡 테스트
- 발목 굴곡
- 손목 신전
- 능동적 하지 직거상(ASLR)
- 토마스 테스트

■ PART III

웨이트리프팅 움직임 기초 다지기

이번 섹션에서는 당신이 기다려왔던 내용들을 다룬다. 다음 장들을 순서대로 차근차근 배우면서, 우리가 계속 반복했던 운동 조절 능력과 운동 기술 습득이라는 과정에 대해서 명심하도록 하자. 움직임이라는 것은 스포츠 성격의 스내치와 클린앤저크와 같이 지속적이고 집중적인 훈련이 필요한 기술의 영역이라고 볼 수 있다. 여기에는 다음과 같은 학습 단계 이론이 존재한다.

1. 인식하지 못하는 무능력 단계Unconscious Incompetence
2. 인식하는 무능력 단계conscious Incompetence
3. 인식하는 능력 단계conscious competence
4. 인식하지 못하는 능력 단계Unconscious competence

기본적으로 우리는 우리가 하고 있는 동작에 대해서 알지도 못한 상태로 기술을 익히다가, 이 기술에 대해서 생각할 필요성도 못 느낄 정도의 수준으로 퍼포먼스를 하게 될 것이다. 자동적으로 동작이 이뤄지는 것이다. 앞으로 배우게 될 장들에서, 위에서 언급한 학습 단계를 계속 왔다 갔다 하게 될 것이며, 이것은 지극히 정상적인 것이다. 우리는 처음에 좀 더 일반적인 움직임 기술에 집중하고 인지하면서 연습을 하게 될 것이다. 그리고 이후에 결국에는 새롭게 습득한 기술들을 우리가 원하는 스포츠에 통합하는 과정을 거칠 것이다. 이 과정은 전문성을 훈련하는 법칙을 따르는 것이다. 이 과정에서 일반적인 움직임에 대한 완전한 기초를 다질 수 있으며, 이후에 천천히 웨이트리프팅에 특화된 움직임 기술을 습득할 수 있게 되는 것이다.

목표

1. 지면에서 올바른 자세와 관련된 훈련을 통해서 일반적인 움직임에 대비할 뿐만 아니라, 바벨을 사용하기 전 웨이트리프팅과 직접적으로 관련된 최적의 자세를 리프터에게 가르쳐줄 수 있는 방법을 배운다.
2. 스내치와 클린앤저크와 관련된 움직임을 개선시킬 수 있는 최적의 가동성과 안정성 간의 균형 상태를 위한 적절한 전략을 제공한다.
3. 개선된 가동성과 운동 조절 능력을 바벨 리프팅 동작 혹은 관련된 동작에 통합시킬 수 있는지를 배운다.
4. 매일 매일의 훈련 혹은 시합 동안 혹은 그 전에 선수가 사용할 수 있는 실용적이고 시간 측면에서 효율적인 준비 운동과 움직임에 대한 내용을 제공한다.

■ CHAPTER 6

프로그래밍에서 고려할 내용들

이번 장에서는 웨이트리프터를 위한 훈련 준비와 교정 운동 전략을 진행하는 방법에 대해서 이야기한다. 앞으로 다루게 될 가이드라인을 활용함으로써, 리프터 혹은 코치들은 앞에서 진행한 검사와 평가를 통해서 얻은 내용을 기반으로 한 선수 개개인이 필요로 하는 부분을 충족시켜줄 수 있는 전략을 생각해낼 수 있을 것이다. 우리의 목표는 움직임에서 가장 시간 효율적인 방법으로 두드러지는 긍정적인 변화를 만들어내는 것이다. 그리고 이런 긍정적인 변화들을 바벨 리프팅 동작에 통합시키게 된다.

어떻게, 왜, 그리고 무엇을, 이라는 내용을 기반으로 교정 운동 프로그램에 대한 전반적인 큰 그림을 그리는 것부터 시작한다.

목표

1. 제안된 교정 운동 전략에 대한 이론과 방법에 대해서 토론한다.
2. 스내치와 클린앤저크를 위한 실용적이고, 시간 효율적인 훈련 준비와 교정 운동 프로그램 틀을 만든다.
3. 제안된 훈련 틀 내에서 웨이트리프팅과 관련된 가동성, 안정성 문제를 해결할 수 있는 적절한 전략을 제공한다.

훈련 준비 & 교정 운동 프로그램에 대한 가이드라인

1. 구조가 아닌 질적으로 눈에 띄는 변화를 만드는 데 집중하기

가동성 훈련, 스트레칭, 활성화 훈련, 코어 운동 등은 움직임의 방식에 대해서 단기적인 효과만을 가져다준다. 이런 것들을 통해서 몸이 편안해지거나, 안정적인 상태가 되는 것을 느껴본 적이 있을 것이다. 이런 것은 아주 좋은 것이다. 우린 이런 부분들을 계속해서 활용할 것이다. 그러나 이런 단기적으로 빠르게 효과를 얻을 수 있는 것들은 신경학적인 부분에 기초한 것이며, 효과가 오랫동안 지속되는 경우가 많지 않다. 이런 것들은 좀 더 오랫동안 효과가 지속될 수 있는 더 강력한 요소들과 통합해서 함께 사용되어야 한다. 그렇지 않으면 운동 기술 습득(MSA)에 큰 영향을 주지 못할 수도 있다. 이 부분은 좀 더 깊이 다뤄볼 중요한 내용이다.

가동성을 위해서 할 수 있는 것들: 자가 근막이완

"지식의 가장 큰 적은 무지가 아니라, 허황된 지식이다." - 스티븐 호킹

자가: 누군가의 도움 없이 스스로 하는 것이다. 일반적으로 폼롤러 혹은 라크로스 볼과 같은 다양한 도구를 사용한다.

근막: 결합조직의 일부이며, 몸 전체를 감싸고 있는 힘 전달 역할을 하기도 한다(우리가 생각하는 근막에 대한 내용이다).

이완: 이 부분에 대해서는 이후에 이야기를 나눌 것이다.

자가 근막이완(SMR(Self-Myofascial Release)은 요즘 사람들이 많이 사용하고 있는 방법이며, 실제로 도움이 많이 된다. 특정 부위에 뻣뻣함이 느껴지거나 가동범위가 제한된다고 생각되는 부분에 활용하면 정말 효과가 있다. 그래서 이후에 이 책에서 직접 해볼 것이다.

폼롤링에 관해서 가장 적절하고 효과적으로 훈련하기 위해서 특정 기술 훈련이나 교정 운동이 어떤 효과가 있는지 알고 있는 것은 아주 중요하다(실제로 큰 효과가 없다는 결과도 있다). 자가 근막이완을 할 때 폼롤러의 사용은 일반적인 방법이며, 관련 내용에 대한 연구가 많이 이뤄졌다. 다음 내용이 이 연구와 관련된 것들이다.

- 폼롤링을 30~60초 정도 해주면 관절 가동범위를 일시적으로 향상시킬 수 있으며, 그 효과는 1~10분 정도 지속된다. 그러나 이 효과가 정적인 스트레칭과 크게 다르지 않을 수도 있다.
- 폼롤링을 해도 스트렝스와 파워에 변화가 생기지는 않는다. 반대로 정적인 스트레칭은 스트렝스와 파워를 일시적으로 감소시킬 수도 있다.
- 폼롤링은 아무것도 하지 않을 때와 비교했을 때, 산화질소를 증가시키면서 (혈관이 팽창된다) 동맥 기능을 향상시킨다는 연구 결과가 있다.
- 힘든 훈련 직후 혹은 24시간, 48시간이 지난 후에 폼롤링을 하게 되면 근육통을 감소시켜줄 수 있다. 유사하게, 힘든 훈련으로 인해서 발생한 급성 근육통은 아무것도 하지 않을 때와 비교했을 때, 폼롤링을 하면 30분 동안 감소했다는 결과가 있다.

앞의 내용을 요약해보자면 다음과 같다.

- 자가 근막이완은 단기적으로 가동성을 향상시킬 수 있다.
- 자가 근막이완의 효과가 어느 정도 지속되어야 하는지에 대한 이상적인 기준에 대해서는 모른다. 효과가 30초 동안만 지속되는 것이 60초 동안 지속되는 것만큼 유익할 수도 있다.
- 짧게 자가 근막이완을 한다고 해서 파워를 감소시키지는 않을 것이다.

- 훈련 후에 자가 근막이완을 하면 근육통과 근육의 예민함을 이틀까지 감소시킬 수도 있다.
- 자가 근막이완은 그 부위의 혈액 순환을 일시적으로 개선시킬 수 있다.

가동성을 향상시키거나, 통증을 줄여주는 데 효과가 없다는 것과 관련된 내용

- 연구에서는 우리가 타깃으로 하는 깊이 있는 근막조직에 폼롤링을 통해서 원하는 효과를 얻을 정도의 외부에서 가하는 힘은 우리가 견뎌낼 수 없는 수준이라고 말하고 있다. 이 내용에 따른다면, 폼롤링을 통해서 우리 조직에 가해지는 힘은 충분히 크지 않고, 효과를 원하는 부위에 실제로 구조적인 변화를 가져다줄 정도로 가해지지 않는다는 것을 말해주고 있다.
- 다시 말해서, 검토한 연구 결과에 따르면 폼롤러, 라크로스볼, 밴드(일반적으로 가동성 훈련에 사용되는 도구들) 등이 실제로 근막 조직에 필요한 수준의 충분한 힘을 가해주거나, 유착된 부분을 해결해줄 수 있을지가 확실하지 않다. 이는 한편으로 다행히도 우리 몸 깊숙이 있는 조직이 쉽게 손상될 수 없다는 것을 의미하기도 한다.

가동성을 향상시키거나, 통증을 줄여주는 데 효과가 있다는 것과 관련된 내용

- **이론 1.** 외부에서 압력을 가하면서 조직 내의 수분이 상태를 원활하게 해주면, 수분을 재공급되도록 해주기도 한다.
- **이론 2.** 감각 수용기를 자극함으로써, 뇌에 신호를 보내준다. 이 신호는 다시 원하는 근육에 신호를 보내면서 수축된 상태를 이완시킨다.
- **이론 3.** 중추신경계로부터의 통증 신호를 억제하면서, 그 이후에 스트레칭 그리고 압력을 더 잘 견뎌낼 수 있다. 그리고 통증에 대한 인지가 감소한다.

이제 당신은 이 방법이 실제로 효과가 있다면, 어떤 이유로 효과가 있는지를 아는 것이 왜 중요한지에 대해서 궁금해할 것이다. 이 부분은 이런 기술을 실행하는 방법의 측면에서 중요하다.

- **강도**Intensity: 당신은 당신의 조직을 손상시키려는 것이 아니기 때문에, 통증을 유발하거나, 강도 높은 압력을 가해줄 필요는 없다. 사실 앞에서 말한 대로 하면, 오히려 우리가 폼롤러 등을 통해서 감각계를 억제하려는 목적에서 벗어나게 되는 것이다. 눈이 튀어나올 정도의 통증이 느껴질 강도로 진행하면 이 부분에 대해서 방어하려는 기질이 생기면서 오히려 더 뻣뻣해질 수도 있다.
- **지속 기간**Duration: 자가 근막이완을 통한 가동성 증가는 일시적인 경우가 많기 때문에, 이를 통해서 개선된 가동성을 필요한 움직임에 통합시키기

위해서는, 가동성 운동과 실제 움직임 사이에 시간 간격을 최대한 줄이는 것이 중요하다. 최소 투자로 최대 효과를 누릴 수 있어야 한다. 만약 허리쪽 기립근이 뻐근하게 느껴져서, 그 부위에 폼롤러를 20초간 했는데 더 이상 뻐근한 느낌을 받지 못했다면, 폼폴러가 실제로 효과가 있는 것이다. 복잡하게 생각할 필요가 없다. 효과가 있었다고 해서 동일한 부위에 5분 더 폼롤러를 한다고 해서 몇 배 더 큰 효과를 경험할 수 있는 것은 아니다. 이 부분이 대부분의 선수들이 실수를 범하는 부분이다. 효과가 있다고 해서 20~30분 폼롤링 하는 데 더 투자를 하게 되면, 오히려 15분 전에 개선된 가동성이 다시 감소할 수도 있다. 자가 근막이완 방법을 통해서 가동성이 개선되었다면 이 부분이 그리 길게 지속되기 힘드니, 얼른 실제 훈련으로 넘어가는 것이 좋다. 통증이 느껴지는 근육 부위에 좀 더 긴 시간 동안 자가 근막이완을 하는 것이 효과가 있다는 연구도 있으니, 만약 훈련 후, 혹은 여유 시간이 많을 때 해보는 것도 좋다. 하지만 앞에서 다뤄었던 강도에 대한 부분을 잊어서는 안 된다. 통증을 억제시킬 정도의 강도여야 하지, 통증을 유발할 정도의 강도여서는 안 된다.

정적인 스트레칭

실제로 리프터들이 일반적으로 흔하게 사용하는 방법이며, 선수들의 가동성과 포퍼먼스와도 관련 있기 때문에, 앞에서 한 것처럼 유사하게 한번 얘기를 나눠보는 것도 중요하다. 정적인 스트레칭과 관련된 내용들은 다음과 같다.

- 정적인 스트레칭이 부상을 예방해주는 것으로 밝혀지지는 않았으며, 유연성의 정도로 앞으로의 부상을 가능성을 예측할 수는 없는 것으로 밝혀졌다.
- 스트레칭 동작을 통해서 가동범위가 개선된 효과는 일반적으로 30분을 넘기지 못한다고 하지만, 효과에 대한 내용은 연구들마다 많이 다르기도 하다.
- 한 번의 스트레칭 혹은 단기간 스트레칭 프로그램(3~8주) 통해서 얻어진 근육의 신장성은 근본적으로 구조적인 변화가 발생했기 때문이 아니라, 감각에 변화가 있거나, 근육이 늘어날 때의 느낌에 더 익숙해져서 그런 것이다.
- 정적인 스트레칭은 파워성 동작(수직 점프와 같은 동작)의 출력을 오히려 감소시킨다는 연구가 있다. 특히나 60초 이상 스트레칭을 했을 때는 더욱 그렇다. 그러나 정적인 스트레칭을 한 후에, 동적인 동작을 추가한다면, 퍼포먼스가 감소하는 것을 완화할 수 있다.

앞의 내용을 요약해보면 다음과 같다.

- 유연성은 부상을 예방하는 데 있어서 절대적인 기준은 아니다. 부상을 방지하기 위해서는, 안정성과 스트렝스 훈련이 가동성 훈련에 포함시킬 필요

가 있다.

- 스트레칭이 가동범위를 개선하는 데 확실히 도움이 될 수는 있다. 하지만 가동성 훈련 효과와 유사하게, 스트레칭을 통해서 근본적인 구조가 바뀐 것이 아니라 일시적으로 개선된 것이며, 신경학 측면에서 좀 더 적응이 된 것이다.
- 정적인 스트레칭은 순간적으로 파워 출력을 감소시킬 수도 있다. 그러나 빈 바벨이나 가벼운 중량을 이용해서 동적인 준비 운동을 진행하면 스트레칭을 통해서 파워 출력이 감소하는 것을 최소화할 수 있다.

그래서 자가 근막이완과 같은 방식으로 정적인 스트레칭을 적절히 활용할 것이다.

- 필요한 경우라면, 중간 중간에 정적인 스트레칭을 수시로 진행한다.
- 효과를 경험할 수 있을 정도로만 짧고 간단히 진행한다.
- 강도는 가동범위가 제한되거나, 뻣뻣함, 통증 등이 발생하는 부위에 변화를 유발시킬 정도면 된다.
- 안정성과 중량을 활용한 훈련과 적절히 함께 진행한다.

그럼 구조적으로 영구적인 변화를 가능하게 하는 것은 무엇일까? 바로 반복, 부하 그리고 시간이다. 원하는 가동범위를 활용해서, 부하를 주면서 몇 개월에 걸쳐서 계속적으로 반복한다. 그러면 여기에 당신은 조직은 적응하게 된다. 단 한 번으로 해결되는 것이 아니라, 일정 과정을 거쳐야 한다.

운동 기술 습득(MSA)과 함께 가동범위를 개선하는 것이 우선순위이다. 그리고 올바른 교정 훈련 전략과 함께 잠깐의 자가 근막이완과 스트레칭을 진행하면 가동범위가 향상될 수 있다. 정적인 스트레칭은 유용한 방법이 될 수 있지만, 전략 면에서 아주 중요한 부분을 차지하는 것은 아닐 수도 있다.

2. 해부학적인 요소를 고려해야 한다

- 모든 사람들이 발끝을 정면으로 향한 상태에서 스쿼트를 할 수는 없다.
- 몇몇 리프터들에게는 어느 정도의 어깨 내회전이 실제로 더 편안할 수도 있다.

설명을 도울 수 있는 몇 가지 사례들이 있다. 대부분의 경우 리프터들은 특정 관절의 가동범위를 개선시키는 데 집중하면서 고군분투하고 있다. 그러나 동시에 자신의 선천적인 뼈의 구조를 생각하지 않고 특정 자세를 고집하는 경우도 있다. 이렇게 되면 큰 성과를 얻지 못하고 허무하게 끝날 수도 있다. 당연히, 완벽하게 발끝이 정면을 향하도록 한 상태에서도 아주 예쁜 자세로 스쿼트를 할 수 있는 사람들이 많다. 그리고 그들에게는 이 자세가 편안하고 알맞은 것이다. 그러나 이런 결과는 가동성 훈련보다는, 오히려 그들의 부모에게 물려받은 선천적인 신체적 요인과 더 깊은 관련이 있을 수 있다.

다행히 우리는 앞의 검사와 평가 장에서 개개인의 해부학적인 구조에 대해서 정보를 얻은 상태이다. 절대 해부학적인 요인을 무시해서는 안 된다.

3. 자세 프로그래션 & 리프팅 변형 동작

이미 알다시피 우리의 궁극적인 목표는 운동 기술 습득(MSA)을 향상시키는 것이다. 왜냐하면 이것이 빠르고 강력한 스내치, 클린앤저크 움직임과 관련이 있기 때문이다. 리프팅 훈련에는 두 가지 형태가 있는데, 첫 번째는 웨이트리프팅 MSA을 위해서 스내치와 클린앤저크 움직임 자체를 활용하는 아주 스포츠 특화된 훈련 형태이며, 다른 하나는 폼롤링을 특정 부위에 하는 것과 같은 스포츠에 그렇게 특화되지 않은 방법이다. 우리가 진행하는 어떤 훈련이라도 이 두 가지 훈련 형태에 있어서 서로 다른 수준으로 영향을 줄 수 있다. 이상적인 것은, 실력을 향상시키기 위해서 스내치와 클린앤저크 동작을 통해서 훈련을 하는 것이다. 그리고 이것이 대부분의 경우에 사실이기도 하다.

하지만 변형 동작을 활용하거나 동작의 수준을 난이도를 조절해서 진행하면, 훈련에 도움이 될 수 있다. 운동 학습을 목적으로 한다면 스트레스를 줄일 수도 있기 때문이다. 이런 부분들이 바로 코칭에 사용될 수 있는 도구들이다. 예를 들면 다음과 같다.

- 오버헤드 자세가 힘든 리프터들이라면, 바닥에 등을 대고 누워서 오버헤드 자세를 하면 바닥이 훨씬 안정적으로 상체 지지를 해주기 때문에 다른 큰 변수 없이 몸통 중립 상태로 오버헤드 가동범위에 더 집중할 수 있다. 당연히, 바닥에 누워서 하는 동작의 경우는 스플릿 저크 자세와는 동작 차이가 크다. 그렇기 때문에 바닥에 누워서 훈련한 후 바로 일어나서 동작을 진행하면서 이런 부분을 보완할 수 있다. 일어선 다음에 바닥에서처럼 상체 상태를 유지하면서 점차적으로 자체를 낮춰가는 것이다. 스플릿 자세에서 스트릭 프레스(Strict Press)를 하는 것이 좋은 예가 될 수 있다.
- 원하는 스쿼트 자세가 아직 잘 나오지 않아서 힘든 초보 리프터들에게는, 스쿼트를 할 때 3개 관절(발목, 무릎, 고관절)이 굴곡되는 느낌을 더 잘 느끼기 위해 네발기기 자세에서 전후방으로 엉덩이를 움직여주는 동작에 시간을 많이 투자하는 것이 유용할 수 있다. 그러고 나서 서 있는 상태에서 뒤꿈치를 들어서 스쿼트를 진행하는 방식으로 조금씩 전환할 수도 있다. 이렇게 하면서 네발기기 자세에서의 상체 상태를 그대로 유지할 수 있다.

이렇게 하는 것은 스내치와 클린앤저크 동작에 최대한 특화된 상태로 MSA가 발생할 수 있도록 하기 위한 환경을 제공하려는 것이다. 하지만 이런 방식을 통한 효과는 선수들의 현재 수준이나 상태에 따라서 상당히 차이가 날 수도 있다. 바닥에 누워 있거나, 측면으로 누워 있거나, 네발기기 자세, 무릎 꿇은 자세 등은 당연히 실제 웨이트리프팅 동작과는 차이가 있기는 하다. 하지만 이제 웨이트리프팅을 시작한 사람들에게는 아주 기본적인 부분들을 인지시켜주기에 좋은 방법이다. 서 있는 자세와 비교해서 바닥에 접촉하는 면이 넓어질수록 감각기를 활용한 움직임 조절에 더 유리하며, 특정 움직임과 자세를 선수들이 더욱 효과적으로 느낄 수 있도록 고유수용성감각을 활용할 수 있도록 해준다. 이렇게 함으로써 움직임과 자세에 대한 자신감과 조절 능력을 가지기 위한 실질적인 훈련이 시작되는 것이다. 이후에 이런 부분들이 반사적으로 실제 퍼포먼스에 활용되는 것이다. 일단 중량을 바벨에 추가해서 훈련을 시작하게 되면 여기에 맞게 반응을 하게 된다. 하지만 앞에서 움직임 패턴을 몸에 익혀왔기 때문에 움직임이 더 부드럽게 하나로 연결되어서 진행될 것이다. 이렇게 되면 실제로 선수가 반사적으로 자연스럽게 동작을 이어가기 때문에 코치가 큐를 할 필요성이 점점 줄어들 수도 있다. 필요한 경우라면 동작을 다시 구체적으로 쪼개거나, 더 힘든 동작으로 변형해서 전체적으로 개선할 수도 있다.

여기서 보통 훈련이 잘되는 경우가 많다. 보통은 아무 생각없이 어떤 동작을 몇 번을 몇 세트 진행하라고 단순하게 코칭하는 경우가 있는데 그렇게 하면 실제로 웨이트리프팅 자세나 동작을 개선하는 데 크게 도움이 되지 않을 수도 있다. 준비운동 동작에 실제로 도움이 될 수 있도록 특정 동작을 정확하게 어떻게 진행하면 되는지 동작 속도 등에 대해서 알려주는 것이 MSA 측면에서 유용한 방법이 될 수 있다. 스트레스가 비교적 적은 환경(변형 동작 활용)에서 고관절이 신전되는 것을 정확하게 느꼈다면, 스피드나 부하를 추가한 상태에서도 고관절 신전 동작을 만들 수 있도록 노력하는 것이다.

4. 움직임 가변성(MV)과 운동 기술 습득(MSA)를 위해서 장력Tension/역치Threshold 전략 이용하기

2장에서 언급했듯이, 움직임 가변성과 운동 기술 습득에 바탕을 둔 다양한 코어 그리고 호흡 장력 전략을 활용할 수 있다.

사례들

- 스쿼트 가동성에 영향을 주기 위해서 호흡을 참으면서 전반적인 근육 장력을 만들려고 한다면, 오버헤드 스쿼트 가장 아래 구간에서(낮은 장력으로) 선수가 편안하게 호흡할 수 있도록 한다.
- 스쿼트 가장 아래 구간에서 지나치게 과신전되어서 자세가 불안해진 상태라면, 오버헤드 스쿼트 가장 아래 구간에서 선수가 강하게 숨을 내쉬면서 코어 장력과 견고함을 만들어낼 수 있도록 한다.
- 고관절 신전에서의 가동범위를 개선하기 위해서, 무릎을 꿇고 고관절 굴곡근을 스트레칭해줄 수 있다. 이때 코어와 무릎 꿇은 다리를 제외한 나머지 팔다리에 장력을 형성한 상태를 유지해야 한다. 스트레칭 자세에서 내부 장력을 추가해주는 것은(해당 근육 혹은 코어에) 더 강력한 반응을 유발하기 위한 부하를 가해주는 한 가지 방법이 될 수도 있다.

- 정적인 스트레칭을 하는 동안에, 우리는 내부 장력을 활용할 수 있을 뿐만 아니라, 외부 부하와 신장성 수축 부하를 활용할 수도 있다. 부하를 활용한 가동성을 생각해보면 된다. 몸 전체를 스트레칭해주거나, 부하를 활용하지 않은 정적인 스트레칭보다 신장성 수축을 활용한 훈련이 더 효과적으로 가동범위를 향상시켜줄 수 있다는 연구 결과가 있다.
- 딥Dip과 드라이브Drive를 위한 자세를 유지하는 동시에, 무거운 무게로 프론트 랙 자세로 선수가 동작을 멈추도록 한다. 이때 손, 목 그리고 호흡을 편안하게 유지하도록 한다. 여기서 우리는 무거운 무게 아래로 부드럽게 들어가는 연습을 하기 위해서 일반적으로 무거운 무게로 인해서 스트레스를 받는 상황에서도 낮은 장력을 이용하는 전략을 활용하는 연습을 하게 하는 것이다.
- 처음에는 오버헤드 스쿼트 동작을 더 천천히 정적인 상태로 진행을 하고, 이후에 더 역동적으로 높은 장력을 만들어내면서 스내치 밸런스 동작을 한다. 하지만 이때도 천천히 동작을 진행할 때와 동일한 오버헤드 락아웃 동작이 나올 수 있는 스내치 밸런스를 하도록 노력해야 한다.

이 부분을 가이드라인 3번(자세 프로그래션 & 리프팅 변형 동작)과 함께 진행한다면 움직임과 가동성 면에서 아주 빠른 변화는 리프터들에게 매우 효과적일 수 있을 것이다. 이런 변화들은 바벨 움직임에도 영향을 주어 웨이트리프팅에 있어서 원하는 바를 얻게 해줄 수 있다. 부하를 활용한 방법을 찾아보는 것도 원하는 부위의 조직에 변화를 줄 수 있는 좋은 방법일 수도 있다.

훈련 준비 & 교정 운동 프로그래밍의 구성 요소와 목표

다음 내용들은 훈련을 준비하는 데 있어서 달성하고자 하는 생리학적인 목표들에 대한 것들이다. 앞으로의 내용들은 서로 독립적이고 분리되기보다는 서로 연결되어 있는 부분들이며, 진행할 때 순서를 그대로 따를 필요는 없다.

순환 & 부드러움

준비 운동이라고 불리는 이유가 있다. 말 그대로 중량에 상관없이 당신이 준비된 상태가 될 수 있도록 해주며, 몸이 충분히 풀어졌다는 느낌이 들도록 해준다. 혹은 교정 운동으로 활용될 수도 있다. 당신이 어떤 동작을 하는지와 상관없이, 당신의 체온을 자연스럽게 상승시켜줄 수 있는 속도와 준비 운동의 목적에 철저하게 집중해서 진행되어야 한다. 코어의 온도가 올라가면 신경 반응 속도, 근육 수축과 근수축 반응 시간을 증가시키면서 근신경 신호 체계 기능을 향상시킨다는 것을 우리는 알고 있다. 그리고 힘든 훈련에 어울리는 심리적인 상태를 갖출 수 있도록 해준다. 만약 당신이 준비 운동을 통해서 몸이 더 준비가 되어 있다면, 그렇지 않은 상태와 비교해서, 말 그대로 더 빠르고 잘 반응할 수 있는 선수가 되는 것이다.

일반적으로 우리가 쉽게 목격할 수 있는 실수는 바로 선수가 체육관으로 들어와서 두리번거리면서 30분 중에 10분 정도 스트레칭과 폼롤러를 문자 메시지를 보내면서 하는 것이다. 어디를 봐도 이 선수가 최상의 훈련을 진행할 수 있는 효과적인 준비 운동을 한 것이라고 할 수 없다. 그러고 나서는 움직임 패턴이나 가동성 운동을 하지 않고서 바로 무거운 무게로 훈련을 진행하는 것이다. 왜냐하면서 시간이 부족하기 때문에 급하게 훈련을 시작해야 하기 때문이다. 준비 운동에도 원하는 바를 얻기 위해서 집중을 하고 움직임 속도도 조절해야 한다. 우리는 신경계를 준비된 상태로 만들 수 있어야 한다.

요소 중에서 움직임을 부드럽게 한다는 것은 우리 관절이 부드럽게 움직일 수 있는 것을 의미하는 것이다. 완전한 가동범위로 움직여주는 것은 관절을 부드럽게 해주고 관절에 가해지게 될 부하를 잘 흡수할 수 있게 해준다. 웨이트리프터들이 발목을 시작으로 관절을 순환시키는 모습을 많이 보게 될 것이다.

팔, 다리를 흔들어주는 것이나 바이크나 로잉 머신에 점프해서 올라타는 것, 그 이외의 다양한 역동적인 동작들을 하는 것은 일반적인 준비 운동에 좋은 꽤나 재밌는 게임이 될 수 있다.

억제

우리가 원하는 가동범위, 자세 혹은 움직임이 무엇이든 간에, 우리가 원하는 것은 움직임 제한, 통증, 뻣뻣함 등을 감소시키고자 하는 것이다. 이런 부분을 억제시키기 위해서는 정확하게 인지를 하는 것이 중요하다. 이것은 자가 근막이완(SMR), 2장에서 언급한 낮은 단계의 호흡법, 교정 훈련, 바벨을 이용한 다양한 준비 운동 등을 통해서 가능하다.

예를 들어 만약 풀 마무리 동작에서 정확하게 그리고 완전히 고관절을 락아웃시키고자 한다면, 고관절 앞쪽에 느껴지는 장력을 억제해야 할 것이다. 만약 발목 가동성을 확보하고 싶은데, 종아리 근육이나 발목 관절 앞쪽에 움직임이 제한되는 것이 느껴진다면 이 부분을 억제해야 할 것이다. 당신의 평상시 준비 운동 루틴을 정확한 목적성을 가지고 속도를 조절해서 진행하게 된다면, 우리가 말하고 있는 억제를 할 수 있을 것이다. 한 가지 훈련만으로 가능한 부분도 아니며, 단어 의미 그대로 특정 근육의 불을 끄는 것도 아니다. 억제가 필요한 부분에 대한 인지를 통해서 재세팅을 하는 것이다. 한때 뻣뻣함이나 통증이 느껴졌던 부분이 더 이상 느껴지지 않게 된다.

촉진

움직임이 제한되거나, 뻣뻣함이 느껴지는 부위를 억제시키고 싶은 만큼, 우리는 원하는 움직임을 달성하는 데 도움이 되기 위해서 그 부위를 촉진시키고도 싶어한다. 위에서 언급한 사례에서 풀 마무리 동작에서 락아웃을 정확하게 하기 위해서 앞쪽 고관절을 억제시킨 것처럼 고관절 신전에 사용되는 근육을 활성화시켜야 한다. 둔근, 햄스트링, 복근, 등을 개입하는 동작을 통해서 활성화시킬 수도 있으며, 4번째 가이드라인에서 언급한 것처럼, 장력/부하 전략을 활용할 수도 있다. 발목 가동성 사례를 살펴보자면, 발목 굴곡 움직임을 활성화시키기 위해서, 정강이를 앞으로 당기게 된다. 그러고는 스쿼트 가장 아래 구간에서 최대 가동범위까지 무릎을 이동시킨 상태에서 동작을 멈추고 나서, 장력을 만들어내는 호흡 전략을 활용하게 된다.

오버헤드 동작에서는, 빈 바벨을 머리 위로 들어서 최대한 팔을 길게 펴는 동작으로 준비 운동을 할 수 있다. 혹은 바벨을 사용하는 대신에 자가 근막이완을 광배근에 사용할 수도 있으며, 2장에서 설명한 대로 벽에 서서 프레스 동작을 훈련으로 사용할 수도 있다. 움직임 속도를 조절하게 되면 신경계를 자극하게 되어서 훈련 전에 우리 몸을 준비된 상태로 만들 수 있다.

스내치 동작의 경우는, 빈 바벨로 오버헤드 스쿼트를 하거나, 가벼운 무게로 스내치 밸런스 동작을 하는 것이다. 스내치 밸런스 동작을 할 때는, 아주 신속하고 빠른 움직임과 강력한 팔꿈치 락아웃에 집중할 수 있도록 한다. 비록 가벼운 무게로 동작을 진행하는 것이지만, 정확한 움직임 패턴에 입각해서 신경계를 자극시킬 수 있도록 해야 한다.

3가지 연결되는 요소를 다음 단계대로 실행한다.

훈련 준비 & 교정 운동 프로그래밍 단계들

다음 요소들은 분리되어 있는 것이 아닌, 서로 상당한 관련성을 가지고 있다. 설명 순서를 살펴보면 뒤의 내용일수록 스내치, 클리앤저크 동작과 직접적으로 관련이 있는 구체적인 부분을 다루고 있다. 하지만 한 가지 전략이 여러 단계들에도 적용되는 내용일 수도 있다.

1. 가동화Mobilizaton

이 단계에서는, 원하는 움직임에 필요한 가동범위까지 개선될 수 있는 전략을 실행하는 것이다. 실제로 어떤 변화가 있었는지 확인하기 위해서 전후로 테스트를 진행할 수 있다. 발목의 경우를 예로 들면 다음과 같다.

- 교정 운동 전 테스트: 무릎 꿇은 상태에서 발목 굴곡 테스트를 진행한다.
- 교정 운동: 발바닥은 고정시킨 상태에서, 무릎을 꿇고 앞뒤로 움직여주기, 혹은 종아리 부위에 자가 근막이완을 3라운드 진행한다.
- 교정 운동 후 테스트: 무릎 꿇은 상태에서 발목 굴곡 테스트를 다시 진행한다.

우리는 일시적이기는 하지만 확실한 변화를 만들어야 한다는 것을 명심한 상태에서, 운동의 구체적인 목표와 움직임 속도에 집중한다. 그리고 능동적/수동적 기술 모두를 적절히 활용해서 특정 부위 움직임 관련 잠재력을 증가시키는 데 관심을 가져야 한다.

2. 안정화Stabilization

이 단계에서는 가동화 단계에서 새롭게 확보한 가동성을 바탕으로 움직임 조절 능력을 키우려는 것이다. 여기서 진행하는 동작들은 여전히 움직임이나 자세에 대해서 의식적인 집중이 필요할지도 모른다. 그러나 우리는 증가된 부하를 활용해서 이미 확보한 가동성 기반을 탄탄히 하려는 것이며, 스내치와 클린앤저크에 대한 특수성을 증가시키려는 것이다. 발목 사례를 계속 살펴보자.

- 교정 운동 전 테스트: 맨발로 에어 스쿼트를 하면서 발목에서 움직임에 어떤 불편함이 있는지 그리고 움직임 제한이 존재하는지 확인한다.
- 교정 운동: 10kg 플레이트를 들고 스플릿 스쿼트를 진행한다. 이때 정강이를 최대한 앞으로 밀면서 발목을 굴곡시킨다.
- 교정 운동 후 테스트: 맨발로 에어 스쿼트를 하면서 발목에서 움직임에 어떤 불편함이 있는지 그리고 움직임 제한이 존재하는지 확인한다.

단 한 번의 운동 세션만으로 구조적 변화를 통한 장기적인 효과를 얻는 것이 불가능하다는 것을 기억해야 한다. 하지만 단기적인 가동성 개선은 가능하다. 하지만 이런 훈련들도 반복해서 진행하면 몸이 적응을 하면서 장기적인 효력을 경험할 수도 있다. 이 단계에서는, 당신은 당신의 몸이 어떻게 움직이는지에 대해서 제대로 인지하려고 노력한다.

3. 통합Integration

준비 운동을 하는 동안에는 바벨을 들고 훈련을 진행할 것이기 때문에, 통합 단계를 바벨 기술 훈련이라고 볼 수 있다. 이 단계에서는 완전한 스내치와 클린앤저크 동작을 포함해서 다양한 리프팅 변형 동작들을 포함하고 있다. 여기서 목표는 가동화와 안정화 단계에서 훈련하고 확보한 기초와 견고한 움직임 패턴을 실제 우리가 궁극적으로 향상시키고자 하는 리프팅 동작에 통합하는 것이다. 계속해서 발목 사례를 통해서 살펴보자.

- 교정 운동 전 테스트: 웨이트리프팅 신발을 착용한 상태에서 프론트 스쿼트를 한다. 프론트 스쿼트 동작을 통해서 발목에서 움직임에 어떤 불편함이 있는지 그리고 움직임 제한이 존재하는지 확인한다.
- 교정 운동: (1) 머슬 클린 + 프론트 스쿼트, 프론트 스쿼트를 할 때는 안정화 단계에서의 스플릿 스쿼트와 마찬가지로 정강이가 앞으로 이동하는 데 집중하도록 한다. (2) 파워 클린 + 프론트 스쿼트, 앞에서와 동일하게 진행한다. (3) 앞에서 연습한 것처럼 동일한 리시빙 자세로 완전한 클린을 진행한다. 그러나 이번에는 스피드를 증가시켜서 동작을 진행한다.

이 단계들은 분리되어 있는 것이 아닌, 서로 상당한 관련성을 가지고 있다는 것을 다시 한 번 기억할 수 있도록 하자. 위 사례에서는, 리프터는 가벼운 무게로 클린 변형 동작을 진행하는 세트 사이에 안정화 단계에서 진행했던 스플릿 스쿼트를 할 수 있었다. 또한 스플릿 스쿼트 세트 대신에 발목 굴곡을 위해서 무릎 꿇은 상태에서 반대쪽 무릎을 앞뒤로 움직여줄 수도 있다. 머슬 클린 + 프론트 스쿼트 세트 사이에 무릎 꿇은 상태에서 진행하는 발목 가동성 훈련을 진행할 수도 있다. 여기서 중요한 부분은 원하는 웨이트리프팅 자세 혹은 움직임에서의 가동성, 끊기지 않은 부드러운 움직임, 운동 조절 등에 두드러진 변화를 만들어내는 목표를 가지고 훈련을 진행해야 한다는 것이다. 또한 앞에서 이미 설명한 가이드라인과 구성요소들을 계속 염두에 두고 있어야 한다.

자세를 좀 더 쉽게 변형하고 지면에 닿아 있는 면을 더 넓게 만들게 되면 좀 더 쉽게 동작을 배울 수 있는 환경을 조성하는 것이라는 기억해두면 된다. 이후에 익숙해지면 웨이트리프팅에 좀 더 특화된 자세로 변형해야 해야 하며, 동작에 대한 인지나 코치의 큐는 최소화하면서 동작의 파워나 속도를 높여간다. 정상적인 스피드로 스내치와 클린앤저크 동작을 하는 상황에서는 몸의 감각적인 부분에 집중하는 것은 힘들다. 이때는 이전까지 연습하고 익혀온 훈련을 통해서 자동적으로 필요한 자세를 만들 수 있을 것이라고 믿고 자연스럽게 몸이 반응할 것이라고 믿어야 하는 것이다.

훈련 준비 & 교정 운동 프로그램 실행

클러스터Clusters

사실 이 부분에 대해서 이미 언급했다. 가동화, 안정화 훈련 그리고 웨이트리프팅과 관련된 자세와 움직임을 목적으로 한 통합 훈련 전략을 서로 적절히 세트 사이에 사용한 것이 여기에 해당한다. 클러스터는 훈련 시 세트를 진행하는 방식이다. 세트 사이에 필요한 동작으로 구성된 또 다른 세트를 추가하는 것이다. '자가 근막이완/스트레칭 + 난이도를 낮춘 동작 + 바벨 변형 동작, 바벨 변형 동작 + 구체적 관절 가동화'가 이 예가 될 수 있다. 이런 조합의 교정 운동 전략을 우리는 클러스터라고 부른다. 클러스터가 앞에서 언급한 순환, 부드러움, 억제 그리고 촉진을 가능하게 해준다.

훈련 전

클러스터는 바벨을 사용하거나 웨이트리프팅 신발을 착용하기 전에 진행할 수 있다. 이때 일반적으로 난이도를 낮춘 동작으로 억제와 촉진하는 것에 집중을 하게 된다. 그리고 가동화와 안정화 단계에 집중하는 것이다. 이것은 움직임 패턴에 대한 일반적인 준비 운동이 될 수도 있으며 특화된 운동이 될 수도 있다.

사례: 깊이 스쿼트를 하는데 고관절에서 움직임 제한이 느껴지는 선수라면, 웨이트리프팅 신발을 착용하기 전에 제한이 느껴지는 그 위를 억제해줄 수 있는 자세

를 활용하는 것이 아주 좋다. 만약 가동성이 단기적으로 개선되면서 웨이트리프팅 신발을 착용하지 않은 상태에서 움직임 제한이나 뻣뻣함이 없이 맨발 에어 스쿼트를 할 수 있게 되면, 웨이트리프팅 신발을 착용한 상태에서는 훨씬 더 스쿼트가 잘 될 것이다.

훈련 전 준비 운동에 대한 시간 제한이나 완벽한 준비 운동 지속 시간이란 것은 없다. 그러나 경험을 기반으로 말하면, 대략 15분이 지나면 운동의 질이나 집중력은 떨어지기 시작한다. 그래서 동작의 속도와 집중력이 그렇게 중요한 것이다. 그리고 개선된 가동성 상태가 계속 유지되지는 않는다는 것을 잊어서는 안 된다. 검사와 평가 내용을 바탕으로 1~2개의 움직임이나 자세를 선택해서 여기에 집중할 수 있어야 한다.

훈련 중

세트 사이에 추가적인 훈련을 추가하는 클러스터 방식은 아주 가치가 있음에도 불구하고 잘 활용되지 않는 경우가 많다. 실제로 더 나은 리프팅 자세와 움직임에 도움이 된다는 느낌이 드는 경우에만 준비 운동으로 빈 바벨 혹은 가벼운 무게로 진행하는 세트 사이 정확한 목표에 입각해서 클러스터를 진행하는 것을 추천하는 바이다. 바벨 세트 사이에 난이도를 조정해서 필요한 훈련을 추가적으로 진행하게 되면 실제로 리프팅 훈련에 도움되는 효과를 바로 경험할 수 있게 되는 이점이 있다. 즉각적인 효과를 현장에서 경험할 수 있는 것이다. 리프팅 강도가 60%가 넘어가게 되면, 더 이상 클러스트를 진행하기보다는 보통처럼 세트 사이에 휴식을 해주면 된다. 그리고 본 운동인 웨이트리프팅에 집중하는 것이다.

훈련 요소들 사이에 클러스터를 진행할 수 있는 또 다른 좋은 방법이 있다. 바로 다음에 진행하게 될 동작을 준비하기 위해서 이 동작에 도움이 되는 구체적인 움직임 패턴을 수행하는 것이다. 예를 들어서, 머슬 스내치 후에 스플릿 저크를 하는 경우를 살펴보자. 처음에는 머슬 스내치에 필요한 회전 동작이(바벨을 머리 위로 올리면서 발생하는 회전) 존재한다. 그리고 다음 동작에서는, 더 좁은 그립의 오버헤드 동작과 스플릿 자세를 포함하고 있는 움직임 패턴이 존재한다. 이때 한쪽 발을 앞으로 내밀어서 박스 등에 올리도록 한다. 이렇게 앞으로 내민 발은 무릎이 구부려진 상태이며, 반대로 바닥에 내려져 있는 뒤발의 고관절은 최대한 신전이 될 수 있도록 해준다. 이 상태에서 진행하는 플레이트를 이용한 오버헤드 프레스와 광배근에 SMR을 몇 세트를 저크 훈련 전에 실시한다. 혹은 스플릿 저크 훈련을 하기 전에 바벨 콤플렉스를 진행하는 방식도 있다. 비하인드 넥 스플릿 프레스 + 저크 밸런스 + 오버헤드 스필릿 스쿼트 조합으로 스플릿 저크를 준비하는 것이다.

당신도 쉽게 추측할 수 있듯이, 교정 운동 전략을 위한 동작들의 조합은 무한대로 나올 수 있다. 여기서 중요한 것은 완벽한 스트레칭이나 훈련에 대해서 집착하는 것이 아니라, 사람들마다 그리고 그들이 처한 환경에 따라서 반응하는 것이 서로 다르다는 것을 이해하고 받아들여야 한다는 것이다. 여기서 개념과 가이드라인이 중요한 것이다. 개념과 가이드라인을 제대로 따르게 되면, 책의 나머지 내용 중에서 교정 운동과 관련된 내용들은 자연스럽게 따라올 것이다.

■ 스내치

스내치는 3가지 리프팅 동작들 중에서 가장 많은 관심을 받는 동작이다. 아마도 시합에서 첫 번째로 시도하는 동작이기 때문인 것 같다. 그리고 경험이 풍부한 선수가 스내치를 수행할 때 보면, 아주 강력하고 역동적인 리프팅을 볼 수 있기 때문일 수도 있다. 더 나은 리프팅 동작에 필요한 스피드, 기술 숙련도 그리고 움직임 패턴 질의 조합에 대해서는 평생 끝없는 노력이 필요한 부분이다.

우리는 스내치 동작을 아주 작게 쪼개서 당신이 추가적인 훈련이 필요한 부분에 대해서 교정 운동 전략을 진행하게 될 것이다. 처음 시작 자세를 세팅하는 것부터 각 단계에서 점차적으로 동작을 추가해나가는 것이다. 논리적인 흐름에 기반해서 순서가 이어지는 것이다. 하지만 개인의 상황에 따라서 훈련의 시작 포인트는 달라질 수 있다. 게다가, 이번 장에서 다루는 모든 훈련, 변형 동작, 가동성 관련 동작 등이 당신에게 모두 필요한 것은 아니다. 그리고 모든 동작을 진행하기도 힘들다. 당신이 정말 필요한 1~2가지 동작만을 목표로 집중해서 진행하도록 하자.

마지막으로, 여기서 제안된 훈련들은 각 단계마다 다음 순서대로 진행되어야 한다. 가동화, 안정화 그리고 통합 순서이다. 이 순서는 스트레스가 더 적고 스내치에 덜 특화된 방식으로 시작해서 점점 더 스트레스가 증가하고 스내치에 특화된 동작으로 진행하기 때문에, 우리는 이 동작 순서를 아래에서 위로 향하는bottom-up 접근법이라고 부르겠다. 경험이 풍부한 숙련된 선수들이라면, 오히려 반대로 스내치에 특화되고, 스트레스가 비교적 많은 동작으로 시작해서 비교적 스트레스가 적으면서 리프팅에 덜 특화된 동작으로 이어가는 위에서 아래로 향하는top-down 접근법을 고려해볼 수 있다.

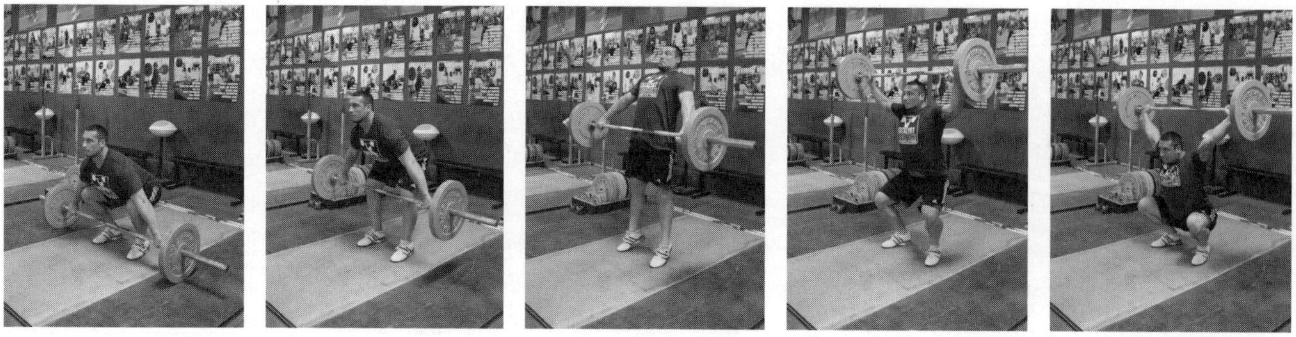

스내치

■ CHAPTER 7

스내치 시작 자세

스내치의 완벽한 성공 여부는 기술적 수준에 많은 영향을 받기 때문에, 기복 없는 일정한 시작 자세를 확보하는 것이 적절한 리프팅 수행에 있어서 중요하다. 스내치 그립은 클린 그립보다 상대적으로 넓기 때문에, 편안하지만 바닥에서 바벨을 당기는 동작을 시작하기에 안정적이면서 편안한 시작 자세를 찾는 것이 좀 더 힘들기는 하다.

당신에게 맞는 스탠스 찾기

5장에서 다뤘던 개개인에게 맞는 스쿼트 스탠스 내용과 마찬가지로, 최적의 시작 자세는 리프터의 성향이나 신체 비율에 따라서 달라진다. 시작 자세를 코칭하는 데 있어서 가장 일반적인 내용들은 다음과 같다.

- 발은 골반 너비로 벌린다.
- 바벨은 발볼 위에 위치한다(여기서 발볼은 발가락과 발이 연결되는 부위 근처를 말한다).
- 정강이는 최대한 바벨에 가까이 위치한다.
- 엉덩이는 무릎 혹은 무릎보다 약간 위에 위치한다(바벨을 바닥에서부터 드는 자세 기준).
- 어깨는 바벨 바로 위 혹은 바벨보다 살짝 앞쪽에 위치한다.

다시 말하지만, 위에서 언급한 부분들은 코치들의 성향에 따라서 약간씩 차이가 있을 수 있으며, 리프터들의 체형에 따라서 다르게 적용되어야 필요도 있다. 개인에 상관없이 공통적으로 적용되는 부분은 바로 척추의 자세이다. 척추의 자세는 풀 동작들이 시작되고 마무리될 때까지 일반적으로 동일하게 유지되어야 한다. 이 자세를 통해서 발생하는 최대 힘이 그대로 코어와 바벨로 전달될 수 있는 것이다. 몇몇 리프터들의 경우에는 풀 동작을 시작해서 최종적으로 마무리하는 과정에서 척추의 신전이 상대적으로 더 되는 경우도 있

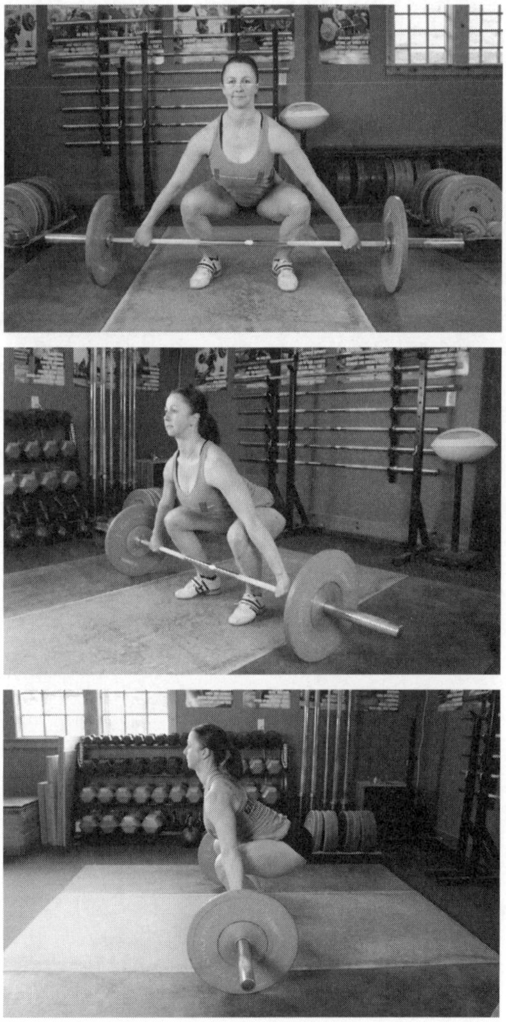

그림 7.01 스내치 시작 자세

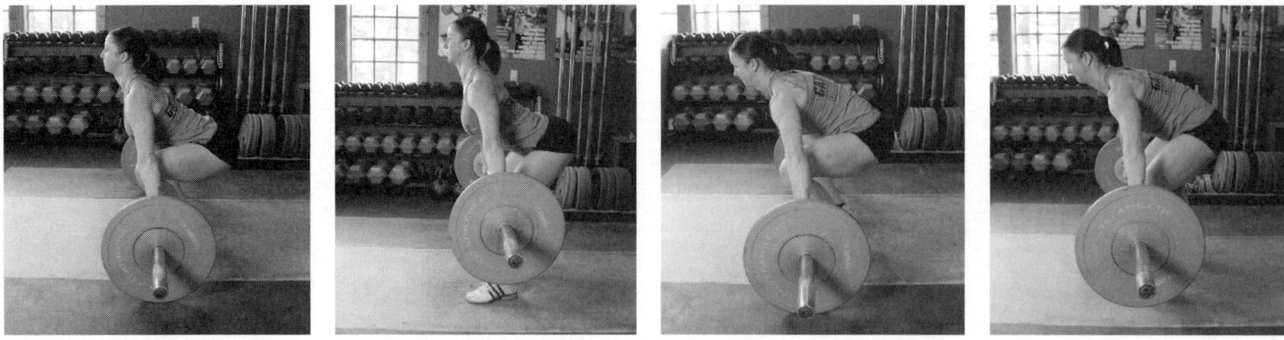

그림 7.02 1, 2번째 사진에서는 바벨을 바닥에서 무릎까지 당기는 과정에서 척추 중립 상태가 계속 유지된다. 3, 4번째 사진에서는 척추 중립 상태가 끝까지 유지되지 못하면서 리프팅 동작이 이어지는 과정에서 더 자세가 무너지는 것이다.

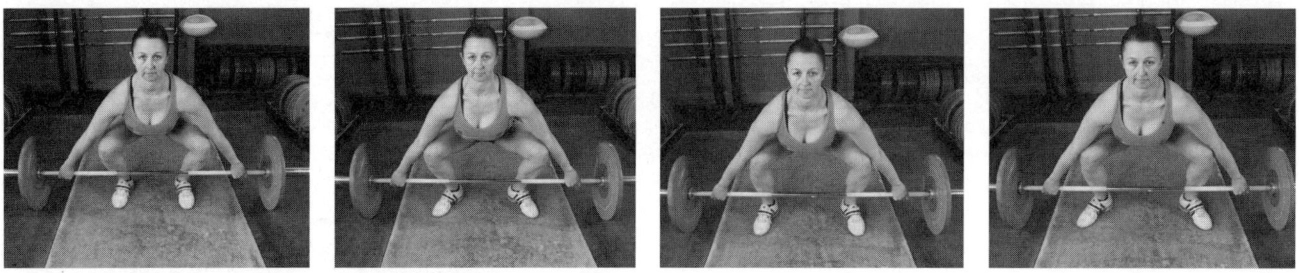

그림 7.03 스쿼트 스탠스를 찾을 때와 동일하게, 척추 중립 상태를 끝까지 유지할 수 있는 시작 자세를 찾기 위해서 발 너비와 발끝이 향하는 각도를 다양하게 해주면서 계속 시도한다.

다. 그러나 풀 동작을 하는 도중에 척추의 굴곡이 눈에 두드러질 정도로 증가하게 되면 오히려 풀 동작에서 발생하는 파워가 손실되면서 두 번째 풀 동작 마무리 구간에서 최대 힘을 바벨로 전달시키는 것이 힘들어지게 된다(그림 7.02).

리프터는 두 번째 풀 동작을 마무리하는 순간까지 동일한 척추 자세를 유지할 수 있는 자신만의 시작 자세 스탠스를 찾을 필요가 있다. 이 작업은 발과 발목에서부터 시작된다.

발을 골반 너비로 벌린 상태에서 바벨이 발볼 위쪽에 오도록 한다. 이 자세에서 그대로 바벨을 향해서 스쿼트로 앉는다. 이때 척추의 중립 상태를 유지한다(이 지점에서는 약간의 요추 전만 상태는 유지한다). 스쿼트 스탠스를 찾을 때처럼, 발 너비와 발끝이 향하는 각도를 다양하게 하면서 앞의 동작을 계속 반복한다(그림 7.03).

여기서 우리의 목표는 리프팅을 시작하고 마무리하는 순간까지 척추 중립 상태를 끝까지 유지할 수 있도록 해주는 자신만의 자세를 찾는 것이다. 요추의 만곡 상태를(상대적으로 약간 굴곡시키거나) 다르게 해서 앞의 동작을 반복해볼 수도 있다. 이렇게 자신에게 맞는 스탠스를 찾는 과정에서 코치, 훈련 파트너, 영상 혹은 거울을 활용하게 되면 자세에 대한 즉각적인 피드백을 받을 수 있기 때문에 많은 도움이 될 수 있다.

키포인트: 생체역학적 관점에서 봤을 때, 이상적인 자세는 발을 골반 바로 아래에 위치시키는 것이다(서 있을 때 기준). 이렇게 다리가 거의 수직이 될 수 있도록 발을

골반 바로 아래 위치시키게 되면 두 번째 풀 동작의 마무리 신전 단계에서 다리로 지면을 밀면서 최대 힘을 발생시킬 수 있다. 하지만 이렇게 자세를 취했을 때 혹시나 편안하지 않거나 척추 중립 상태를 유지할 수 없다면 굳이 이런 이상적인 자세에 집착할 필요는 없다. 또한, 리프팅 경험이 쌓이면서 스트렝스 수준, 움직임 패턴 등이 바뀌는 경우에 시작 자세가 미세하게 달라지기도 한다.

발목

비록 풀 스쿼트 패턴에서 발목이 아주 큰 역할을 하는 것은 아닐지라도, 스내치 시작 자세의 성격상(클린 시작 자세보다 일반적으로 엉덩이 위치가 더 낮다) 안정적인 자세를 위해서는 발목의 가동성(발목 굴곡)이 많이 활용된다. 스내치 시작 자세에서 정강이가 앞으로 필요한 만큼 이동하지 못하게 되면(그러면서 정강이는 거의 수직 상태가 된다) 첫 번째 풀 동작이 진행되는 과정에서 무게중심이 뒤꿈치 쪽으로 비교적 더 많이 이동하게 된다. 이렇게 바뀐 무게중심 때문에 두 번째 풀 마지막 자세에서 불필요하게 뒤로 점프를 하게 되거나, 골반을 펴면서 바벨을 앞으로 쳐버릴 수 있게 된다. 그러면서 결국 바벨이 몸에서 멀어지게 된다. 5장의 발목 검사 테스트 내용을 다시 생각해보면, 발목 굴곡이 제한되는 사람들에게는, 다리를 좀 더 넓게 벌리는 것이 스쿼트를 할 때 좀 더 깊이 앉는 데 도움이 될 것이다.

발목 기능의 향상을 위해서, 우리는 여러 자세를 리프터가 시도할 수 있도록 할 것이다.

가동화: 무릎 꿇은 자세

이 자세에서의 테스트를 이제는 교정 운동으로 활용할 것이다.

- 한쪽 다리로 무릎을 꿇고 이때 무릎의 위치는 엉덩이와 어깨 바로 밑에 있도록 한다.
- 발볼을 바닥에 제대로 붙인 상태에서 발끝을 들어서 어떻게 하는 것이 발을 안정적으로 위치시킬 수 있는지에 대해서 다시 한 번 생각해보자. 그리고 발가락을 넓게 벌려서 평평한 상태로 바닥에 닿아 있도록 하자(발가락이 구부려져서는 안 된다). 이때도 안정적인 발바닥 상태를 유지해야 한다. 엄지발가락, 새끼발가락 그리고 뒤꿈치 이렇게 3개 지점으로 균형 잡고 있는 상태에서 바닥을 밀어내는 느낌이라고 보면 된다(그림 7.04).
  - 정강이를 벽을 향해서 밀어내었다가 다시 원래 시작 자세로 가져온다. 이때 가볍게 발가락으로 바닥을 눌러서(특히 엄지발가락으로) 안정적인 발바닥 상태를 만든다. 이 상태로 진행하면 발목을 이용한 움직임을 만들어낼 수 있다. 10번 진행 후 발을 1.5cm 뒤로 뺀다. 이 상태에서 다시 반복한다. 동작을 진행할 때 한쪽으로 발바닥이 말리 않고 양쪽 측면 모두 평평하고 안정적인 상태를 유지할 수 있도록 한다(그림 7.05).

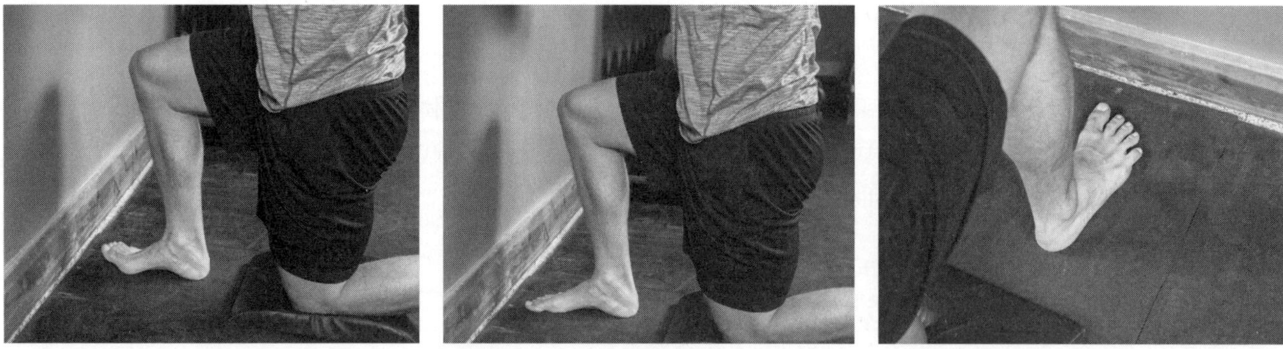

그림 7.04 발목 관절의 움직임을 최대한 활용하기 위해서 발바닥은 넓게 펴고, 안정적인 상태를 유지한다.

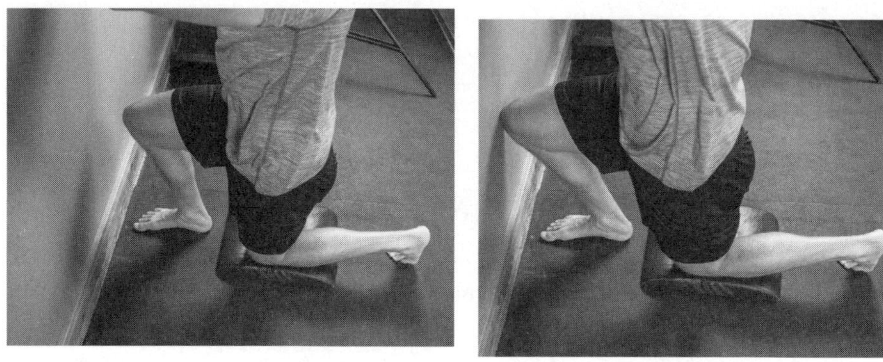

그림 7.05 무릎을 꿇은 자세에서, 정강이를 앞으로 밀어내면서 발목을 굴곡시킨다. 이때 발 자세가 바뀌거나, 발바닥이 구부려지면서 무너지지 않도록 한다.

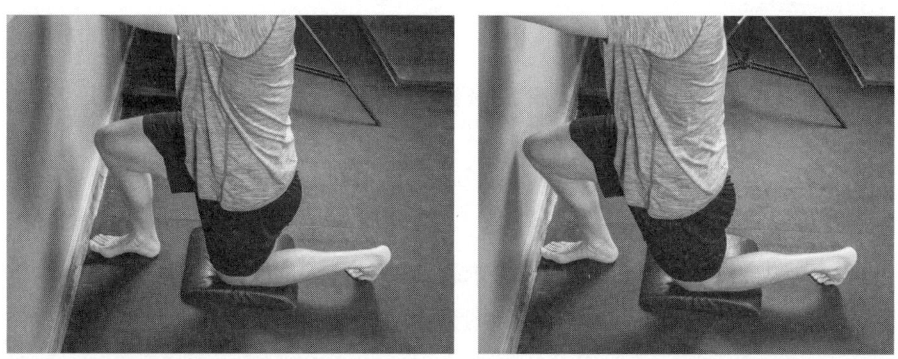

그림 7.06 무릎을 꿇은 자세에서 발가락을 위로 당겨 들어 올린 상태를 유지하면 발의 건에 가동화 요소를 추가하게 된다.

발가락을 들어 올린 변형 동작: 중심부를 최대한 안정적인 상태로 만들기 위해서 그리고 발목을 최대한 사용하기 위해서, 세트를 진행하는 동안 발가락을 최대한 위로 당긴 상태로 발목 가동화 동작을 진행한다(그림 7.06). 이렇게 하면 발의 건Tendon이 늘어난 상태가 되기 때문에 발이 무너지는 것을 제한할 수 있다.

하지만 이 자세로 동작을 진행할 때 적어도 1세트 정도는 발가락을 들어 올리지 않는 자세로 진행한다. 그래야 정확한 움직임 패턴에 대해서 인지할 수 있다.

적극적 발목 굴곡 변형 동작: 이 훈련을 하는 동안에, 무릎을 벽 쪽으로 밀어낼 때, 정강이 앞쪽 근육을 적극적으로 사용해서 발목 굴곡을 최대한 할 수 있도록 해주는 다른 방법이다(그림 7.07). 무릎을 벽 쪽으로 밀어내서 가장 끝 구간에서 3~5초 정도 멈춰 있게 되면 가동성을 늘리는 데 더 도움이 된다.

이 동작은 발가락을 든 상태에서, 그렇지 않은 상태에서 모두 진행할 수 있다. 발가락을 들지 않은 상태에서 진행할 때는, 무릎을 앞으로 밀어낼 때 발가락이 구부려지지 않도록 해야 한다. 우리는 발바닥이 바닥에 닿아 있는 면적이 작아지는 것을 원치 않는다. 발바닥이 바닥에 닿아 있는 면이 우리를 지지해주는 면이며, 이 면은 넓은 상태가 좋다.

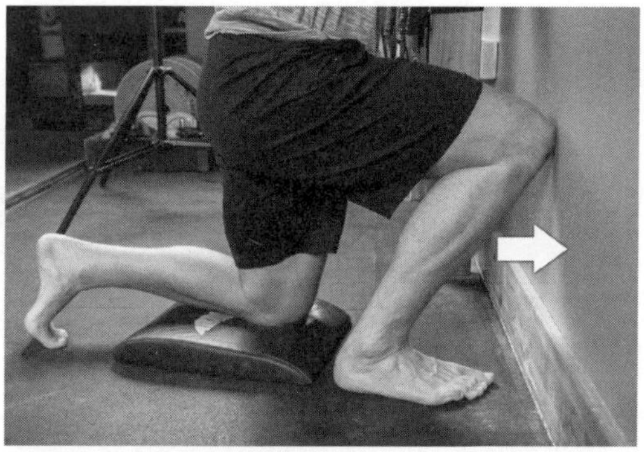

그림 7.07 무릎 꿇은 자세의 가동성 동작에서 정강이 전방 근육을 활용해서 적극적으로 정강이를 앞으로 밀도록 한다.

중량을 이용한 변형 동작: 앞에서 설명한 모든 동작을 중량을 무릎 위에 올려놓은 상태에서 진행할 수도 있다(그림 7.08). 가동범위를 확보하거나 중량을 더 추가하려는 과정에서 절대로 안정적인 발바닥 상태가 무너져서는 안 된다. 발바닥 중심이 무너지는 것은 우리가 원하는 바가 아니다. 그렇기 때문에 발바닥 전체로 바닥을 밀어주고 있는 상태를 유지하면서 중량을 활용해서 부드럽게 발목 가동범위를 늘려줄 수 있도록 한다.

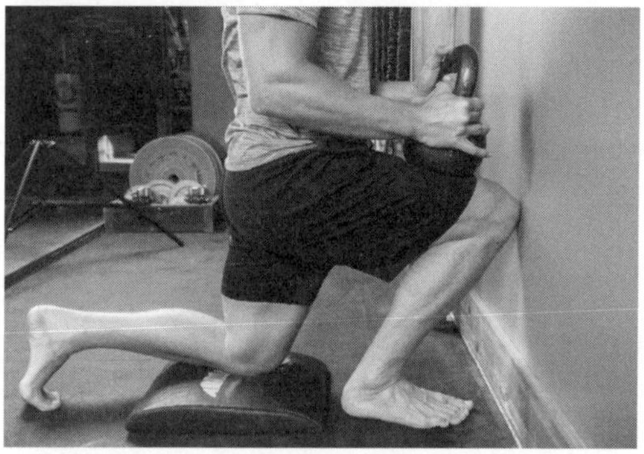

그림 7.08 가동화 동작에 중량을 활용하면 가동성을 향상시킬 수 있다. 앞에서 언급한 모든 동작(발가락을 들어 올리거나, 내린 동작 혹은 정강이 전방 근육을 활용한 적극적 발목 굴곡 동작)에 동일하게 중량을 활용할 수 있다.

가동화: 박스에 발을 올린 자세

- 앞으로 밀 수 있는 거리를 더 늘리기 위해서 발을 박스 위에 올려놓고 진행해도 된다(그림 7.09). 나머지는 앞에서 진행

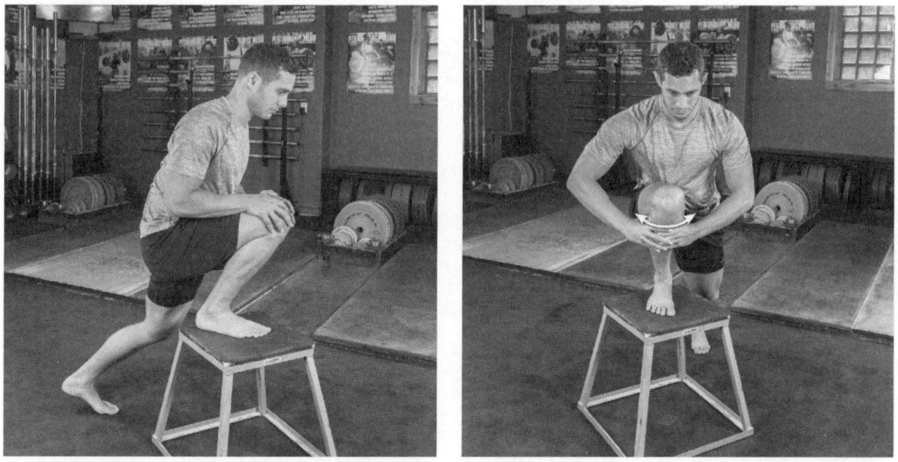

그림 7.09 발목 가동성 훈련에서 정강이를 앞으로 움직이는 정도를 더 크게 하기 위해서 박스 위에 발을 올려서 진행한다. 이 상태에서 앞에서 설명한 모두 동작을 진행할 수 있다(발가락을 들어 올리거나, 내린 동작 혹은 정강이 전방 근육을 활용한 적극적 발목 굴곡 동작). 동작을 진행할 때 경골 회전을 추가하게 되면 발목 관절 앞쪽에서 찝히는 느낌을 최소화하는 데 도움이 될 수 있다.

했던 방식들이 그대로 적용된다.

- 정강이를 앞으로 밀면서 경골(정강이뼈)의 내회전(무릎이 굴곡될 때 경골의 역학적 움직임과 관련이 있다) 혹은 외회전을 추가할 수도 있다. 무릎이 굴곡과 신전이 될 때 경골의 회전은 자연스럽게 일어나는 부분이다. 스쿼트를 하는 동안에(무릎 굴곡), 경골은 약간 내회전을 하게 된다. 이 경골의 내회전은 의식해서 일어나는 것이 아니라, 자연스럽게 그리고 아주 살짝 일어나는 것이다. 그러나 경험에 따르면, 적지 않은 선수들이 발목 가동성 동작에서 경골 회전을 추가했을 때, 정강이가 앞으로 기울어지는 각도(발목 굴곡)가 더 커졌다고 말했다. 어떤 식으로 동작을 하든, 관절 앞쪽에 찝히는 느낌이 들거나, 발의 위치가 바뀌어서는 안 된다.

가동화: 서 있는 자세

- 서 있는 자세에서 앞에서 진행한 것과 동일하게 정강이를 앞으로 기울인다(그림 7.10). 앞에서 진행한 방식 그대로 여기서도 적용된다. 균형을 잡기 위해서 벽에 손을 댈 수도 있다.
- 발가락을 올리거나, 내리기 혹은 적극적으로 정강이 앞 근육을 활용하는 방식 등 다양하게 적용한다.
- 체육관에 박스가 없거나, 바닥에 무릎을 꿇는 것에 민감하거나, 무릎 꿇는 자세가 안정적이지 못한 사람들이 사용하기에 아주 편한 자세이다. 서 있는 자세를 활용할 때의 이점은 자신의 체중을 활용해서 앞으로 정강이를 기울일 수 있다는 점이다.
- 단점이라면 추가적인 중량을 추가해서 동작을 진행할 수 없다는 점이며, 발바닥 자세를 안정적인 상태로 유지하는 것이 쉽지 않을 수 있다.

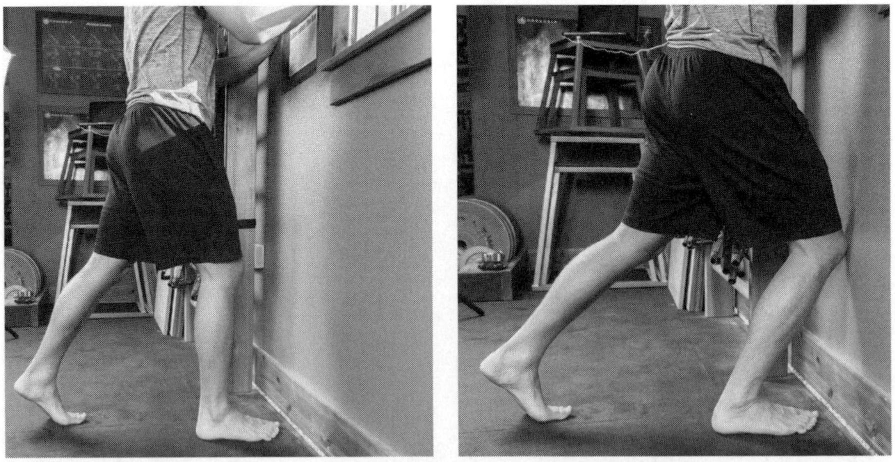

그림 7.10 서 있는 자세에서도 발목 가동성 동작을 진행할 수 있으며, 앞에서 언급한 발가락을 올리거나 내리기 혹은 적극적으로 정강이 앞 근육을 활용하는 방식 등 다양한 방식도 추가할 수 있다. 발목 가동성 동작에서 경골 회전을 추가하게 되면 발목 관절 앞쪽에서 찝히는 것을 방지하는 데 도움이 될 수도 있다.

물리치료를 전공한 모든 학생들은 원리에 입각한 테스트(재테스트)를 배우게 되는데, 이것을 PTPhysical Therapy 101 혹은 움직임Movement 101이라고 부른다. 앞에서 설명한 가동화 동작들을 통해서, 무릎을 꿇은 상태에서 발목 굴곡 검사를 했을 때 발목 가동성을 더 개선시키는 것이 목표이다. 그렇기 때문에 발목 가동성이 더 개선되었는지 확인하기 위해서 가동화 동작을 후 다시 테스트를 진행해야 한다. 조금이라도 가동범위가 증가했다면 성공했다고 볼 수 있다.

클러스터 옵션

- 무릎 꿇은 자세에서 발목 가동성 테스트를 하면서 종아리 부분에서 움직임이 제한되는 것이 느껴진다면 앞에서 언급한 몇몇 가동화 동작 대신에 종아리 부분에 자가 근막이완을 진행할 수도 있다. 만약 발목 앞쪽에서 움직임이 제한되는 것이 느껴진다면, 앞에서 설명한 대로 발의 위치를 조정할 수도 있다. 하지만 정강이 앞쪽에 자가 근막이완을 진행하게 되면 제한되는 느낌을 억제하는 데 도움이 될 수도 있다. 자가 근막이완은 대략 20초 정도 진행하고, 필요한 발목 가동성 동작은 2~3라운드 정도 진행한다. 그리고 눈에 두드러질 정도로 개선될 때까지 진행할 수 있다.

안정화: 스플릿 스쿼트

이제 새롭게 확보된 가동범위를 조절하는 데 도움이 되는 훈련을 진행하자.

- 무릎을 살짝 굽힌 상태에서, 바닥에 완전 닿아 있는 발가락을 들어 올려서 발목의 최대 가동범위까지 움직인다. 마지막까지 간 가동범위에서 발가락을 넓게 벌려서 평평하게 다시 바닥에 닿게 한다. 이 동작을 진행하는 동안에 계속 발의 아치를 유지해야 한다(그림 7.11).

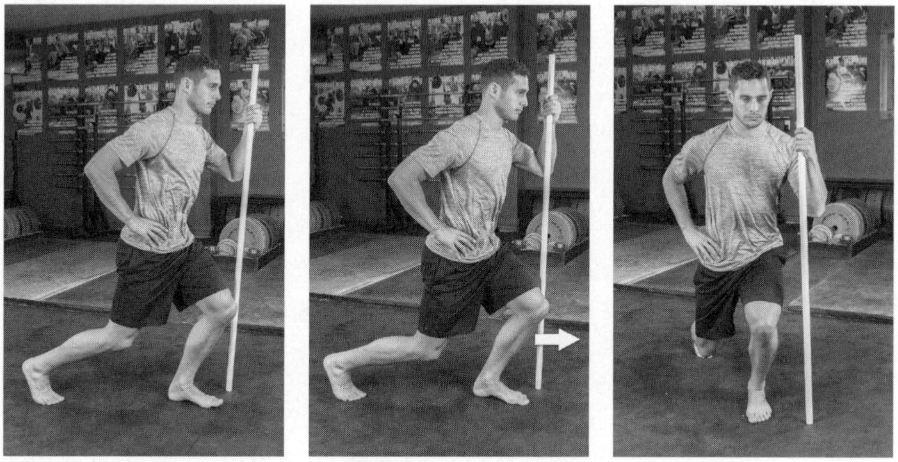

그림 7.11 발목 안정화를 위한 스플릿 스쿼트 시작 자세

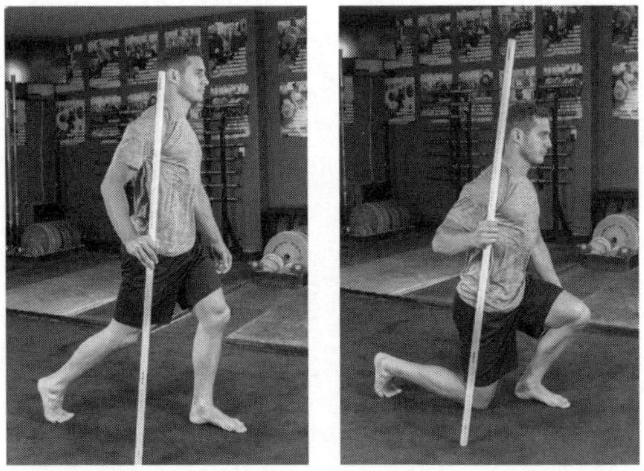

그림 7.12 스쿼트 동작을 진행하면서 특히나 발목 굴곡에 집중하면 가동성에도 더 큰 도움이 될 수 있다. 바닥에 닿아 있는 발이 들려서 말리지 않도록 안정적인 상태를 유지해야 한다.

- 균형을 제대로 잡기 위해서 막대기를 이용할 수도 있다.
- 이때, 정강이 앞쪽 근육을 사용해서 훨씬 더 발목이 굴곡될 수 있도록 한다. 스플릿 스쿼트를 본격적으로 진행하기 전에 이 동작을 4~5번씩 1~2세트 정도 진행해도 괜찮다.
- 이제는 발바닥 상태를 안정적으로 유지한 상태에서, 발목의 최대 가동범위를 활용해서 무릎을 꿇는 스플릿 스쿼트를 진행한다(그림 7.12). 이 동작을 진행할 때는 발바닥이 바깥쪽으로 들리며 발이 말려서는 안 된다. 그리고 일어섰을 때는 정강이가 당연히 수직 상태가 되어야 하며, 다시 내려왔을 때는 바로 최대로 발목을 굴곡시킨다. 여기서 목표는 스플릿 스쿼트를 하면서 최대한 발목의 최대 가동범위를 활용하고 유지하는 것이다.
- 스쿼트 자세에서의 발목을 굴곡시켰을 때의 경골에 어떤 느낌이 오는지 한번 확인해보고, 자신의 가동성을 최대한 활용하자. 이런 자세로 스쿼트하고 유지하는 것이 많은 사람들에게 어색할 수도 있다.
  – 몇몇 사람들은 이 자세에서 무릎 앞쪽에 가해질 수 있는 스트레스에 대해서 걱정할 수도 있다. 만약 무릎 앞쪽에 부담이 된다면, 이 동작을 당장 멈추고, 좀 더 구체적으로 확인을 해봐야 한다. 하지만 경험에 비추어보자면, 만약 최대 가동범위를 활용해서 발 전체를 안정화시키고, 엄지발가락으로 적극적으로 바닥을 세게 눌러주게 되면, 무릎과 관련된 문제는 발생하지 않을 것이다. 왜냐하면 힘이 고관절, 무릎 그리고 발목에 적절하게 퍼져 있기 때문이다.
    • 무릎 관련된 문제에 대해서 크게 우리가 걱정하지 않는 몇 가지 이유가 있다.
      - 달리기, 점프, 스쿼트 그리고 계단 오르내리기 등 우리 일상생활에서 정강이가 발끝을 넘어서 앞으로 이동하는 동작은 아주 정상적이고 필수적이다. 발이 평평하게 바닥에 접촉되어 있다면, 고관절, 무릎 그리고 발목 전체에 힘이 골고루 분산되기 때문에 괜찮다.
      - 균형 상태가 무너지지 않게 막대기, 랙 혹은 벤치를 활용할 수도 있다.
      - 우리는 여기서 올바른 자세와 움직임 조절에 집중을 하고 있는 것이다.
- 한쪽마다 5번의 스플릿 스쿼트를 1~3세트 진행한다.

클러스터 옵션

- 종아리 부분에 자가 근막이완을 대략 20초 정도 하는 동작을 스플릿 저크 대신에 진행할 수도 있다.

통합: 바벨을 이용한 가동화 & 준비 자세

예전부터 많이 사용되어온 방식이다. 많은 사람들이 이 동작을 안정화 훈련이기보다는 가동성 훈련으로 생각하고 있다. 스쿼트처럼 앉아서(대부분은 웨이트리프팅 신발을 신고 진행한다) 진행하기 때문에, 자신만의 편안한 시작 자세를 찾는 데 활용할 수 있는 동작이기도 하다. 그러고 나서 실제로 이렇게 찾은 자세를 그대로 리프팅 동작으로 이어줄 수 있다.

- 스쿼트로 앉은 자세에서 바벨을 무릎 위에 올려놓는다.
- 최적의 시작 자세를 찾을 때처럼, 발의 위치와 발끝을 돌리는 각도를 다양하게 해서 자세를 조정한다. 이렇게 하는 것은 어느 각도와 위치에서 발목 가동성을 최대한 활용할 수 있는지를 확인하기 위한 것이다.
- 웨이트리프팅 신발을 착용한 상태에서는 발가락을 들어서 넓게 펴지게 할 수 없다. 그러나 엄지발가락으로 바닥을 강하게 눌러주고, 정강이를 앞으로 밀어주는 것을 돕기 위해서 정강이 앞쪽 근육을 사용하는 방식은 그대로 적용하도록 한다.
- 대략 20~30초 동안 무릎을 앞뒤로 움직여주거나, 최대한 가동범위까지 무릎을 앞으로 밀어낸 상태로 있도록 한다. 그러고 나서는 곧바로 시작 자세

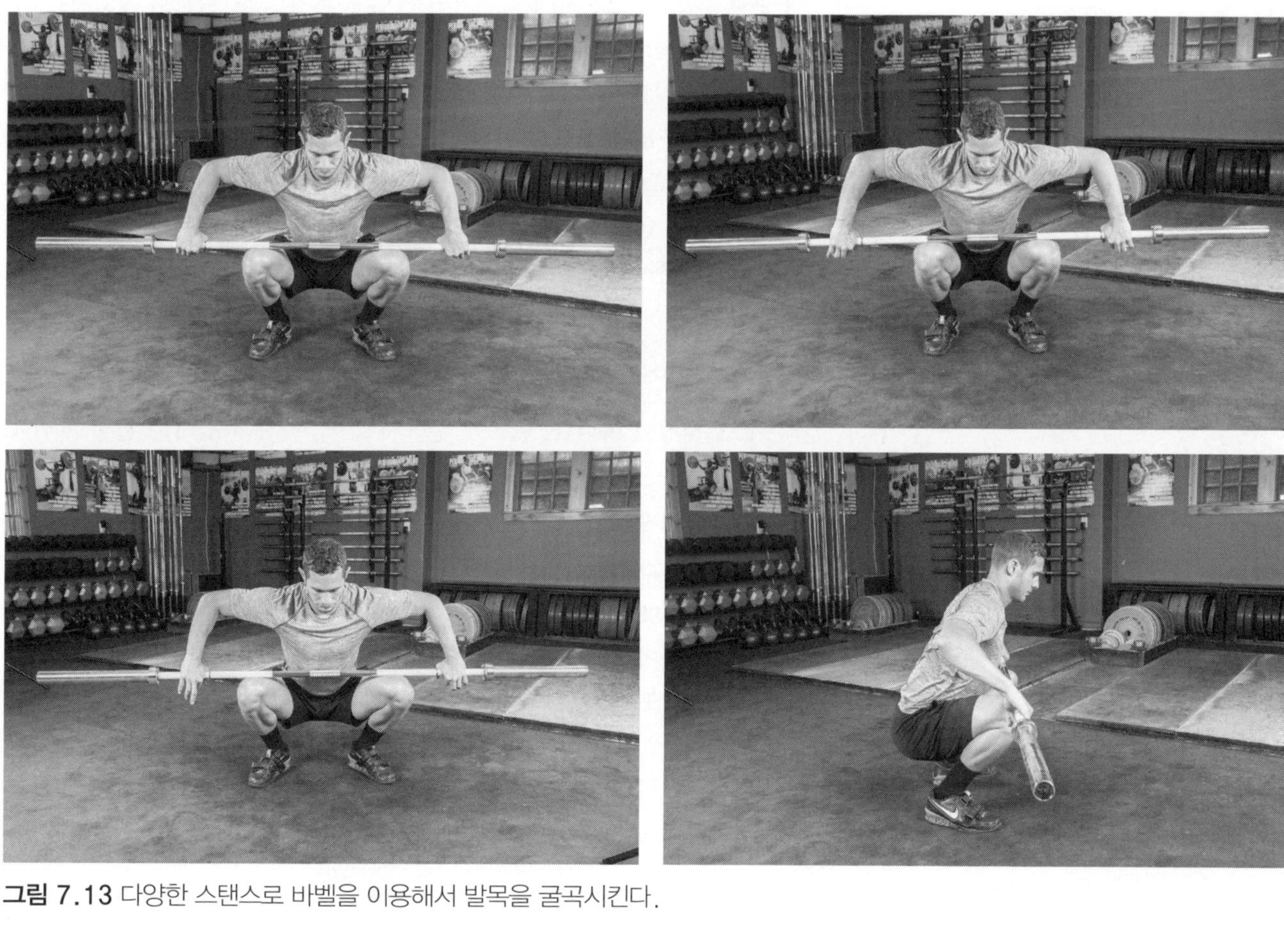

그림 7.13 다양한 스탠스로 바벨을 이용해서 발목을 굴곡시킨다.

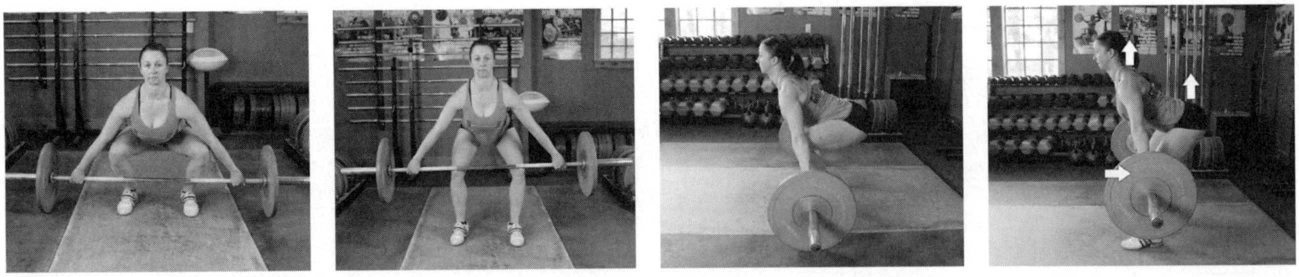

그림 7.14 가동화 훈련을 통해서 일시적으로 개선된 발목 가동성을 리프팅 동작에 활용한다. 시작 자세에서 균형 상태를 유지한 상태에서, 다리로 바닥을 제대로 눌러주면서 바벨을 들어 올려서 무릎 위치에 왔을 때, 정강이가 수직 상태가 되도록 한다. 그러고 나서 다시 발목을 굴곡시키면서 바벨을 바닥으로 가져가면서 자세를 낮춘다.

를 만들어서 리프팅을 시작할 수 있도록 해본다. 이 동작을 통해서 가동범위를 개선시킨 후 바로 리프팅 동작에 활용하는 것이다. 시작 자세에서 어느 정도로 발목을 굴곡시킬 수 있든 간에, 스플릿 스쿼트를 할 때처럼 편안하게 느껴져야 한다.

- 1~3라운드 바벨을 이용한 발목 가동성 훈련을 진행하는 대신에 가벼운 무게로 진행하거나, 다양한 리프팅 동작을 활용할 수도 있다. 어느 경우든 발목 굴곡에 최대한 집중할 수 있어야 한다. 바닥에서 바벨을 들고 일어나서 무릎에서 멈추는 동작을 반복하는 것도 개선된 발목 가동성을 리프팅 동작에 활용하고, 어떤 자세와 동작이 자신에게 가장 잘 맞는지 확인하는 데 좋은 방법이다. 바벨이 무릎에 왔을 때, 정강이는 수직이며, 발바닥은 균형 상태를 유지하고 안정적인 상태로 어깨와 엉덩이는 하나처럼 움직여야 한다. 바벨이 무릎에서 다시 바닥으로 이동할 때, 발목은 굴곡될 것이다. 그리고 바벨을 들어 올릴 때와 마찬가지로 어깨와 엉덩이는 하나처럼 아래로 이동한다. 당신의 시작 자세에서의 바벨의 위치와 발목의 굴곡 정도가 앞에서 언급한 동작들이 부드럽게 이어질 수 있도록 해준다.

발목에 대한 토론 & 요약

접히는 것은 스트레칭이 아니다. 발목을 굴곡시킬 때, 발목이 접히는 관절 부위에서 불편함이나 통증이 느껴져서는 안 된다. 발목이 굴곡될 때, 관절 앞쪽 부위는 접히면서 조직이 느슨해지게 된다. 그렇기 때문에 이론적으로는 이 부분 위에 움직임 제한이 없어야 한다. 오히려 근육이 늘어나는 뒤쪽이 스트레칭되는 느낌이 들어야 하는 것이다(종아리나 아킬레스건 부위).

그러나 만약 발목이 접히는 부위에서 불편한 압박이 느껴진다면, 이것을 찝힘 현상이 있다고 한다. 구조적으로 발목에 뭔가 문제가 있다는 것을 알려주는 것일 수도 있다. 찝힘 현상이 발생하는 것은 근육 문제가 아니라 관절 구조의 문제이기 때문에 근육을 이완시켜주려고 해서는 안 된다. 이 부분을 교정하기 위해서는 관절 위치 혹은 구조를 변경해줄 수 있는 운동을 해야 한다. 다음 동작을 진행해보자.

- 정강이를 앞으로 기울이면서 엄지발가락을 이용해 강하고 적극적으로 바닥을 밀면서 발 전체가 안정적으로 개입될 수 있는 상태를 유지한다.
- 가동범위를 개선하기 위해서 발가락을 들어 올린 상태로 진행하는 동작을 수행하는 데 더 많은 시간을 사용할 수 있도록 해준다.

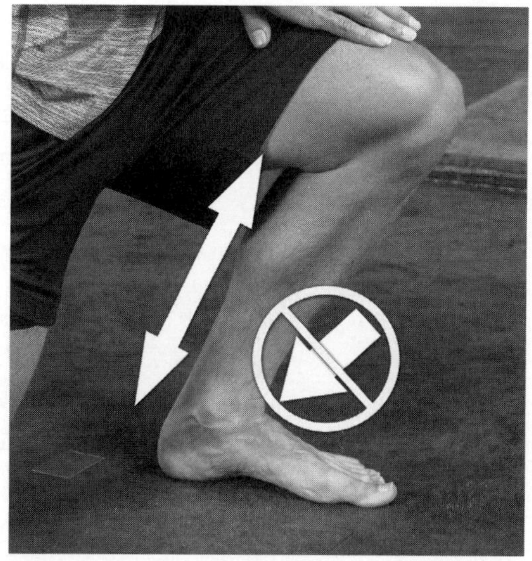

그림 7.15 발목을 굴곡시키면서 발목 가동성 훈련을 할 때, 발목 뒤쪽이 늘어나기 때문에 뒷부분에 자극이 와야 한다. 만약 발목 관절 앞쪽이 찝히거나 걸리는 느낌이 든다면, 이 느낌을 제거하기 위해서 자세를 바꿀 필요가 있을 것이다.

발이 우리의 단단한 기초가 된다. 우리가 스내치와 클린앤저크 동작을 할 때 바닥과 유일하게 닿아 있는 부분이 발이기 때문에, 발은 아주 중요하다. 발이 우리의 안정적인 지지대 역할을 하는 것이다. 우리의 이런 지지대(발)가 가능한 넓고 흔들림이 없는 것이 좋다. 풀 동작이나 스쿼트를 할 때 안정적이고, 균형 상태의 발로 지면을 밀어낼 때, 뇌에 고유수용감각과 운동감각 신호를 보내주는 데 필요한 압박력을 몸의 관절 체계에 제공하게 된다. 이렇게 우리가 움직임에 대한 생각을 할 필요도 없이 우리 몸을 무의식적으로 움직일 수 있도록 뇌에 신호를 주는 것이다. 그러면서, 우리 관절 체계가 올바른 시기에 올바른 근육을 이용해서 올바른 움직임을 만들어낼 수 있도록 반사적으로 반응을 하게 된다. 웨이트리프팅은 반사 반응과 밀접한 관련이 있는 운동이다. 무거운 중량으로 리프팅을 할 때 의식적으로 동작을 계속 생각하면서 진행하면, 내가 바벨을 통제하는 것이 아니라, 바벨이 나를 통제하게 되는 것이다.

바닥에서 바벨을 들어서 풀 동작을 하거나, 스쿼트를 할 때, 발바닥의 3개 지점(엄지발가락, 새끼발가락 그리고 뒤꿈치)이 무너지거나, 발가락이 들리게 되면 몇 가지 문제가 발생할 수도 있다. (1) 발바닥이 바닥에 닿아 있는 면적이 좁아지면서, 당연히 지지면이 더 좁아지게 된다. 그러면서 동작을 진행할 때 균형이 무너질 가능성이 높아진다. (2) 발 전체가 바닥에 닿아 있지 않으면, 당신의 몸의 움직임이나 자세에 대해서 뇌에 보내주는 신호가 적어지게 된다. 여러 경험상으로 살펴보면, 풀 동작이나 스쿼트를 할 때 발을 움직이는 리프터들은 역동적인 움직임을 할 때 일관적이고 꾸준한 동작을 보여주기가 훨씬 더 힘들다는 것을 발견했다. 이론적으로 봤을 때, 이것은 그들이 몸의 자세나 움직임에 대한 인지를 잠재적으로 훨씬 못하고 있기 때문이다. 그리고 무게가 더 증가하게 되면, 이런 현상은 더욱 심해진다. (3) 발이 안정적이지 못하고, 균형이 무너져 있다면, 풀 동작을 마무리할 때나, 스쿼트를 하고 일어설 때 우리가 원하는 만큼의 강력한 힘을 내지 못하게 된다.

우리는 발바닥의 3개 지점(엄지발가락, 새끼발가락 그리고 뒤꿈치)이 정확하게 바닥에 접촉될 수 있도록 강조를 한다. 왜냐하면 이렇게 해야만 발목 앞쪽에서 무게중심을 제대로 잡을 수 있기 때문이다. 너무 뒤꿈치 쪽으로 균형이 이동해 있다면, 풀 동작을 할 때 수직 방향으로 이동해야 하는 바벨이 올바른 궤도를 유지하는 것이 힘들어지게 되며, 스쿼트를 하고 드라이브를 하면서 바로 일어나는 것도 더 힘들어지게 된다. 클린 동작을 할 때 우리 모두는 뒤로 몸이 흔들리는 것을 경험한 적이 있을 것이다. 이때는 무게중심을 제대로 잡고 일어서기 위해서 앞쪽으로 약간 몸을 움직여줘야만 한다. 그리고 풀 동작이나 스쿼트를 할 때 바벨이 너무 발끝 쪽으로 이동해 있는 것도 결국은 발이 안정적이지 못해서 발생한 결과이다.

맨발로 진행할 때는, 발가락을 먼저 들어서, 벌린 다음에 바닥을 세게 누르라고 코칭을 한다. 왜냐하면 (1) 발가락을 들어 올리게 되면(특히나 엄지발가락) 윈들라스 매커니즘(발바닥 중심부를 안정화시키기 위해서 족저근막을 스트레칭해주는 것)을 활용해서 발바닥 중심부에 자연스럽게 아치를 만들어낼 수 있으며, (2) 발가락을 넓게 벌려주게 되면 당연히 더 넓은 지지면을 만들 수 있게 된다. (3) 그리고 발가락으로 바닥을 평평하게 눌러주게 되면, 안정적으로 균형 잡힌 상태를 만들 수 있게 된다. 발가락으로 바닥을 세게 눌러준다고 해서 발가락이 구부려지거나 서로 뭉쳐져서는 안 된다. 그렇게 되면 지면에 닿아 있는 발이 면적이 더 좁아지게 균형 상태가 무너지게 된다. 웨이트리프팅 신발을 신게 되면, 확실하게 발가락을 벌리는 것은 힘들어진다. 그러나 동작을 하는 도중에, 발가락으로 지면을 적극적으로 그리고 강하게 눌러주는 것은 가능하다.

마지막으로, 발 안쪽에서 일어날 수 있는 문제에 대해서 한번 말해보려고 한다. 발의 안쪽이 바닥에 접촉되는 것을 피하려는 리프터들 사이에서 요즘에 많이 일어나는 부분이다. 발 안쪽이 바닥에 닿는 것을 피하려고 하다 보면 자연스럽게 발 바깥쪽으로 발이 밀리게 된다. 그러면서 바닥을 밀어내는 힘과 균형 상태를 잃게 되는 것이다. 이 부분에서는 개인차가 발생한다. 발의 외번(Eversion)과 발이 무너지는 것은 많이 다른 부분이다. 만약 당신이 안정적인 발 상태를 만드는 방법을 따르고, 무릎이 두 번째 발가락을 따라서 자연스럽게 접힐 수 있도록 한다면, 자연스럽게 안정적인 상태가 가능해질 것이다(그림 7.16).

많은 엘리트 선수들의 경우도, 바닥에서 바벨을 들고 풀 동작을 진행할 때, 무릎을 바깥쪽으로 세게 밀게 되면 이렇게 발바닥 바깥쪽으로 밀리는 경우가 많은 것도 사실이다. 이것은 더 큰 파워를 만들어내기 위해서라기보다는, 바벨이 수직 방향으로 이동하게끔 하려다 보니 일어나는 것이라고 나는 생각한다. 경험이 많은 리프터들의 경우는 이렇게 하는 것이 여러 가지 계산을 해봤을 때도 더 도움이 된다

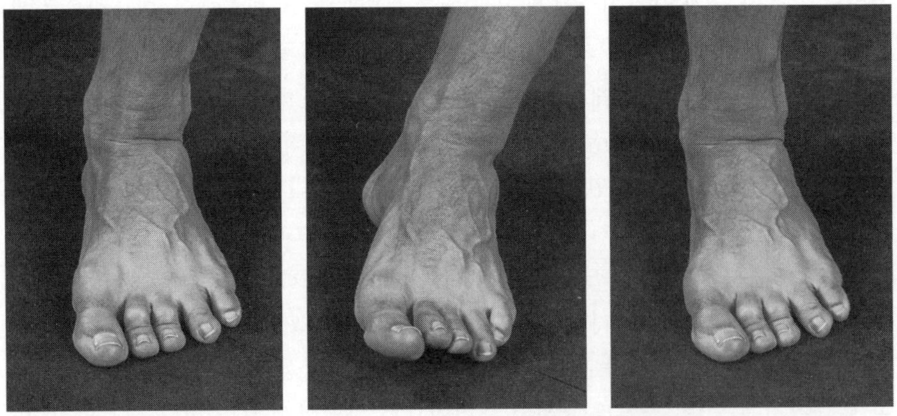

그림 7.16 첫 번째 사진은 바닥으로 수직 방향의 힘을 발생시킬 수 있는 안정적이고, 균형 상태의 발이다. 나머지 2개의 사진은 불안정한 발의 상태다(안쪽 혹은 바깥쪽으로 발바닥이 무너져 있다).

고 보는 것이다. 아직 리프팅 경험이 많지 않은 선수라면, 풀 동작을 할 때 발 전체에 균형 상태를 유지할 수 있도록 하는 것에 집중하는 것이 좋다.

위 내용을 바탕으로 보면, 스내치 시작 자세에서 발끝을 벌리게 되면 많은 리프터들이 발 전체에 균형 상태를 유지하는 데 도움이 된다는 것을 알 수 있다. 만약 발이 너무 좁거나 발끝이 정면을 향해 있다면(클린에서는 이렇게 하는 것이 좀 더 편안하다) 무릎을 뒤로 이동시켜서 바벨을 통과시키는 것이 더 힘들어지게 된다. 이 부분도 개인차가 발생할 수 있으며, 모두 선수들에게 적용될 수 있는 절대적인 기준이 존재하는 것은 아니다. 앞에서 설명한 내용을 바탕으로 자신에게 가장 잘 맞는 방법을 찾아보자.

흉추

흉추는 스내치 시작 자세에서 중요한 또 다른 부분이다. 왜냐하면 2장에서 언급한 흉추 상부를 적절히 신전시킨 상태로 유지하는 것이 풀 동작을 할 때 바벨에 대한 안정적인 몸통 상태를 유지하는 데 도움이 된다. 이 부분에 대해서 알아갈 때, 흉추 자세는 앞에서 설명한 고관절, 무릎 그리고 발목 자세와 분리시켜서 생각해서 안 된다는 것을 이해해야 한다. 그래서 우리는 앞으로 전체적으로 정렬을 맞추는 데 집중을 할 것이다.

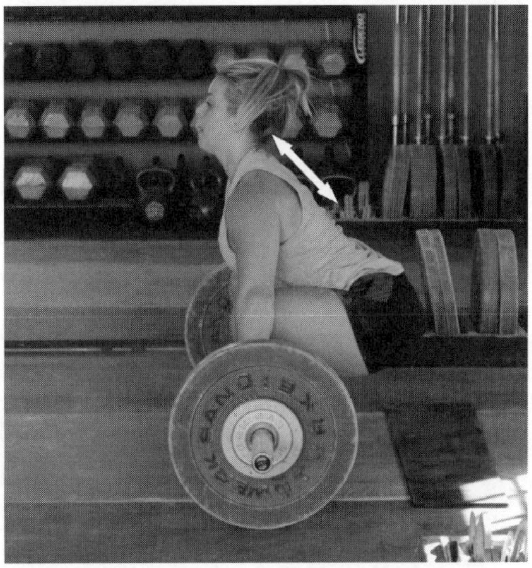

그림 7.17 스내치 시작 자세에서 흉추 상부를 적절히 신전시킨 리프터의 모습이다.

가동화: 네발기기 자세

여기서는 시상면(굴곡과 신전)에서 흉추을 이용한 움직임을 만들어 낼 수 있기 위한 작업을 할 것이다. 등 상부에서 발생하는 자연스런 후만 상태에서 시작하게 되면, 견갑골과 흉곽 위치를 제대로 정렬된 상태로 만들 수 있으며, 흉추를 더 많이 신전시키는데 도움이 된다. 허리는 풀 동작에서의 자세와 비슷하게 만들기 위해서 상대적으로 움직임이 없는 중립 상태를 유지할 수 있도록 한다. 이렇게 허리 상태를 유지하게 되면 척추 분절 움직임을 하는 데도 도움이 된다. 이렇게 네발기기를 자세를 하게 되면, 특정 부분에 집중할 수 있도록 충분한 외부 지지(바닥)를 받을 수 있게 된다.

이 자세가 정말 좋은 점은 등 상부를 신전시킨다고 해서 큰 움직임이 일어나는 것은 아니라는 것을 확인할 수 있다는 것이다. 움직임 정도를 확인할 수 있는 점보다 더 좋은 부분은 바로 이 자세를 유지할 수 있는 능력을 키울 수 있다는 것이다. 이 자세를 통해서 등 상부를 신전시킨다고 생각하기보다는 굴곡(후만)되지 않도록 연습을 할 수 있는 것이다. 만약 리프터가 풀 동작을 하는 동안에 등 상부 상태를 끝까지 유지하기 힘들거나 적절한 자세를 만드는 것을 힘들어 한다면 이 자세가 좋은 방법이 될 수 있다.

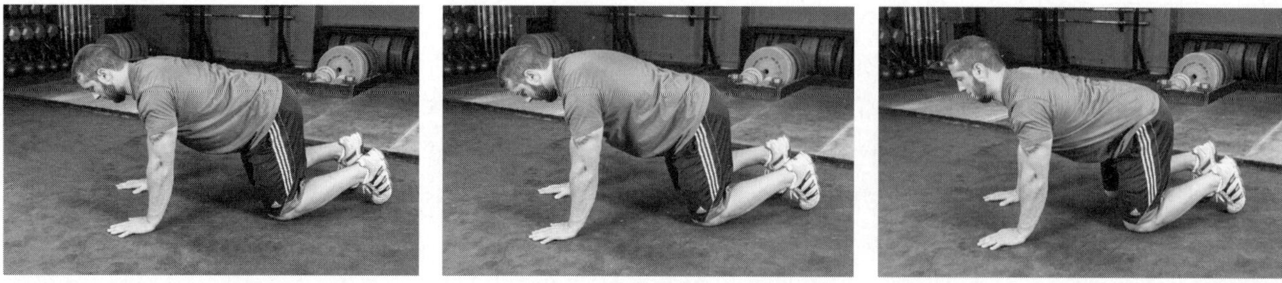

그림 7.18 네발기기 자세에서의 흉추 가동화 시작 자세. 이 자세에서 척추를 분절해서 굴곡, 신전시킨다. 이 자세에서 확인할 수 있는 미세한 흉추 신전 움직임이 우리가 리프팅을 할 때 필요한 수준의 가동범위이다. 이때 허리는 동일한 자세를 끝까지 유지해야 한다.

시작 자세

- 손과 무릎이 바닥에 닿은 상태로 시작한다.

실행

- 코로 숨을 들이마시면서 시작한다.
- 숨을 내쉴 때, 견갑골을 부드럽게 전인시키고, 귀 쪽으로 어깨를 슈러그시키지 않는 상태로 목 아래 부분과 등 가운데 부분에서 분리시키면서 등 상부를 굴곡시킬 수 있도록 한다. 척추 하나하나의 움직임에 집중할 수 있도록 한다.
- 이 자세를 유지하면서 다시 숨을 들이마신다. 이때 공기가 등 상부 쪽으로 들어갈 수 있도록 집중한다. 목은 편안한 상태를 유지한다.
- 입으로 숨을 내쉬면서, 굴곡시켰던 등 상부를 부드럽게 신전시킨다.
  - 이번에도 허리를 움직이지 않는다. 이 움직임은 견갑골 사이에 있는 척추에서 만들어지는 것이지 흉요추 접합부에서 만들어지는 것이 아니다.
  - 턱은 살짝만 들어 올리며, 목은 자연스러운 전만을 만든다.
- 이렇게 등 상부가 신전된 자세에서 입으로 숨을 들이마시고 내쉰다. 이 과정을 반복한다.
- 총 8번씩 1~2세트 진행하면서, 흉추를 굴곡, 신전시켜주도록 한다(그림 7.18).
- 다시 말하지만, 흉추를 신전시킨다고 해서 엄청난 신전의 움직임을 만들어낼 필요는 없다. 우리가 일반적으로 생각하는 큰 움직임이 일어나지는 않지만, 등 상부와 중간 부분의 근육이 활성화되는 것을 느낄 수 있을 것이다.

가동화: 벽에 기댄 자세

이제 우리는 서 있는 자세에서 안정적인 흉요추 접합부 자세와 등 상부 신전을 만들 수 있는 훈련을 할 것이다. 여기서는 양팔을 움직여 스내치 시작 자세와 비슷하게 만들 것이다. 다시 말하자면, 이 자세는 스내치 시작 자세에서 필요한 등 상부의 장력을 리프터가 느끼도록 해주는 데 도움이 된다.

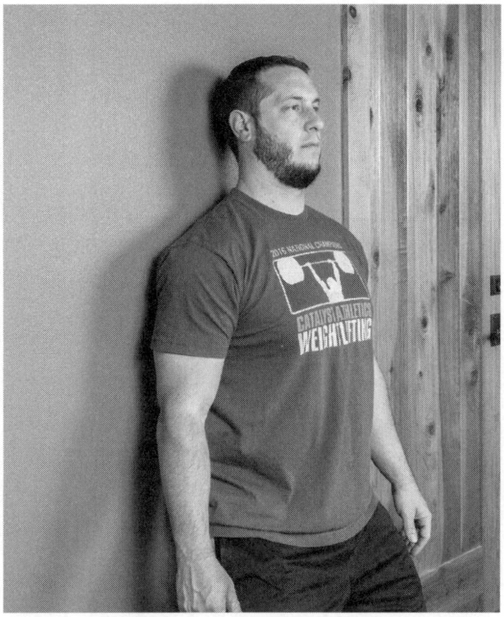

그림 7.19 벽을 이용한 흉추 가동화 동작 시작 자세

시작 자세

- 벽에 등을 기댄 상태에서 양발은 대략 벽에서 대략 30cm 정도 떨어져 선다(그림 7.19).
- 요추의 자세에 대해서는 몇 가지 옵션이 있다.
  - 척추를 제대로 정렬하지 못하는 선수들의 경우는, 허리를 완전히 벽에 평평하게 댄 상태에서 시작할 수 있다. 이렇게 하면 고유수용성감각을 극대화할 수 있으며, 등 상부 움직임에 대해서 코칭을 하는 데 도움이 된다.
  - 좀 더 자신의 자세나 움직임에 대해서 인지를 할 수 있는 선수라면, 약간 요추 전만 상태를 유지하는 것이 좋다. 이 상태가 풀 동작에서의 자세와 비슷하기 때문이다. 이때 전만 정도는 허리와 벽 사이에 손가락이 들어갈 정도이다.

실행

- 코로 숨을 들이마시면서 시작한다. 그리고 공기를 허리 쪽으로 눌러줄 수 있도록 한다.
- 입으로 숨을 내쉬면서 손을 앞쪽으로 내밀도록 한다(네발기기 자세에서처럼 견갑골을 전인시키는 것이다). 이렇게 하면 등 상부가 둥글게 굴곡되는 것을 느낄 수 있을 것이며, 그러면서 벽에서 몸이 살짝 멀어지게 될 것이다. 하지만 등 가운데 부분과 허리는 처음과 동일한 자세를 유지하도록 한다.
- 코로 숨을 들이마시면서 공기를 아래로 눌러준다. 그리고 몸통 전체를 공기로 채워준다.
  - 숨을 들이마시는 것을 거의 마무리할 때, 팔과 손을 안쪽으로 회전시키면서 벽 쪽을 향해서 뒤로 당기도록 한다. 이때 팔과 손이 움직이는 각도는 스내치 그립과 비슷하도록 만들어준다.
    - 이 동작을 진행할 때, 약간 굴곡되어 있던 등 상부는 자연스럽게 신전된다. 등 상부의 근육을 사용해서 신전을 도울 수도 있다.
    - 손이 몸과 나란한 위치에 오거나, 벽에 붙어 있는 상태가 되면, 자세가 흐트러지지 않는 상태를 유지하면서 숨을 완전히 내쉬는 것으로 마무리한다.
    - 이 훈련을 할 때 몸 전체의 신전은 등 가운데 부분과 허리가 바뀌지 않거나 벽에서 다시 떨어지지 않아야 한다.
- 척추 혹은 팔의 자세가 바뀌지 않는 상태로 벽에서 살짝 떨어지도록 한다.
- 스내치 시작 자세와 비슷하게 만들기 위해서 스쿼트를 천천히 하면서 앉는다. 이때 척추와 팔의 자세는 똑같이 유지한다.

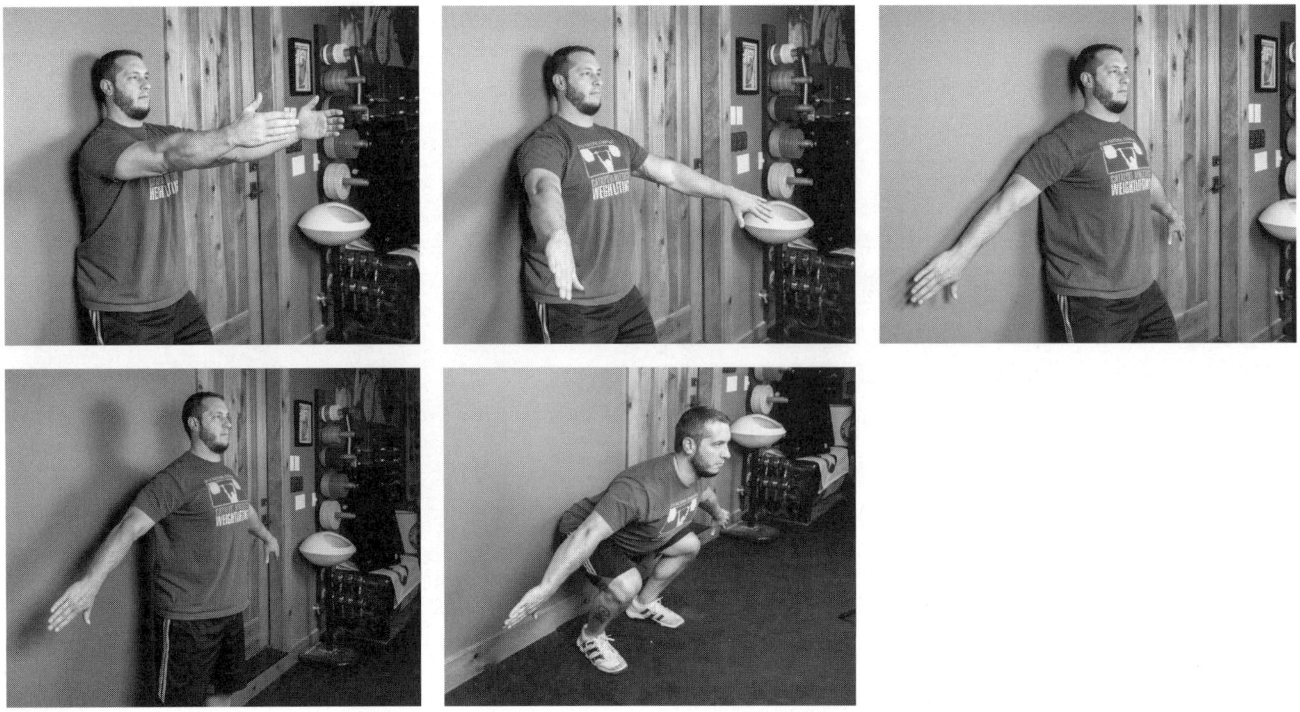

그림 7.20 등 상부의 자연스런 후만을 만들면서 팔을 앞쪽으로 뻗는다. 팔을 내회전시키면서 뒤로 당긴다. 이때 허리 자세는 처음과 똑같이 유지한다. 등 상부는 신전시키고(아치가 만들어진 상태) 허리 자세는 바뀌지 않는 상태에서 팔을 벽 쪽으로 당겨준 상태로 마무리한다. 마무리 자세는 스내치 시작 자세에서의 흉추 자세와 비슷할 것이다. 벽에서 약간 떨어지면서 스내치 시작 자세와 비슷하게 만들기 위해서 천천히 스쿼트를 하면서 앉는다. 이때 몸통과 팔의 자세는 동일하게 유지해준다.

- 총 8번씩 1~2세트로 반복한다(그림 7.20).

안정화: 스내치 풀 자세 만들기

우리는 이제까지 배운 내용을 스내치 자세를 실제로 만드는 데 통합할 것이다. 선수들은 스내치 시작 자세에 필요한 적절한 고관절 굴곡을 만들면서 척추를 길게 늘려줄 수 있기(흉추가 필요한 만큼 신전된 상태) 위한 몸 인지 능력을 발달시켜놓은 상태여야 한다.

자신에게 맞는 적절히 균형 잡힌 스탠스와 척추 자세를 찾기 위해서 이 장의 '당신에게 맞는 스탠스 찾기' 섹션의 단계들을 연습할 것을 추천한다. 서 있는 상태에서, 필요한 경우라면, 벽을 이용한 흉추 가동화 동작에서 배운 내용을 활용해서 시작 자세를 만들어볼 수도 있다. 그러고 나서 바벨을 향해서 앉도록 한다(그림 7.21).

혹은 반대로 바벨을 세게 잡지 않고 스쿼트로 깊이 앉은 상태에서 자세를 만들어볼 수도 있다. 이때 네발기기 자세에서 가동화 훈련을 한 것처럼 등 상부를 신전시켜줄 수 있도록 한다(그림 7.22).

어떤 방식으로 진행하든 간에, 시작 자세를 만든 상태에서, 코로 숨을 완전히 들이마시면서 공기를 아래로 눌러주고, 입으로 숨을 강하게 내쉬면서 코어 근육에

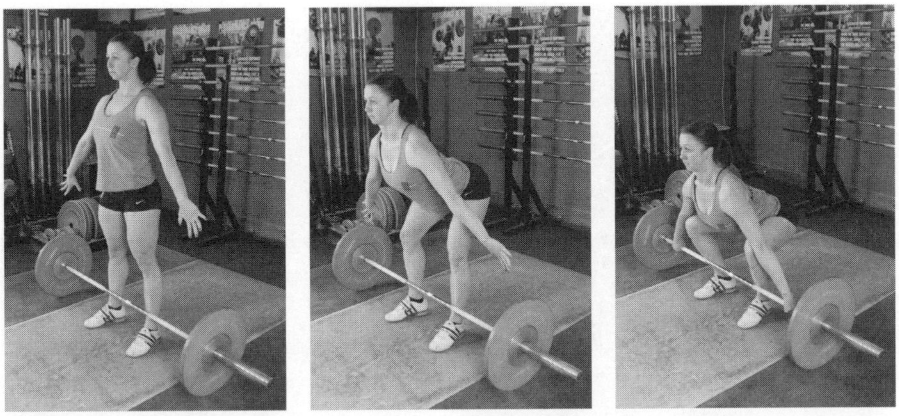

그림 7.21 벽을 이용한 흉추 가동화 동작을 활용한 스내치 시작 자세 만들기

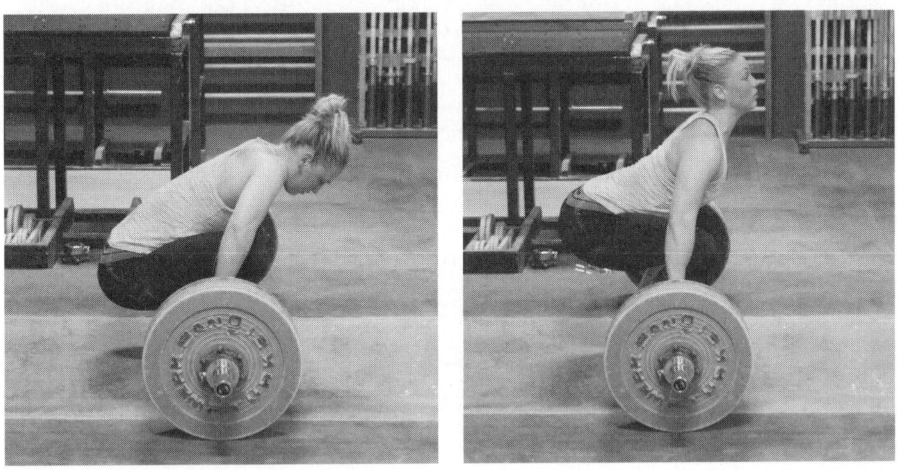

그림 7.22 네발기기 자세에서 흉추 가동화 훈련을 진행한 것처럼, 리프터는 등 상부를 굴곡 상태에서 신전 상태로 만든다.

장력을 만들어주는 것을 의식적으로 진행해주면 많은 도움이 될 것이다. 매번 숨을 내쉴 때마다, 등 상부를 길게 늘려주면서 신전시켜주며, 숨을 내쉴 때 몸통을 모든 방향으로 팽창시키면서 강하게 만들어준다. 스내치 시작 자세에서의 호흡법은 최대 무게에 가까운 무게로 리프팅을 할 때도 그대로 사용될 것이다.

통합: 동작 멈추기

올바른 자세를 유지하기 위해서 등 상부에 요구되는 정적인 스트렝스를 발달시키고 강화하는 데 많은 도움이 되는 보조 운동은 바로 동작을 멈추는 훈련Pause이다. 바닥에서 무릎까지 다양한 높이에서 진행할 수 있다.

대략 3cm 높이에서 멈추기

- 올바른 스내치 시작 자세를 만든다.
- 바닥에서 바벨이 떨어지자마자(대략 바닥에서 3cm 높이), 3초 동안 동작을

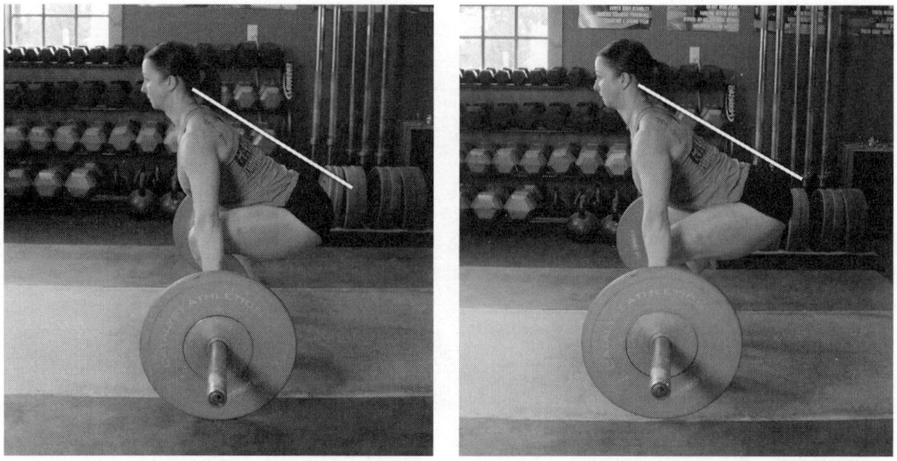

그림 7.23 바벨이 바닥에서 3cm 떨어진 상태에서 스내치 풀 자세. 어깨와 엉덩이가 함께 위로 이동하며, 이때 동일한 등 각도를 유지한다는 것을 명심하자.

멈춘다. 이때 안정성을 위해서 강하게 숨을 내쉬는 것을 활용하며, 자세를 유지하기 위한 장력을 만들기 위해서 강하게 숨을 들이마시도록 한다(그림 7.23).

- 3cm 높이에서 동작을 멈추게 되면 자세를 강화시킬 수 있으며, 정적인 자세의 스트렝스를 발달시킬 수 있을 뿐만 아니라, 자신에게 맞는 시작 자세를 만들어서 리프팅을 진행하고 있는지 그렇지 않은지에 대한 즉각적인 피드백을 받을 수도 있다.
  - 바벨은 바닥에서 떨어지자마자 살짝 뒤로 이동할 것이다. 이 부분을 제외하고는 리프터의 어깨부터 엉덩이까지의 각도는 바벨이 바닥에 놓여 있을 때와 동일하게 유지가 되어야 한다(물론 처음 자세가 제대로 세팅되어져 있다면). 이렇게 상체의 각도는 동일하게 유지되면서 단지 다리로 바닥을 밀어내는 것이다.
  - 만약 바벨이 바닥에서 떨어지면서 리프터의 어깨와 엉덩이까지의 각도가 바뀌게 되면(엉덩이가 들리거나, 어깨가 아래로 떨어지거나, 어깨를 뒤로 과도하게 당기게 되거나, 뒤꿈치가 들리거나 등등), 리프터의 시작 자세가 제대로 세팅되어 있지 않았을 가능성이 높으며, 올바르게 바벨을 바닥에서 들어 올리기 위해서 필요한 자세를 다시 만들 필요가 있다.
    - 이렇게 바벨을 바닥에서 들어 올리는 과정에서 자세가 무너지는 경우는 전반적으로 등이 약해서일 수도 있다. 이 부분을 정확하게 구분하기 위해서는 1RM보다 더 무거운 무게로 3cm 높이에서 멈추는 동작을 해보는 것이다. 만약 이 무게에서 자세가 제대로 유지될 수 있다면, 이 부분은 추가적인 훈련을 통해서 개선이 가능한 것이다. 그런데 만약 훨씬 더 가벼운 무게에서도(예: 60% 혹은 이 이하의 무게) 엉덩이와 어깨의 자세에 변화가 생긴다면, 선수 개인의 처음 시작 자세부터 제대로 준비되어 있지 않았거나, 올바른 준비

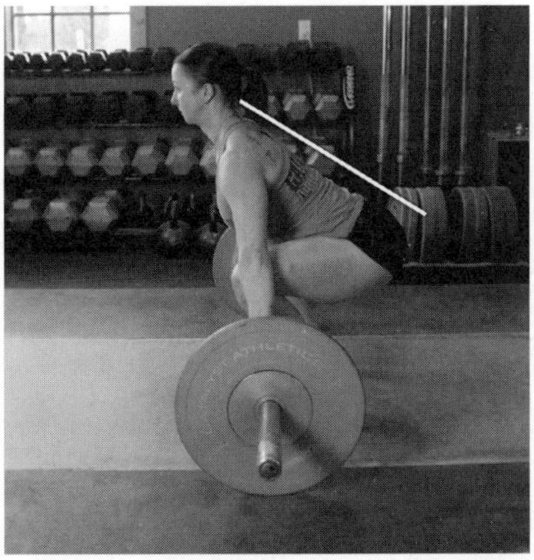 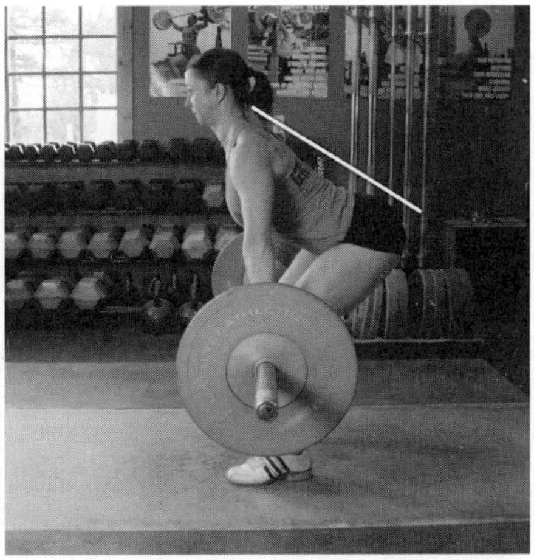

그림 7.24 바벨이 무릎 위치에 있는 상태에서의 스내치 풀 자세. 바벨이 무릎 위치까지 이동할 때 어깨와 엉덩이가 함께 위로 이동해야 하며, 이때 동일한 등 각도를 유지한다는 것을 명심하자.

자세가 몸에 아직 배어 있지 않아서일 수도 있다. 등 상부가 약한 부분에 대해서는 다음 섹션에서 더 많이 얘기를 해볼 것이다.

무릎 높이에서 멈추기

3cm 높이에서 멈추기와 동일하다고 볼 수 있다. 리프터의 어깨와 엉덩이의 각도는 동일하게 유지되며, 바벨이 무릎 높이에 도달했을 때, 정강이의 각도는 거의 수직에 가깝다(그림 7.24).

스내치 준비 자세에서의 흉추에 대한 토론 & 요약

각 리프터들이 선호하는 스내치 준비 자세는 아주 다양하며, 이 자세는 시간이 지남에 따라서 바뀔 수도 있다는 것을 이해하자. 그리고 앞에서 설명한 서 있는 자세만큼 그렇게 큰 관심을 가지지 않는 경우도 있을 수 있다. 그러나 처음 자세를 지도하는 데 있어서, 아래 내용들은 효과적인 방법이기도 하다.

등 상부가 약한 경우: 스내치 풀 동작을 하는 데 있어서, 등 상부의 안정성을 유지하는 데 어려움이 있다면, 등 상부 근육이 약한 경우가 많아서, 관련된 추가적인 스트렝스 훈련을 진행하는 것이 좋다. 이런 훈련에는 다양한 로우 동작이나 백 익스텐션 등을 포함하고 있다. 이런 운동들은 아주 효과가 좋다.

그러나 허리 쪽의 척추 기립근보다 등 상부의 척추 기립근이 더 작고 약하다는 것에 대해서는 반드시 알고 있어야 한다. 이런 부분을 감안해서 스내치 풀 동작을 할 때, 이렇게 약한 근육들이 생체학적으로 가장 유리한 자세를 유지할 수 있도록 신경을 써야 한다. 만약 개개인이 가진 구조적인 특징을 감안한 최적화된 자세를 활용하지 않는다면, 등 상부에 도움이 되는 스트렝스 훈련들도 실제 리프팅에 큰 도움이 되지 않을 수도 있다.

일반적으로 실수하는 부분들은 다음과 같다.

- 적절한 고관절 자세를 만들기도 힘들 정도로 좁은 발 간격을 유지하는 경우
- 체중이 너무 뒤꿈치 쪽으로 이동해서 보상 작용으로 등 상부가 굴곡되는 경우
- 발끝을 바깥쪽으로 돌리지 않아도, 엉덩이 높이를 조절해서 적절한 준비 자세를 만드는 것이 가능하지만 굳이 발끝을 많이 바깥쪽으로 돌리는 경우

앞 내용들이 시작 자세에서 선수들을 혼란스럽게 하는 내용들이며, 선수들이 자신에게 맞는 엉덩이 높이를 유지하는 게 힘들어지면서 결국은 안정적인 허리 자세도 힘들어지는 것이다. 이런 상황에서는 결국 좋은 시작 자세를 만들기 위해서 더 약한 근육인 등 상부의 척추 기립근에 의지하게 되고 리프팅에 부정적인 영향을 주게 된다.

올바른 정렬 상태를 유지하기 위해서, 현재 자신이 가지고 있는 등 상부의 스트렝스를 활용하는 방법을 알려줄 수 있는 훈련에 대해서는 이번 장에서 다루었다. 코치가 준비한 등 상부 스트렝스 훈련과 함께 활용한다면, 등 상부가 약한 것과 관련된 대부분의 문제는 충분히 해결될 수 있을 것이다.

전통적인 등 상부 가동성 훈련과 관련된 잘못된 내용들: 가동성 훈련은 원래 수동적으로 진행되며, 웨이트리프팅 동작과 반드시 정확하게 비슷할 필요는 없다고 여겨지고 있다. 그러나 우리가 진행하는 훈련이 반드시 우리가 목표로 하는 부위의 가동성을 증가시켜야 한다는 것이 중요하다.

폼롤러와 다양한 볼을 이용한 방식(이후에 더 다루게 될 것이다)이 흉추 가동성을 위해서 종종 사용되며, 효과도 있다. 하지만 흔하게 발생하는 실수는 우리가 원하는 정확한 흉추 부위의 가동성을 증가시키는 것이 아니라 것과 오히려 흉요추 접합부와 요추의 지나친 신전만을 증가시키고 있다는 것이다(그림 7.25). 이렇게 하

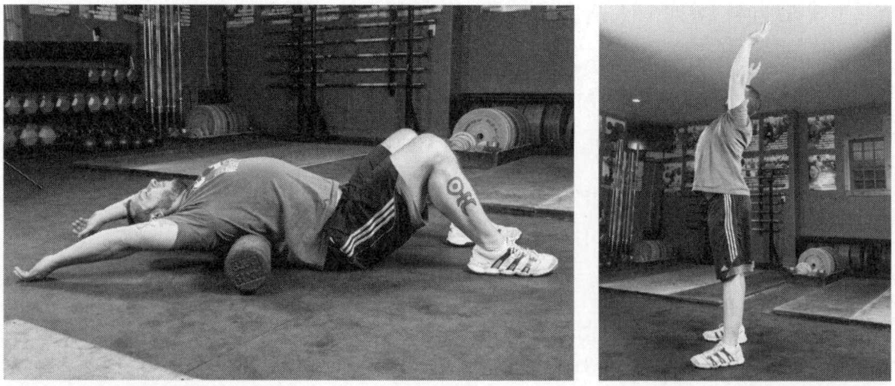

그림 7.25 일반적으로 선수들이 흉추 가동성 동작을 진행하는 방식. 이렇게 하면 흉요추 접합부에 집중하는 것이기에, 실제로 우리가 원하는 등 상부에서는 움직임이 거의 일어나지 않는다. 전체 흉곽이 뒤로 꺾이게 되어, 서서 동일한 자세를 시도해보면 위 사진처럼 된다. 이 자세는 안정적이고 편안한 오버헤드 자세에 도움이 되지 않는다.

면, 해당 부위에 원치 않는 긴장감만 증가시키고, 우리가 원하는 등 상부의 움직임을 얻을 수도 없게 된다. 게다가, 좋지 못한 오버헤드 자세가 강화될 수도 있다.

이런 동작을 진행할 때는 무릎을 굽힌 상태에서 발바닥은 평평하게 바닥에 닿은 상태로 두는 것이 더 좋다. 이 자세에서, 갈비뼈 아래쪽을 내려서 중립 상태를 만들기 위해서 입으로 숨을 내쉬도록 한다. 흉추 가동성 훈련을 하면서 어떤 도구를 사용하든 간에, 앞에서 설명한 것처럼 요추와 흉요추 접합부 자세는 유지해줘야 한다. 팔과 등을 신전시킬 때 호흡을 내쉬는 것은 아래쪽 부분을 안정화시키는 데 도움이 될 것이다. 이 가동성 동작에서, 팔은 흉추 각 부분을 분절시켜 신전시킬 때 받침점 역할을 하게 된다. 그리고 이런 동작들은 일반적으로 많이 알려져 있는 동작이기에 언급한 것이지, 움직임 측면에서 우선순위에 들어가는 것은 아니다. 하지만 이 동작들을 활용해야만 하는 경우라면, 최대한 효과를 얻을 수 있도록 진행하는 것이 좋다.

■ CHAPTER 8

스내치 첫 번째 풀 동작

스내치 시작 자세가 안정적인 상태가 되었다면, 이제는 스내치 풀 동작을 연습할 차례이다.

힙 힌지

바닥에서 바벨을 들어 허벅지 가운데 지점까지 가져오는 동작은 일반적으로 다리를 이용해서 바닥을 밀어내는 동작으로 여겨진다. 첫 번째 풀 마지막 구간에서는 리프터의 어깨가 바벨을 넘어가고 무릎은 살짝 굽혀져 있는 상태이다.

이 자세는 우리가 루마니안 데드리프트(RDL Romanian Deadlift)라고 부르는 동작과 비슷하다. 이 동작은 무릎과 발목보다는 고관절을 접으면서 상체를 앞으로 숙이는 동작이다. 루마니안 데드리프와 첫 번째 풀 동작 모두 고관절을 이용해서 움직임이 만들어지는데 이 동작을 힙 힌지라고 하며, 풀 동작과 데드리프트 동작에서 아주 중요하다.

3장에서 언급한 ASLR 테스트로 다시 한 번 돌아가보자. 이 테스트를 통해서 선수들의 힙 힌지 능력을 확인할 수 있다고 했다. 평가에서 이 능력이 제한된 선수들에게 움직임 패턴을 처음 가르쳐주기 위해서 이 자세를 다시 한 번 활용해보자.

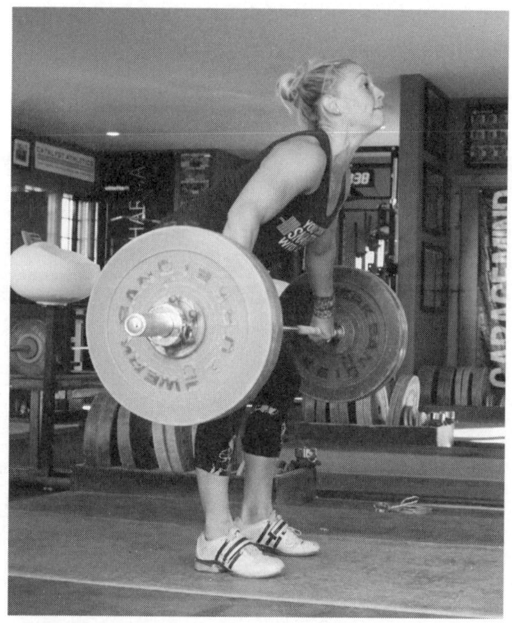

그림 8.01 스내치 첫 번째 풀 동작의 마지막 구간

가동화: 바닥에 누운 힙 힌지 자세에서 팔, 밴드 혹은 플레이트 프레스

고관절 부분을 분리시켜서(한쪽은 신전시키고, 다른 한쪽은 굴곡시킨 상태) 위로 들어 올린 다리의 후면 사슬 근육의 상대적 길이를 늘이는 것이기에 가동성 훈련으로 분류한다. 그러나 몸통을 안정적인 상태로 유지하고 진행하는 동작이기에, 수동적인 스트레칭 동작으로 보기는 힘들다.

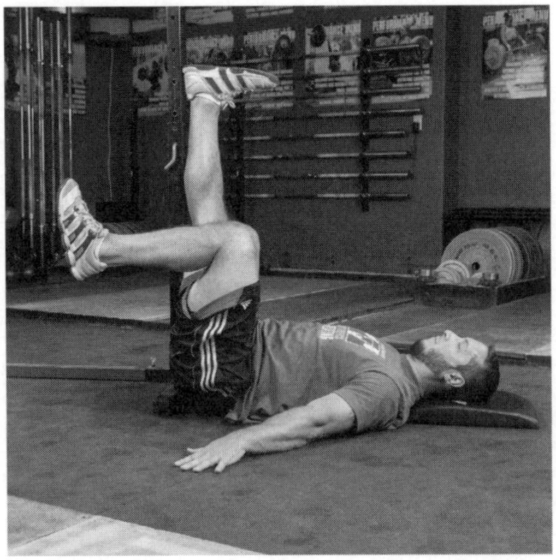

그림 8.02 바닥에 누운 힙힌지 가동화 동작의 시작 자세. 첫 번째 풀 동작과 비슷하게 위쪽 무릎의 각도를 만들어줄 수 있으며, 개인의 가동성 능력치도 확인할 수 있다. 스내치 그립과 비슷하게 양팔은 바닥을 눌러준다.

시작 자세

- 한쪽 다리를 90도로 들어 올려서 문틀이나 랙에 걸친다. 들어 올린 다리의 무릎을 살짝 굽혀서 첫 번째 풀의 마지막 구간에서의 자세와 비슷하게 만들 수도 있다.
- 반대쪽 고관절은 굴곡시킨 상태에서 무릎을 90도 굽혀서 공중에 둔다.
- 가능하다면 머리를 무엇인가에 받칠 수도 있다.
- 발끝은 몸 쪽으로 당겨서 발과 슬개골이 거의 서로 바라볼 수 있도록 만든다.
- 팔은 바깥쪽으로 뻗어서 대략 35~45도 정도 어깨를 외전시킨다. 이때 손바닥은 바닥을 향한다. 이렇게 하면 지면과 최대한 접촉한 상태를 만들 수 있으며, 고유수용성감각도 최대가 될 수 있다. 스내치 풀 동작에서의 팔 자세와 거의 동일하기도 한다.
- 허리는 상대적으로 평평하게 만들어서 바닥에 닿아야 한다(살짝 전만이 된다). 이 허리의 자세는 움직임 동안에 동일한 상태로 유지해야 한다.

실행

- 코로 숨을 들이마시면서 공기를 아래로 눌러준다. 이 공기가 허리 쪽으로 갈 수 있도록 하면서 동작을 시작한다.
- 허리가 바닥에서 떨어져서 아치가 만들어지지 않도록 하면서 공중에 있는 다리를 천천히 내린다. 이렇게 들어 올린 다리를 내릴 때 입으로 숨을 천천히 강하게 내쉰다.
- 뒤꿈치를 아래로 밀어내면서 고관절을 신전시킨다. 이때 다른 부위의 자세는 모두 동일하게 유지해야 한다(그림 8.03).
  - 다리를 낮추고 뒤꿈치를 아래로 밀어내는 과정에서 공기가 조금 부족할 수는 있지만, 숨을 내쉰다. 이렇게 하면 복부에 신경을 쓸 수 있다. 아래쪽 갈비뼈와 복부가 정렬된 상태가 되어야 한다. 고관절을 완전히 신전시킬 수 있도록 뒤꿈치를 아래 끝까지 길게 밀어준다.
  - 이렇게 동작을 진행할 때, 손과 팔로는 바닥을 강하게 밀어주면 반사적으로 광배근과 코어가 더 개입된다. 이것은 첫 번째 풀의 마지막 구간에서 바벨을 유지하기 위해서 필요한 힘과 비슷한 힘을 만들어낼 수 있다. 게다가 허리를 중립 상태로 유지하면서 등 상부 신전도 가능하게 해준다. 이 자세는 7장에서 나온 벽에 기대서 진행하는 흉추 신전 가동성 훈련 동작과 비슷하다.
  - 동작을 마무리하기 위해서 다시 시작 자세로 다리를 가져올 때는 코로 숨을 들이마신다.
- 이 동작의 목표는 허리와 흉곽 자세를 유지할 수 있는 범위 내에서, 그리고

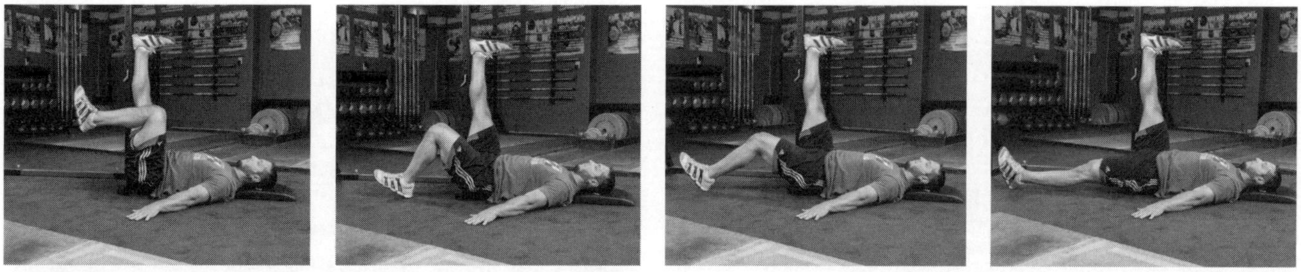

그림 8.03 바닥에 누워서 진행하는 힙 힌지 동작

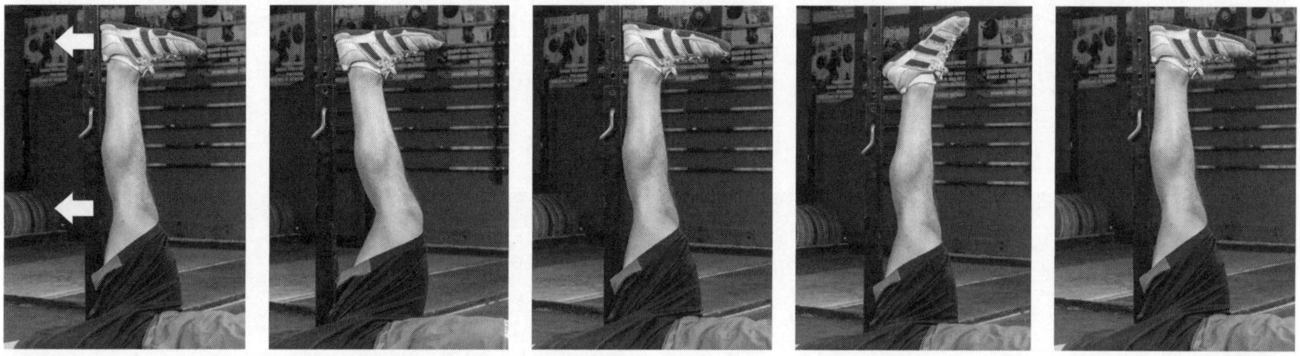

그림 8.04 바닥에 누워서 진행하는 힙 힌지 동작. 한쪽 다리를 들어서 햄스트링을 이용해서 벽 쪽으로 적극적으로 밀어내는 동작은 PNF의 한 형태이다. 이렇게 하면서 다리에서 발견된 뻣뻣함을 완화시키는 데 도움이 된다. 처음에는 무릎을 살짝 접어서 시작하고, 반복하면서 조금씩 무릎을 펴면서 가동성을 늘려줄 수 있도록 한다. 필요하다면, 발목을 편 상태에서 시작해서 동작을 반복하면서 천천히 발목을 접어줄 수도 있다.

들고 있는 다리의 후면 근육이 움직임을 제한하지 않는 범위 내에서, 고관절이 완전히 신전될 때까지 뒤꿈치를 최대한 멀리 밀어주는 것이다.

- 한쪽 다리에 5번씩 1~2세트 진행한다.
- 고유수용성신경근촉진(PNF) 스트레칭을 위해서, 숨을 들이마시면서 들고 있는 다리를 문틀이나 랙 쪽으로 밀어낸다. 반대쪽 다리는 시작 자세로 다시 가져간다. 이 상태에서 3~5초 정도 멈춰서 기다린다. 그리고 다시 뒤꿈치를 편안하게 밀어낸다(그림 8.04). 한쪽당 5번씩 총 1~2세트 정도 진행한다.
- 무릎을 완전히 펴거나(강도가 높아진다), 약간 접으면서(강도가 낮아진다) 이 가동성 동작의 난이도를 조절할 수 있다. 그리고 발목을 펴거나(강도가 낮아진다), 접으면서도(강도가 높아진다) 강도를 조정할 수 있다.
- 여기서 중요한 부분은 첫 번째 풀의 마지막 구간에서의 자세를 더 안정적이고 편안하게 만드는 것이다. 그렇기 때문에 가동성 동작을 진행한 후에, 일어서서 힙 힌지 자세를 다시 하면서 개선된 부분이 있는지 확인해야 한다.

밴드를 이용한 프레스 동작: 앞에서 설명한 가동성 훈련은 우리가 흔히 밴드 프레스Band Press 혹은 밴드 풀오버Band Pullover 동작과 함께 진행할 수도 있다. 이렇게 하면 우리가 원하는 복부와 광배근 개입이 가능하기 때문에, 밴드 사용이 가능하다면

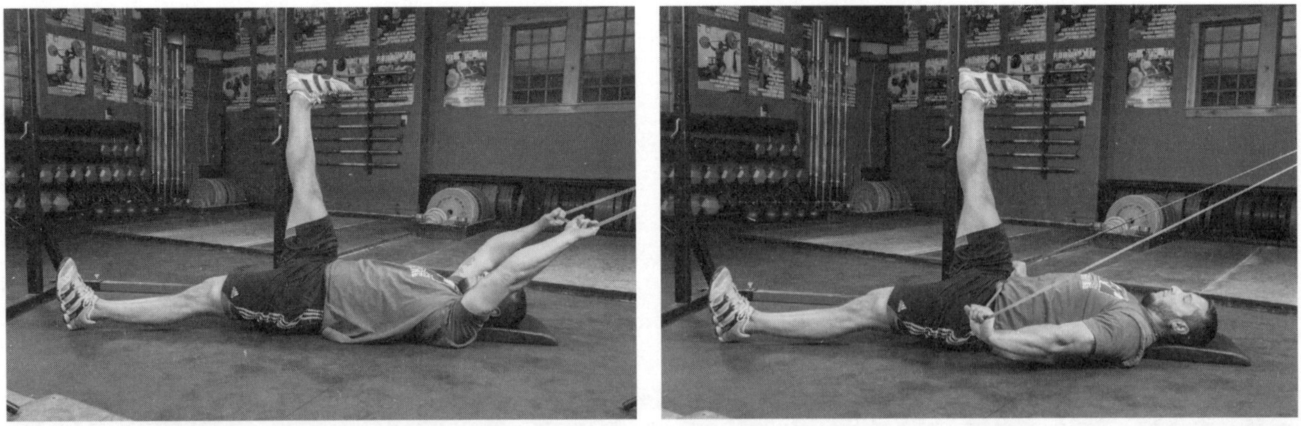

그림 8.05 밴드를 이용한 프레스 동작을 하면, 바닥에 누운 상태에서 복부 힘을 더 개입시킬 수 있으며, 움직임 조절 능력을 더 향상시킬 수 있다.

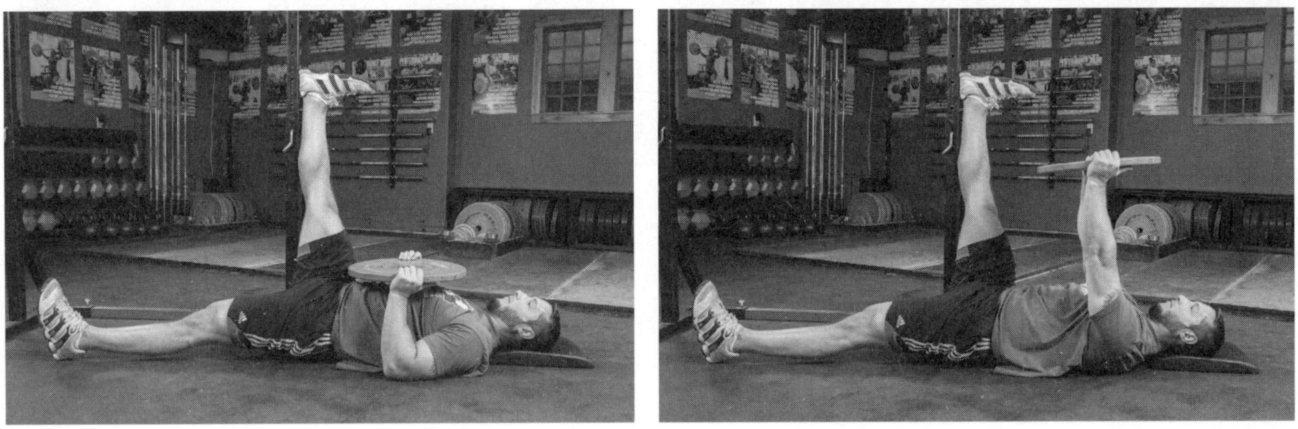

그림 8.06 플레이트를 이용한 프레스 동작을 하면, 바닥에 누워서 진행하는 가동성 훈련에서 움직임을 더욱 적극적으로 조절할 수 있다.

많은 도움이 된다.

밴드를 잡고 당겨서 어깨를 지나도록 한다. 숨을 내쉬면서 뒤꿈치를 밀어준다. 안정적인 몸통을 만들기 위해서 광배근을 이용해서 밴드를 눌러준다. 팔의 움직임은 앞에서 진행한 벽에 붙어서 진행하는 흉추 가동성 동작에서와 비슷하다(그림 8.05).

플레이트를 이용한 프레스 동작: 이 동작을 하면서 플레이트를 천장으로 미는 동작을 함께 할 수도 있다. 숨을 내쉬면서 플레이트를 천장으로 밀면서 뒤꿈치를 밀어낸다. 이 동작을 통해서 복부를 더 개입시킬 수 있으며, 안정성을 위한 더 높은 장력을 만들어낼 수 있다(그림 8.06).

클러스터 세트 활용

- 앞에서 언급한 동작들 대신에 둔근, 햄스트링 혹은 고관절 굴곡근에 대한 자가 근막이완(SMR)을 대략 20초씩 진행할 수도 있다.

안정화: 한 발 힙 힌지 테스트

앞에서 배운 동작을 제대로 조절하는 것과 이 동작을 발이 바닥에 닿은 상태로 지지해서 진행하는 것에 집중한다. 대부분의 선수들이 비대칭이 존재하기 때문에, 바닥에서 바벨을 들고 일어서는 동작에서 리프터의 몸이 좌우로 조금씩 미세하게 이동되는 것을 쉽게 확인할 수 있다. 우리 몸은 아무래도 안정적이라고 느껴지는 발을 사용하는 것을 선호할 것이다(다른 이유가 존재할 수도 있다). 그러다 보면 결국 리프팅 과정에서 몸이 좌우로 이동하는 현상이 발생할 수 있는 것이다. 경험이 많은 리프터들은 이미 자신만의 효율적인 움직임 패턴이 존재하기 때문에, 이런 현상 자체가 큰 문제가 되지 않을 수도 있지만, 대부분의 사람들은 최대한 비대칭이 존재하지 않는 움직임을 위해서 노력하는 것이 좋다. 다음 테스트와 동작을 통해서 힙 힌지 동작의 안정성 특면에서 좌우 대칭 상태를 확인할 수 있다. 그리고 비대칭이 존재하는 발의 안정성을 향상시킬 수 있는 방법도 가르쳐주면서 결국 양발의 균형 상태를 최대한 유지할 수 있게 된다.

시작 자세

- 양발이 엉덩이 아래에 오도록 선다(풀 동작에서의 스탠스가 더 넓더라도, 불필요하게 균형이 무너지는 것을 피하기 위해서 이 스탠스를 사용하도록 하자). 손은 아래쪽 갈비뼈, 엉덩이에 혹은 그냥 편안하게 내려놓는다. 무릎은 살짝 구부린 상태를 유지하자.
- 엄지발가락, 새끼발가락, 그리고 뒤꿈치 이렇게 발바닥의 3개 지점이 바닥에 접촉된 상태로 균형을 유지한다. 신발을 신은 상태라도 이 균형 상태는 동일하게 유지한다.

실행

- 코로 숨을 들이마시면서 공기를 아래로 눌러준다. 이 공기가 허리 쪽으로 갈 수 있도록 하면서 동작을 시작한다. 숨을 내쉬면서 고관절을 접으며 힙 힌지 동작을 만든다. 그러면서 몸통은 앞으로 기울인다. 이때 척추 정렬 상태는 동일하게 유지해야 한다. 숨을 내쉬게 되면 척추 중립 상태를 유지하는 데 도움이 된다.
- 양쪽 다리 햄스트링에 장력이 모두 느껴질 정도로 힙 힌지 동작을 하면서 상체를 기울인다. 그리고 이 자세를 유지하기 위해서 숨을 들이마신다(그림 8.07).
- 매우 천천히 동작을 조절하면서, 체중을 측면으로 옮겨서 한쪽 다리에 오도록 한다. 이렇게 동작을 진행할 때, 몸통과 굽혀진 무릎의 각도가 계속 유지되어야 한다. 좌우 골반도 균형 상태를 유지하면서 정면을 바라보고 있어야 한다. 체중이 측면으로 이동하는 것 말고는 아무것도 바뀌어서는 안 된다.

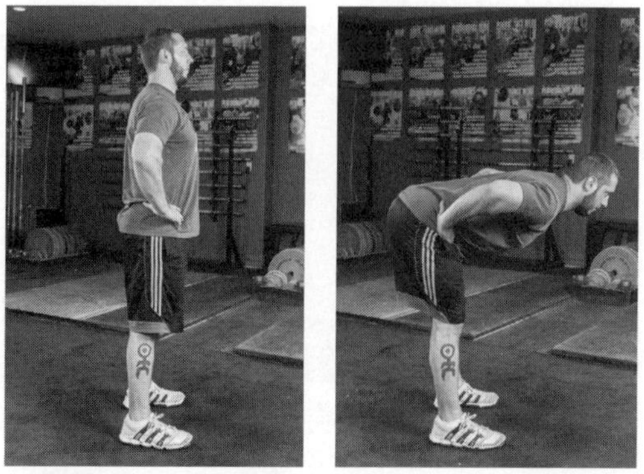

그림 8.07 양발 힙 힌지 동작. 척추 정렬 상태에서 변화가 없다는 것을 반드시 기억하고 햄스트링에 장력이 느껴질 정도로 상체를 숙여서 힙 힌지 동작을 만든다.

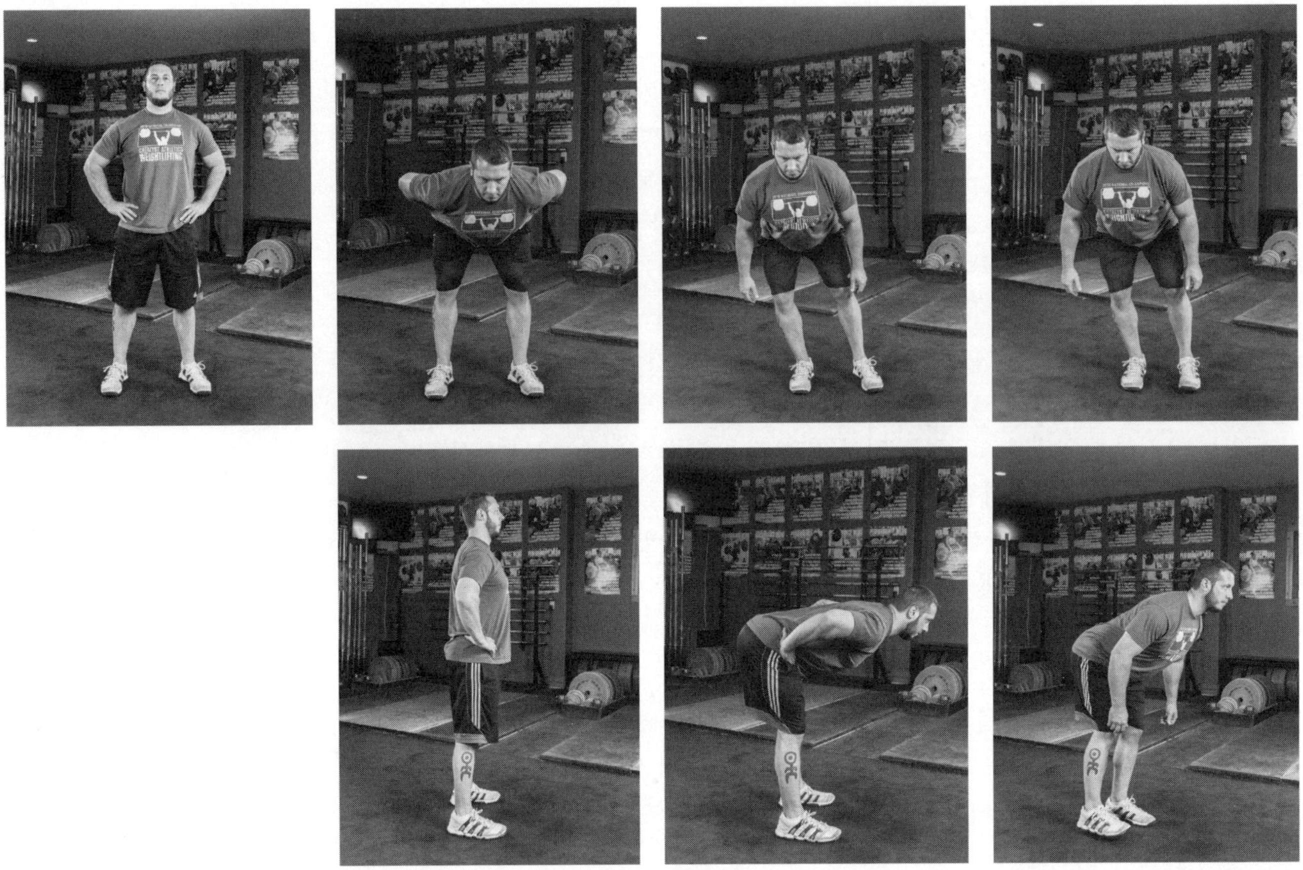

그림 8.08 한 발 힙 힌지 동작. 마찬가지로 척추 정렬 상태에서 변화가 없어야 하며, 골반이 한쪽으로 기울어지지 않는 균형 상태로 정면을 바라보고 있어야 한다.

- 체중을 옮기는 다리에서 무게가 중심에 오고 균형 상태가 이뤄졌다면, 반대쪽 다리를 바닥에서 대략 3~8cm 정도 천천히 들어 올린다(그림 8.08). 숨을 3번 내쉬고 들이마시면서 이 자세로 멈춰 있는다.
- 다시 무게중심을 가운데로 가져와서 제대로 일어선 다음에 반대 다리로 똑같이 진행한다.
- 양쪽 다리 모두를 진행한 후에 양쪽 다리에서 안정성, 근육이 동원되는 정도 등에서 차이가 있다는 것을 느꼈을 수도 있다. 그렇다면 상대적으로 더 불안하거나, 약하다고 느껴지는 쪽 다리에 시간과 노력을 더 쓰는 것이 양쪽 균형 상태 수준을 높이는 데 도움이 될 수도 있다.

안정화: 중량을 이용한 한 발 힙 힌지

이제 교정 훈련을 진행한다. 불균형을 해결하기 위한 일반적인 교정 가이드라인 내용과 일치한다.

실행

- 앞에서 설명한 테스트와 동일한 순서로 진행한다. 그리고 한쪽당 3~5번씩

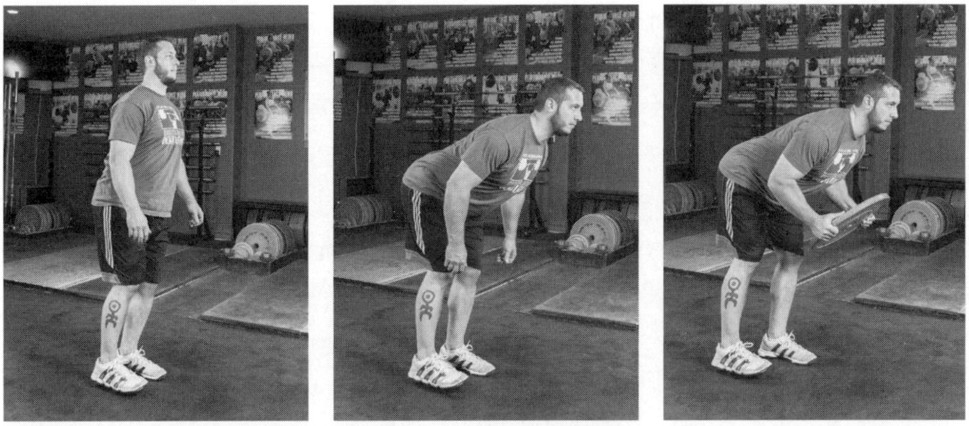

그림 8.09 한 발 힙 힌지 동작에서 중량을 들고 있으면 안정성이 더욱 필요하다.

1~3세트로 완전한 호흡을 진행한다. 앞쪽으로 중량을 들어서 안정성에 필요한 더 많은 코어 근육과 고관절 근육들을 동원시키도록 할 수 있다(그림 8.09).

- 여기서도 동작을 반복하면서 훈련할 수 있으며, 동작을 멈춰서 버티는 것부터 천천히 움직이는 것까지 서로 다르게 진행할 수도 있다.
  - 양쪽 모두 각각 3~5번씩 1~3세트 진행한다.
  - 중량을 더 추가할 수도 있지만, 이 훈련은 스트렝스를 향상시키는 것이 목적이 아니라는 것을 기억한다. 약간 힘들다고 느껴지는 무게를 정해도 괜찮지만, 절대로 사용하는 중량 때문에 보상 작용이 일어나서는 안 된다. 한 발로 안정적으로 서 있을 수 있는 것이 우리 목표이다.
- 이 동작을 맨발로 진행하면, 지면에서의 발의 균형 상태가 얼마나 중요한지를 느껴보는 데 많은 도움이 될 수도 있다. 신발을 신고 있는 상태에서도 엄지발가락으로 신발이나 바닥을 아래로 세게 누르는 상태를 유지하자.

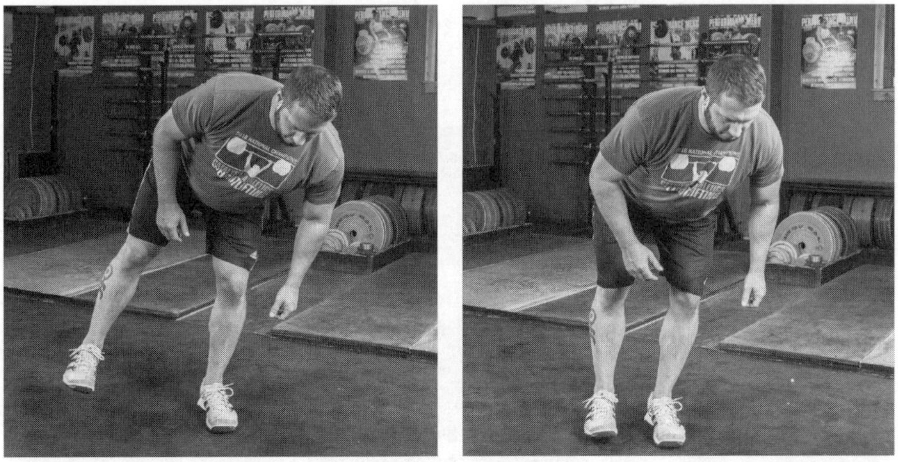

그림 8.10 한 발 힙 힌지 동작에서, 첫 번째 사진에서처럼 동작을 제대로 통제할 수 없는 상태에서 골반이 회전한다면, 한쪽을 급하게 들어 올리려고 해서는 안 된다. 두 번째 사진에서처럼 안정적으로 무게중심이 잡혀 있다는 느낌이 들 때까지는 발을 바닥에서 들어 올리지 않는 것이 좋다.

- 골반이 기울어지지 않고 균형 상태로 유지하면 고관절이 내회전을 하면서 가동성에 도움이 된다. 그러나 이때 내회전은 골반에 있는 대퇴골이 움직인다기보다는 대퇴골에 있는 골반이 움직이는 것이다. 양쪽 고관절을 접으면서 앉는 동작을 생각해보면 된다. 골반을 회전시키면서 열어주는 것은 안 좋은 것이 아니다. 하지만 이 동작을 통해서 한 발 상태에서 움직임 조절 능력을 확인할 수 있다. 우리는 양쪽 모두 비대칭이 없는 상태에서 풀 동작을 할 수 있기를 원하는 것이다(그림 8.10).

클러스터 세트 활용

- 한 발로 하는 동작 대신에 바닥에 등을 대고 누워서 진행하는 힙 힌지 동작으로 대체할 수도 있다.

안정화: 중량을 이용한 두 발 힙 힌지

한 발 힙 힌지 동작에서 향상시킨 움직임에 대한 조절 능력을 즉시 사용하기에 좋은 방법이다. 게다가 이 방법은 신장성 수축의 이점을 활용해서 가동성 개선도 기대할 수 있으며, 중량을 이용했을 때는 자세에 대한 안정성도 동시에 키울 수 있다. 중량을 이용한 가동성 훈련이라고 볼 수 있다.

시작 자세

- 앞의 한 발 힙 힌지 자세에서 한쪽 발을 들기 전의 스탠스와 동일하게 엉덩이 너비로 선다.
- 가슴에서 15~30cm 정도 거리로 플레이트를 들고 있는다.

실행

- 숨을 강하게 내쉬면서 가능한 가동범위까지 상체를 기울여서 힙 힌지 동작을 한다. 이때 발 전체에 대한 균형 상태는 유지한다(그림 8.11).

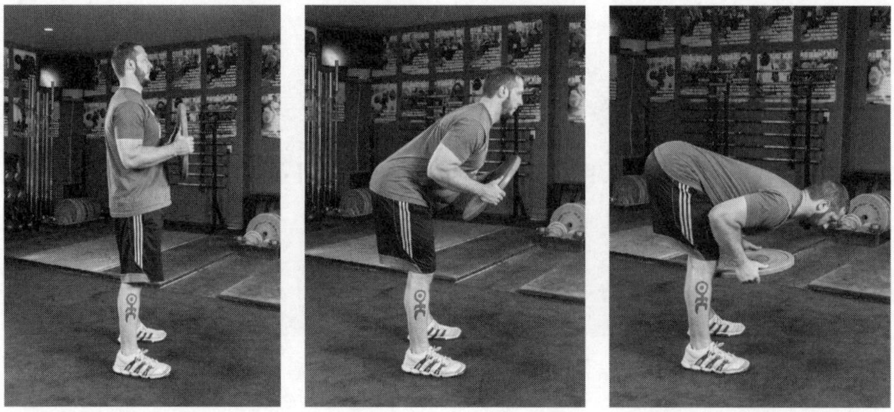

그림 8.11 중량을 이용한 두 발 힙 힌지 동작. 상체를 안정적인 상태로 유지하면서 가동성 훈련을 가능하게 한다.

- 마지막 구간에서 동작을 멈추고 숨을 들이마시면서 호흡한다. 그리고 다시 내쉰다. 들고 있는 중량을 이용해서 더 깊이 힙 힌지 동작을 할 수 있도록 한다.
- 힙 힌지 동작을 하면서 상체를 앞으로 숙일 때, 의도적으로 엉덩이를 너무 많이 밀려고 하지 않아도 된다. 그렇게 되면 햄스트링의 개입이 줄어들며, 실제로 풀 동작에서의 골반과 발의 위치에서 벗어나게 된다.
- 3~5번씩 2~3세트를 진행한다.

클러스터 세트 활용

- 한 발로 진행하는 힙 힌지 동작이나 누워서 진행하는 힙 힌지 동작으로 대체할 수도 있다.

통합: 스내치 그립 루마니안 데드리프트

많은 사람들이 이미 이 동작을 해봤을 수도 있다. 우리가 이 동작을 훈련에 포함시키는 이유는, 스내치 풀 동작과 관련해서 앞에서 언급한 모든 개념들을 이 동작을 통해서 실행할 수 있기 때문이다. 그리고 바벨 훈련을 하기 전 준비 운동 혹은 보조 운동으로도 좋은 역할을 할 수 있다. 코치는 이 동작을 주요 바벨 동작을 보충하기 위해서 수단으로 적절히 활용할 수도 있다.

시작 자세

- 원래 자신의 풀 동작 스탠스로 선다.
- 바벨이 바닥에 있다면(바벨에 추가로 플레이트가 끼어져 있든 없든 간에), 자신의 스내치 시작 자세로 정상적인 스내치 풀 동작처럼 데드리프트 동작으로 바벨을 고관절 쪽으로 들어 올린다.

실행

- 데드리프트 동작이 마무리되고 서 있는 자세에서, 입으로 강하고 짧게 숨을 내쉬면서(이때는 중량을 들고 있는 상태이기 때문에 완전히 숨을 내쉬지는 않는다), 다시 안정적인 몸통을 만든다. 숨을 들이마시면서 공기를 아래로 눌러준다. 그러면서 이전에 벽을 이용한 가동성 훈련에서처럼 광배근과 등 상부의 장력을 만든다. 이렇게 하면 힙 힌지 동작을 하면서 바벨이 몸에 최대한 가까이 붙어 있게 된다.
- 무릎을 살짝 굽히면서 스내치 그립으로 루마니안 데드리프트를 시작하면서도 이런 등 상부와 광배근의 장력은 유지해야 한다. 두 발로 서서 힙 힌지 동작을 할 때와 동일하다(그림 8.12).
- 몸에 있는 압력을 살짝 줄이고 안정성을 유지하기 위해서 필요한 경우라면 입술로 살짝 벌려서 숨을 내쉴 수도 있다.

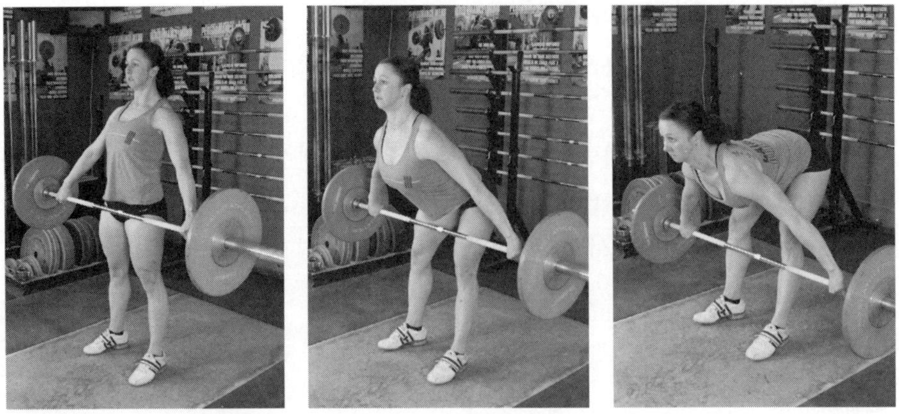

그림 8.12 우리가 지금까지 단련해온 힙 힌지 능력과 흉추 자세를 강화시키기 위한 스내치 그립 루마니안 데드리프트

- 처음 시작 자세로 다시 돌아가서 빈 바벨 혹은 가벼운 무게로 5~8번씩 몇 세트로 준비 운동으로 진행할 수도 있다.

통합: 홀팅 스내치 데드리프트Halting Snatch Dealift

이 동작은 앞에서 우리가 했던 정지 풀 동작Pause Pull에서 이어지는 동작이며, 정적인 힙 힌지 자세와 후면 사슬 근육의 스트렝스에 더욱 집중한 것이다.

반대 의견: 이 동작은 좀 과장을 하자면 실제 리프팅을 할 때 나오는 동작과 완전히 동일하다고는 할 수 없다. 그래서 실제 이 동작을 사용하지 않는 코치들도 많이 있다. 하지만 이 동작을 여기에 포함시킨 이유는 이 동작이 우리가 훈련을 해오던 자세를 강화시키는 데 큰 도움이 될 수 있기 때문이다. 루마니안 데드리프트에서처럼, 이 동작을 리프팅 동작을 보조하는 데 적절히 사용할 수도 있다.

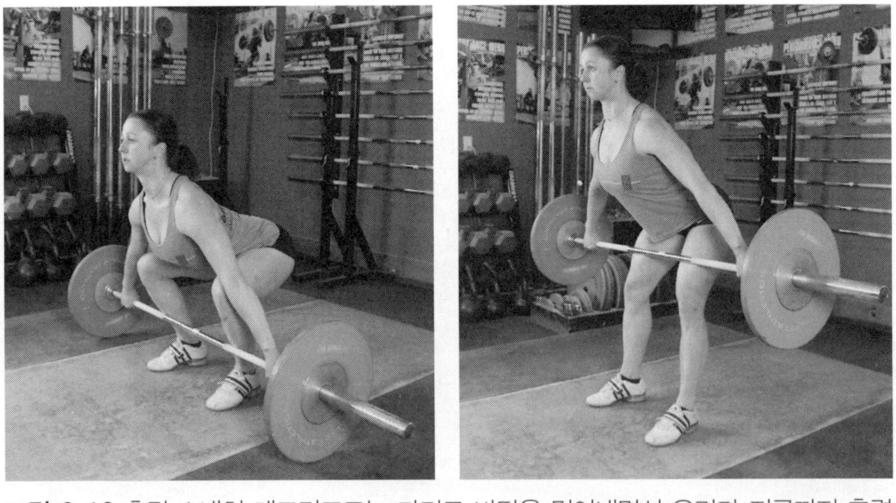

그림 8.13 홀팅 스내치 데드리프트는 다리로 바닥을 밀어내면서 우리가 지금까지 훈련해온 자세를 유지하는 방법을 선수에게 가르쳐준다.

시작 자세

- 스내치 시작 자세로 선다.

실행

- 바닥에서 바벨을 들어 올려 다리로 바닥을 밀어주면서 바벨을 허벅지 가운데보다 좀 더 높게 혹은 거의 고관절이 접히는 부위까지 가져온다. 그리고 이 지점에서 3초 동안 동작을 멈춘다(그림 8.13).
  - 풀 동작을 하는 동안에 절대로 무릎이 다시 구부려져서는 안 되며, 마지막 구간에서 살짝 구부려진 상태여야 한다(마치 루마니안 데드리프트와 힌지 훈련처럼).
  - 어깨는 바벨을 살짝 넘어가 있어야 하며, 바벨을 최대한 리프터의 몸에 가까운 상태로 유지하기 위해서 등 상부와 광배근에 장력을 발생시켜야 한다.
    - 이 동작은 안정적인 요추 자세를 유지하면서 흉추 상부를 신전시키는 연습에 아주 좋다.
- 정지하는 동안에, 입술을 살짝 벌려서 강하게 숨을 내쉬고 들이마셔서 공기를 아래로 눌러주면 안정성을 유지하는 데 도움이 된다. 호흡의 강도는 바벨의 무게에 따라 달라질 수 있을 것이다.
  - 동작을 정지하면 발의 균형 상태를 유지하는 데 아주 좋은 훈련이 된다. 이 동작의 마지막 구간에서 리프터의 무게중심이 뒤꿈치 쪽으로 더 이동할 수 있으나, 발바닥 전체는 바닥에 완전히 평평하게 접촉되어 있어야 한다. 가끔씩 무게중심이 뒤로 살짝 이동한다고 해서 발가락을 들면서 억지로 균형 상태를 유지하려는 경우가 있는데, 이렇게 되면 실제로 풀 동작에서 신전을 마무리하는 데 좋지 못한 습관이 될 수 있다. 발바닥이 완전히 붙어 있는 상태에서 무게중심이 뒤로 갔을 때 발생하는 장력을 그냥 받아들이는 것이 좋다.

■ CHAPTER 9

스내치 마무리 동작(신전)

이 리프팅 단계는 바벨을 위로 올려주기 위한 최대 파워를 만들어내는 구간이다. 따라서 이 동작을 적절히 실행하기 위해서 필요한 자세와 구조를 알아내고 익히는 것은 상당히 중요하다.

고관절 신전

고관절 신전은 스내치 마무리 동작에서 최대 파워를 발생시키는 데 가장 큰 역할을 하는 둔근과 햄스트링을 개입시키는 동작이기 때문에 아주 중요한 관절 움직임이다.

다음 훈련들은 리프터들에게 둔근, 햄스트링 그리고 복부를 함께 사용하면서 자신에게 맞는 적절한 고관절 신전 가동범위를 평가할 수 있는 방법을 가르쳐준다. 자세를 만드는 과정에서 적절한 근육의 길이에도 영향을 준다. 많은 선수들에게는 이 훈련이 익숙할 수 있는데 그만큼 이것이 중요하다는 의미이다.

3장에 나왔던 토마스 테스트로 다시 돌아가보자. 고관절 신전 가동성에 제한이 있는 사람들이라면, 18장에 나오는 스플릿 저크에 도움이 되는 고관절 신전 훈련 동작과 이 동작을 함께 하면 움직임 개선에 많은 도움이 될 것이다.

토마스 테스트에서 고관절 신전 제한이 없는 사람들이 자신의 고관절 신전 가동성을 어떻게 완전히 사용할 수 있는지 배우는 데도 유익한 동작이기도 하다.

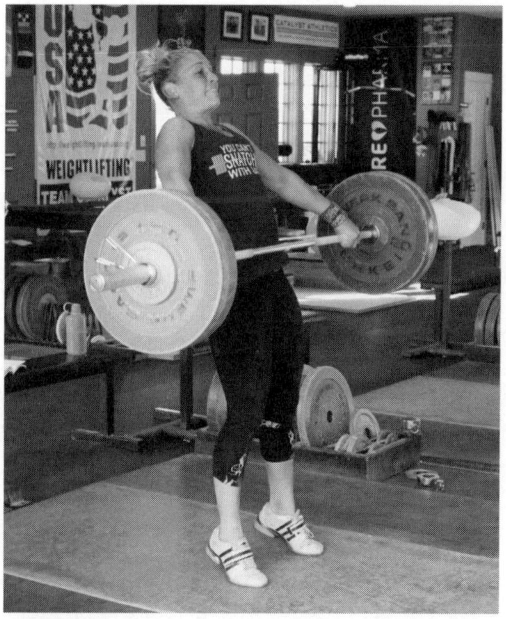

그림 9.01 스내치 두 번째 풀 마무리 동작

가동화: 누워서 무릎을 당긴 상태에서 뒤꿈치를 밀어주는 동작

이 동작은 완전한 고관절 가동범위에 요구되는 가동성과 안정성 간의 균형 상태를 위한 수동적, 능동적 움직임 요소를 모두 가지고 있다. 그리고 스내치 풀 동작을 하는 과정에서 일어나는 고관절 신전과 굴곡 요소 모두를 가지고 있다(스내치 풀 동작에서 고관절은 굴곡되었다가 신전되고 다시 굴곡된다).

시작 자세

- 양다리를 모두 곧게 편 상태로 등을 바닥에 대고 눕는다. 이때 뒤꿈치로 벽, 랙 혹은 플랫폼 가장자리를 눌러준다.
- 발끝이 하늘을 향할 수 있도록 발목을 굴곡시킨다.
- 머리는 중립 상태가 될 수 있도록 무엇인가로 받쳐준다.

실행

- 코로 숨을 들이마시고, 입으로 숨을 내쉰다. 그러면서 복부에 힘을 주고, 갈비뼈는 아래로 당겨준다.
- 숨을 들이마시면서 한쪽 다리를 부드럽게 접으면서 가슴 쪽으로 당긴다.
- 가슴 쪽으로 다리를 접어 당기면서, 반대쪽 다리는 힘을 강하게 주면서 뒤꿈치로 벽을 밀어주도록 한다. 이렇게 하면서 아래쪽에 펴져 있는 다리의 햄스트링과 둔근이 개입되면서 고관절이 신전되는 데 도움이 된다(대퇴부는 무릎 신전에 도움이 된다).
- 들어 올린 다리를 최대 범위까지 가슴 쪽으로 당겼다면, 숨을 완전히 내쉬면서 손을 이용해서 고관절이 더 굴곡될 수 있도록 당긴다(편안한 범위 내에서). 반대쪽 다리를 계속 뒤꿈치로 벽을 밀어주면서 길게 펴질 수 있도록 한다. 골반을 안정화시키는 것이 고관절 가동범위를 완전히 활용하는 것에 도움이 되기 때문에, 여기서는 호흡 패턴이 중요한 요소라고 볼 수 있다. 더 많은 코어 근육을 개입시키고 고관절 앞쪽의 뻣뻣한 느낌을 최대한 억제시키기 위해서 더 높은 장력을 만들어내는 전략을 사용해보자.
- 가슴 쪽을 당긴 다리의 내 · 외전, 내 · 외회전 상태를 확인해보자. 고관절 앞쪽 혹은 고관절이 접히는 부위에서 찝히는 느낌이 생기는 범위까지는

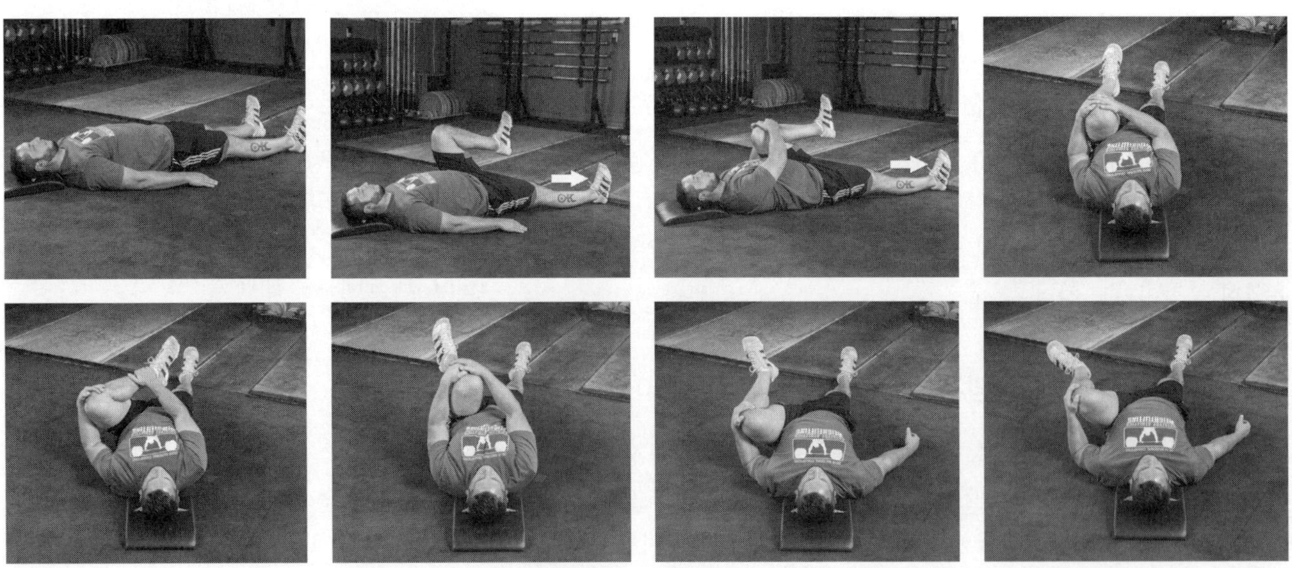

그림 9.02 누워서 무릎을 당긴 상태에서 뒤꿈치를 밀어주는 동작. 고관절 상태를 능동적으로 확인할 수 있는 동작이다. 고관절 신전 가동성을 능동적으로 확인하기 위해서, 한쪽 다리를 가슴 쪽으로 당기면서 들어 올리고, 반대쪽 다리는 뒤꿈치로 벽(혹은 랙, 플랫폼 가장자리)을 강하게 밀어준다. 들어 올린 다리를 움직여주면서 다양한 각도에서의 가동성을 확인할 수 있다.

움직이지 않도록 하자. 우리는 통증이 없는 범위 내에서의 가동성을 원하는 것이다.

- 완전한 호흡을 하면서 한쪽 다리당 3~5번씩 1~2세트 진행한다(그림 9.02).

클러스터 세트 활용

- 고관절이 굴곡되는 부위에 SMR을 대략 20초씩 진행하는 동작으로 대신할 수도 있다.

안정화: 밴드 혹은 플레이트를 이용한 혹은 이용하지 않는 양발 둔근 브릿지 동작

둔근에 집중한 브릿지 자세를 한다고 하면 많은 사람들이 의아해할 수도 있으나, 아무런 목적 없이 빠르게만 한다면 큰 효과가 없다. 하지만 제대로 정확한 자세로 진행하게 되면 큰 도움이 될 수 있는 동작이다.

정확한 의도를 가지고 동작한다면, 고관절을 신전시키는 방법을 가르쳐주는데 좋은 도구가 될 것이다. 그리고 스내치 풀 마무리 단계에서 중요한 복근과 고관절 주위 근육을 개입시키기에도 좋다.

시작 자세

- 무릎을 구부린 상태에서 발바닥이 바닥에 완전히 접촉되도록 한다(엄지발가락, 새끼발가락, 뒤꿈치 3개가 모두 바닥에 닿아 있어야 한다).
- 스내치 그립과 비슷하게 손은 바깥쪽으로 뻗어서 바닥에 평평하게 내려놓는다.

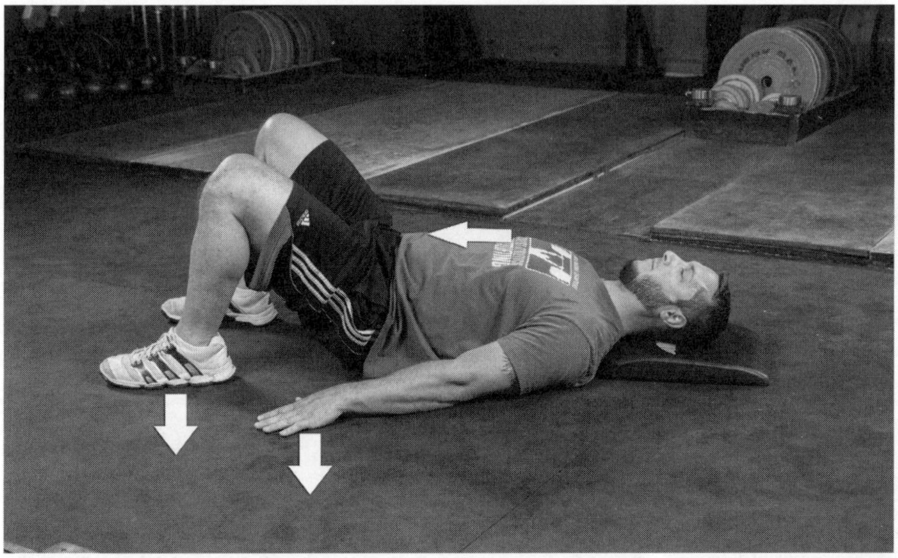

그림 9.03 둔근 브릿지 동작을 통해서 몸의 전체적인 안정성을 유지한 상태에서 고관절을 신전시킬 수 있는 방법에 대해서 선수에게 가르쳐줄 수 있다. 안정적인 몸통 자세를 위해서 갈비뼈를 아래로 당기고 팔과 발로는 바닥을 누른다.

- 코로 숨을 들이마시면서 공기를 허리 쪽으로 누른다.
- 입으로 숨을 내쉬면서 아래쪽 갈비뼈를 복부와 함께 당긴다. 그리고 손으로 강하게 바닥을 누른다. 이렇게 하면 반사적으로 광배근과 코어를 개입시킬 수 있다(그림 9.03).
  - 이 자세에서 발생하는 압력은 스내치 풀 마무리 동작에서 바벨로 전달되는 압력과 비슷하다. 또한 허리를 중립 상태로 유지하면서 상부 흉추 신전이 가능한 자세이기도 하다.

실행

- 숨을 내쉬면서, 발 전체로 바닥을 눌러준다. 그리고 엉덩이를 위로 밀면서 브릿지 자세를 만든다. 공기가 약간 부족하게 느껴지더라도, 위로 엉덩이를 밀면서 숨을 강하게 내쉰다.
- 팔로 바닥을 누르면서 이 자세로 멈춘다. 그리고 코로 숨을 내쉬면서 공기를 몸 아래쪽으로 눌러서 이 자세를 더 강하게 만든다.
- 엉덩이를 아래로 내리면서 다시 한 번 강하게 숨을 내쉰다. 이때도 갈비뼈를 아래로 당긴 자세를 유지한다. 안정적인 흉곽 상태를 확인하기 위해서 필요하다면 손을 갈비뼈 아래쪽에 위치시킬 수도 있다(그림 9.04).
- 반복 횟수보다는 동작의 질에 집중하는 것이 더 중요하다. 이 자세에 대한 조절 능력을 키우기 위해서, 브릿지 자세로 호흡을 1번 이상 하면서 버틸 수도 있다(3번 정도가 적당하다).
- 5~6번씩 1~3세트 진행한다.

뒤꿈치를 벤치에 올린 브릿지 동작: 이 자세는 뒤꿈치를 벤치에 올려서 진행한다는 점을 제외하고는 앞의 내용과 동일하게 진행하면 된다(그림 9.05).

밴드를 이용한 동작: 코어 근육을 더 사용하기 위해서 밴드를 이용한 풀오버Pullover

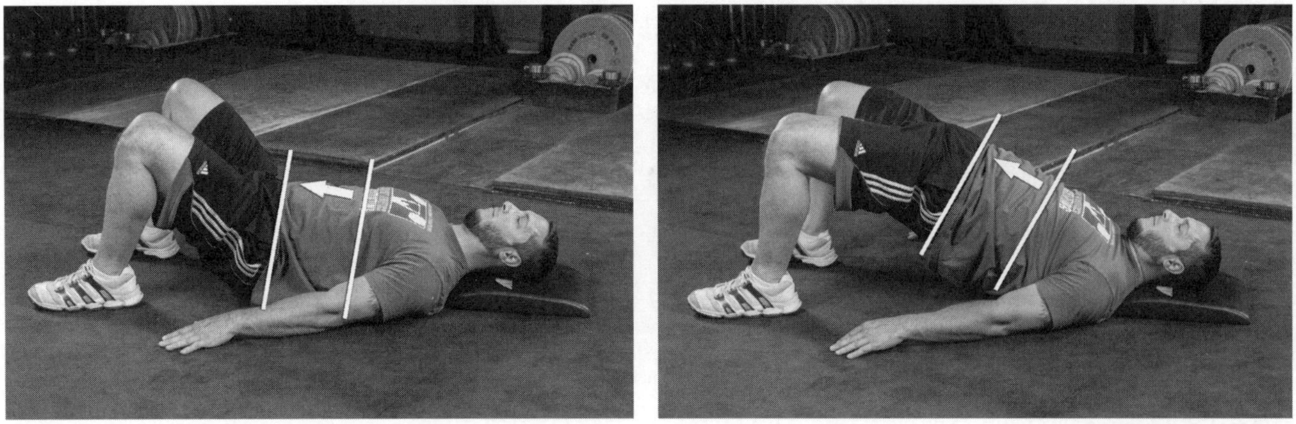

그림 9.04 골반과 흉곽을 제대로 정렬해서 하나처럼 움직이는 기본적인 둔근 브릿지 동작. 이 자세에서의 장력과 고관절 신전을 만들기 위해서 호흡을 활용한다.

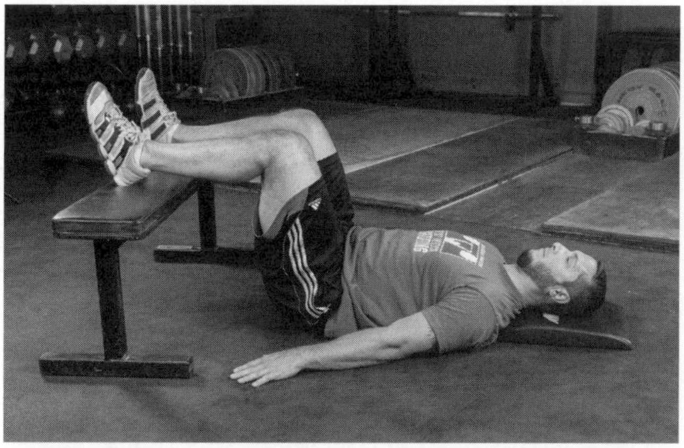
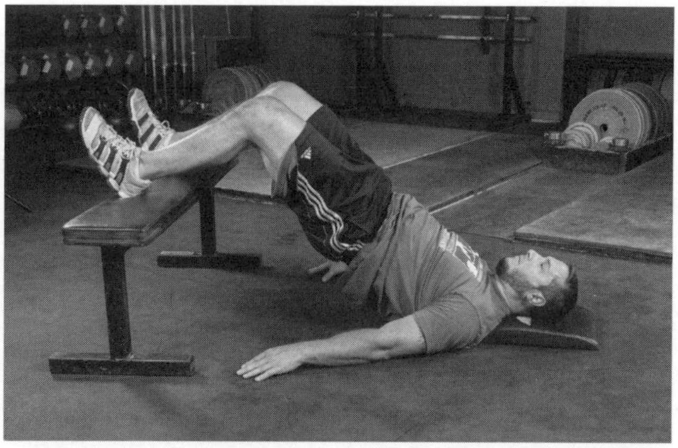

그림 9.05 뒤꿈치를 벤치에 올려놓은 둔근 브릿지 동작

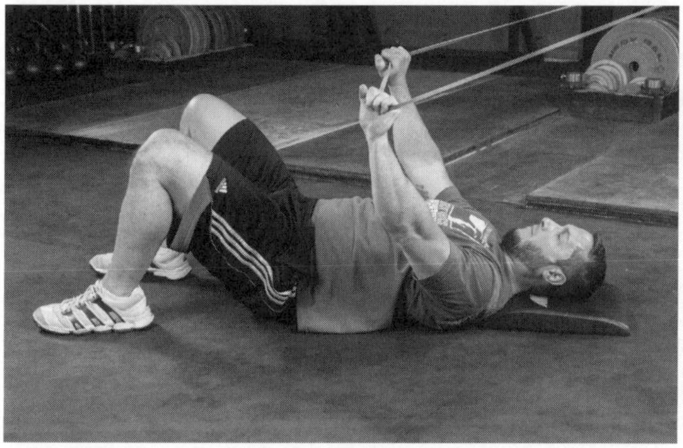
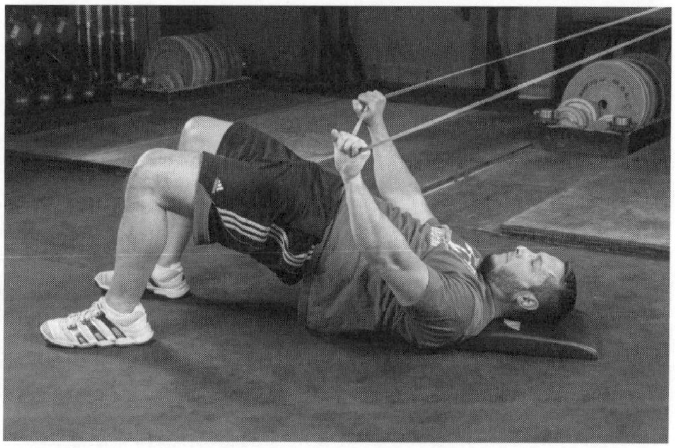

그림 9.06 둔근 브릿지 동작에서 광배근과 코어 근육을 더 개입시킬 수 있도록 밴드를 활용한 풀오버 동작을 추가할 수 있다.

동작을 추가해서 진행할 수 있다. 나머지 부분은 동일하다(그림 9.06). 이 동작을 통해서 선수들은 풀 마무리 동작에서 필요한 고관절을 신전시킨 상태에서 광배근의 장력을 유지하는 방법을 배울 수 있다.

플레이트를 이용한 동작: 둔근 브릿지 동작에서 코어 근육을 더 개입시킬 수 있는 또 다른 방법은 플레이트 프레스 동작을 추가하는 것이다(그림 9.07). 숨을 내쉬면서 천장 쪽으로 플레이트를 밀어내는 동시에 브릿지 자세를 만든다. 다시 한 번 말하지만, 우리는 지금 레버리지를 활용해서 코어 근육을 더욱 개입시키고 안정성에 필요한 더 높은 장력을 만들려는 것이다.

가끔씩 몇몇 선수들은 이 동작을 할 때 햄스트링에 경련이 생기거나, 허리에 부담을 느낄 수도 있다. 이런 문제의 대부분은 골반 정렬 상태를 제대로 해주면서 복부 근육을 더 개입시키면 해결될 수 있다. 혹은 자신의 고관절 가동범위를 벗어나서 동작을 진행하는 경우에 이런 현상이 일어날 수도 있다.

시작 자세가 올바른지 정확히 확인하도록 하자. 엄지발가락으로 강하게 바닥을 밀어야 하며, 강하게 숨을 내쉬면서 안정적인 몸통을 만들자. 그리고 엉덩이가

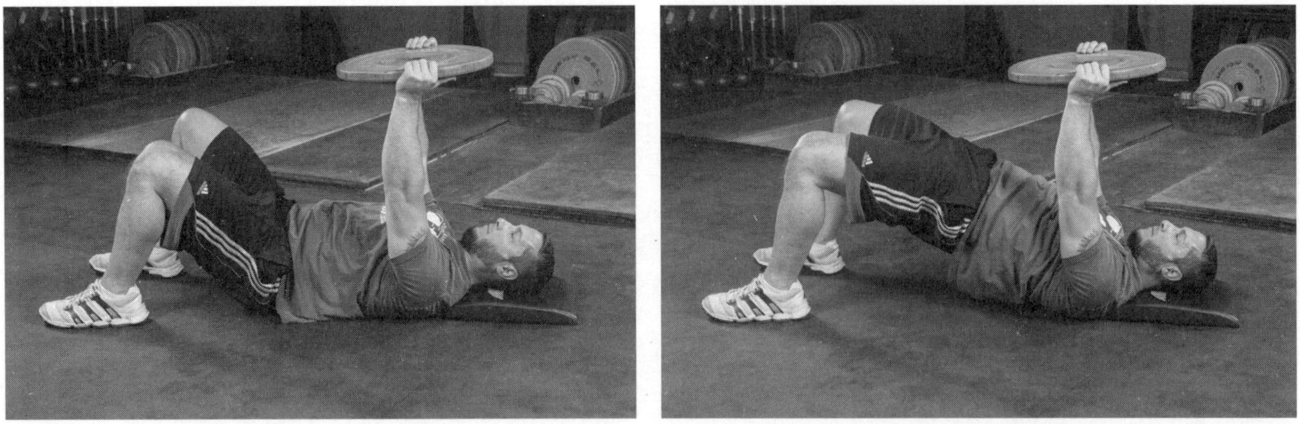

그림 9.07 둔근 브릿지 동작에서 레버리지를 이용한 코어 근육을 더 개입시키기 위해서 플레이트 프레스 동작을 추가할 수 있다.

바닥에서 떨어지기 전에 이미 둔근을 살짝 쥐어짜면서 힘을 준다.

처음 제대로 정렬된 골반과 허리 자세가 흐트러지지 않는 범위 내에서 최대한 높이 엉덩이를 들어 올리자. 이런 부분을 신경 쓰게 되면 고관절이 완전히 신전되지 않을 수도 있다. 하지만 이 자세에서 조절 능력이 더 생기게 된다면 앞으로 가동범위도 더 개선될 것이다.

그리고 우리는 둔근 브릿지 자세 자체가 우리의 목표가 아니라는 점을 기억하자. 두 번째 풀 마지막 동작을 위해서 브릿지 자세를 활용하고 있는 것이다.

클러스터 세트 활용

- 누워서 뒤꿈치로 벽을 밀어주는 동작(앞에서 배운)으로 대체해서 원하는 횟수와 세트로 진행할 수 있다.

안정화: 무릎 꿇은 상태에서 플레이트를 이용한 동작

무릎 꿇고 진행하는 동작은 무게중심을 아래로 낮추면서 고관절 움직임만 분리시켜서 진행할 수 있기 때문에, 선수들에게 고관절을 신전시키는 방법을 코칭하기에 좋다. 누워서 진행하는 둔근 브릿지 동작보다 난이도를 힘들게 조정한 변형 자세이다. 이 자세는 고관절 앞쪽의 근육을 최대한 길어지게 하는 데 도움이 되기도 한다. 무릎이 굽혀진 상태에서는 대퇴직근이라고 불리는 근육이 고관절과 무릎 부위에서 늘어나게 된다. 이 말은 근육을 사용한다는 측면에서 본다면, 서 있는 자세보다 무릎을 꿇은 자세에서 고관절을 완전히 신전시키는 것이 더 어렵다는 의미이기도 하다. 만약 당신이 무릎을 꿇은 상태에서 고관절 신전 가동범위를 개선시킬 수 있다면, 당연히 서 있는 자세에서도 고관절 신전 가동성이 더 개선된다고 볼 수 있다.

시작 자세

- 발가락이 발 아래에 오도록 해서 무릎 꿇은 자세를 만든다.
- 손은 갈비뼈 아래쪽에 오도록 하거나, 가슴 앞 15~30cm 떨어지게 해서

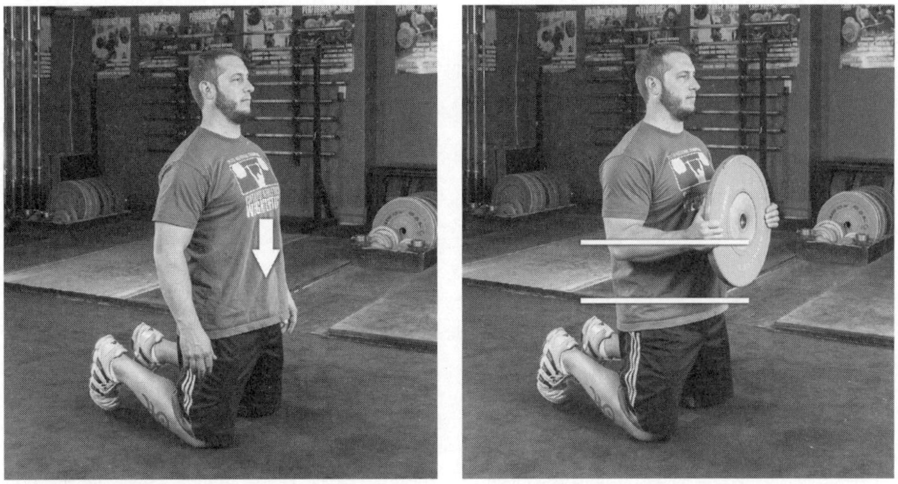

그림 9.08 무릎 꿇은 자세는 고관절 신전 동작의 가동성과 안정성을 위해서 사용된다. 이때 몸통은 중립 상태로 정렬시키고 최대한 몸통을 길게 펴준다.

플레이이를 잡고 있는다(그림 9.08).

실행

- 꼬리뼈를 살짝 밀어 넣으면서 코로 숨을 강하게 들이마신다. 들이마신 공기는 몸통 아래쪽으로 밀어 넣어준다. 그리고 강하게 입으로 숨을 내쉬면서 복부 자세를 다시 잡는다(그림 9.08).
  - 호흡에 집중하면서 정적인 자세를 유지하는 것은 움직임 패턴에 필요한 중립 자세를 만든데 도움이 된다.
- 3~4번 호흡을 하면서 1~2세트 진행한다.

무릎 꿇은 자세에서 고관절 신전

- 굴곡과 신전 움직임 패턴을 강화시켜주기 위해서 무릎을 꿇은 자세에서

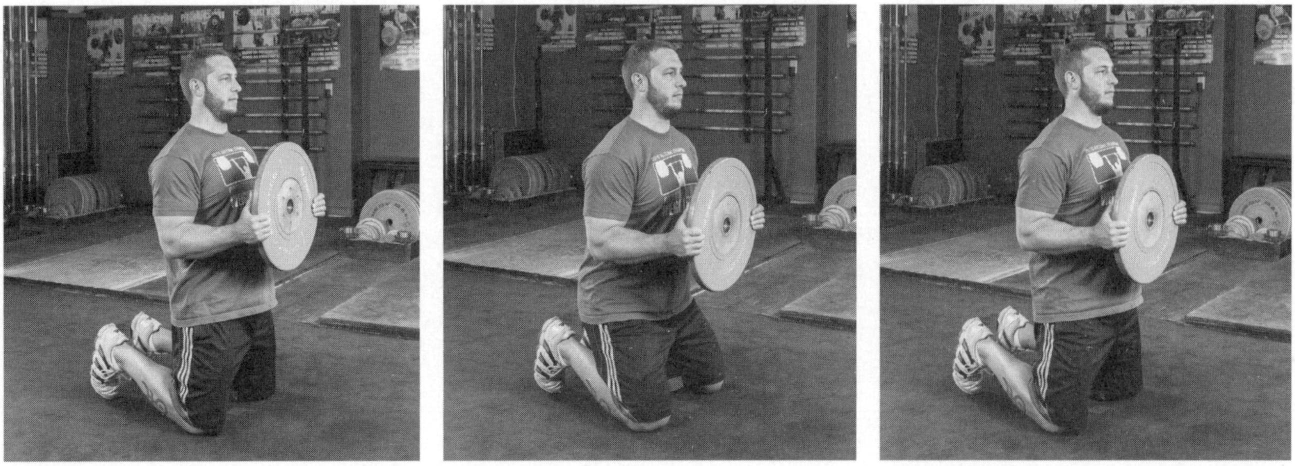

그림 9.09 무릎 꿇은 자세에서의 고관절 신전. 고관절을 굴곡/신전시키는 동작은 고관절 신전에 대한 조절 능력을 발달시켜줄 수 있다. 플레이트를 들고 진행하게 되면 몸통과 고관절 자세를 유지한 상태에서의 근육을 더 개입시킬 수 있도록 해준다.

고관절 신전 동작을 반복할 수 있다.

■ 엉덩이가 뒤꿈치 쪽으로 이동하면서 고관절을 굴곡시켰다가 다시 엉덩이를 앞으로 밀면서 고관절을 완전히 신전시킨다(그림 9.09).
■ 발도 함께 굴곡시켜도 상관없다(본인이 편한 대로 진행하면 된다).
■ 골반과 흉곽을 제대로 정렬된 자세로 유지한다.
  - 골반과 흉곽의 정렬 상태가 유지되지 않으면, 고관절이 신전되는 것이 아니라 허리가 신전될 수도 있다. 적절한 몸통 정렬 상태를 유지하기 위해서 신전시킬 때 숨을 내쉬도록 한다.
■ 이 동작은 중량을 이용해서 혹은 없이도 진행할 수 있다.
  - 플레이트를 들고(중량 이용) 이 동작을 진행하면 복부 근육과 후면 사슬 근육을 더욱 개입시킬 수 있다. 이렇게 몸 앞쪽에 중량을 들고 있는 상태에서는 고관절 신전 상태를 유지하기 위해서 햄스트링과 둔근을 더욱 적극적으로 사용해야 한다.
■ 6~8번씩 1~2세트 진행한다.

클러스터 세트 활용

■ 무릎 꿇은 상태에서 고관절을 신전시키는 동작을 둔근 브릿지 동작 혹은 고관절 굴곡근 혹은 허리 쪽 기립근 쪽에 SMR을 하는 것으로 대체할 수 있다.

통합: 스내치 풀

대부분의 웨이트리프팅 훈련 프로그램에는 바벨 아래로 이동하지 않고 풀 동작만을 훈련할 수 있는 다양한 형태의 훈련 동작이 존재한다(그림 9.10). 앞에서 우리가 배운 내용을 이 동작에 통합시켜볼 수 있다. 우리는 지금까지 고관절 신전 가동범위를 개선시키기 위해서 노력해왔다. 이제는 이렇게 개선된 가동성을 다양한 풀 동

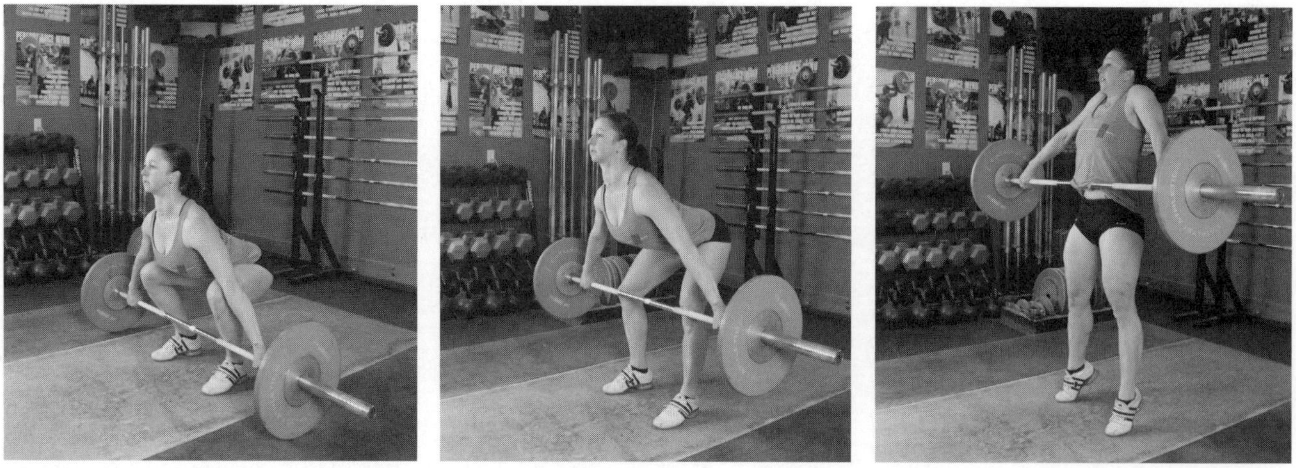

그림 9.10 앞에서 배운 모든 개념들을 스내치 풀 동작에 대입시켜본다. 여기서는 최대한 생각을 적게 하고 몸이 자연스럽게 반응할 수 있도록 집중한다.

작에 통합시켜보는 것이다.

리프팅을 하는 동안에, 특히나 고강도로 진행하는 경우에, 풀 마무리 구간에서 고관절을 완전히 신전시키기 위해서 둔근과 햄스트링을 수축시켜야 하는 부분에 대해서 의식해서는 안 된다. 그렇기 때문에 연습이 중요한 것이다. 풀 동작 역시나 이런 훈련을 통해서 학습이 되어야 한다. 빈 바벨로 훈련을 할 때, 가벼운 무게로 준비 운동을 하거나 무거운 무게로 훈련을 할 때도, 완전히 고관절이 신전되는 것을 느끼려고 노력해야 한다. 풀 마무리 동작에서 숨을 강하게 내쉬게 되면 드라이브 동작의 힘을 극대화하는 데 도움이 된다.

비교적 가벼운 무게로 훈련할 때는, 풀 가장 마지막 구간에서 동작을 멈추면서 훈련을 할 수도 있다. 이때 바벨이 수직으로 올라오는 것을 느끼면서 발볼로 균형 상태를 유지하는 것이다.

스내치 풀 마무리 동작에 대한 토론 & 요약

스내치 풀 마무리 동작에서 몸이 수직이어야 하는지, 살짝 뒤로 기울어지는지, 무릎을 완전히 펴는지, 아니면 살짝 구부리는지, 발바닥을 평평하게 펴야 하는지 등 다양한 의견들이 존재한다. 하지만 대부분의 경우는 상황에 따라 다르다고 볼 수 있다. 하지만 그 내용이 무엇이든 공통적으로 우리가 원하는 것은 스내치 풀 마무리 동작에서 최대한 고관절을 신전시켜야 한다는 것이다.

이후의 다른 장에서 스내치와 클린 풀 동작 모두 도움이 될 수 있는 스플릿 저크와 관련 있는 다른 훈련 동작들을 소개할 것이다. 앞에서 이미 언급했듯이, 각 리프팅의 훈련 동작들은 서로 서로 도움이 되는 경우가 많다.

토마스 테스트뿐만 아니라 다양한 훈련 동작을 가끔씩 다시 진행하면서 몸 상태를 확인하면 좋다.

■ CHAPTER 10

스내치 세 번째 풀

이번 스내치 동작은 바벨을 당기면서 빠르게 바벨 아래로 이동하는 것이다. 하지만 아직 리시빙 자세로 도달한 자세는 아니다. 이 스내치 동작 단계를 너무나 당연하고 쉽게 생각할 수도 있지만, 리프팅을 하는 과정에서 너무나 중요한 부분이다. 바벨을 당기면서 바벨 아래도 이동하는 단계는 바벨의 궤도와 리프팅의 성공 여부에 직접적인 영향을 주기도 한다. 웨이트리프팅에서 가장 중요한 원칙 중에 하나인 바벨을 최대한 몸에 가까이 유지하는 부분은 세 번째 풀 동작을 얼마나 잘 수행할 수 있느냐에 달려 있다고 볼 수 있다.

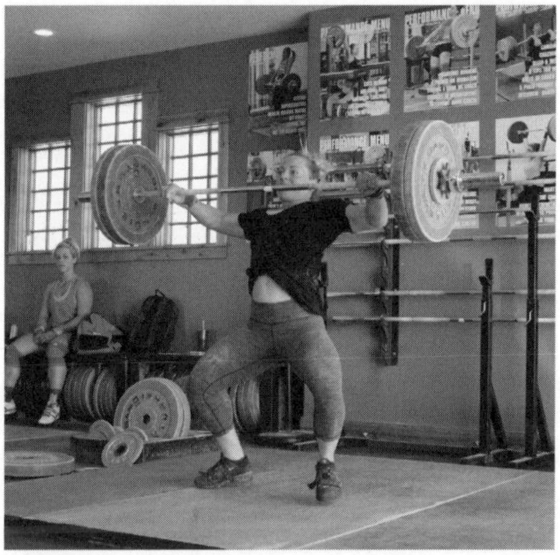

그림 10.01 스내치 세 번째 풀 동작

어깨 내회전

스내치(클린) 시작 자세에서는 바벨을 잡는 그립 때문에, 그리고 이 그립을 두 번째 풀 동작까지도 유지해야 하기 때문에 어깨는 내회전, 그리고 외전(클린에서 10~20도, 스내치에서는 30~45도)되어 있다. 이런 자세가 정상적인 어깨에 큰 부담을 줄 가능성은 크게 없다. 왜냐하면 어깨 내회전이 좀 힘들다고 해서 시작 자세 자체를 잘 만들지 못하는 선수들을 거의 본 적이 없기 때문이다.

두 번째 풀 동작에서 완전히 몸을 신전시킨 직후에 바로 바벨을 당기면서 바벨 아래로 이동하게 된다. 바벨이 위로 올라가는 탄성을 이용해 빠르게 바벨 아래로 이동하기 위해서, 여전히 어깨는 내회전 상태로 있게 된다. 시작 자세와 다른 점은 어깨 내회전과 함께 어깨가 살짝 위로 올라간다는 것이다(그림 10.02).

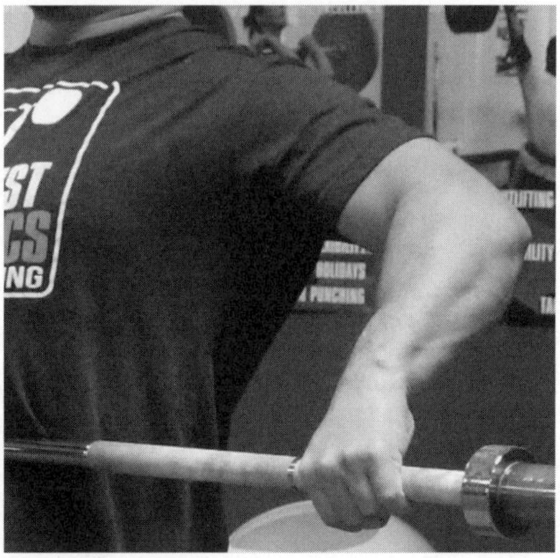

그림 10.02 스내치 세 번째 풀 동작에서 자연스럽게 어깨가 내회전되고 올라가게 된다.

세 번째 풀 마무리 단계에 도달해서 바벨을 받을 시점이 되면, 우리 어깨는 외회전하게 된다. 이 모든 과정은 한순간에 빠르게 일어나는 것이다. 이렇게 어깨의 내회전에서 외회전으로 바뀌는 부분에 우리는 집중을 하게 될 것이다. 왜냐하면 이 전환이 부드럽게 일어나야만 바벨을 최대한 몸에 가까이 붙인 상태를 유지하면서 안정적인 자세를 만들 수 있기 때문이다.

흉곽

비록 평가와 검사 초반에 잠시 다루기는 했지만, 관절 가동성 측면에서 어깨 내회전과 직접적으로 관련이 있는 훈련을 많이 다룬 것은 아니다. 처음에 언급하기는 했지만, 어깨 내회전 자체가 스내치, 클린 그리고 저크 동작을 수행하는 데 큰 영향을 주는 것은 아니다.

이미 언급했듯이, 세 번째 풀 동작에서 바벨 아래로 이동할 때의 어깨 내회전은 중요한 부분이다. 일반적으로는 충분히 관절을 움직이기 위한 가동성을 갖췄는지 확인하기 위해서는 내회전을 80~95도까지는 할 수 있는지 확인하면 된다고 생각하는 경우가 많다.

하지만 나는 실제로 이 정도까지 내회전을 할 수 있는 선수들을 별로 보지 못했다. 물리치료사로서, 사람들을 바닥에 눕게 한 상태에서 90도로 외전시킨 상태에서 어깨를 내회전시켜보면 대부분의 경우에는 마지막 구간에서 움직임이 제한되는 것을 확인할 수 있었다. 보통 이런 방식으로 내회전을 할 때 진행하는 동작이 슬리퍼 스트레칭$_{\text{Sleeper stretch}}$이다(그림 10.03). 그러나 이렇게 움직임이 제한되는 범위까지 내회전을 시키는 것은 꽤나 고통스런 작업이다. 그래서 우리는 다르게 접근할 예정이다.

아래에서 설명하게 될 동작(자세)은 스내치를 할 때 올바른 바벨 동선을 유지하는 상태에서 부드럽게 트렌지션과 턴오버 동작을 수행하기 위해서 흉곽과 어깨를 어떻게 정렬시키는지를 리프터에게 알려주게 될 것이다.

가동화: 흉곽을 닫은 상태에서 어깨 내회전

다음 두 가지 동작은 흉곽과 어깨 자세를 적절히 조절하기 위해 서로 보완하면서 사용한다. 네발기기 자세의 동작을 먼저 진행하고, 그러고 나서 일어선 상태에서

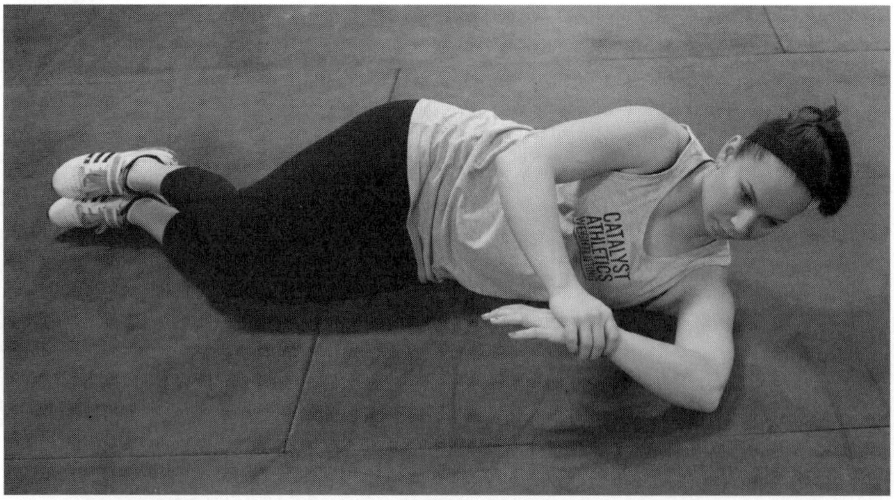

그림 10.03 슬리퍼 스트레칭$_{\text{Sleeper stretch}}$은 선수들이 어깨 내회전 향상을 위해서 많이 진행하는 동작이다. 우리는 이 책에서 이 동작을 사용하지는 않을 것이다.

진행하는 동작을 한다. 움직임 패턴이 개선된다는 느낌이 들 때까지 진행하거나 각 동작을 5~6번씩 1~2세트 진행해도 된다. 흉곽을 닫는 이유는 벽이나 바닥을 이용한 상태에서 어깨의 내회전 동작을 좀 더 분리시켜서 집중하기 위한 것이다.

시작 자세

- 7장에서 나온 흉추 가동성 훈련에서의 자세와 비슷하다.
- 코로 숨을 들이마시며 시작한다.
- 숨을 내쉴 때, 부드럽게 견갑골을 전인시키면서 등 상부를 살짝 둥글게 말아준다. 흉곽을 뒤로 밀어준다고 생각하면 된다. 이렇게 하면 자연스러운 등 상부의 후만을 만들고 어깨가 흉곽과 같은 높이에서 정렬된다(그림 10.04).
- 이 자세를 유지하면서 다시 숨을 들이마신다. 그리고 숨을 마시면서 등 상부를 신전시킨다. 몸은 평안한 상태로 둔다.
- 여기서 선수가 집중해야 할 부분은 흉곽 주위에서 견갑골이 움직이는 것이 어떤 느낌인지를 직접 느껴보는 것이다. 왜냐하면 어깨 내회전에서 기초가 될 것이기 때문이다.
- 5번 정도 호흡을 하면서 숨을 내쉴 때마다 견갑골을 전인시킨다.

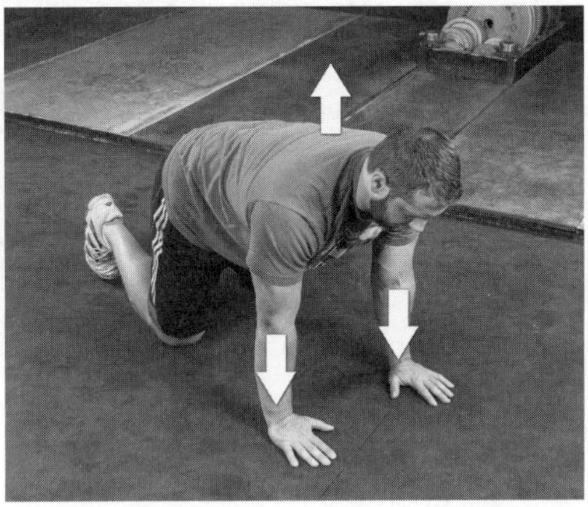

그림 10.04 네발기기 자세를 통해서 어깨를 내회전시킨 상태에서 흉추를 안정화시킬 수 있는 방법을 선수에게 가르쳐줄 수 있다. 견갑골 불안정성을 줄일 수 있는 견갑골과 흉곽의 올바른 정렬이 가능한 중립 자세이다.

실행

- 한쪽 팔로 바닥을 눌러주는 상태를 유지하면서, 반대쪽 팔을 천천히 들어주면서 내회전시킨다. 이때 팔꿈치를 편 상태로 스내치 풀 자세와 비슷하게 만든다.
- 이렇게 내회전된 상태를 유지하면서 팔꿈치를 접어서 스내치 하이 풀 자세와 비슷하게 만든다. 이렇게 움직이는 팔 쪽의 흉곽 자세를 유지하기 위해서 견갑골이 살짝 후인될 수도 있다.
- 어깨를 다시 외회전시키고, 팔꿈치를 펴면서 스내치 턴오버 동작과 오버헤드 자세와 비슷하게 만든다.
- 여기서 다시 어깨를 내회전시키면서, 팔꿈치를 접어서 시작 자세로 돌아간다.
- 선수들은 이 동작이 애플리 스크래치 테스트(사진에서처럼 견갑골이 살짝 후인된 상태에서팔을 뒤로 넘겨서 하는 테스트)와 상당히 비슷하다고 생각할 수도 있다. 하지만 애플리 스크래치 테스트보다 움직일 수 있는 범위가 커서 관절 가동성이 약간 제한되더라도 가능한 동작이다(그림 10.05).
- 큰 장력이 발생하는 동작은 아니다.

서 있는 상태로 벽 밀어주기

- 이 자세도 앞에서 설명한 동작과 동일하나 서 있는 상태로 진행한다는 점만 다르다. 양팔 모두 벽으로 뻗은 상태에서 시작한다. 이때 흉곽을 뒤로

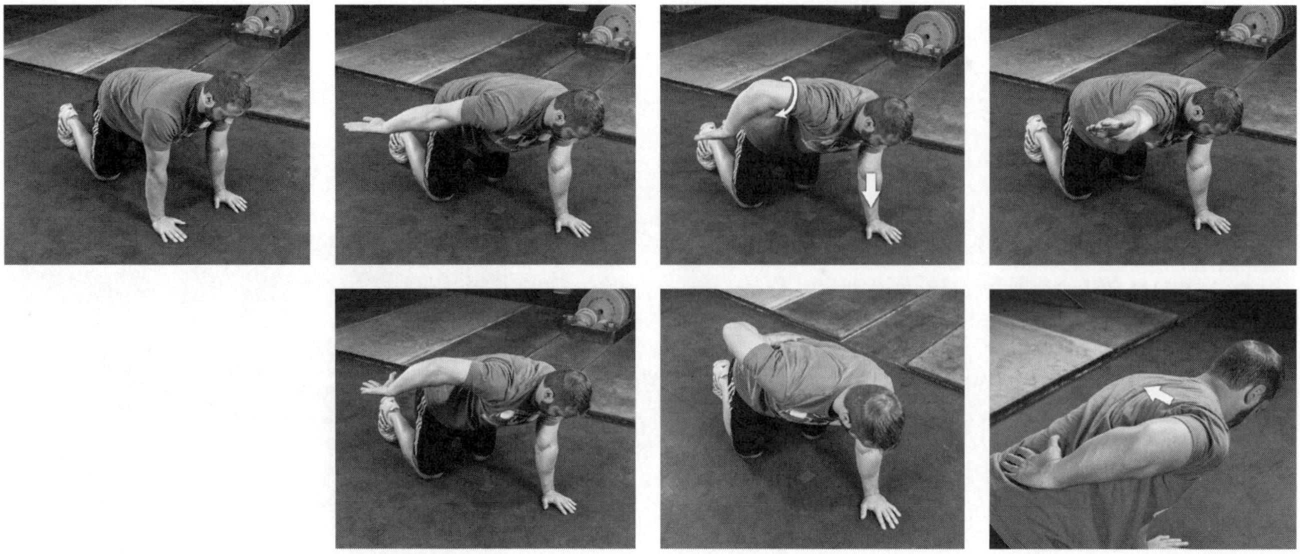

그림 10.05 어깨를 내회전시키고 흉곽을 닫은 상태의 네발기기 가동화 자세. 한쪽 팔로는 바닥을 밀어주면서 반대쪽 팔의 어깨는 내회전시키면서 들어준다. 들어 올린 팔로 세 번째 풀 동작과 비슷하게 만든다. 이때 바닥을 밀어주고 있는 쪽의 견갑골과 몸통 자세를 유지하면서 어깨의 내회전 상태를 유지한다.

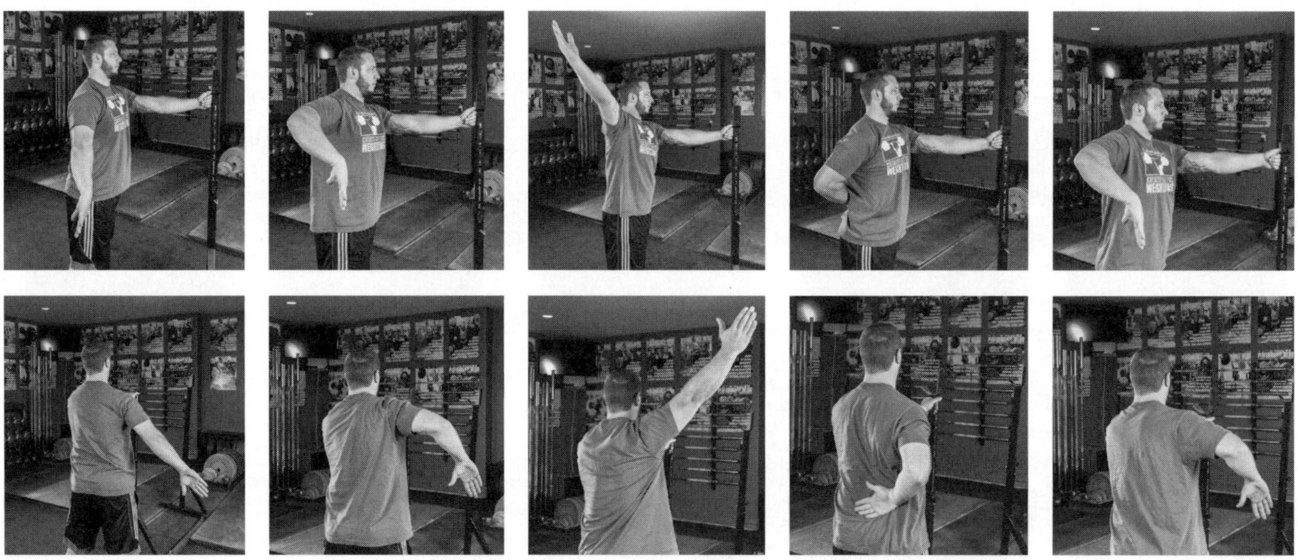

그림 10.06 서 있는 상태에서 벽을 이용해서 흉곽을 닫은 상태에서 어깨를 내회전하는 가동화 자세

살짝 밀어준다. 이런 자세에서 팔을 내회전시킬 상태를 안정적으로 만들 수 있다.

- 앞에서 진행한 동작처럼 내회전을 시키면서 팔꿈치를 접어준다. 그러면서 다양한 정도로 전인과 후인을 시키도록 한다.
- 스내치 하이 풀 자세를 만들면서 바벨을 최대한 몸에 가까이 붙이고 있는 모습을 시각화해본다(그림 10.06).
- 벽으로 뻗은 팔을 활용해서 흉곽과 골반의 위치를 정렬시킨다.

- 이 훈련은 선수들에게 척추, 견갑골 그리고 어깨 관절에서의 움직임을 분리시켜서 만들어내는 방법을 알려줄 수 있다.

비록 애플리 스크래치 테스트에서 견갑골이 불안전한 상태였더라도, 앞의 두 가지 동작에서는 견갑골 양쪽 모두 흉곽에 고정되어 있는 상태를 확인할 수도 있다. 서 있는 자세에서는 동일한 몸통 자세를 유지하면서 벽에 닿아 있는 손을 떼면서 동일하게 진행할 수 있다.

가동화: 열린 사슬 어깨 내회전

시작 자세

- 누워서 무릎을 굽혀서 벽에 발을 닿게 한 상태의 스쿼트 자세
  - 양발 모두 벽에 닿은 상태에서, 햄스트링 개입을 위해서 뒤꿈치를 가볍게 아래로 당긴다. 이렇게 하면 어깨 움직임을 분리시켜서 만드는 과정에 허리에서 움직임이 나올 가능성을 줄여줄 수 있다.
  - 벽 대신에 다리를 벤치에 올려서 진행할 수도 있다.
- 목의 중립 상태를 만들기 위해서 목을 무엇인가로 지탱해줄 수도 있다.

실행

- 팔 하나를 천장을 향해서 들어 올린다.
  - 코로 숨을 들이마시면서 동작을 시작한다.
  - 네발기기 자세에서처럼, 숨을 내쉬면서 아래쪽 갈비뼈를 아래로 당기고, 견갑골(전인)을 움직이면서 가볍게 팔을 천장으로 뻗는다.
- 이렇게 손을 뻗은 상태에서, 어깨를 내회전시키면서 동시에 팔꿈치를 접으며 뒤로 당겨서 90도를 만든다. 이 자세는 스내치 트랜지션 자세와 비슷하다.
  - 몇몇 사람들은 어깨 앞쪽이 바닥에서 많이 떨어질 수도 있다. 이것이 반드시 큰 문제가 되는 것은 아니다. 하지만 90도 각도를 유지하면서 최대한 어깨를 바닥 쪽으로 당길 수 있도록 한다.
- 이렇게 90도로 만들어주는 동작을 각각 5번씩 부드럽게 진행한다(그림 10.07). 스내치 하이 풀 동작처럼 팔을 움직이면서 진행할 수도 있다. 견갑골의 아래/뒤로 당겨주거나 전인시키거나 다양하게 움직이면서 가장 편안한 자세를 찾는다.
  - 가볍게 숨을 내쉬면서 반복적으로 흉곽의 자세를 계속 다시 잡아준다.
  - 이 동작은 큰 장력을 발생시키기보다는 자세에 집중하는 동작이다.
  - 가벼운 중량 플레이트를 사용할 수도 있다. 이때 중량은 관련 근육을 개입시킬 수 있을 정도면 충분하며, 자세가 무너질 정도의 중량은 피하는 것이 좋다. 대부분의 경우라면 5kg 이하를 사용하는 것이 좋다.

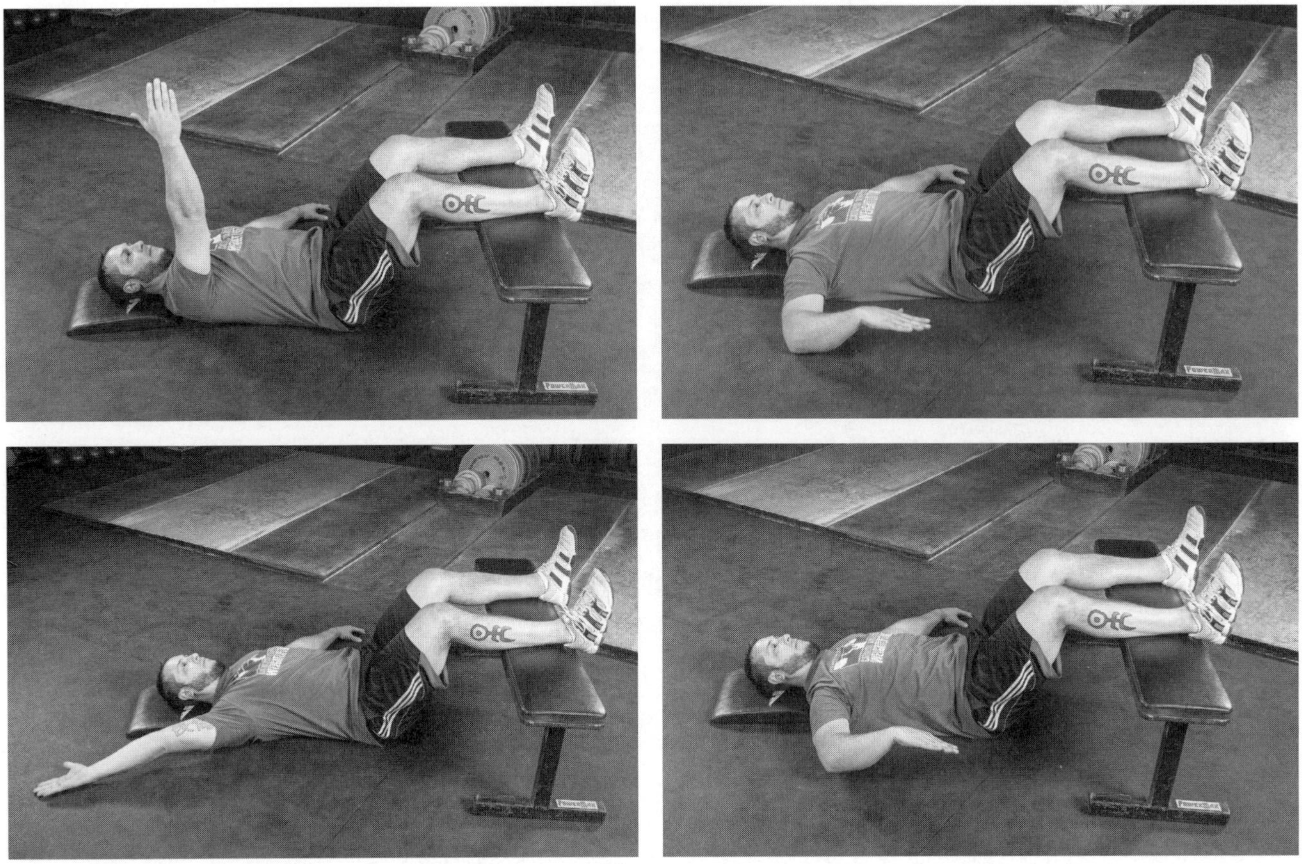

그림 10.07 열린 사슬 어깨 내회전 가동화 동작에서, 세 번째 풀 동작과 비슷하게 만들기 위해서 어깨를 내회전시킨 상태에서 전인시키면서 팔꿈치를 접어준다.

가동화: 벽에 기대어 서서 손을 뻗어 어깨 내회전

앞에서 진행한 동작을 그대로 할 것이지만, 이번에는 벽에 기대서 진행한다. 7장에서의 흉추 가동화 동작과 완전히 동일한 시작 자세이다.

시작 자세

- 벽에 등을 기댄 상태에서 발이 대략 30cm 벽에서 떨어져 선다.
- 요추의 경우는 몇 가지 옵션이 있다.
  - 척추를 정렬시키는 데 어려움이 있는 사람이라면, 요추를 완전히 벽에 평평하게 붙인 상태에서 시작할 수 있다. 이렇게 하면 어깨에서 움직임을 만들어낼 때 요추에서 보상 작용이 발생하는 것을 방지할 수 있다.
  - 척추를 정렬하는 데 익숙하거나 잘하는 사람이라면, 요추를 살짝 전만시킨 상태가 좋다. 이 자세가 풀 동작에서 요추 상태와 비슷하기 때문이다. 허리와 벽 사이에 손가락이 들어갈 정도의 전만이면 충분하다.

실행

- 코로 숨을 들이마시면서 동작을 시작한다. 들이마신 공기를 아래로 눌러주면서 허리 쪽으로 보내준다.
- 네발기기 자세나 바닥에 누워서 동작을 진행했던 것처럼, 입으로 숨을 내쉬면서 손을 앞으로 뻗는다(견갑골을 전인시킨다). 등 상부가 둥글게 말리는 느낌이 들 수도 있지만, 등 가운데 부분과 허리 쪽의 자세는 동일하게 유지한다.
- 숨을 내쉬는 것이 거의 마무리되고 다시 숨을 내쉴 때, 어깨를 내회전시킨다. 동시에 팔꿈치를 접어주고 어깨 높이로 맞추면서 90도 각도로 만든다(그림 10.08).
  - 이 자세는 스내치 트랜지션 단계의 자세와 비슷하며, 앞에서 누워서 진행한 동작과 동일하다.
  - 몇몇 사람들의 경우는 어깨 앞쪽 부분이 벽에서 상당히 튀어나올 수도 있다. 이것이 큰 문제가 되지는 않지만, 90도 각도를 유지하면서 견갑골을 뒤로 당기도록 하는 것이 좋다.
  - 이렇게 90도 각도를 만드는 동작을 부드럽게 5번씩 진행해도 되며, 아니면 90도 각도를 유지한 상태에서 완전한 호흡을 5번 할 수도 있다.
  - 90도 각도로 만들기 위해서 움직이면서, 등 상부의 정렬 상태가 바뀌면서 약간 신전될 수도 있다. 하지만 이 상황에서도 등 가운데 부분과 요추의 자세는 바뀌어서는 안 된다.
  - 리프터가 이렇게 세 번째 풀 동작과 비슷하게 움직일 때, 가벼운 무게의 플레이트(5kg 이하)를 들고 진행할 수도 있다.

막대기를 이용한 머슬 스내치 변형 동작: 막대기(혹은 PVC파이프)를 바벨이라고 생각하고, 동일하게 동작을 진행한다. 리프터가 90도로 내회전시키는 자세가 편안하

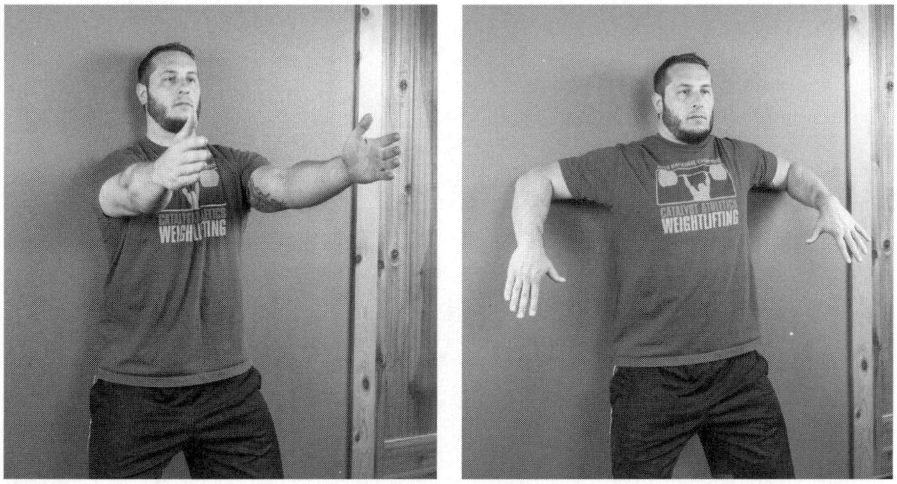

그림 10.08 벽에 기대어 서서 손을 뻗어 어깨를 내회전시키는 동작에서, 어깨만 움직이는 데 있어서(특히 내회전에서) 척추 정렬 상태를 유지하는 데 벽이 중요한 역할을 한다.

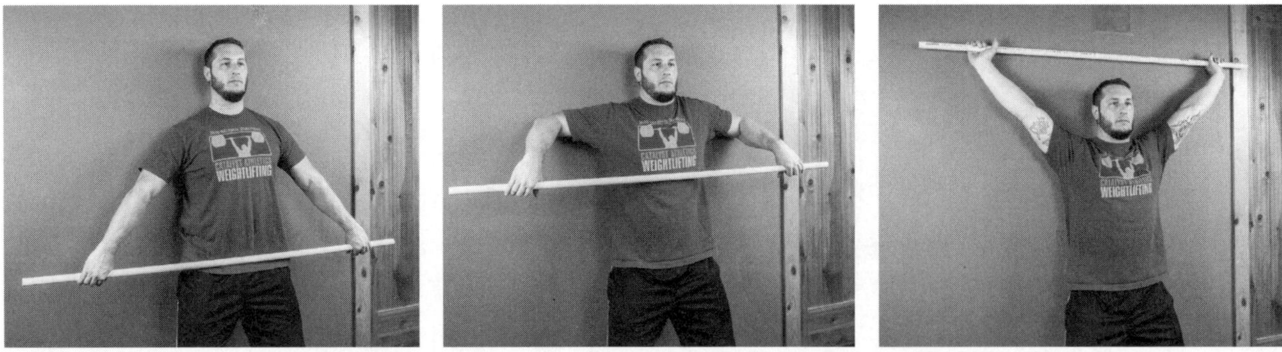

그림 10.09 벽에 기댄 상태에서 막대기를 이용한 머슬 스내치 변형 동작. 막대기를 바벨처럼 생각하고 막대기를 당겨서 오버헤드 동작을 만든다. 이 동작을 통해서 오버헤드에서 락아웃 자세를 만들 때까지 얼마만큼의 어깨의 안정성과 가동성이 필요한지를 알 수 있게 된다.

다고 느낄 때, 외회전시키면서 트랜지션 동작을 시작한다. 이렇게 동작을 진행할 때도 허리 자세에는 변화가 없어야 한다.

두 가지 동작 모두 편안하다고 느껴지면, 막대기가 골반이 접히는 부분에 있는 상태에서 하나의 동작으로 정말 풀을 하는 것처럼 진행한다(그림 10.09).

벽에 등을 대고 있는 상태에서 준비 자세를 만들 때 숨을 내쉰다. 그리고 부드러운 턴오버 동작을 할 때 가장 편안한 자세를 찾기 위해서 견갑골을 다양하게 전인, 후인시켜본다.

통합: 머슬 스내치

머슬 스내치는 선수들에게 올바른 바벨 동선을 가르치는 데 일반적으로 많이 사용되는 보조 동작이다. 홀팅 데드리프트와 함께 이 동작은 코치들 사이에서도 다양한 수준으로 진행되기도 한다. 몇몇 코치들은 머슬 스내치를 선수들이 하면서 과도하게 팔을 사용하는 습관이 생길까 봐 피하는 경우도 있다. 하지만 우리는 앞에서 배운 어깨의 움직임과 필요한 가동성을 훈련하기 위한 한 가지 방법으로 포함시킨 것이다.

시작 자세

- 자신의 스내치 시작 자세로 준비한다.

실행

- 완전한 스내치를 하는 것과 동일한 방식으로 풀 동작을 진행한다. 그리고 풀 마무리 동작에서 정확하게 고관절을 신전시킨다.
- 풀 동작을 하면서 바벨 아래로 이동하는 대신에, 몸을 길게 신전시킨 상태에서 끝까지 바벨이 위로 올라갈 수 있게 한다.
- 앞에서 우리가 연습한 대로 팔은 바벨의 동선을 따라가도록 하며, 90도로 내회전시켰다가 외회전시키면서 오버헤드 자세를 만든다(그림 10.10).

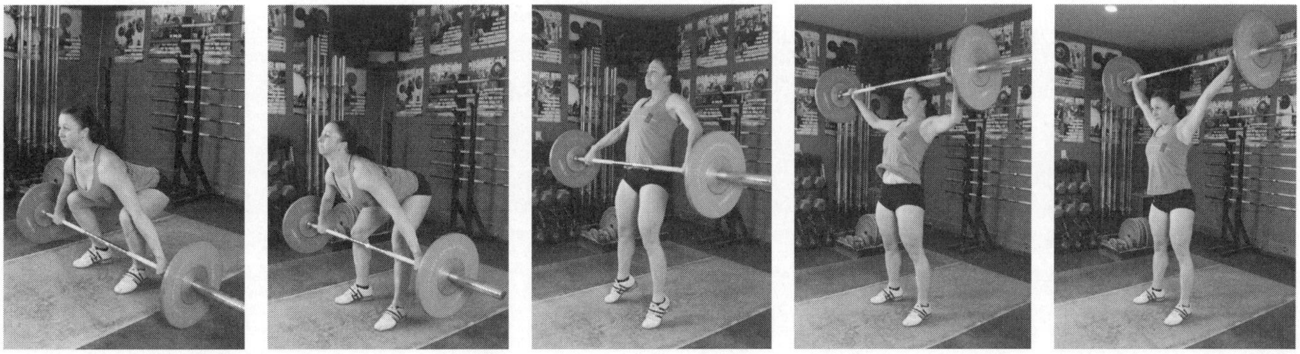

그림 10.10 머슬 스내치는 바벨의 동선을 유지하면서 당기는 힘을 강화시키며 이 자세에서의 탄성과 스트렝스를 견갑대에 더해 줄 수 있다.

- 바벨이 최고 높이까지 도달했을 때 손목을 잽싸게 움직이는 것이 아니라는 점을 기억하자. 팔꿈치를 90도 접은 상태에서 바벨 아래로 넣으면서 위로 강하게 펀치를 한다.

클러스터 세트 활용

■ 무거운 강도로 훈련을 들어가기 전에 가벼운 무게로 머슬 스내치를 하는 대신에 앞에서 언급한 어떠한 세 번째 풀 동작이라도 2~3라운드 정도 진행할 수 있다.

세 번째 풀 동작에 대한 토론 & 요약

어깨의 회전 능력을 향상시키고 싶은 사람들에게는, 어깨 회전 능력이 스내치 세 번째 풀 동작과 관련이 있기 때문에, 다양한 수준으로 어깨 회전과 견갑골 전인/후인을 하는 데 어느 정도 시간과 노력을 투자해보는 것이 좋다. 개인차가 존재하기 때문에, 훈련을 통해서 자신에게 가장 잘 맞는 자세에 대한 피드백을 받을 수 있다.

예를 들어 만약 누운 자세, 네발기기 자세 그리고 서 있는 자세에서 트랜지션 동작을 했을 때 어깨가 불편하다면, 자세를 한번 바꿔보자. 내회전시키기 전에 손을 좀 더 뻗거나(전인), 전인을 조금 덜 시켜볼 수도 있다. 트랜지션 동작을 위해서 외회전을 할 때 견갑골을 더 후인시켜볼 수도 있다. 혹은 후인을 덜 시켜볼 수도 있다. 이렇게 다양한 수준으로 진행해보면서 어깨의 불편함을 줄여줄 수 있는 자세를 찾는다면(편안한 자세를 찾게 되면 풀 동작에서 바벨이나 막대기를 몸에 더 가까이 붙일 수 있게 된다), 그러면 앞으로 훈련할 수 있는 자신에게 맞는 자세나 움직임 패턴을 찾게 된다.

그리고 당연히 이 자세를 그대로 스내치 동작으로 연결시킬 수 있어야 한다. 이렇게 훈련을 하는 날에 가장 집중을 해야 하는 부분은 바벨을 최대한 몸에 가까이 붙인 상태에서 팔꿈치를 높이 들어 올리면서 바벨 아래로 들어가는 것이다.

■ CHAPTER 11

스내치 리시빙 자세

오버헤드 스쿼트 평가 내용에서보다 여기서는 조금 더 동작을 쪼개서 기초를 다진다.

오버헤드 자세

오버헤드 자세에서 필요한 어깨 가동성은 순수한 어깨 가동성의 수준보다는 크지 않다. 왜냐하면 상대적으로 좁은 저크 그립보다는 스내치 그립에서는 팔이 외전되면서 움직이기 훨씬 더 쉽기 때문이다. 이 부분 때문에 턴오버 동작이 더 빨라지는 것이다. 그러나 팔의 관절들이 수직으로 펴져서 고정되는 것이 아니기 때문에, 원래 좀 더 안정적이지 못한 자세이기도 한다. 스내치 오버헤드 자세는 더 넓은 스내치 그립으로 무게를 제대로 지탱해줄 수 있는 자세로 어깨를 위치시키는 것이다.

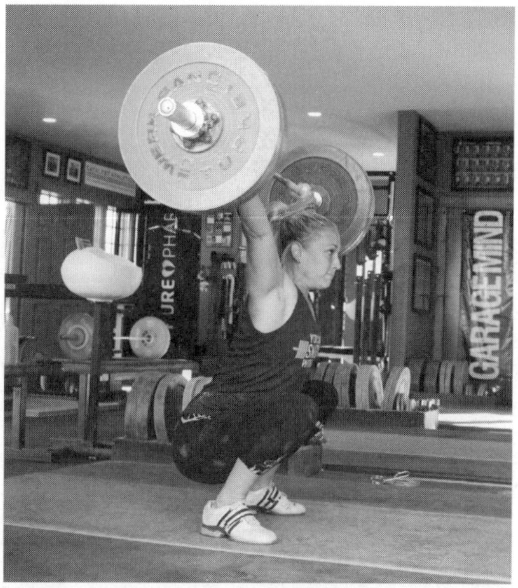

그림 11.01 스내치 리시빙 자세

가동화: 바닥에 누워서 견갑대 움직이기

이제 리프팅을 시작한 사람이거나, 스내치에서의 오버헤드 자세를 개선하고 싶은 사람들이라면, 이 동작이 효과적인 코칭 도구가 될 수 있다. 만약 어깨 검사에서 굴곡 동작의 가동성이 제한되는 것을 확인했다면, 이 동작이 가동성을 다시 확보할 수 있는 전략이 될 수 있다. 이 동작에서는 스내치 리시빙 자세와 비슷하게 팔을 움직여줘야 한다.

어깨 관절의 구조는 골프공이 골프공 티에 올려져 있는 모습과 비슷하다. 이런 구조는 안정성이 많이 부족하다. 그렇기 때문에, 회전근개와 견갑대 안전근에서 상당한 근신경 안정성이 요구된다. 그래야지 골프공이 골프공 티 중앙에 안정적으로 위치할 수 있듯이 견갑대가 흉곽에 안정적으로 위치할 수 있도록 해주는 것이다. 아래 동작들을 진행하는 동안에, 계속 골프공이 골프공 티에 안정적으로 올려져 있는 상태를 유지해야 한다. 이것이 어깨 관절이 안정적으로 준비되어 있는 상태로 볼 수 있는 것이다.

시작 자세

- 무릎을 90도로 접어주고 발을 벽에 닿게 하거나, 벤치 위에 올려준다. 그리고 머리를 중립 상태가 될 수 있도록 무엇인가로 받친다.
- 완전히 숨을 내쉬면서 갈비뼈를 아래로 당긴다.
- 뒤꿈치를 아래로 당기면서 햄스트링을 동원할 수 있도록 한다. 이렇게 하면 어깨에서만 움직임을 만들어내려고 할 때 허리와 골반 쪽에서 발생할 수 있는 움직임을 제한하는 데 도움이 된다.

실행

- 한 팔을 슈러그가 되지 않는 상태로 천장을 향해서 뻗는다. 이렇게 팔을 뻗는 움직임은 앞에서 트랜지션 동작에서처럼 견간대에서 나와야 한다.
- 한 팔을 뻗어줄 때 다른 팔을 이용해서 천장으로 뻗은 팔의 움직임을 확인할 수 있다.
- 견갑대를 어느 정도 움직인 상태에서(완전히 뒤/아래쪽으로 넘긴 상태와 천장을 뻗은 상태 사이 어딘가) 다양한 각도로 어깨를 거상시킨다.
- 스내치 그립과 비슷하게 해서 팔을 움직이면서, 견갑대를 다양한 수준으로 전인/후인, 내전/외전시킨다. 이 동작의 목표는 어떤 오버헤드 자세에서 움직이고 유지하는 데 가장 편안한지를 확인하려는 것이다. 스쿼트 스탠스처럼 사람들마다 자신에게 맞는 오버헤드 자세는 많이 다를 수 있다.
- 한쪽당 8번씩 1~2세트 진행하거나, 필요하다면 더 많이 진행할 수도 있다 (그림 11.02).
- 호흡 조절을 하면서도 동작을 진행한다. 머리 위로 손을 뻗으면서 숨을 내

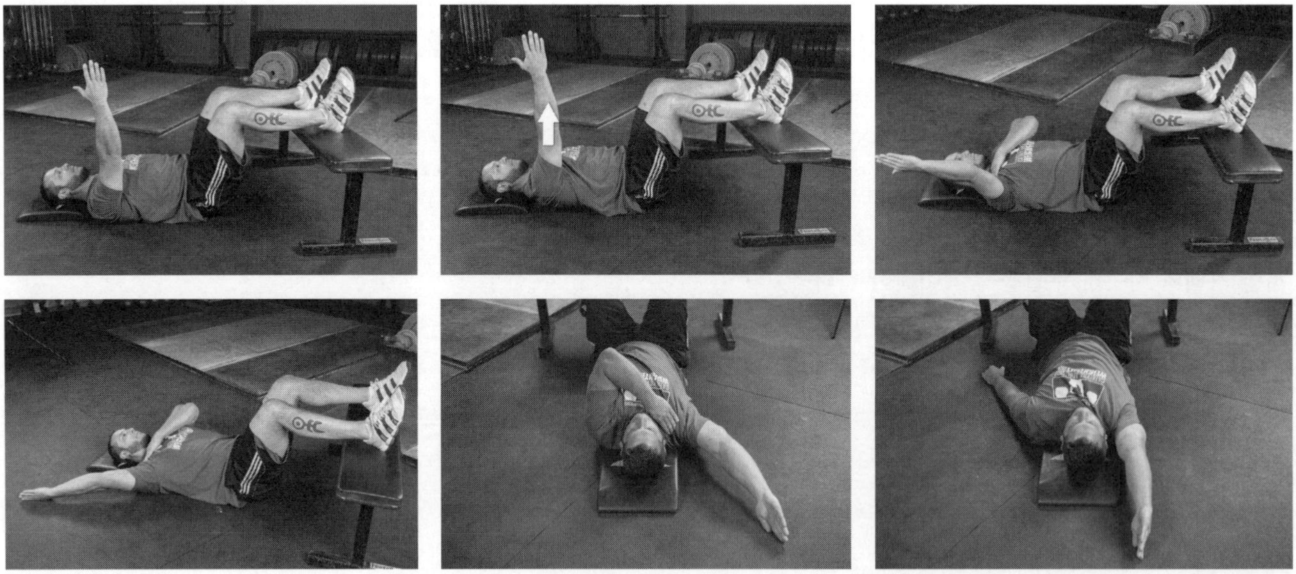

그림 11.02 바닥에 누운 상태에서의 견갑대 가동성 동작. 한 팔은 천장으로 뻗으면서 움직이고 반대 손을 이용해서 움직임을 확인한다. 다양한 오버헤드 각도로 움직이며, 아래쪽 갈비뼈는 아래로 당긴 상태를 유지한다. 몸통을 같이 움직이기보다는 어깨 관절만 움직일 수 있도록 노력하자. 자신이 완전히 안정적으로 움직일 수 있는 가동범위를 찾아보자.

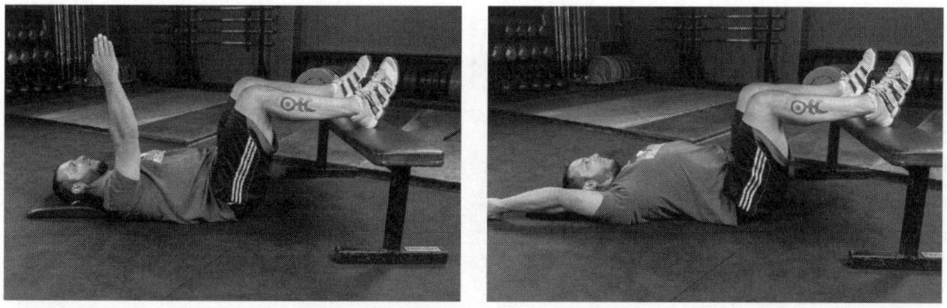

그림 11.03 바닥에 누운 자세에서, 오버헤드 자세를 만드는 과정에서 갈비뼈를 아래로 당기고 허리는 안정적인 상태로 계속 유지시킨 상태에서 어깨 관절만 움직인다. 위 사진에서 보이는 모습은 허리가 지나치게 전만이 되고, 갈비뼈도 제대로 아래로 당기지 못한 상태이다.

쉬고 손을 완전히 뻗은 상태에서 숨을 들이마신다. 하지만 어떤 경우라도 흉곽과 허리 자세는 동일하게 유지한다(그림 11.03).

풀오버 실행

- 가동성 동작에서 중량을 활용할 수 있는 방법이 있다. 중량을 이용해서 신장성 수축 훈련을 하는 것이다.
- 가벼운 플레이트 혹은 가벼운 플레이트(체인지)가 끼워져 있는 막대기를 준비한다.
- 중량은 5kg이 넘지 않도록 해서 시작한다. 이 동작을 진행할 때 나는 절대로 10kg 이상의 중량을 사용해본 적이 없다.
- 천천히 어깨를 굴곡시킨다. 이때 중량 때문에 가동범위가 더 커지지만, 여전히 움직임을 통제할 수 있는 상태여야 한다. 당신이 편안하고 안정적이라고 느껴지는 범위까지만 움직인다.
- 막대를 사용하고 있는 상태라면, 그립 너비를 조정하면서 진행하자. 그리고 내회전/외회전의 정도도 조정해볼 수 있다(그림 11.04).
- 천천히 움직임을 통제하면서 5번씩 2~4세트 진행한다.

풀오버 동작을 할 때 걸리는 시간에는 개인차가 있을 수 있다. 중량을 처음 느낌 시점에서 동작을 잠시 멈춰서 숨을 들이마시고 내쉬면서 조금씩 더 움직여줄 수 있다.

어깨 굴곡 움직임 검사에서 불균형이 발견된 사람이라면, 풀오버 동작을 진행할 때, 굴곡 움직임이 제한되는 쪽의 등 상부를 바닥에 최대한 붙여줄 수 있도록 집중하자. 어깨 굴곡에서 발생하는 비대칭은 스내치 동작에서 몸이 돌아가는 현상의 원인이 될 수도 있다. 다시 한 번 말하지만, 등 상부가 바닥에 닿을 수 있도록 집중하자. 혹은 가벼운 체인즈 플레이트를 한 손으로만 들고 앞에서 설명한 방식과 동일하게 진행할 수도 있다.

몸통의 안정성을 더 증가시키기 위해서, 벽이나 벤치를 이용하지 않고 고관절

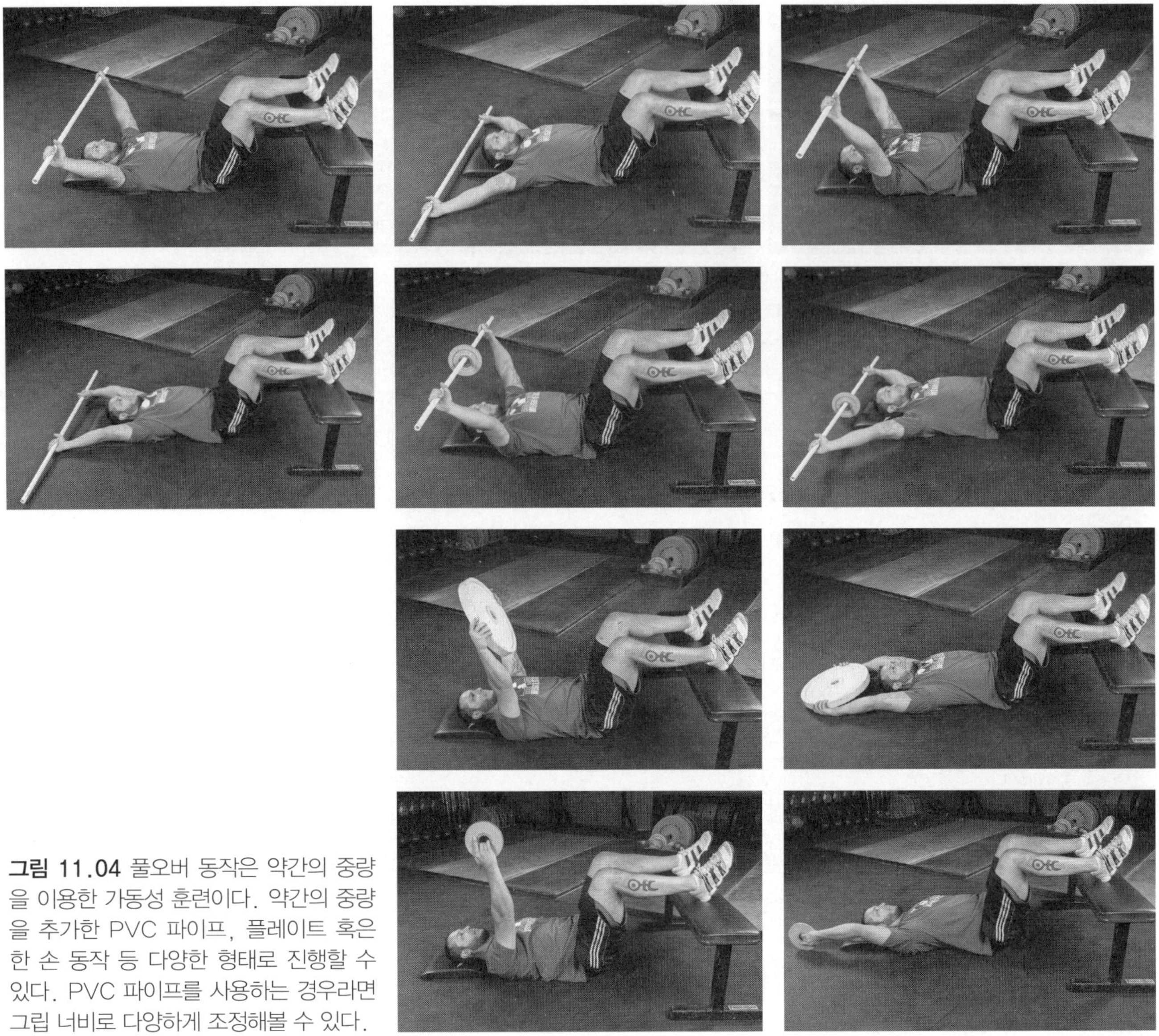

그림 11.04 풀오버 동작은 약간의 중량을 이용한 가동성 훈련이다. 약간의 중량을 추가한 PVC 파이프, 플레이트 혹은 한 손 동작 등 다양한 형태로 진행할 수 있다. PVC 파이프를 사용하는 경우라면 그립 너비로 다양하게 조정해볼 수 있다.

주위 근육과 코어 근육을 사용해서 발을 공중에 뜬 상태에서 진행할 수도 있다.

클러스터 세트 활용

- 오버헤드 동작을 제한할 정도로 뻣뻣함이 발견된 어깨 관절의 아래쪽 혹은 광배근 부근에 대략 20초 정도 SMR 하는 것으로 대체할 수도 있다.

가동화: 측면으로 누워서 견갑대 움직이기

바로 앞에서 설명한 동작과 이제 설명할 동작은 어깨 관절을 안정적으로 움직이는 데 서로 많은 보완이 될 수 있는 동작이다. 골프공이 골프공 티에 올려져 있는 구조와 비슷한 어깨 관절 구조를 고려한다면 이렇게 측면으로 누워서 진행하는 동작이 많은 도움이 될 수 있으며, 본인이 원하는 오버헤드 스쿼트 자세를 다시 만드는 데

도 도움이 될 것이다.

시작 자세

- 양쪽 무릎 사이에 폼롤러를 끼워 측면으로 누워서 스쿼트 자세를 만든다.
- 숨을 들이마시고 입으로 완전히 내쉬면서 흉곽의 자세를 제대로 잡는다. 몸통을 단단하게 만든 상태에서 편안하게 호흡한다.

실행

- 위쪽에 있는 팔을 손바닥이 앞으로 향하도록 해서 천장으로 뻗는다.
  - 팔을 최대한 길게 뻗는다. 앞에서처럼 견갑골의 움직임으로 팔을 움직인다.
  - 그러고 나서 견갑골을 아래로, 그리고 뒤로 당기면서 패킹시킨다.
  - 바벨을 리시빙하기에 적합한 견갑골의 위치는 앞의 두 위치 사이 어딘가일 가능성이 높다(그림 11.05).
- 이제 어깨를 앞뒤로 움직이면서 어떤 느낌인지 한번 느껴본다. 어깨를 앞쪽으로 움직이면, 골프공 티 위에 올려져 있는 골프공이 앞쪽으로 이동하는 것으로 생각하면 된다. 몇몇 사람들의 경우, 이렇게 상완골두(골프공)가 앞으로 이동하면서 안정적인 어깨 자세가 힘들 수도 있다. 이제 다시 상완골두를 뒤로 당겨서 흉근과 같은 위치에 오게끔 하자. 반대쪽 팔을 이용해서 당긴 팔의 자세를 확인할 수도 있다. 이것은 앞으로 빠져나간 상완골두를 원래 위치로 끼워넣는 것으로 생각하면 된다.
- 상완골두(골프공) 앞쪽과 뒤쪽을 잘 움직이면서 팔을 길게 뻗거나 견갑골을 뒤로 잘 끼워넣을 수 있도록 한다. 여기서 우리는 어깨 위치에 대해서 제대로 인지할 수 있게 된다(그림 11.06).
  - 어떤 위치가 가장 안정적인지에 대해서 확신이 없다면, 누군가가 50lb(상대적으로 무겁게 느껴지는 무게) 무게의 덤벨을 당신 손에 얹어 놓는다고 상상해보자. 그리고 그 무게를 편안하게 지탱할 수 있는지에 대해서 생각해보자.
  - 마찬가지로, 가벼운 케틀벨, 덤벨 혹은 플레이트를 들어서 지금 자세

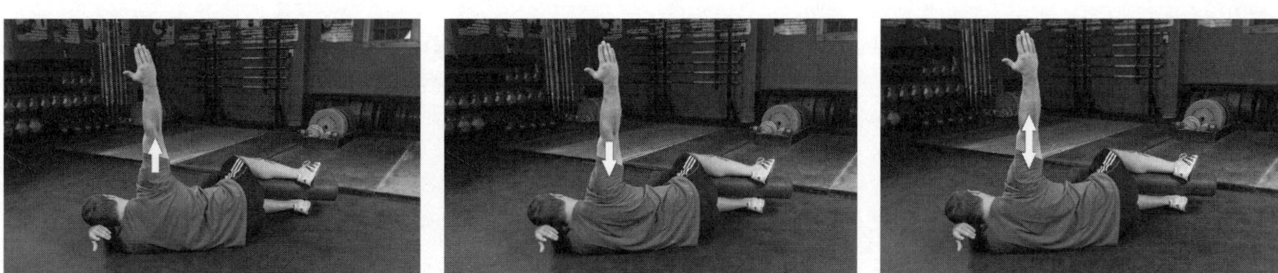

그림 11.05 측면으로 누워서 견갑대를 움직이는 동작. 오버헤드 자세를 만든다고 생각하고 다양한 각도와 수준으로 견갑대를 움직인다. 천장을 향해서 팔을 완전히 뻗은 후 뒤로 다시 완전히 당긴다. 그리고 이 사이 어딘가에서 자신이 편한 최적의 자세를 찾아서 그 자세를 만든다.

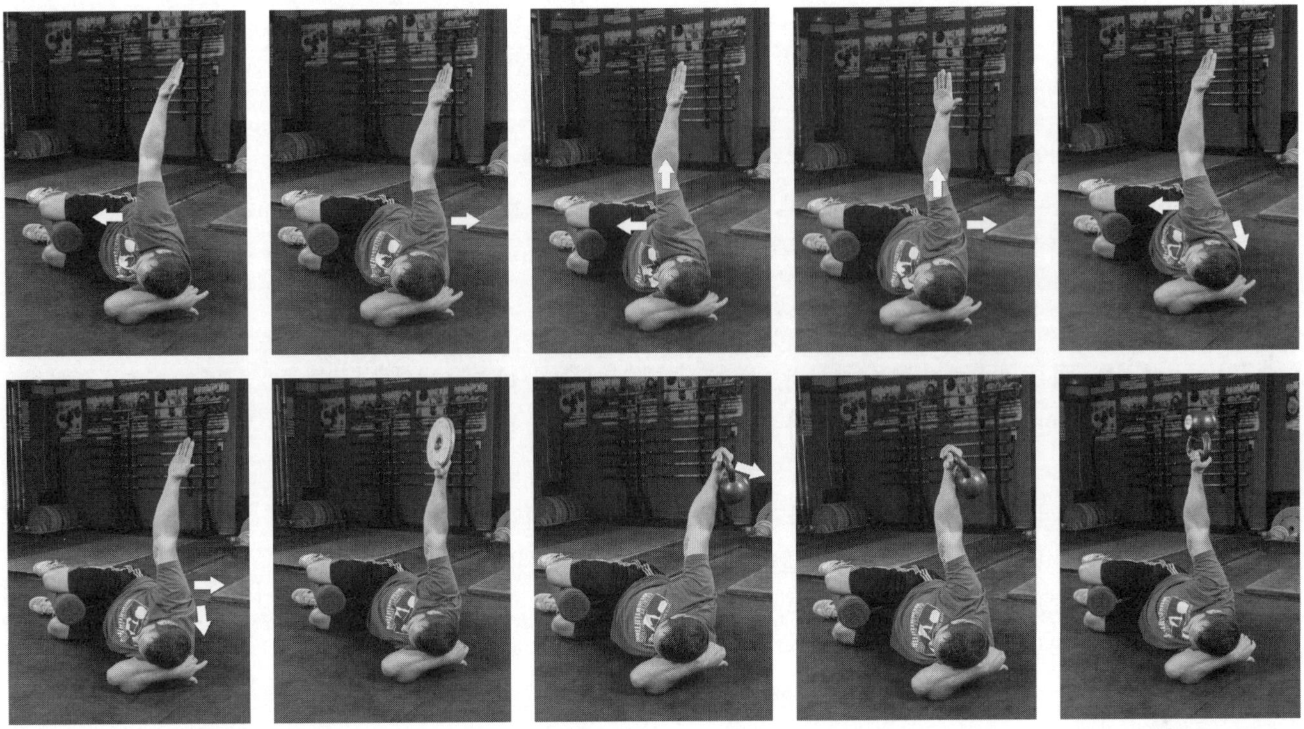

그림 11.06 상완골두(골프공)의 위치를 조정하면서 가장 안정적이고 편안한 위치를 찾는다. 중량을 사용하면 어떤 자세가 가장 강하고 지속적으로 유지할 수 있는지 즉시 피드백을 받을 수 있다. 전형적으로, 중량이 어깨랑 정렬되어 있는 상태에서 몸통으로 제대로 중량을 지지할 수 있기 때문에, 가장 편안하고 안정적으로 느끼게 된다.

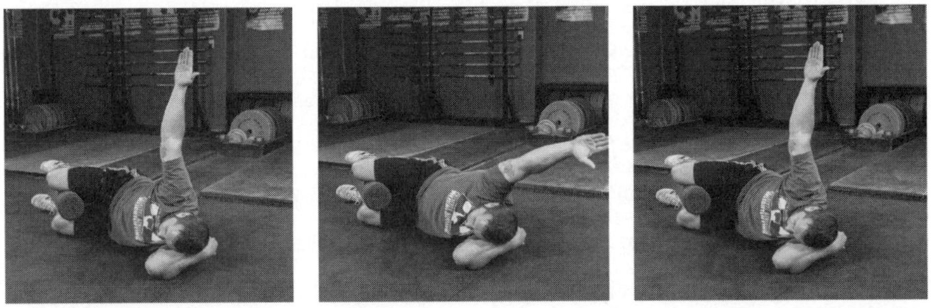

그림 11.07 측면으로 누운 자세에서 여러 각도로 오버헤드 자세를 만들면서 골프공이 골프공 티 위에 안정적으로 올려져 있는 상태를 유지하려고 집중한다.

에 약간의 무게를 더해줄 수 있다.

- 가장 편안하고 안정적인 자세를 확인했다면, 이 자세로 동작을 멈추고 호흡을 5번 할 수도 있다. 그러고 나서 이 안정적인 어깨 자세를 유지하면서 약간의 내외전하는 동작을 한쪽당 8~10번 진행한다(그림 11.07).
- 마지막으로, 트랜지션 동작을 통해서 리시빙 자세가 되는 움직임과 비슷하게 움직인다. 어깨 자세는 동일하게 유지하면서 한쪽당 8~10번 진행한다(그림 11.08). 마치 스내치를 하는 것처럼 팔꿈치도 동일하게 움직인다.

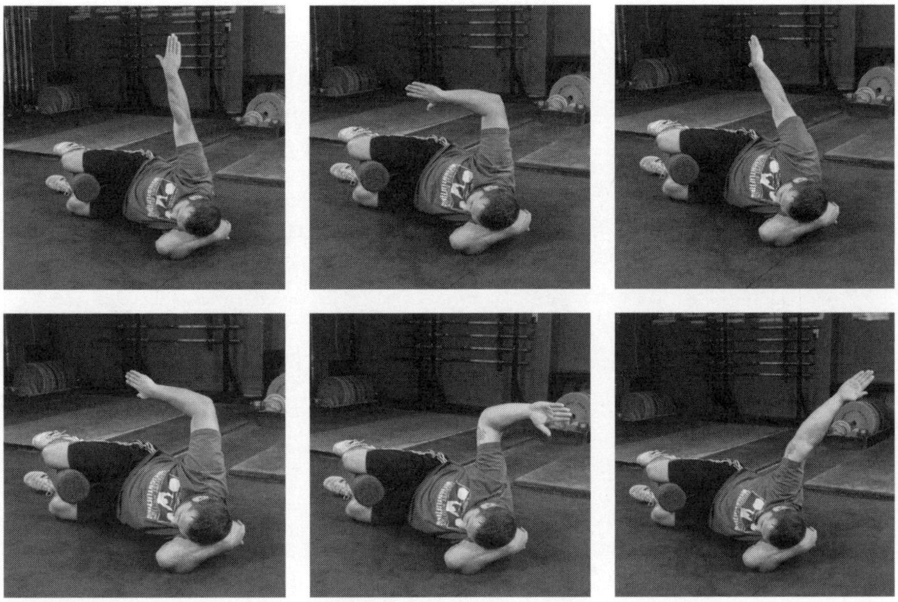

그림 11.08 측면으로 누운 자세에서 확인한 최적의 자세에서 실제 스내치를 하는 것처럼 바벨을 이동시킨다고 생각하고 팔을 움직인다.

가동화: 벽에 기댄 상태에서 진행하는 스캡션Scaption

이제 앞에서 설명한 두 가지 동작을 서 있는 상태에서 안정적인 어깨 자세를 만들 것이다. 이 상태는 중량을 사용한 상태에서도 안정적이며 지속할 수 있다. 스캡션(Scaption)이라는 단어는 치료 세계에서 사용되는 은어이기 때문에 내가 이 단어를 사용한다는 것을 나의 교수님이 알게 되면 실망하게 될 수도 있다. 스캡션은 어깨를 움직여서 'Y'자 모양을 만드는 것이다. 이 자세에서 나오는 각도는 흉곽에 붙어 있는 견갑대와 일치한다. 그래서 이 각도로 움직이게 되면, 우리는 이 동작을 스캡션이라고 부를 수 있는 것이다. 스내치 리시빙 자세와 비슷하게 만들기 위해서 이 동작을 사용할 것이다.

시작 자세

- 앞에서 설명한 벽에 기댄 자세와 동일하게 시작한다.
- 숨을 내쉬면서 몸통 자세를 바로잡는다. 벽에 붙어 있는 척추의 자세는 동작 중에 바뀌면 안 된다.

실행

- 양쪽 손바닥이 서로 마주보도록 한 상태에서, 팔의 각도를 살짝 조정해서 'Y' 패턴(스캡션)을 만들면서 오버헤드 자세를 만든다. 허리와 흉곽의 자세가 바뀌지 않는 범위 내에서 최대로 움직인다. 비록 이 훈련을 통해서 어떤 자세가 어깨 움직임에 적합한지 찾으려는 것이지만, 마무리 자세는 스내치 그립과 비슷해야 하며, 어깨 위치는 바닥에 누워서 진행한 훈련에서의 위

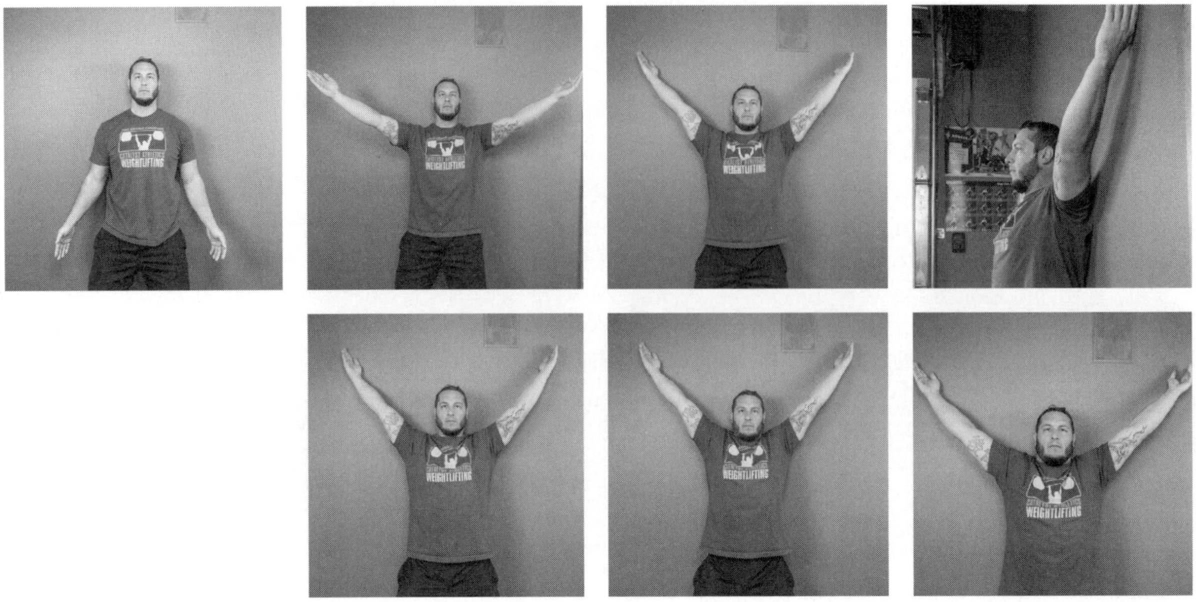

그림 11.09 벽에 기댄 상태에서 진행하는 스캡션 동작. 스내치에서의 팔의 각도와 유사하며, 동작을 진행할 때 벽에 붙어 있는 몸의 자세가 바뀌어서는 안 된다.

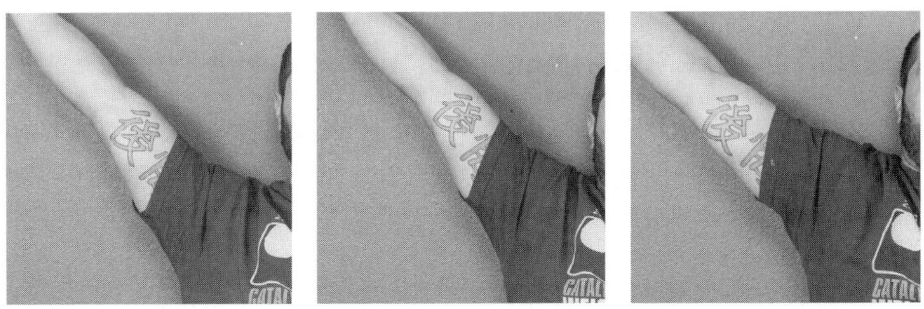

그림 11.10 팔을 다 들어 올린 상태에서 좀 더 적극적으로 팔을 뻗으면 가동범위를 더 많이 확보할 수 있으며, 자세가 더 안정적인 상태가 될 수 있다. 두 번째 사진에서는 안정적인 어깨 상태를 유지하면서 미세하게 팔을 위로 밀어냈다. 세 번째 사진은 상완골이 앞으로 튀어나왔다. 세 번째 사진에서의 어깨 상태가 일반적으로 많이 볼 수 있는 상태이며, 대부분의 경우에는 이 자세가 무게를 지탱하기에 가장 안정적인 상태라고 보기는 힘들다.

치와 비슷해야 한다(그림 11.09).

- 팔을 들어 올릴 때 숨을 내쉬면 몸통이 중립 상태를 유지할 수 있으며, 팔이 다 올라간 상태에서 숨을 내쉬게 되면 가동성을 좀 더 확보하는 데 도움이 될 수 있다.
- 팔을 다 들어 올린 상태에서 가동범위를 더 확보하기 위해서 더 적극적으로 손을 뻗어줄 수도 있다(그림 11.10). 이 움직임은 견갑대를 살짝 위로 밀어주면서 나와야 한다.
- 5~8번씩 1~3세트 진행하는데, 허리보다는 어깨에서 움직임이 나올 수 있도록 집중하자.

클러스터 세트 활용

- 벽에 기대어 서서 스캡션 동작을 하는 대신에 어깨/광배근 아래쪽 혹은 등 상부 쪽에 20초씩 폼롤링을 진행할 수도 있다.

가동화: 벽을 바라보고 있는 상태에서 진행하는 스캡션

이 동작을 하는 이유는 벽에 기대서 스캡션을 진행하는 경우와 비슷하다. 그러나 이번에는 벽을 바라보고 있는 상태이며, 서 있는 상태에서 몸통 자세를 끝까지 동일하게 유지하는 것이다. 이 경우에는, 벽이 양쪽 견갑대 위치와 견갑대의 상방 회전에 대한 큐를 주는 역할을 하게 된다. 다시 말하지만, 여기서도 견갑대를 활용한 움직임이 스내치 리시빙 자세와 비슷하다. 이 동작의 마무리 부분이 허리와 골반의 자세는 바뀌지 않은 상태에서 등 상부를 적극적으로 신전시키는 데 도움이 된다.

시작 자세

- 벽을 마주보고 서 있는 상태에서 양발이 벽에서 대략 20~30cm 정도 떨어져 선다. 이때 무릎은 살짝 구부린다.
- 양쪽 손바닥이 서로를 마주보게 한 상태에서 팔뚝은 벽에 닿도록 한다. 어깨는 대략 35도 정도 외회전시킨다.
- 꼬리뼈 부분을 살짝만 아래로 당겨 허리가 여전히 전만 상태가 되도록 한다. 너무 심하게 전만 상태가 되지 않으면 된다.
- 완전히 숨을 내쉬면서 갈비뼈 자세를 제대로 잡는다(그림 11.11).

실행

- 견갑대를 살짝 후인시키고 팔뚝으로 벽을 누른다.
- 벽을 따라서 팔뚝을 위로 민다. 이때 팔뚝의 35도 각도와 팔꿈치가 벽에

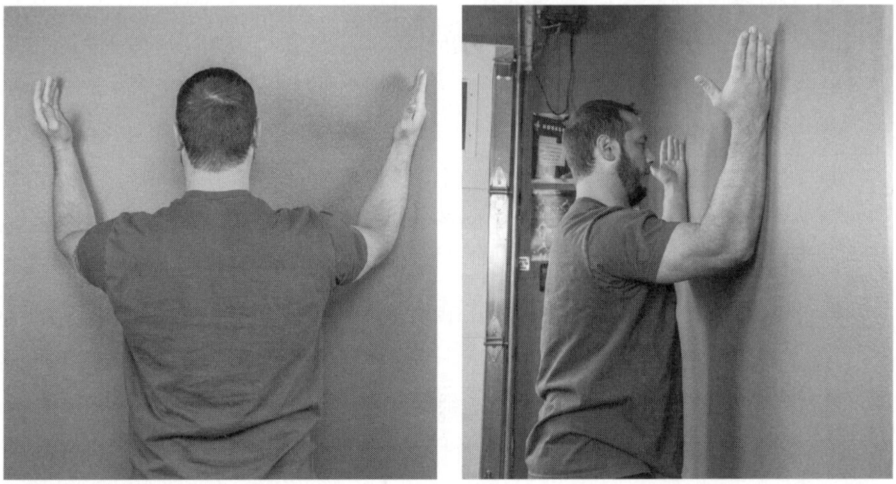

그림 11.11 벽을 바라보고 있는 상태에서 진행하는 스캡션 자세에서 오버헤드 동작에 대한 역학을 배울 수 있다.

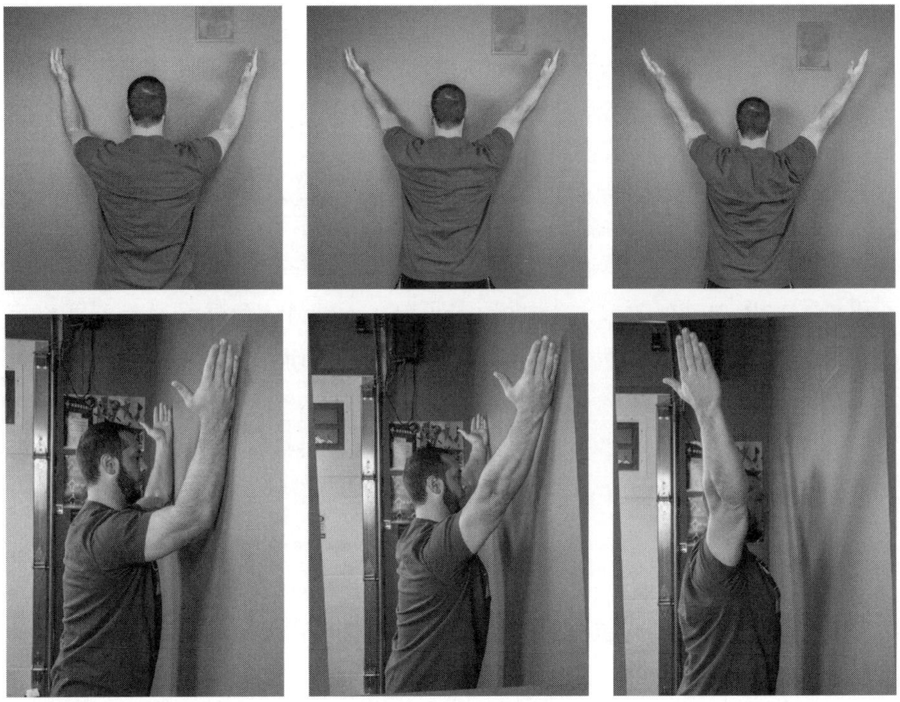

그림 11.12 벽을 바라보고 있는 상태에서 진행하는 스캡션 동작에서 완전한 오버헤드 자세를 만든다. 이때 몸통 자세는 동일해야 하며, 손을 벽에서 떨어뜨릴 때 흉추 위쪽 부분의 자연스런 신전을 활용하게 된다.

붙어 있는 상태를 유지한다.

- 골반과 허리 자세가 바뀌어서는 안 된다.
- 팔꿈치가 벽에 있는 상태를 더 이상 유지하기 힘든 시점이 오면, 이 지점에서 동작을 멈추고 1~2번 완전한 호흡을 한다. 여기서 시작 자세를 다시 잡고 팔뚝을 위로 밀어 올린다. 이때 손가락도 편 상태에서 위로 적극적으로 뻗는다(그림 11.12).
- 견갑대를 적절히 상방 회전시킬 때 약간의 슈러그 동작과 상승모근의 활성화는 일반적으로 일어나는 현상이다. 자연스럽게 일어나는 부분이다.
- 허리를 중립 상태로 유지하면서 길게 뻗으면 우리가 원하는 흉추 위쪽의 신전을 활용하게 된다.
- 마지막으로, 자세를 유지할 수 있다면 뻗은 손을 벽에서 대략 2~3cm 정도 떨어뜨린다. 이렇게 하면 흉추 위쪽 신전을 더욱 활용하게 된다(그림 11.12).
- 5~8번씩 1~2세트 진행하며, 필요하다면 더 많이 반복할 수도 있다.

주의할 점: 이 동작을 너무 엄격하게 진행하면 광배근과 다른 근육들이 움직임을 오히려 제한할 수도 있다. 현재 자신이 가능한 범위 내에서 진행하면서 반복하면, 가동범위가 개선될 것이다.

클러스터 세트 활용

- 어깨/광배근 아래쪽 혹은 등 상부 쪽에 20초씩 폼롤링을 대신 진행할 수도 있다.

안정화: 무릎 꿇은 상태에서 견갑대 활용하기 & 비하인드 넥 프레스

한쪽 무릎 꿇기: 다시 한 번 한쪽 무릎 꿇기 동작으로 돌아가자. 이번에는 오버헤드 자세를 연습하는 것이다. 이번에는 앞쪽 다리를 들어 올려서 골반과 허리 부분을 고정시킬 수 있도록 한다. 그러면서 순수하게 어깨 쪽에서 움직임을 만들어내는 것이다. 이렇게 하면 고관절의 가동성은 약간 개선될 수 있다. 이 동작은 앞발을 들어 올리지 않고서도 진행할 수 있다. 앞에서 진행한 동작에서 프레스 움직임과 중량 사용이라는 요소를 추가해서 다시 한 번 어깨 자세 세팅을 해보는 것이다.

시작 자세

- 한쪽 다리로 무릎을 꿇고 앞쪽 다리를 올린다.
  - 아래쪽 다리는 무릎, 엉덩이 그리고 어깨까지 일자로 만든다.
  - 발가락을 발 아래로 밀어 넣어서 발볼 부분이 바닥에 닿도록 한다.
- 숨을 내쉬면서 갈비뼈 위치를 잡는다. 그리고 꼬리뼈를 살짝 밀어 넣어서 골반이 몸통 아래쪽에 오도록 한다. 이렇게 하면 아래쪽 다리의 앞쪽 부분이 늘어나는 것을 느낄 것이다.
- 어깨는 살짝 내회전시키고, 견갑대는 전인시킨다. 손바닥은 아래를 향하도록 한다(그림 11.13).

대각선으로 팔 들어 올리는 동작 실행

- 견갑대를 뒤로 당기면서 앞을 움직이기 시작한다. 그리고 팔을 외회전시키면서 움직인다.

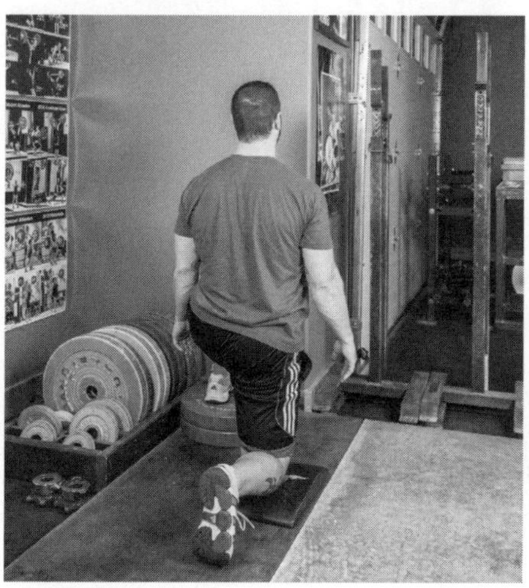

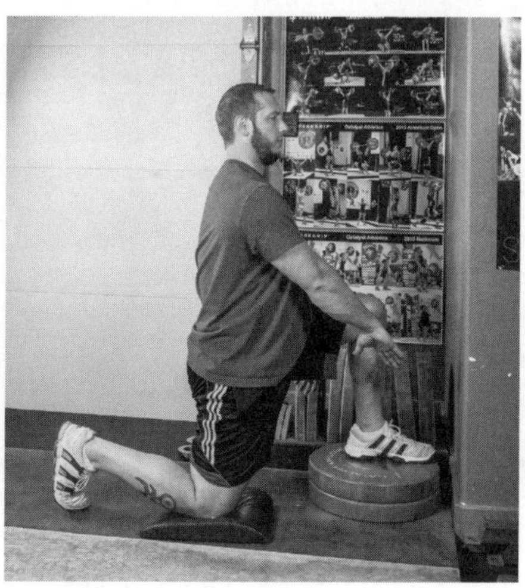

그림 11.13 한쪽 무릎 꿇은 상태에서 견갑대를 활용하는 동작의 시작 자세

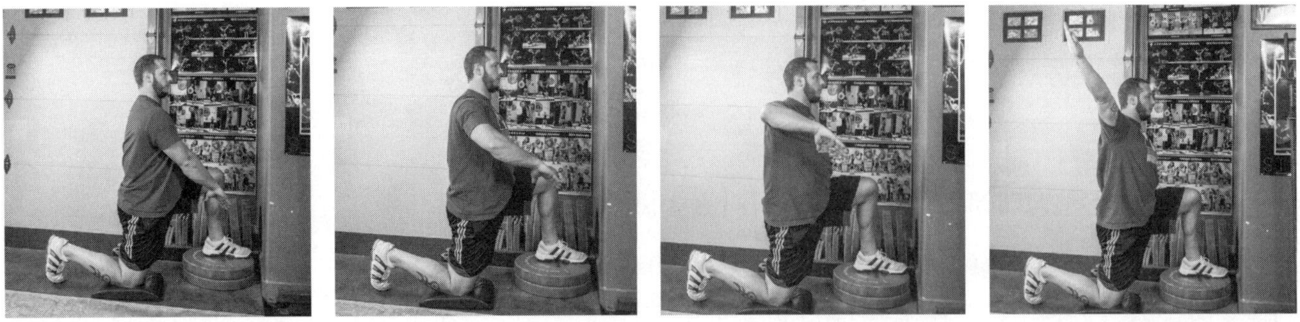

그림 11.14 무릎 꿇은 상태에서 견갑대 활용하기. 견갑대를 뒤로 당긴 상태에서 동작을 시작한다. 그러고 나서 어깨를 내회전시킨 상태에서 외회전으로 전환하면서 스내치 자세와 비슷하게 만든다.

- 견갑대를 어느 정도 움직인 상태를 유지하고 손가락으로 뻗으면서 어깨 외회전을 마무리한다. 이때 손목은 신전시키고 손바닥은 전방을 향한다(그림 11.14).
- 흉곽과 허리 자세는 움직임이 끝날 때까지 유지한다.
- 움직임을 잘 조절하면서 6~8번씩 1~2세트 진행한다.

주의할 점: 움직임을 시작할 때 어깨 앞쪽 혹은 위쪽에 찝히는 느낌이 든다면, 다시 자세를 조정한다. 견갑대를 뒤로 더 당겨서 시작 자세를 만들거나 혹은 어깨를 외회전시켜서 동작을 시작할 수도 있다. 가능하다면 가벼운 플레이트를 활용할 수도 있다.

세 번째 풀 실행

- 스내치에서의 동작과 비슷하게 만들기 위해서, 팔을 대각선으로 들어 올렸던 앞의 동작과는 다르게 리프터는 팔을 측면으로 외전시킨 상태를 만들 수도 있다. 이때 팔을 내회전시켰다가 외회전으로 전환하면서 오버헤드 자세를 만들어준다(그림 11.15).

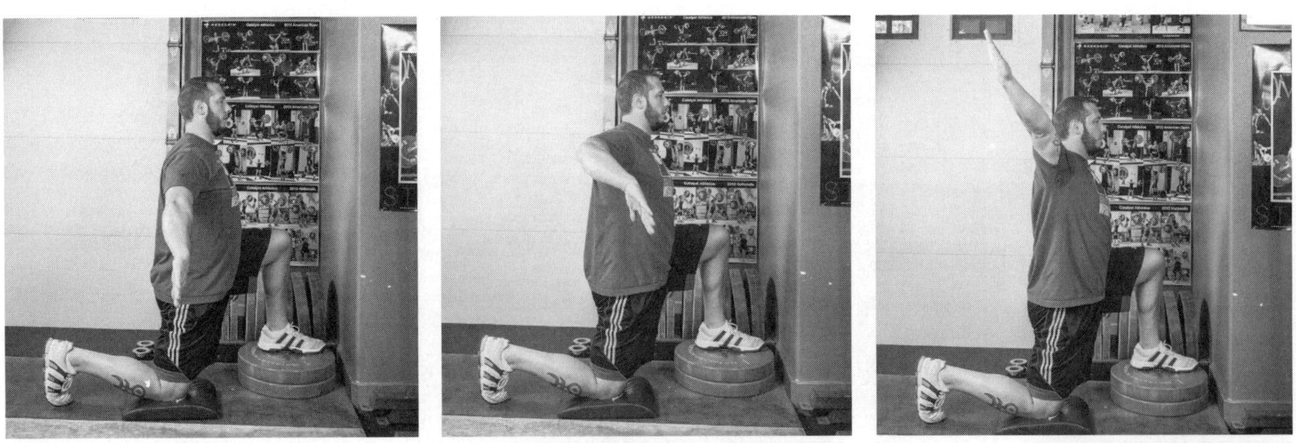

그림 11.15 무릎 꿇은 자세에서 견갑대를 이용해서 세 번째 풀 동작을 만드는 동작이다. 팔을 측면으로 외전시키면서 스내치 세 번째 풀 동작과 유사하게 만든다. 여기서는 팔을 끝까지 완전히 들어 올린 상태에서 안정적인 어깨 자세를 만드는 데 집중하는 것이다.

흉곽 잠그기

- 코어의 안정성을 키우기 위해서, 한쪽 팔을 들어서 벽을 강하게 밀어줄 수도 있다. 이렇게 하면 전체적인 자세가 고정되면서 어깨에서만 움직임을 만들어낼 수 있다(그림 11.16).
- 이 동작에서 가벼운 체인지 플레이트의 중량을 사용하면 동일한 자세를 유지하면서 근육의 활성화를 증가시킬 수 있다(그림 11.17). 여기서 중량을 사용하는 목적은 단순히 스트렝스를 향상시키기 위한 것이 아니라, 움직임을 강화시키려는 것이다.
- 이 훈련은 스트릭 프레스Stricts Press 동작에도 사용될 수 있다(그림 11.18).

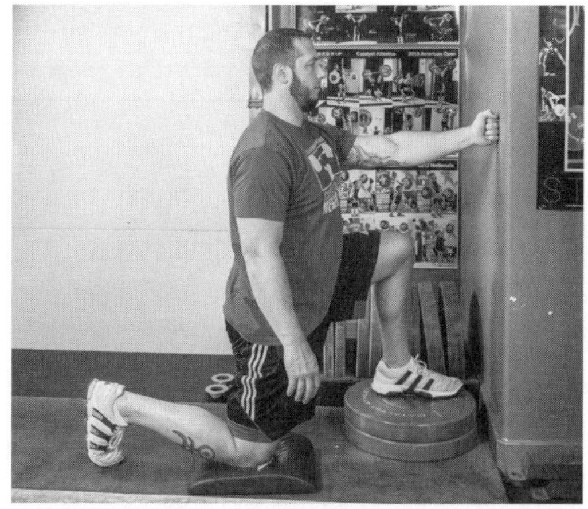

그림 11.16 무릎 꿇은 자세에서 흉곽 잠그기. 한 팔로 적극적으로 벽을 밀면서 전반적인 몸통의 안정성을 증가시킨다.

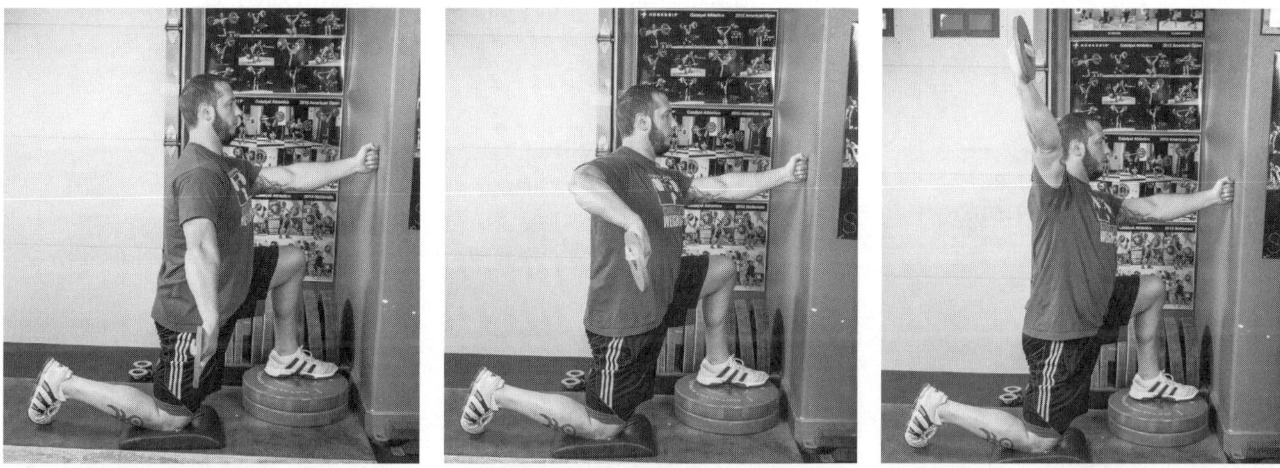

그림 11.17 가벼운 중량을 사용하면 무릎 꿇은 자세에서 견갑대를 사용하는 동작을 더욱 강화시켜줄 수 있다.

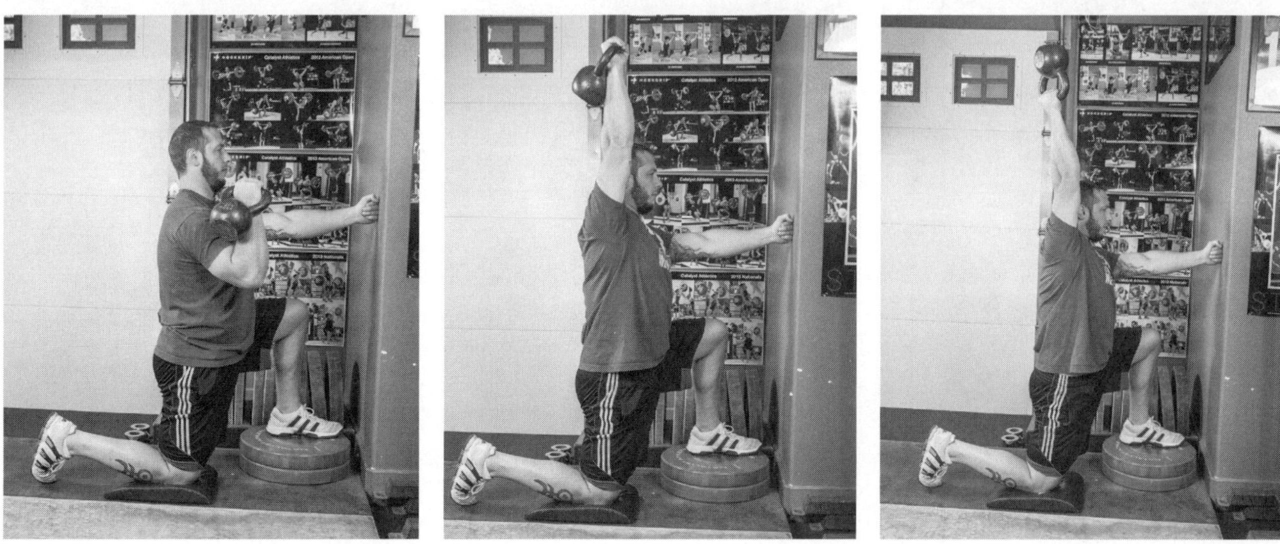

그림 11.18 무릎 꿇은 자세에서 중량을 활용하는 방법은 스트릭 프레스 동작에서도 활용할 수 있다. 자세가 흐트러지지 않은 상태에서 그대로 수직으로 중량을 밀어준다. 케틀벨을 뒤집어 든 상태에서 진행할 수도 있다.

비하인드 넥 프레스

- PVC 파이프, 막대기 혹은 가벼운 테크닉 바벨을 목 뒤에 올리고 스내치를 그립으로 잡는다. 팔꿈치를 막대기 혹은 바벨 아래로 밀어 넣는다.
- 숨을 강하게 내쉬고 들이마시면서 안정적인 흉곽 자세를 만든다. 이렇게 자세를 만든 다음에 몸통 자세가 바뀌지 않는 상태로 편안하게 호흡한다.
- 몸통 자세가 바뀌지 않는 상태로 바벨을 오버헤드 자세로 밀어준다. 어깨, 윗머리 바로 뒤쪽에 위치하면서 동작을 마무리한다(그림 11.19).
  - 비하인드 넥 프레스 동작은 누군가에는 힘든 동작일 수도 있다. 이 자세가 불편하거나 충분히 안정적인 자세를 만들 수 없다면, 앞에서 나온 동작들로 돌아가서 연습하도록 하자.
  - 시작 자세를 편안하게 만들 수 있다면, 프레스 동작에서 수직으로 바벨을 밀어내는 부분과 이 과정에서 계속 힘을 주는 부분에 집중하자. 비하인드 넥 프레스는 위험한 동작이라기보다는 리프터가 바벨을 안정적으로 등 상부에 위치시키는 방법을 배울 수 있는 아주 좋은 방법이다.

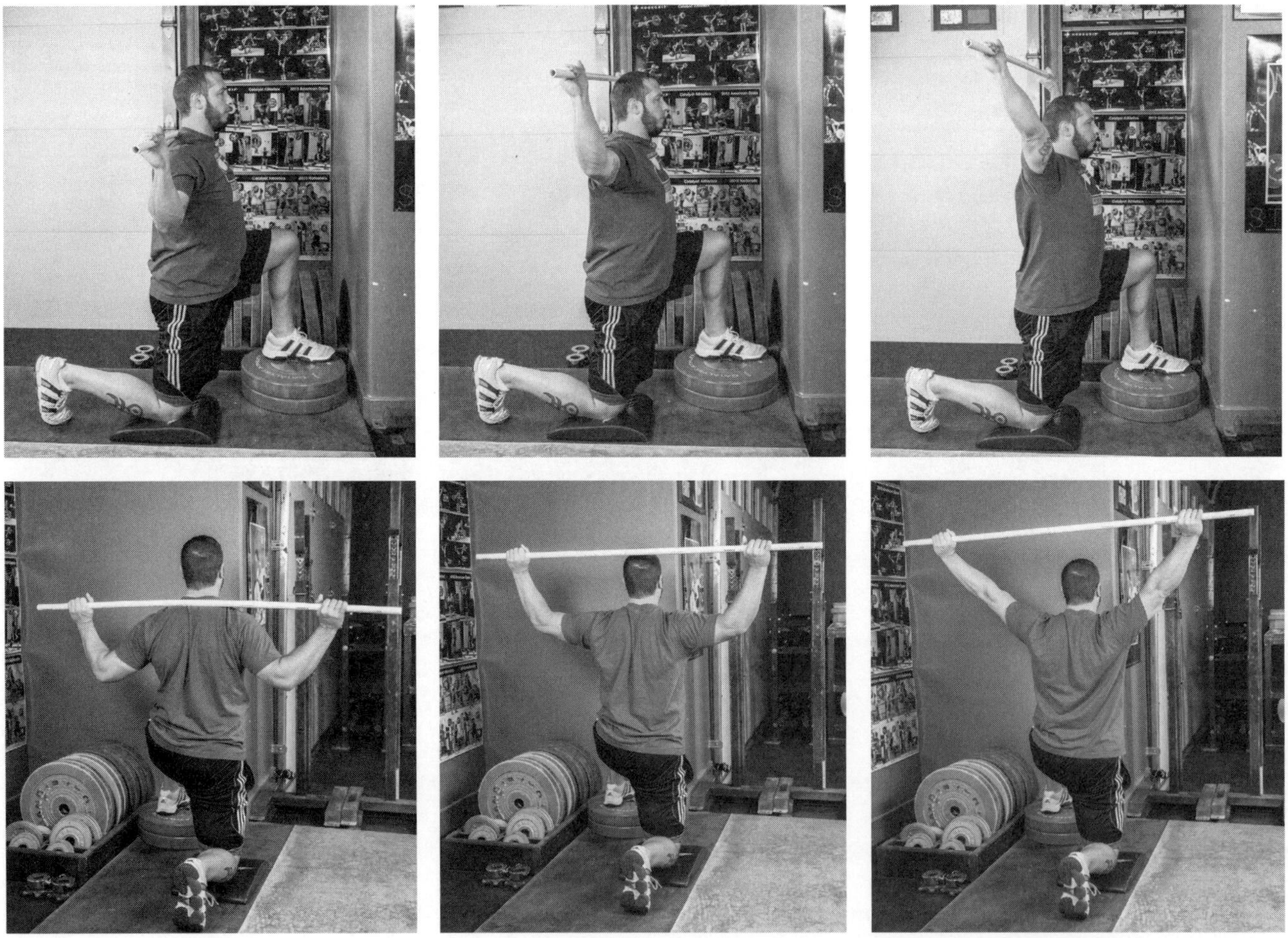

그림 11.19 무릎 꿇은 상태에서의 비하인드 넥 프레스 동작. 이 동작은 우리가 지금까지 연습해온 동작을 강화시키는 데 도움이 된다. 이 동작이 불편하거나 안정적으로 할 수 없다면, 앞에서 언급한 동작으로 돌아가서 다시 연습하자.

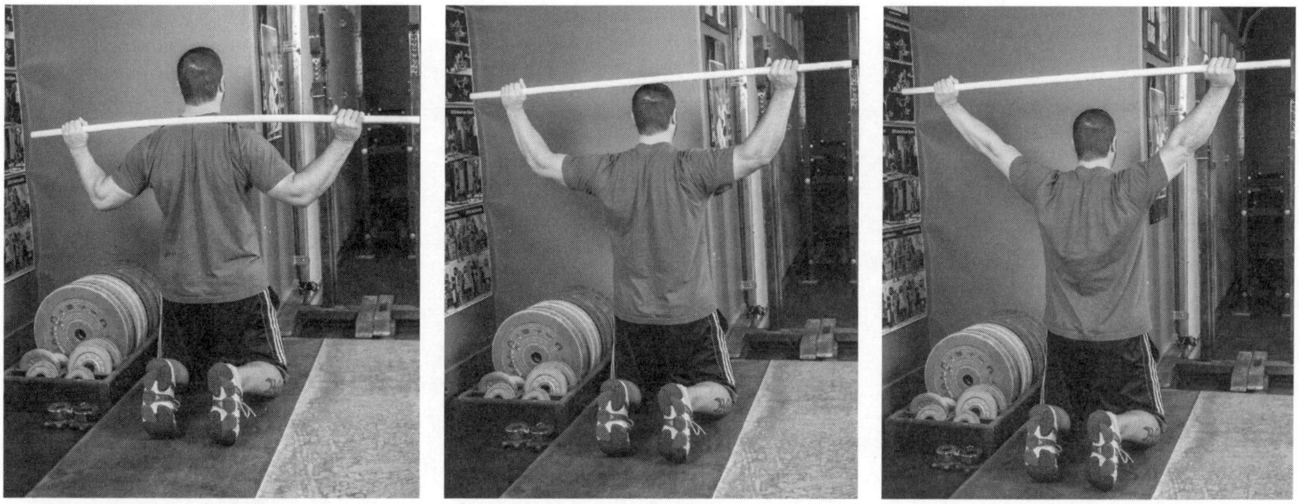

그림 11.20 양쪽 무릎을 꿇은 상태에서 비하인드 넥 프레스. 이 자세에서는 고관절 신전을 더 적극적으로 사용하게 된다.

- 5~8번씩 1~2세트 진행한다.
- 서 있는 상태에서도 진행할 수도 있다.

양쪽 무릎을 꿇은 동작: 앞에서 진행한 모든 동작을 양쪽 무릎을 모두 꿇은 상태에서도 진행할 수도 있다(그림 11.20). 골반과 허리 자세를 유지하는 것이 더욱 힘들기는 하지만 스내치를 할 때 양발로 서 있는 형태와 더 비슷하다. 여기서 원하는 자세를 만드는 데 도움이 되는 큐는 "꼬리뼈를 당기세요"이다. 이렇게 하면 골반과 흉곽을 더 안정적인 자세로 만드는 데 도움이 된다.

클러스터 세트 활용

- 바닥에 누워서 견갑대를 움직이는 동작 대신에 플레이트를 활용한 동작으로 2~3세트 혹은 필요하다면 그 이상을 진행할 수도 있다.
- 바닥에 누워서 견갑대를 움직이는 동작 대신에 비하인드 넥 프레스 동작으로 2~3세트 혹은 필요하다면 그 이상을 진행할 수도 있다.
- 앞에서 언급한 동작 대신에 광배근 그리고(혹은) 등 상부 쪽에 SMR을 20초씩 진행할 수도 있다.

통합: 스내치 그립 푸시 프레스Snatch Grip Push Press

지금까지, 가장 편안한 스내치 그립 오버헤드 자세를 만들었다. 스내치 그립 푸시 프레스는 이 자세를 강화시킬 수 있으며, 스쿼트 자세를 시작하기 전에 오버헤드 자세에서의 몸통과 흉곽을 안정적인 자세로 만들어 유지할 수 있는 아주 좋은 훈련이다.

시작 자세

- 바벨 아래로 들어가기 전 바벨을 몸통에 올려놓은 상태에서, 우선은 안정

적인 자세를 만들 수 있는 훈련이 필요하다.

- 팔을 바깥쪽으로 움직이면서 스내치 그립으로 잡는다.
- 팔을 뻗어 바벨을 잡는 과정에서 중립 자세를 만들기 위해서 숨을 약간 내쉰다.
- 이 자세를 더 강하게 만들기 위해서 숨을 들이마신다. 이렇게 새롭게 만든 자세에서 숨을 편안하게 쉴 수 있어야 한다. 여기서 목표는 어깨 위에서 무게를 지탱하기 위해서 발목부터 고관절을 거쳐서 어깨까지 안정적인 상태를 만드는 것이다.
- 바벨을 몸통에 올려놓은 자세에서는, 앞에서 배운 등 상부를 신전시키는 방법을 활용하기에 아주 좋다.
- 딥과 드라이브를 준비하면서, 마지막으로 숨을 들이마시면서 공기를 아래로 눌러주면서 등 상부를 공기로 채운다. 이렇게 하면서 바벨을 제대로 안정적으로 지탱할 수 있는 플랫폼을 만든 것과 같다.

실행

- 딥과 드리이브 자세에서, 우리는 양발에 동일하게 압력이 있는 상태로 만들 수 있도록 해야 한다. 실제로 이 상태는 역동적인 동작이 일어나는 과정에서 의식적으로 생각하고 진행하는 부분은 아니다. 그러나 2~3번의 딥과 약간의 드라이브 동작을 연습하는 것은 많은 도움이 된다. 이 과정에서 발에 가해지는 압력을 정확하게 느껴볼 수 있다.
- 딥 동작을 수직 위아래 방향으로 움직이면서 고관절과 무릎을 접어주는 동작이라고 생각하자. 이 동작이 진행되는 가운데 양발에 가해지는 압력은 동일해야 한다(그림 11.21).
  - 다시 말하지만, 선수들은 딥 동작을 여러 번 진행하면서 어느 정도로 깊이 딥을 하고 발을 벌려야 하는지 확인할 수 있으며, 그러면서 최고의 드라이브 자세를 확인할 수도 있다.

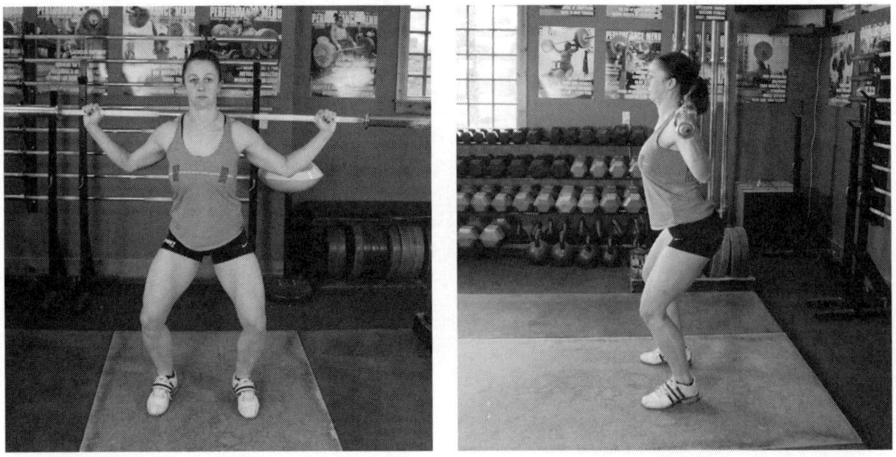

그림 11.21 스내치 그립 푸시 프레스의 딥 자세

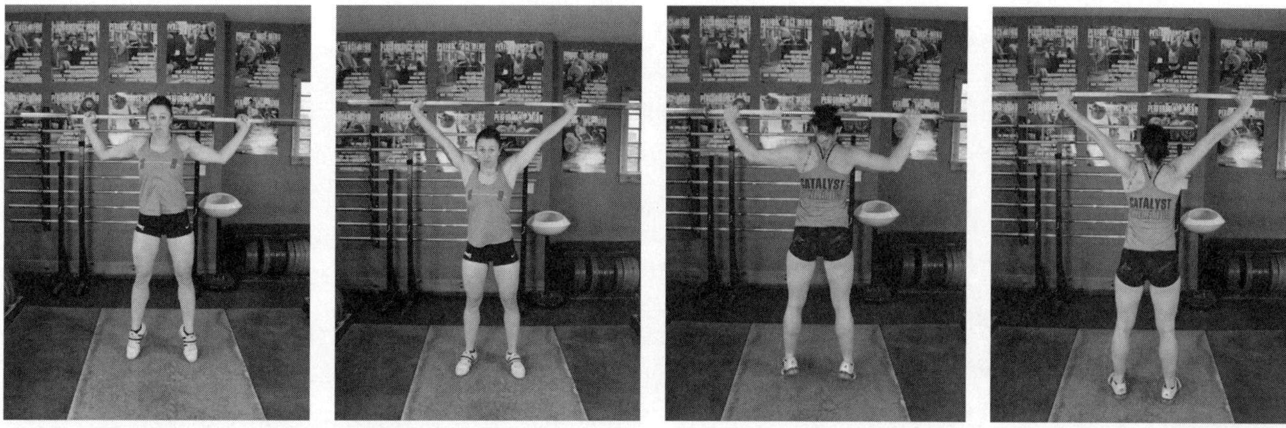

그림 11.22 스내치 그립 푸시 프레스의 드라이브 자세

  - 여러 번 동작을 반복 연습하면서 가장 아래 구간에서 동작을 멈출 수도 있다. 가장 흔하게 발생하는 실수 중에 하나가 바로 딥에서 드라이브로 동작이 전환될 때 몸이 흔들리는 것이다. 그러면서 파워가 많이 감소하게 된다. 딥에서 드라이브 동작으로 전환되는 구간에 대한 연습을 하자. 이 훈련은 효율적인 바벨 동선을 훈련하는 데도 도움이 된다.
- 몸을 펴면서 드라이브 동작을 할 때, 딥 자세에서의 안정적인 몸통 자세는 거의 바뀌지 않도록 하는 것이 우리 목표이다(그림 11.22).
  - 다리를 펴는 과정에서 엄청난 힘이 발생하기 때문에 자연스럽게 허리가 좀 더 전만이 될 수는 있다. 그렇기 때문에 바벨로 오버헤드를 하면서 자세가 약간 바뀔 수는 있다. 하지만 가장 중요한 부분은 오버헤드 자세로 무게를 지탱할 때, 다시 안정적인 흉곽과 골반 자세를 만들 수 있어야 한다는 것이다.
- 앞에서 여러 동작을 훈련해왔기 때문에, 오버헤드 자세는 이제 편안하고 익숙해야 한다. 바벨이 등 상부 쪽에 안정적으로 위치한 상태로 바벨을 적극적으로 위로 밀어내자.
- 이 동작은 스트렝스 훈련으로도 활용되기 때문에, 전체적인 훈련 프로그램을 감안해서 반복 횟수와 세트 수를 결정하자. 보통은 3~5번을 한 세트로 진행한다.

클러스터 세트 활용

- 스내치 그립 푸시 프레스 동작을 한쪽 무릎을 꿇은 상태에서 가벼운 무게를 활용한 견갑대를 사용하는 동작으로 대신할 수 있다.

스쿼트 자세

안정적인 스내치 리시빙 동작은 비교적 편안하게 선수가 스쿼트를 할 수 있는 능력을 요한다. 여기서는 골반과 고관절의 다양한 움직임에 대한 훈련을 진행할 것이

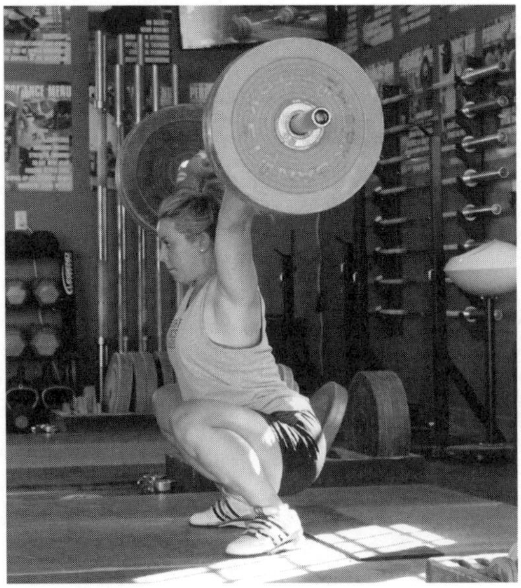

그림 11.23 스내치 리시빙 자세

며, 이 움직임을 활용해서 스쿼트 패턴을 개선할 것이다.

7장에서 발목 가동성에 대해서는 이미 다루었기 때문에, 이 부분에 대해서 다시 설명하지는 않는다. 발목 가동성이 제한되는 경우라면, 앞에서 이미 설명한 발목 가동성 관련 동작들이 스쿼트 훈련의 일부분이 될 수 있다는 것만 명심하도록 하자.

가동화: 누워서 스쿼트 자세를 만들어 고관절 내회전시키기

고관절 내회전 테스트에서 가동성 제한이 발견되었거나, 스쿼트 평가 및 검사에서 고관절 앞쪽 부분 깊숙한 곳에 제한되는 느낌을 받는다면, 스쿼트 가장 아래 구간에서 고관절이 편안해지도록 하는 것이 당신에게 효율적인 전략이 될 수 있다.

개인의 해부학적 특징이 이 훈련에서 움직임 정도에 영향을 주게 될 것이다. 우리의 목표는 당신이 편안하다고 느껴지는 범위 내에서 고관절 앞쪽에 찝히는 느낌이 들지 않는 상태에서 가동성을 개선하는 것이다.

시작 자세

- 바닥에 등을 대고 누워서 양발이 평평하게 벽에 닿도록 한다. 이때 발끝은 위를 향하도록 하고 발바닥의 3개 지점(엄지발가락, 새끼발가락 그리고 뒤꿈치)이 완전하게 벽에 닿아 있어야 한다.
- 고관절과 무릎을 각각 90도로 접는다.
- 골반을 안정화시키기 위해서 폼롤러를 양쪽 무릎 사이에 끼운다.
- 아래쪽 갈비뼈 부분에 손을 위치시킨다.
- 어깨는 편안한 상태로 만든다.
- 턱을 살짝 당긴 상태로 유지해서 목 뒤쪽이 길어지도록 한다. 머리 아래쪽에 무엇인가를 받쳐서 목 뒤쪽에 과도한 압박이 생기지 않도록 만든다(그림 11.24).

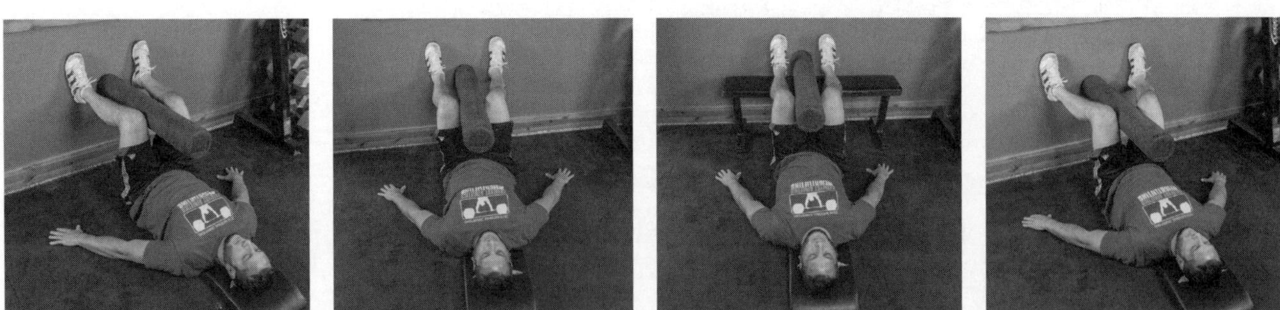

그림 11.24 누워서 스쿼트 자세를 만들어서 고관절을 내회전시키는 동작은 누워서 스쿼트 자세를 훈련하는 동작의 변형 동작이다. 이 동작에서 고관절 내회전 능력을 향상시킬 수 있으며, 벤치를 사용할 수도 혹은 없이도 진행할 수 있다.

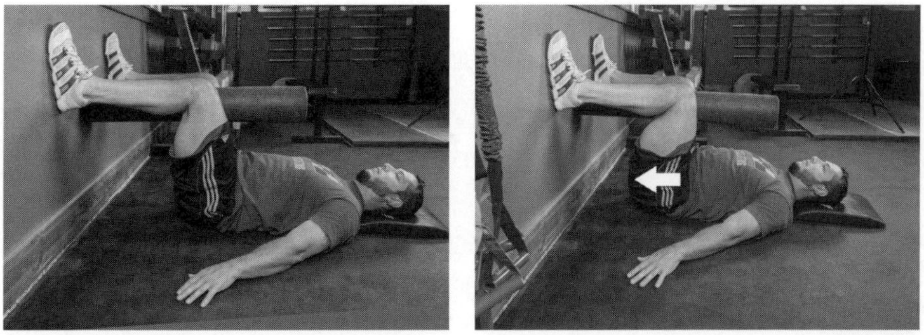

그림 11.25 매 세트마다 엉덩이를 벽 쪽에 가까이 움직이면 스쿼트 동작에서 내회전이 더 필요하게 된다. 하지만 이 과정에서 고관절이 접히는 부위에 찝히는 느낌의 통증이 느껴지지 않는 범위 내에서 진행해야 한다.

실행

- 입으로 완전히 숨을 내쉬면서 갈비뼈를 아래로 당기고 복부에 힘이 들어가도록 한다.
- 부드럽게 뒤꿈치로 벽을 누르며, 꼬리뼈 부분을 바닥에서 살짝 당겨 들어준다. 벤치를 이용해서 뒤꿈치를 올려놓을 수도 있다. 골반 후방 경사 상태로 만들면 고관절의 굴곡과 내회전을 좀 더 시킬 수 있다.
- 골반을 들어 올린 상태를 유지하면서, 발을 약간 바깥쪽으로 움직인다. 그러면서 고관절을 내회전시키는 것이다. 이때 안쪽 햄스트링이 약간 개입되는 것을 느끼게 될 것이다.
- 호흡을 5번 한 다음에, 엉덩이를 낮춰서 벽 쪽에 가까이 간다(아주 조금씩 자세를 변경하도록 한다)(그림 11.25).
- 부드럽게 좌우측으로 움직이거나, 양쪽 다리를 번갈아가면서 움직일 수도 있다.
- 5번 호흡을 3세트로 반복한다(필요하다면 세트 수를 늘려도 된다).

큐

- 목을 편안한 상태로 만들자.
- 갈비뼈를 완전히 아래로 내려줄 때까지 호흡을 충분히 내쉬자. 그리고 다음 숨을 들이마시기 전에 3초 동안 멈추자.
- 완전히 숨을 들이마실 수 있도록 충분히 복부를 편안하게 만들자. 그리고 숨을 들이마시면서 허리 쪽을 공기로 채우고 그다음에는 등 상부를 채운다.
- 햄스트링이 활성화된다.
- 고관절 앞쪽 혹은 측면에서 찝히거나 통증이 느껴진다면, 폼롤러를 조금 더 세게 눌러주면서 자세를 바꿔본다. 그리고 골반을 더 후방 경사로 만들고 복부 근육을 사용하기 위해서 더 강하게 길게 숨을 내쉰다. 그리고(혹은) 벽에서 살짝 떨어져보자.

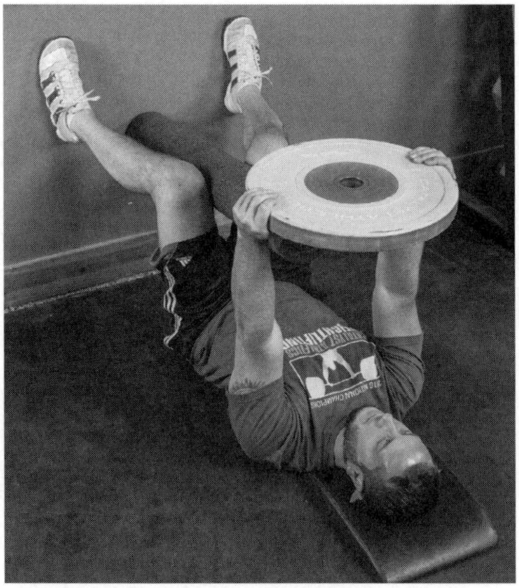

그림 11.26 누워서 스쿼트 자세를 만들어 고관절을 내회전시키는 동작에서 플레이트 프레스 동작을 추가하거나 더욱 강력한 호흡을 통해서 복부, 고관절 주위 근육을 더 많이 사용할 수 있으며, 고관절 앞쪽에서 느껴지는 뻣뻣함을 억제할 수도 있다.

장력: 숨을 내쉴 때 더 높은 장력을 만들고 그 이후에 복부 수축을 시키면 고관절 앞쪽에 느껴지는 뻣뻣함을 억제하는 데 도움이 될 수 있다. 이 부분을 활용하기 위해서는, 플레이트로 프레스 하는 동작을 추가할 수 있다(그림 11.26).

클러스터 세트 활용

- 누워서 스쿼트 자세를 만들어서 고관절 내회전시키는 동작 대신에 대퇴근막장근 부위 근처의 고관절 전방 혹은 측면에 있는 고관절 굴곡근에 SMR을 20초씩 진행할 수도 있다.

가동화: 측면으로 누워서 진행하는 동작

이 동작은 바로 앞에서 진행한 동작을 보완할 수 있다. 이 동작은 스내치 리시빙 자세에서 바벨을 받고 스쿼트로 일어날 때 눈에 두드러질 정도로 몸이 한쪽으로 기울어지거나 몸이 돌아가는 리프터들에게 도움이 될 수 있다. 고관절 굴곡과 회전에 필요한 가동성에 있어서 비대칭을 해결하려는 목적으로 골반과 고관절에서 다양한 움직임을 만들면 더 도움이 될 수 있다.

벽과의 거리를 조절하면서 그리고 전방 혹은 후방으로 골반을 움직이면서 시상면에서의 변화를 줄 수 있으며, 발 간격을 바꾸면서 관상면에서의 변화를 줄 수 있다. 고관절을 내외전시키면서, 그리고 앞뒤로 골반을 움직이면서 횡단면에서의 변화를 줄 수 있다. 3개 면에서 골반과 대퇴골을 다양하게 움직일 수 있는 것이다.

시작 자세

- 앞에서 진행한 바닥에 누운 자세에서 그대로 측면으로 돌아눕는다. 이때 발목과 무릎의 각도는 동일하게 유지한다. 발은 엉덩이 너비로 조정한다.
- 이 동작을 진행할 때는 폼롤러를 사용해도, 그렇지 않아도 상관없다. 하지만 사용 여부에 따라서 서로 다른 근육 부위가 활성화되는 것을 느낄 수 있다(폼롤러를 사용했을 때는 허벅지 안쪽, 사용하지 않았을 때는 둔근과 엉덩이). 어떤 경우가 더 중요하고 필요하다고 할 수는 없다. 두 가지 모두 진행한 다음에 맨몸 스쿼트를 한번 해보자. 그리고 어느 동작을 하고 나서 고관절에서의 움직임 개선이 가장 효과적이었는지를 확인할 수 있다(그림 11.27).

실행

- 안정적인 흉곽 자세를 만들기 위해서 완전히 숨을 내쉰다. 그리고 꼬리뼈 쪽을 살짝 당겨 동작이 끝날 때까지 계속 유지한다. 다시 말하지만, 이 동작은 고관절에서의 가동성을 극대화시키고, 찝힘 현상을 최소화하려는 것이다.

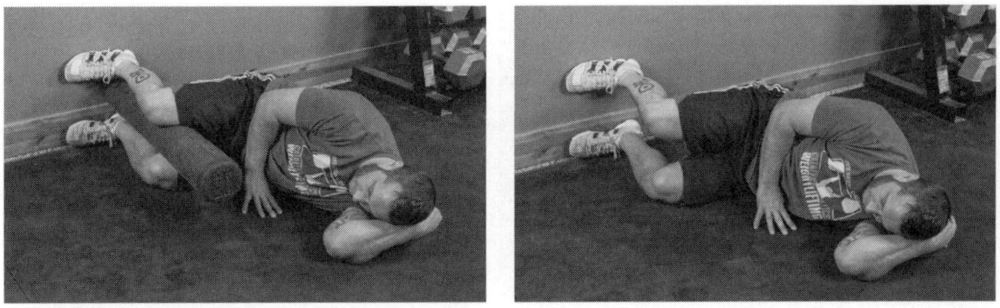

그림 11.27 측면으로 누워서 진행하는 동작의 시작 자세. 무릎 사이에 폼롤러를 사용할 수도 그렇지 않을 수도 있다.

- 폼롤러(사용하는 경우라면)를 살짝 세게 눌러주면서 골반에서 움직임을 만들 수 있는 범위 내에서 위쪽 무릎을 앞뒤로 조금씩 움직인다. 이렇게 하면서 고관절이 한쪽씩 움직이게 되는 것이다(그림 11.28).
- 한쪽에 8~10번씩 진행한다.
- 비대칭이 느껴진다면 반드시 체크하자.
- 그러고 나서 위쪽 다리의 발을 벽을 따라서 무릎보다 더 높게 올려주자. 이렇게 하면 위쪽 다리의 고관절이 내회전을 하게 된다.
- 그리고 동일한 다리로 폼롤러를 세게 눌러주면서 꼬리뼈를 당긴 상태를 유지한 상태에서 호흡을 한다. 이 상태에서 고관절을 앞뒤로 움직여본다(그림 11.29).

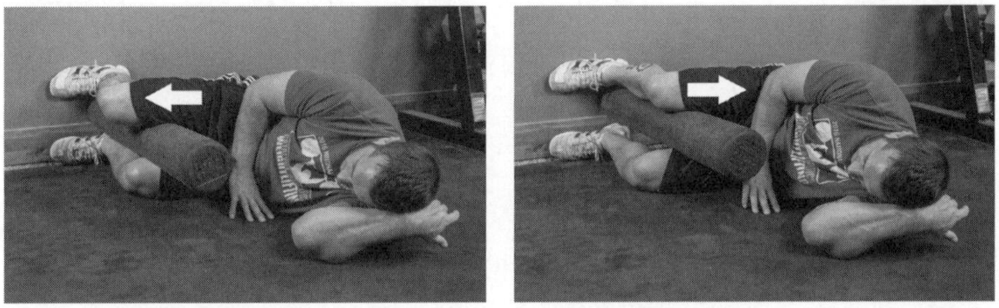

그림 11.28 측면으로 누워서 위쪽에 있는 무릎을 골반에서 움직임을 만들 수 있는 범위에서 앞뒤로 움직인다.

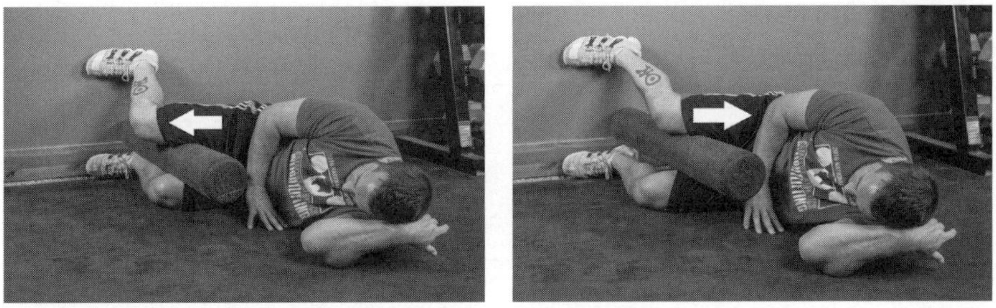

그림 11.29 위쪽 발을 위로 들어 올려서 고관절 내회전을 시킨다. 바로 앞에서처럼, 내회전시킨 상태에서 무릎을 앞뒤로 움직인다.

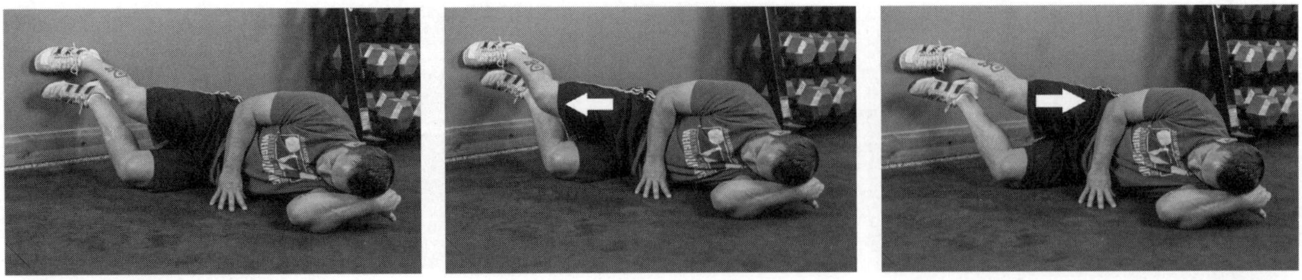

그림 11.30 측면으로 누운 상태에서 다양한 자세로 진행해본다. 아래쪽 발을 위쪽 발을 향해서 이동시킨 상태에서 앞에서처럼 위쪽 무릎을 앞뒤로 움직인다.

- 지금 우리는 대퇴골에 연결되어 있는 골반을 움직인 상태에서, 대퇴골 자체를 내회전시킨 상태이다. 이렇게 하면 고관절을 가동화시키기에 효과적이다.

- 한쪽에 6~8번씩 진행한다.
- 위쪽에 있는 다리의 위치를 처음 시작 자세로 만든다. 그리고 아래쪽 발을 위쪽 발을 향해 움직인다. 이렇게 하면 아래쪽 다리를 외회전시키는 것이며, 둔근을 사용하게 되는 것이다. 아래쪽 다리를 외회전시킨 상태에서(폼롤러를 사용해도, 그렇지 않아도 된다) 위쪽 다리를 앞뒤로 움직여보도록 한다(그림 11.30).
- 한쪽에 6~8번씩 진행한다.

당신 몸을 어떻게 그리고 어떤 자세로 유지해야 하는지에 대해서는 다양한 선택 사항이 있을 수도 있다. 여러 가지를 시도해봐야 한다. 고관절이 돌아간다거나 찝히는(통증) 느낌이 있어서는 안 된다. 이런 현상이 발생한다면 다음과 같이 한다.

- 골반 후방 경사를 더 만든다.
- 폼롤러를 더 세게 누른다.
- 복부 근육을 사용하기 위해서 강하게 숨을 내쉰다.
- 벽에서 좀 더 멀리 떨어져서 진행해본다.

클러스터 세트 활용

- 바닥에 누워 스쿼트 자세를 만들어서 내회전시키는 동작으로 대신할 수 있다.
- 대퇴근막장근/고관절 굴곡근 부근에 20초씩 SMR을 대신할 수 있다.

가동화: 네발기기 자세에서 스쿼트

앞에서 진행한 두 가지 훈련은 고관절이 굴곡과 회전이 될 수 있는 상태로 만드는 것이었다. 이제 하게 될 네발기기 자세에는 앞에서 진행한 훈련에서 얻는 효과를 스쿼트 패턴에 활용해보는 것이다. 이 동작을 활용해서 다양한 자세로 부드럽게 고관절을 움직여보는 것이다. 그래서 어떤 상태에서 고관절이 가장 편안하게 잘 움직일 수 있는지를 확인해보는 것이다. 스쿼트 자세 검사에서 진행한 것과 아주 비슷하다.

시작 자세

- 손과 무릎을 이용해서 네발기기 자세를 만든다. 이때 무릎과 발의 너비는 스쿼트 스탠스와 비슷해야 한다.
- 척추 중립 상태를 만든다(그림 11.31).

실행

- 시작 자세에서 척추 중립 상태를 유지하면서 부드럽게 몸을 앞뒤로 움직인다. 이때 고관절은 굴곡이 90도 이상 되도록 움직인다. 손을 이용해서 많이 움직여주며, 뒤로 움직일 때 숨을 완전히 내쉰다. 가장 아래 구간에서 동작을 멈추고 코로 숨을 깊게 들이마시면서 공기를 아래로 눌러준다. 그러면서 몸통을 360도로 팽창시킨다(그림 11.32).
  - 이 자세를 더 견고하게 만들기 위해서 높은 장력으로 호흡을 할 수도 있으며, 낮은 장력으로 편안한 자세를 만들어서 가동성을 증가시킬 수도 있다.
- 여기서는 세트나 반복 횟수를 정하는 것을 추천하지는 않는다. 1~2분 정

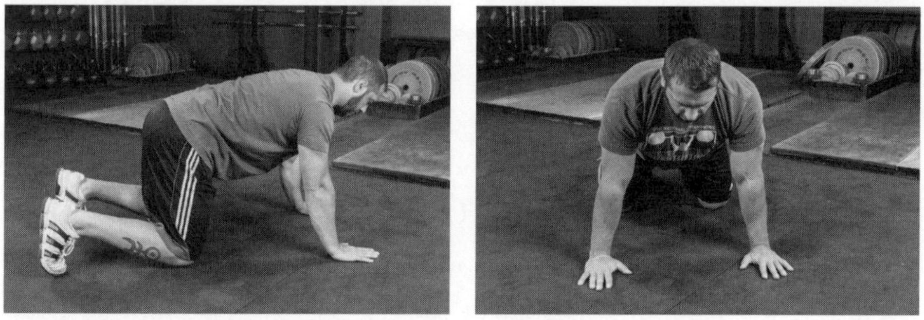

그림 11.31 네발기기 자세에서 스쿼트를 통한 가동화

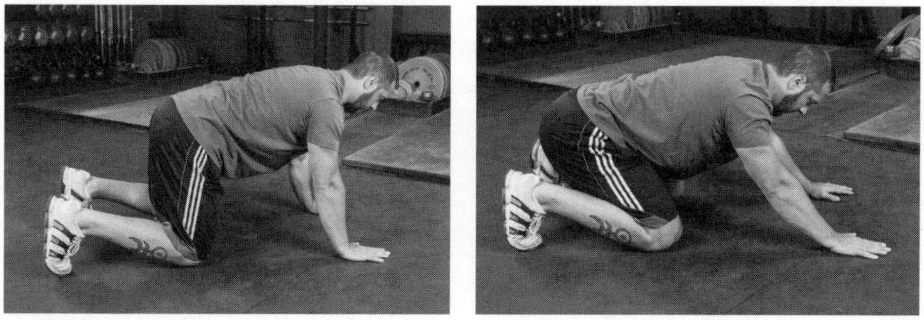

그림 11.32 네발기기 자세에서 엉덩이를 앞뒤로 움직이면서 다양한 가동범위에서 스쿼트를 해본다.

도 혹은 필요한 만큼 시간을 투자해서 다양한 움직임을 시도해보는 것이 좋다. 특히나 스쿼트 가장 아래 구간에서 불편함이나 어려움이 있다면 말이다.

넓은 스탠스 자세: 무릎과 발을 더 넓힌 새로운 자세에서 네발기기 자세에서의 스쿼트를 해본다. 반복적으로 가장 아래 구간에서 동작을 멈추면서 숨을 내쉬고, 들이마신다. 완전히 숨을 내쉬면 더 깊이 스쿼트를 할 수 있다는 것을 느낄 수 있다(그림 11.33).

고관절이 굴곡된 자세: 고관절 굴곡을 더 시키기 위해서 팔뚝을 바닥에 닿도록 한다. 이 자세는 서 있는 상태에서 스쿼트를 하기 위해서 만드는 몸통 각도와 거의 동일하다. 손가락을 넓게 펴서 최대한 바닥에 접촉된 면이 많아지도록 하자. 엉덩이를 뒤로 밀어서 스쿼트 자세를 만들 때 강하게 호흡을 내쉬자(그림 11.34).

고관절 회전 동작: 발은 더 좁히고, 무릎 간격은 더 넓힌 상태에서도 진행한다(고관절 외회전). 반대로 무릎 간격은 더 좁히고, 발은 더 넓혀서 진행한다(고관절 내회전). 이렇게 하면서 자신의 고관절 움직임에 대해서 인지할 수 있게 된다. 고관절 회전 능력은 스쿼트에서 아주 중요한 부분이다. 편안한 가동범위에서 동작을 멈춰 힘을 많이 주고 호흡을 하면 이 자세를 더 강화시킬 수 있다. 앞에서 설명한 네발기기 자

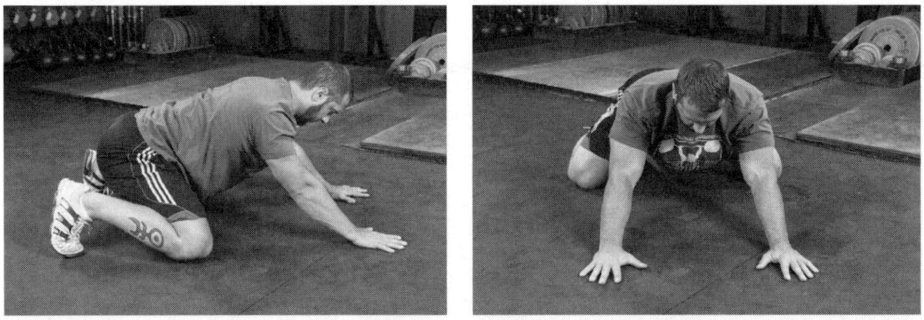

그림 11.33 무릎과 발을 더 넓게 벌려서 더 넓은 스탠스로 스쿼트를 해본다. 스쿼트 자세에서 몸을 앞뒤로 움직이면 가동범위가 자연스럽게 개선될 수 있다.

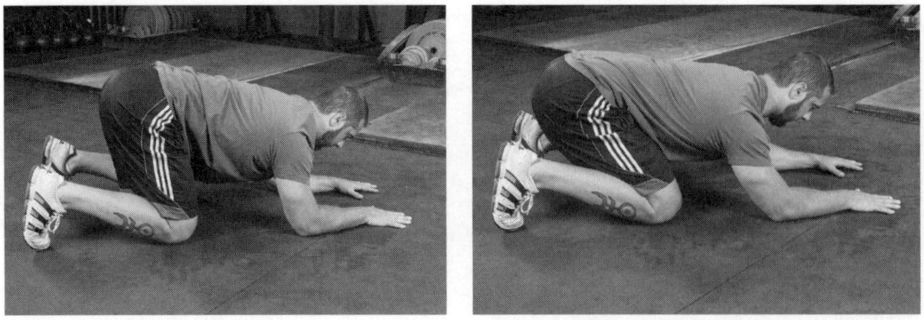

그림 11.34 팔뚝을 바닥에 닿게 해서 고관절을 굴곡시키면, 정말 스쿼트 움직임 패턴과 비슷해지게 된다.

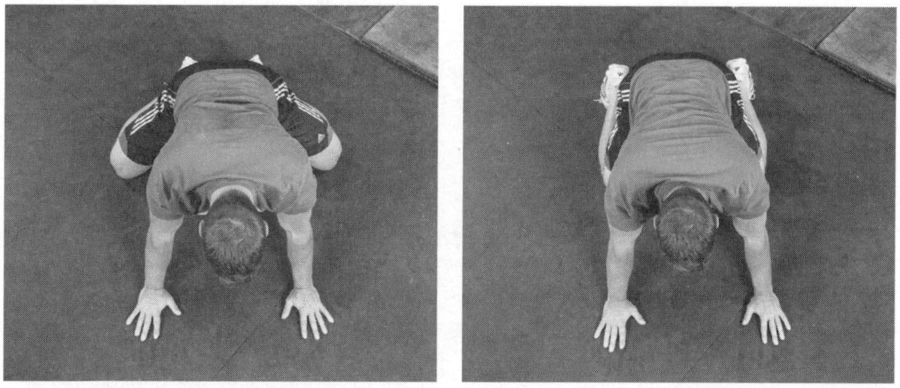

그림 11.35 발보다 무릎을 더 넓게 벌리면 고관절을 굴곡시킬 때 고관절이 더 외회전된다. 양발을 무릎보다 더 넓게 벌리면 고관절이 더 내회전된다. 다양한 각도와 가동범위로 네발기기 자세 스쿼트를 해보는 것이다.

세와 함께 다양하게 진행할 수도 있다(그림 11.35).

골반을 움직이는 동작: 네발기기 스쿼트 가장 아래 구간에서, 골반 전후방 경사를 돌아가면서 만든다. 그리고 어느 구간에서 제한이 있는지를 확인한다(그림 11.36). 이렇게 골반을 움직이면서 고관절 가동성을 개선할 수 있다. 이 동작은 스쿼트를 할 때 허리 부분을 중립 상태로 만드는 것이 힘든 사람에게 특히 많은 도움이 된다. 네발기기 자세에서 스쿼트 자세를 만들 때 허리 부분이 뒤로 말린다고 해도 괜찮다. 하지만 스쿼트 자세를 만든 상태에서 골반을 전방 경사시킬 수 있는지도 확인해봐야 한다.

스쿼트를 할 때 가동성 제한을 느끼는 사람이라면 이 자세가 가장 불편한 자세

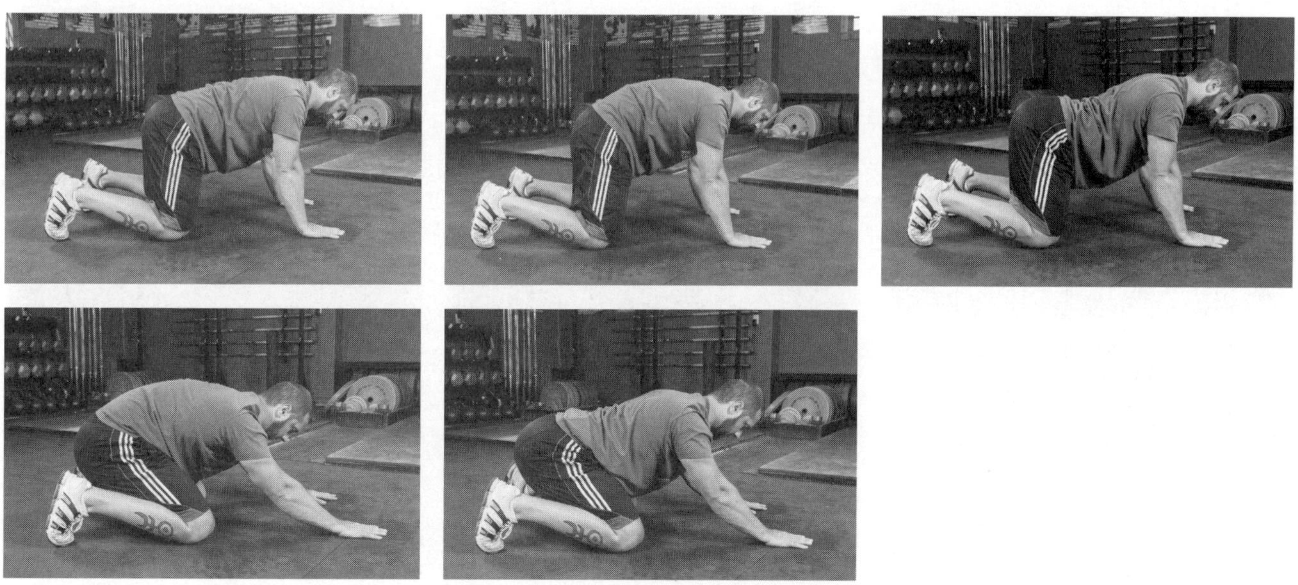

그림 11.36 골반을 움직이면 고관절의 가동성이 증가할 수 있다. 골반 후방 경사는 허리가 말리도록 할 수 있는 반면에, 전방 경사는 전만 상태를 만들게 된다. 골반을 전후방으로 부드럽게 움직이도록 해본다.

가 될 수도 있다. 그렇기 때문에 천천히 동작을 진행하면서 가동범위를 활용하는 것이 좋다. 일반적으로는 고관절을 좀 더 외회전시키고 약간 골반을 후반 경사시키면 네발기기 자세에서의 스쿼트가 더 깊이 나올 수 있다. 이렇게 해서 일단 스쿼트를 하면, 다시 골반을 전방 경사시키면서 전만 상태로 바꿔주는 것이다.

팔 들어 올리기: 약간의 안정화 요소를 추가하는 것이다. 이 동작은 앞에서 설명한 네발기기 자세에서 지면에 닿는 부분을 줄이면서 안정성을 감소시키는 것이다. 그러나 오버헤드 스쿼트 자세와 비슷한 부분이 있다.

시작 자세

- 네발기기 스쿼트 자세와 동일하다.

실행

- 고관절이 90도 이상 굴곡되도록 엉덩이를 뒤로 살짝 이동시킨다.
- 엉덩이가 더 이상 뒤로 움직이지 않도록 한 상태에서 무릎보다 대략 6~10cm 정도 앞에 있을 수 있도록 손을 당긴다.
- 다른 부위도 움직이지 않도록 한 상태에서, 한쪽 팔을 천천히 견갑대면을 따라서 들어 올린다. 이 동작을 하면서 숨을 강하게 내쉰다. 여기서 몸이 앞으로 기울면서 넘어지는 것을 막기 위해서 복부 쪽에 상당히 힘이 많이 들어가는 것을 느끼게 된다(그림 11.37).
  - 복부 쪽에 이런 느낌을 받지 못한다면, 약간 앞쪽으로 몸을 이동시킨다. 이때 발생하는 불안정성을 극복하기 위해서 강하게 숨을 내쉬면서 몸에 힘을 만들어야 이 자세를 유지할 수 있다.
- 한 팔당 5~6번씩 1~2세트 진행한다.

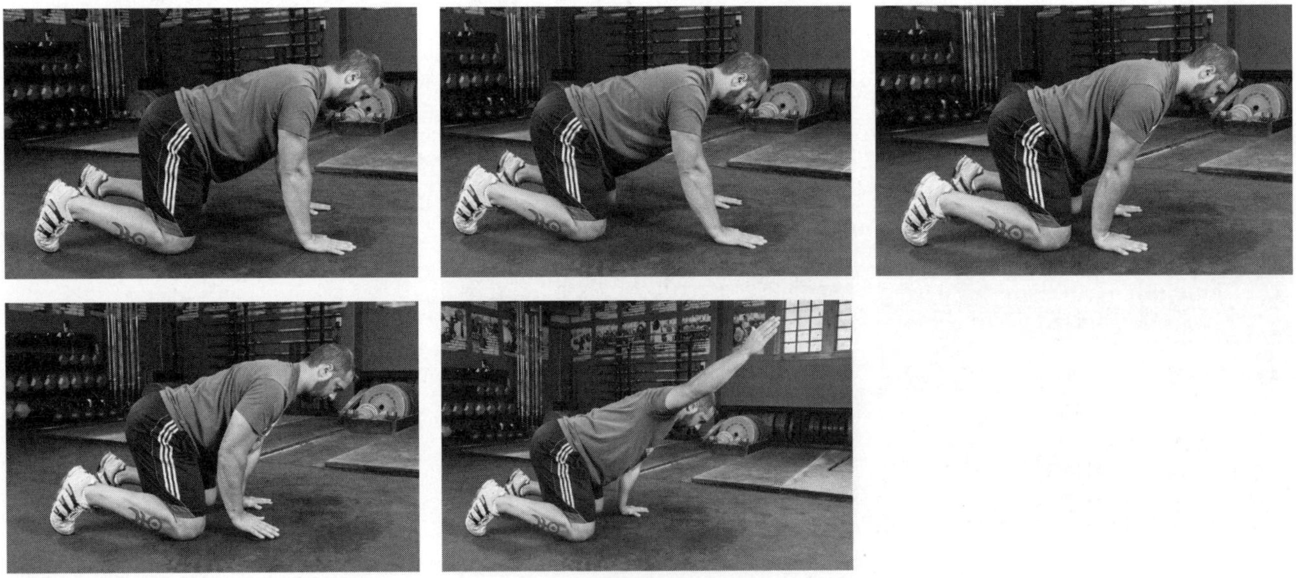

그림 11.37 무릎 쪽으로 손을 이동시키기고 팔을 들어 올리면 이 자세를 유지하는 것이 훨씬 더 힘들어진다.

네발기기 자세로 스쿼트를 할 때 주의해야 할 점: 안정적인 범위를 벗어나서까지 움직이려고 해서는 안 된다. 대신에, 부드럽고 편안한 상태로 움직이자. 엉덩이를 앞뒤로 움직이면서 깊이, 범위, 호흡 등을 다양하게 하면서 동작을 수행하자. 그러면서 가동범위가 조금씩 개선될 것이다.

그러면서 이 동작을 통해서 3관절(고관절, 무릎, 발목)을 굴곡시켜 스쿼트를 하는 느낌이 어떤지를 확인해볼 수도 있다. 네발기기 자세에서 스쿼트를 했을 때 동작이 안정적이라고 느껴진다면, 서서 이 동작대로 스쿼트를 진행하면 어떤 느낌일지 생각해보고 머릿속으로 그려보자.

팔을 이용해서 움직임을 최대한 만들어보자.

클러스터 세트 활용

- 측면으로 누운 자세로 진행하는 동작으로 2~4세트 하면서 대신할 수 있다.
- 바닥에 누워서 다리를 90도로 만들어 내회전시킨 동작으로 2~4세트 하면서 대신할 수 있다.
- 위 동작으로 대신하거나, 둔근, 허리 혹은 고관절 굴곡근 근처에 SMR을 20초 대신할 수 있다.

가동화: 고관절을 굴곡시킨 상태에서 다리를 밀어내는 동작

이 동작은 고관절이 많이 굴곡된 상태에서 절구관절 모양의 고관절이 더 잘 움직일 수 있도록 도와준다. 그리고 스내치 혹은 클린의 가장 아래 구간에서의 편안함을 향상시키는 데 도움이 되기도 한다.

시작 자세

- 한쪽 발을 무릎 높이의 박스 위에 올려놓은 상태로 선다.
- 반대쪽 발의 무릎은 살짝 굽힌다.
- 양손은 들고 있는 다리의 고관절이 접히는 부위에 위치시킨다.

실행

- 체중을 앞으로 옮긴다.
- 팔을 이용해서 대퇴골이 약간 뒤로 갈 수 있도록 아래로 밀어준다. 이때 대퇴골이 아래로 미끄러져Glide 내려가는 느낌을 받아야 한다(그림 11.38).
- 이렇게 미끄러져 내려가는 상태에서 전방으로 회전시키면서 골반을 굴러가도록Roll 한다. 대퇴골 머리 쪽이 골반 깊숙이 박혀 있다는 느낌을 받아야 한다(그림 11.39).
- 고관절이 접히는 부위에 손을 계속 대고 있어도 되며, 무릎으로 옮겨서 뒤로 무릎을 당겨서 대퇴골을 골반 쪽으로 더 밀어 넣을 수도 있다(그림 11.40).

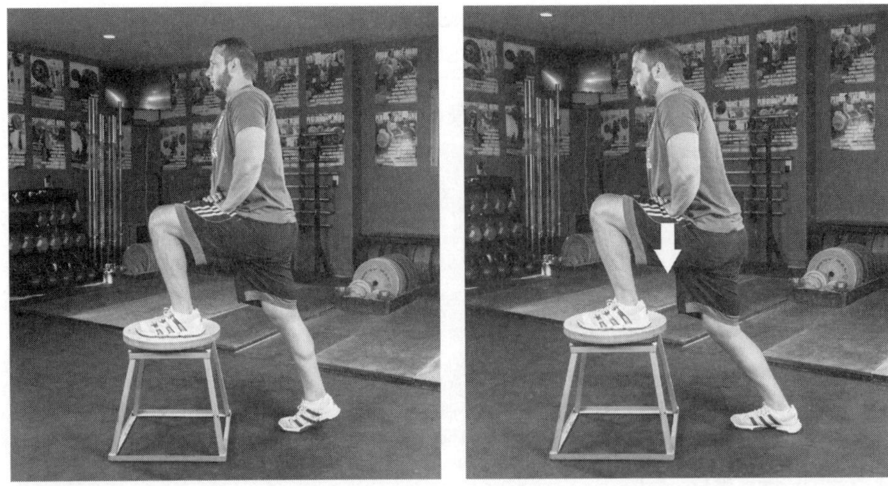

그림 11.38 서서 진행하는 가동성 동작에서 힘이 가해지는 방향은 아래/뒤 방향이다.

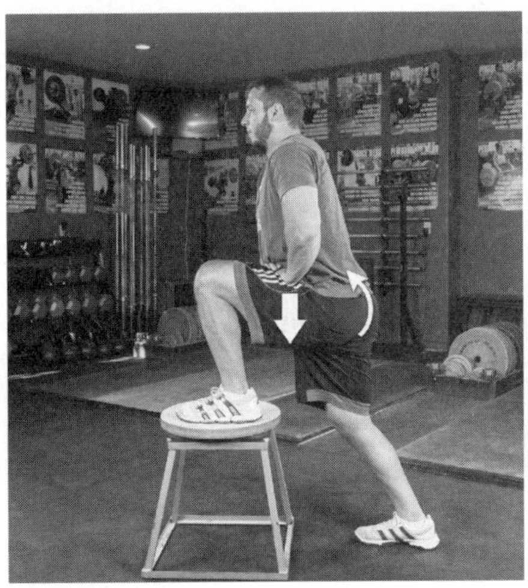

그림 11.39 아래로 힘을 가하면서 골반 전방 경사를 만들면 고관절 구조에 맞게 움직일 수 있게 된다.

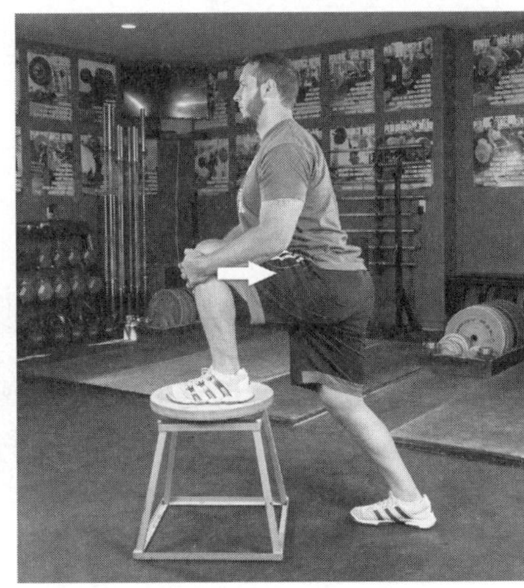

그림 11.40 후면으로 당겨주는 힘을 추가하게 되면 가동화 효과를 더 얻을 수 있다.

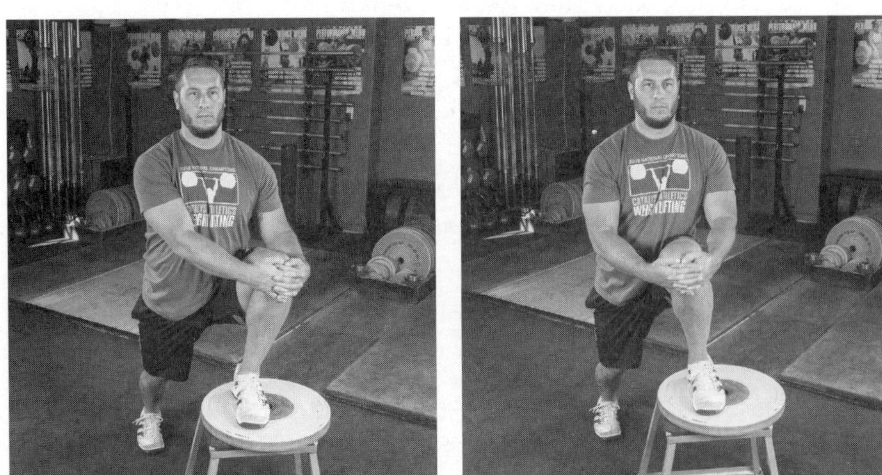

그림 11.41 불편하지 않은 범위 내에서 약간 회전시킨다.

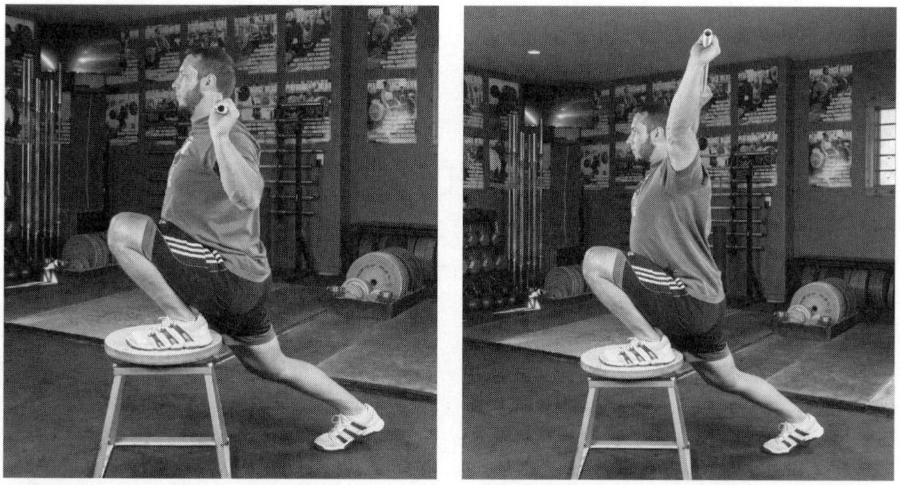

그림 11.42 스내치 동작과 비슷하게 만들기 위해서 비하인드 넥 프레스 동작을 추가한다.

- 무릎에 손을 두고, 골반을 앞으로 움직이면서 계속 굴러가는 상태를 만들면서 작은 원을 여러 번 그려줄 수도 있다(그림 11.41).
- PVC 파이프 혹은 바벨을 잡고 스내치 가장 아래 구간에 있는 상태와 비슷하게 고관절을 접어준 상태에서 비하인드 넥 프레스를 할 수도 있다. 한쪽당 6~8번씩 1~2세트 진행할 수 있다(그림 11.42).

주의할 점

- 동작에 필요한 가동성 훈련을 부위에 20~30초씩 1~2세트씩 진행한다.
- 7장에서 언급한 발목 가동성과 매우 비슷하며, 이 동작과 함께 진행할 수도 있다.
- 고관절 앞부분에 찝히는 느낌이 든다면, 이 부분에 제대로 가동화를 해주지 못하고 있는 것이다. 이 느낌을 없애주기 위해서 네발기기 자세 스쿼트에서처럼 고관절 혹은 골반의 자세에 변화를 준다. 이렇게 해도 큰 차이가 없고 통증이 느껴진다면 동작을 멈춘다.
  - 찝히는 느낌이 든다면 밴드를 고관절 주위에 위치시켜 사용하면 도움이 될 수 있다. 그러나 밴드를 사용하지 않고도 가동성을 증가시킬 수 있다면, 밴드를 사용하지 않고 가동성 동작을 진행하는 것이 더 낫다. 왜냐하면 실제로 우리는 고관절을 움직일 때 압축력Compressive force이 발생하는 상태를 원하는 것이다. 그런데 밴드를 사용하면 이 압축력이 줄어들게 된다.

클러스터 세트 활용

- 네발기기 자세 스쿼트 그리고(혹은) 고관절 굴곡근 혹은 둔근에 SMR을 20초씩 2~4세트 대신 진행할 수도 있다.

안정화: 스쿼트 동작 패턴 강화하기

평가와 검사에서 스쿼트 형태의 움직임을 수행하는 데 어려움이 있다면, 지금까지 여러 가지 동작을 통해서 기초를 다졌기 때문에, 이번 시간은 당신에게 중요하다. 중량을 이용한 스쿼트를 할 때, 안정성이 상대적으로 감소하는 경우에도 이번 시간은 상당히 중요할 수 있다. 이미 스쿼트 움직임이 좋고, 중량을 이용한 스쿼트도 상당히 강한 상태라도, 앞으로 더욱 스쿼트를 개선시킬 수 있는 요소들을 얻을 수 있다.

시작하면서, 스쿼트를 할 때 몇 가지 매우 기본적인 규칙들이 있다.

- 스쿼트를 시작하고 끝낼 때까지 골반과 척추에 비교적 움직임이 없어야 하고 안정적이어야 한다.
- 스쿼트를 시작하고 끝날 때까지 발의 자세(엄지발가락, 새끼발가락, 뒤꿈치 3개 지점이 바닥에 닿아 있는)가 움직이지 않고 안정적으로 유지되어야 한다.

이 두 가지 가이드라인만 잘 지킨다면, 스쿼트를 하는 동작이 간단해진다. 안정적인 척추와 발 상태 그리고 고관절에서의 자연스런 힙 힌지 동작과 무릎과 발목의 굴곡이 일어나면 된다. 3개의 관절(고관절, 무릎, 발목)을 적절히 잘 접어서 앉았다가 일어서면 된다. 당연히 스쿼트를 하는 데 필요한 자세와 큐들이 더 존재하며, 이 부분에 대해서는 앞으로 다루게 될 것이다.

움직임에 대한 토론: 골반 경사. 스쿼트에서의 골반 자세는 논란이 되는 또 다른 주제이다. 전방 경사, 후방 경사, 중립 상태 등. 이 부분은 개인의 해부학적인 구조와 오버헤드 자세로 무게를 지탱하면서 안정적으로 그리고 편안하고 스쿼트 할 수 있는 골반 자세 상태에 따라서 달라질 수 있다고 본다. 개인이 느끼는 안정적이고 편안한 골반 자세(전방 혹은 후방 경사의 정도)가 다른 사람들에게는 그렇지 않을 수 있다는 점을 이해해야 한다. 이 부분을 이해한 상태에서 생체역학적 측면에서 골반 경사에 대해서 이야기해볼 것이다. 그러고 나서는 개개인이 자신에게 가장 잘 맞는 자세를 찾기 위해서 다양한 자세를 시도해봐야 한다.

요추의 굴곡을 만들어내는 골반 후방 경사(그림 11.43)의 경우는 역동적인 동작인 스내치와 클린앤저크의 성격을 고려했을 때, 대부분의 경우에 상당한 무게를 지탱하기에 좋은 자세는 아니다. 이 자세에서 무게를 지탱하게 되면 척추가 무너질 가능성이 높다.

골반 전방 경사(그림 11.44)는 요추에서의 자연스런 전만을 만들어내며, 후반 경사와 비교해서 대부분의 리프터들이 무거운 무게를 더 잘 지탱하기에 좋은 자세이기는 하다.

골반 전방 경사에 대한 자료에 따르면, 전방 경사가 커질수록, 고관절 굴곡 그리고 내회전이 어느 정도까지 감소하게 된다. 이 두 가지가 딥 스쿼트 자세에 유용하다. 이 부분은 간단한 동작을 통해서 바로 느껴볼 수 있다. 5kg 혹은 10kg의 플

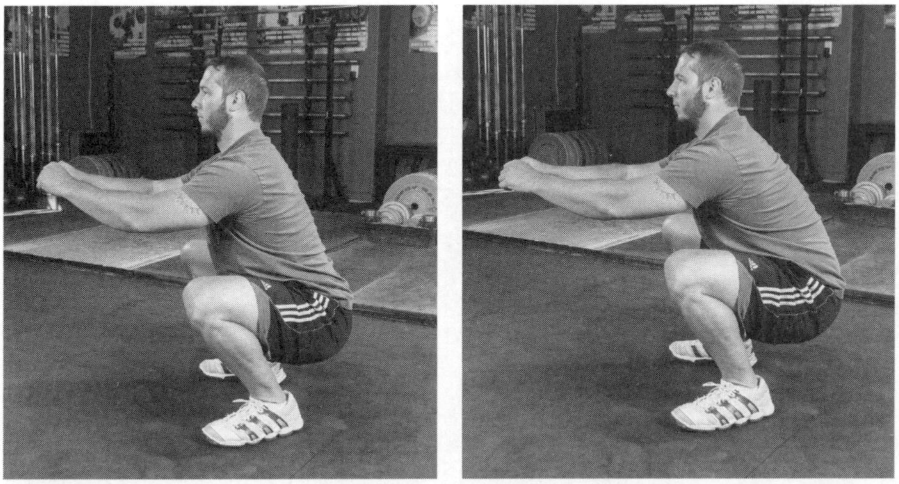

그림 11.43 스쿼트 자세에서 요추가 굴곡된 상태의 골반 후방 경사

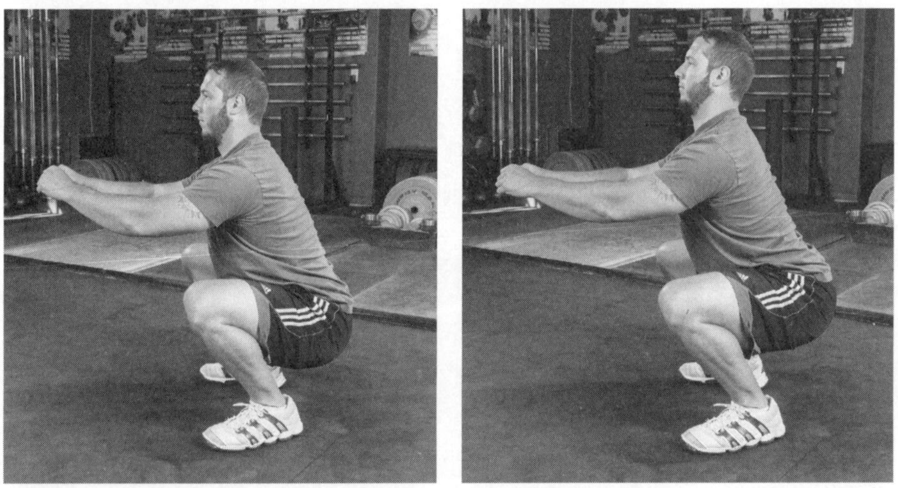

그림 11.44 스쿼트 자세에서 요추가 신전된 상태의 골반 전방 경사

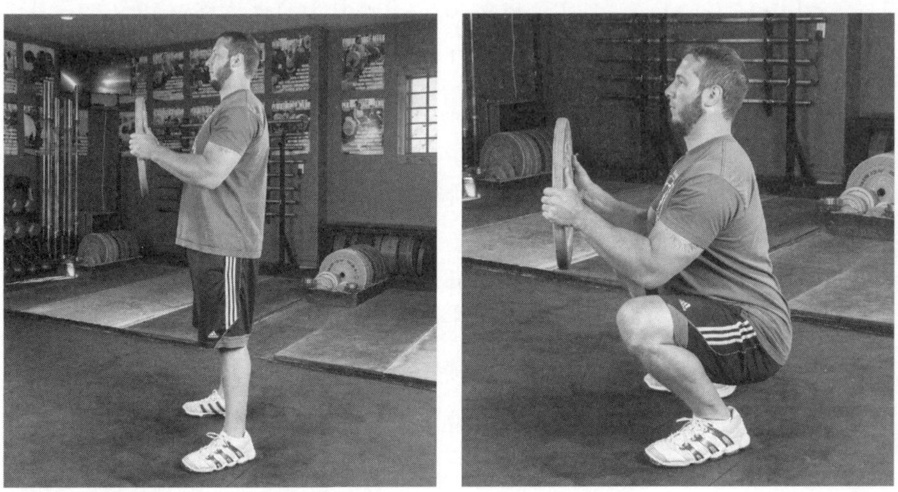

그림 11.45 골반 중립 상태로 스쿼트 균형 잡기

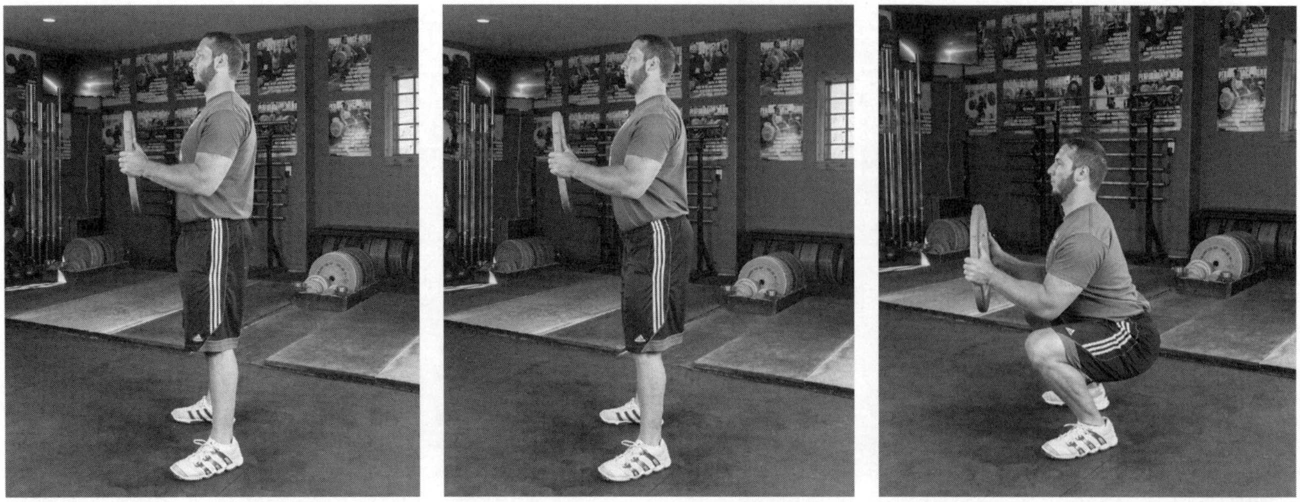

그림 11.46 골반 전방 경사를 증가시킨 상태에서 스쿼트 균형 잡기. 골반을 중립 상태로 했을 때보다 깊이 스쿼트 할 수 없다는 것을 느끼게 될 것이다.

레이트를 몸 앞으로 들어서 균형 상태를 만든다. 그리고 의식적으로 골반 상태를 바꾸기보다는, 원래 하는 대로 스쿼트를 진행한다(그림 11.45). 몇 번 반복하면서 고관절 앞부분이 어떤 느낌인지 한번 확인해본다.

그러고 나서 골반을 전방 경사를 원래 정상적인 수준보다 더 시킨다. 그러면서 허리에서의 전만 상태가 더 커지게 된다. 이렇게 전만이 심해진 상태를 유지하면서 최대한 깊이 스쿼트를 해본다(그림 11.46).

이렇게 스쿼트를 하게 되면 대부분은 깊이 스쿼트를 하는 것이 힘들 가능성이 높다. 혹은 깊이 스쿼트를 하더라도 자세가 무너질 가능성이 높다. 골반 전방 경사는 스쿼트로 앉기도 전에 이미 어느 정도 스쿼트로 앉은 것 같은 상태와 비슷할 정도로 아치를 만들게 된다. 그러니 이미 고관절에서 움직임이 나올 수 있는 공간이 부족하게 되는 것이다(그림 11.47).

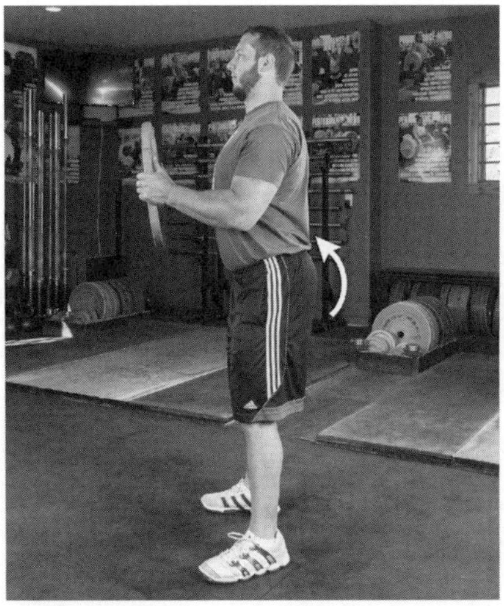

그림 11.47 과도하게 골반 전방 경사를 만든 상태에서는, 스쿼트를 시작하기도 전에 이미 고관절이 어느 정도 닫히게 된다.

똑같은 테스트를 한번 진행해보는데 이번에는 골반을 후방 경사시키는 것이다(그림 11.48). 개가 대변을 보는 자세와 같이 꼬리뼈를 밀어주는 자세를 생각해보면 된다. 이 자세가 실제로 허리를 굴곡시키는 것은 아니다. 그러나 고관절의 방향이 달라지는 것이다. 스쿼트 자세를 테스트해보자. 대부분은 더 깊은 스쿼트 자세가 가능할 것이다.

이렇게 골반 경사에 대해서 얘기를 하는 것은 고관절 움직임 역학, 척추 자세 그리고 스쿼트 자세를 확인할 때에 골반 경사 상태가 암시하는 부분이 크다는 것을 이해하기 위해서이다. 만약 스쿼트 자세 검사에서, 고관절이 충분히 내회전이 되지 않는 것을 발견하게 된다면, 골반 전방 경사가 원하는 깊이까지 스쿼트를 하는 것을 제한할 수도 있으며, 혹은 원래 스쿼트 깊이까지 앉기 위해서 발끝을 좀 더 바깥쪽으로 돌리는 것이 편할 수도 있다는 부분에 놀라지 말자. 다시 말하지만, 절대적으로 무엇이 맞다, 틀리다는 존재하지 않는다. 모든 리프터가 다 다를 수 있으니, 앞에서 언급한 두 가지 가이드라인을 충족시킬 수 있는 자세를 한번 찾아봐야 한다.

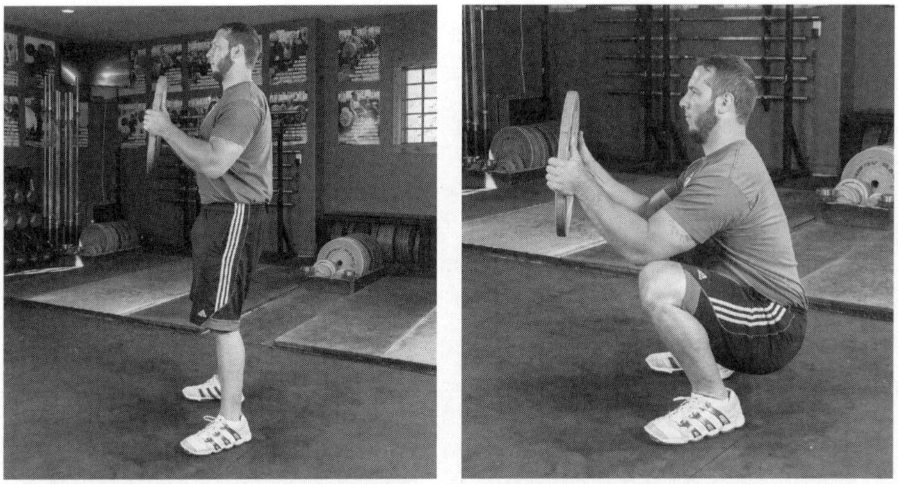

그림 11.48 상대적으로 골반을 후방 경사시킨 상태에서 스쿼트 균형 잡기

이 내용에서 벗윙크라는 민감한 대화로 이어질 수 있다. 벗윙크는 스쿼트 가장 아래 구간에서 의도치 않게 골반 후방 경사 일어나는 현상을 말하는 것이다. 골반 전방 경사가 증가하게 되면 고관절 굴곡과 내회전을 감소하게 된다는 것을 우리는 알고 있기 때문에, 몇몇 경우에는 골반 후방 경사(벗윙크)는 초반의 골반 전방 경사가 너무 심해서 발생한 것일 수도 있다. 골반이 앞으로 가장 끝 구간까지 움직이게 되면, 리프터는 스쿼트를 더 깊이 하기 위해서 전체 골반이 뒤로 회전을 해야만 한다.

예를 들어서, 무릎 높이 아래로 스쿼트를 하는 것이 힘든 선수들이나 골반 후방 경사(벗윙크) 문제가 될 만큼 심한 선수들의 경우를 한번 살펴보자. 우선은 그 사람이 원래 자신이 하는 대로 움직임을 시작하는 모습을 지켜봐야 한다. 일반적으로, 이런 사람들은 스쿼트를 하면서 내려갈 때 골반과 허리 부분을 불필요하게 전반 경사를 시키고 신전시키게 된다. 우리는 골반 전방 경사가 심해지면 고관절 굴곡과 내회전이 감소하게 된다는 것을 알고 있다. 그래서 이후에 골반 후방 경사(벗윙크)가 보상 작용으로 발생할 수 있는 것이다(그림 11.49). 고관절 검사 테스트로 한번 돌아가보자. 만약 네발기기 자세에서 척추 중립 상태를 유지하면서 엉덩이를 뒤로 움직일 수 있지만, 서 있는 상태에서는 힘들다면, 가동성은 충분하지만 운동 조절 능력이 부족한 것일 수도 있다.

여기서 중요한 부분은 스쿼트를 깊이 할 때, 어느 정도의 골반 후방 경사가 발생하는 것은 정상적인 부분이며, 몇몇 자료에서는 피할 수 없는 부분이라고 나와 있다. 심지어 엘리트 선수들에게도 해당되는 부분이다. 정말 중요한 부분은 어느 정도가 심각한 정도인지를 아는 것이다. 이 부분은 코치와 선수에게 달려 있다. 이제 우리는 기본적인 가이드라인을 제공해줄 것이다. 일반적으로 만약 리프터에게서 벗윙크를 확인하게 된다면, 스쿼트 가장 아래 구간에서 동작을 멈추도록 해서 허리 자세를 확인해보자. 가끔씩 골반 혹은 척추 자세가 바뀌는 경우는 단순하게 전만은 유지한 상태에서 허리가 과신전 상태에서 신전 정도가 줄어들어서 그런 것

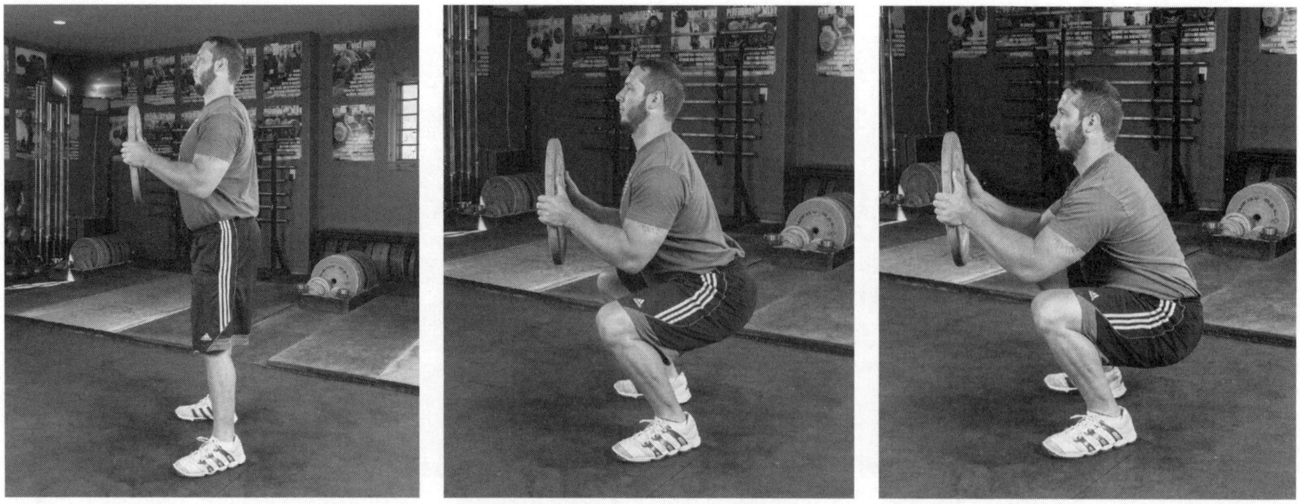

그림 11.49 스쿼트를 하면서 앉을 때 과도하게 전반 회전이 일어나면서 골반에서 '벗윙크'가 발생하기도 한다.

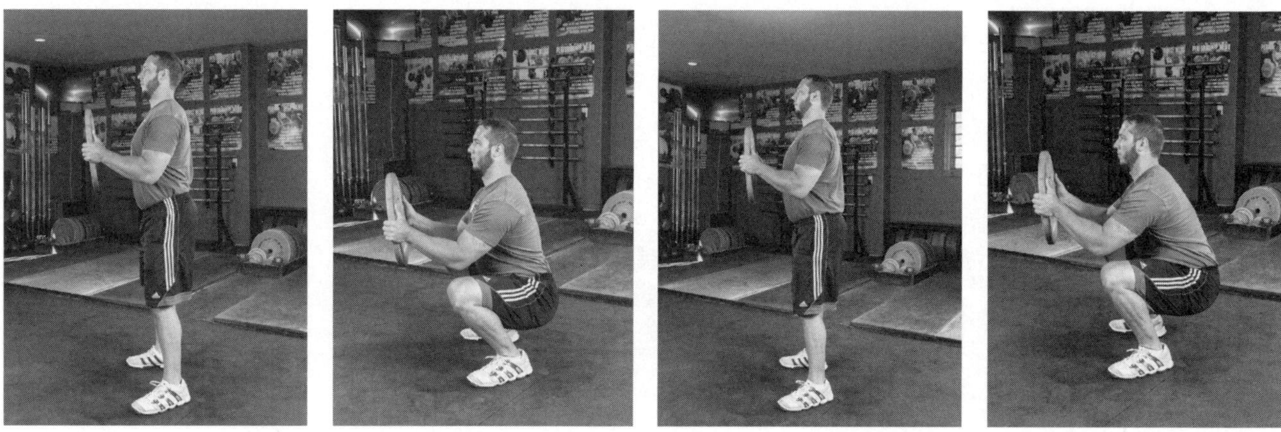

그림 11.50 첫 번째 동작에서(1, 2번째 사진) 서 있을 때와 비교해도 스쿼트 자세에서 골반 전방 경사 자체가 적다. 그러나 허리는 여전히 상대적으로 중립 상태이다. 두 번째 동작에서(3, 4번째 사진) 스쿼트 자세에서 확실히 두드러지게 허리가 말려 있다. 그래서 두 번째의 경우는 중량을 효과적으로 지탱하기 위한 자세를 만들기 위해서 교정의 필요성이 더 클 수도 있다.

이다. 다른 경우는, 스쿼트 아래 구간에서 동작을 멈추게 되면서 허리가 굴곡되면서 '윙크'가 발생하는 것이다. 개인에게 맞는 스쿼트 스탠스를 찾기 위해서 사용한 스쿼트 평가와 관련된 내용을 한번 살펴보자. 스쿼트 스탠스를 바꾸는 것이 척추와 골반 자세를 유지하는 리프터의 능력에 어떤 영향을 얼마나 주는지 확인해보자(그림 11.50).

'벗윙크'와 관련한 중요한 내용들

- 동작의 시작과 마지막에 골반 자세를 확인한다.
- 골반 후방 경사는 스쿼트를 깊이 할 때는 정상적으로 발생하는, 피할 수 없는 부분이다. 어느 정도까지 괜찮은지에는 개인차가 있다.
- 어떤 골반 자세가 가장 깊은 스쿼트 자세를 가능하게 하는지와 어떤 자세

가 무게를 지탱하고 퍼포먼스를 유지하는 데 적합한지 사이에 큰 차이가 있어서 안 된다.

- 자신에게 맞는 최적의 자세를 만들기 위해서 다양한 수준으로 스탠스와 고관절 회전(발가락을 안팎으로 돌리는 것)을 하면서 골반 자세(전후방 경사) 확인하자.
- 척추를 펴고 골반 전방 경사를 만들어주는 것은 일반적으로 리프터들에게 바람직한 부분이다. 그러나 이 부분에 대한 통제를 할 수도 있어야 한다.

앞으로 진행할 훈련들에서는, 요추를 굴곡시키는 골반 후방 경사와 여전히 중립 범위에 있지만 전방 경사의 정도가 감소하면서 발생하는 골반 후방 경사를 구분할 것이다.

안정화: 네발기기 자세에서 스쿼트 자세로 전환

이제는 익숙한 네발기기 스쿼트 자세에서 정상적인 스쿼트 자세로 전환하는 동작을 진행한다.

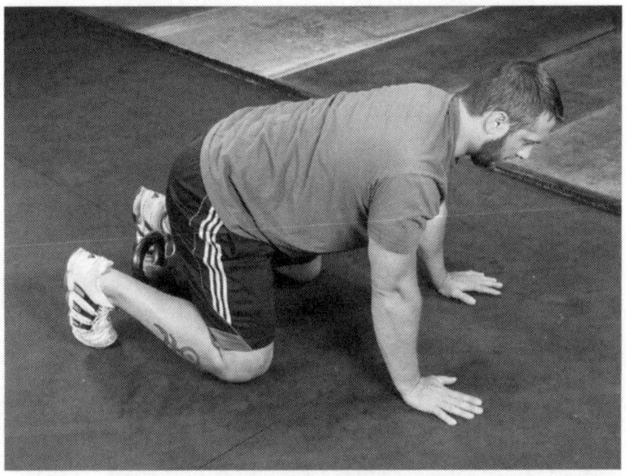

그림 11.51 네발기기 자세에서 스쿼트 자세로 전환

시작 자세

- 척추 중립 상태로 네발기기 자세를 만든다.
- 스쿼트 스탠드 너비로 발을 벌린다.
- 양발에 무게중심을 둔다(그림 11.51).

실행

- 고관절이 90도 이상 굴곡되도록 뒤로 엉덩이를 이동시키며, 이때 척추 중립 자세를 만든다.
- 손을 뒤로 움직이면서 양발로 점점 무게중심을 옮기면서 스쿼트로 앉은 자세를 만든다.
  - 이 동작을 진행하면서 등을 최대한 평평한 상태로 유지한다.
  - 이 자세를 만들면서 결국 양발의 간격이 너무 좁아지거나 스쿼트를 하기에 어색한 자세가 된다면, 네발기기 자세로 다시 돌아가서 자신의 스쿼트 스탠스와 비슷하게 될 수 있도록 무릎과 발의 위치를 조정한다.
- 방금 찾은 자신의 가장 깊은 스쿼트 자세에서 중량을 들고서 균형 상태를 만든다. 호흡을 1~2번 진행하면서 등 상부를 최대한 수직 상태로 만든다(그림 11.52).
- 네발기기 자세에서 스쿼트로 앉은 자세로 전환하는 이 단계를 편안하게 느껴질 때까지 몇 번씩 반복할 수 있다. 스쿼트로 앉은 자세에서 일어서지는 않는다. 서둘러서 동작을 진행하지 않는다. 서 있는 상태에서 앉으면서 스쿼트 자세를 훈련하기보다는 반대로 앉아 있는 상태에서 일어서면서 스

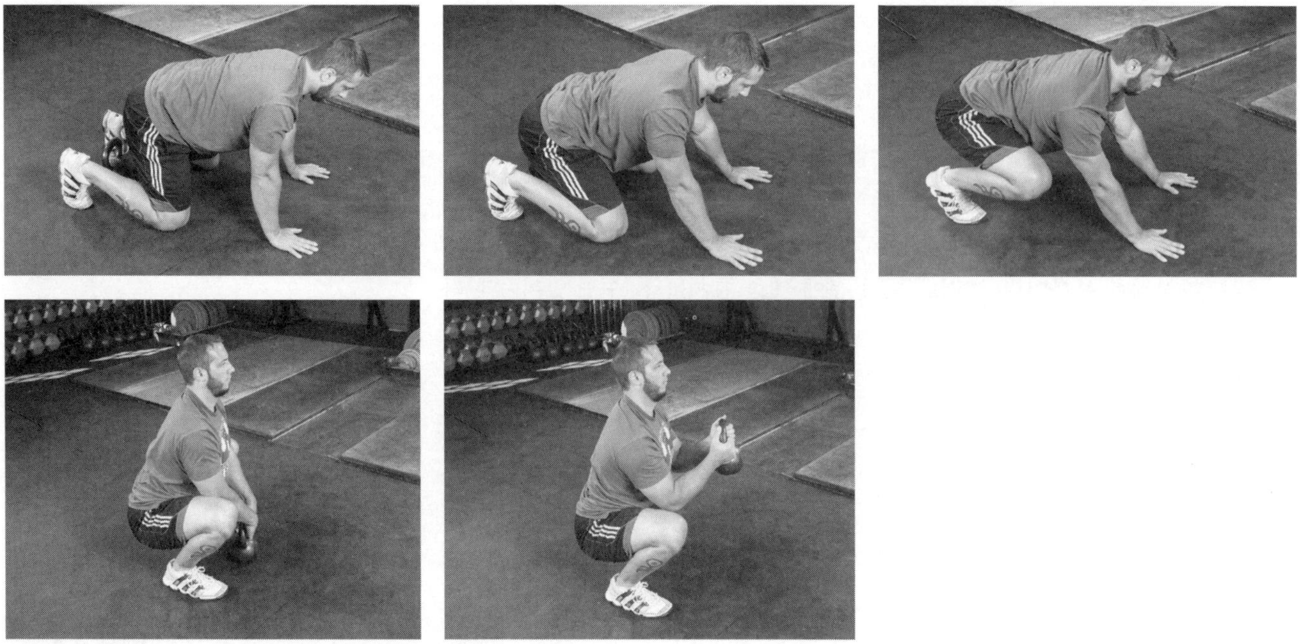

그림 11.52 스쿼트로 앉은 자세가 될 때까지 엉덩이를 뒤로 밀어준다. 그리고 중량을 이용해서 균형 상태를 유지한다.

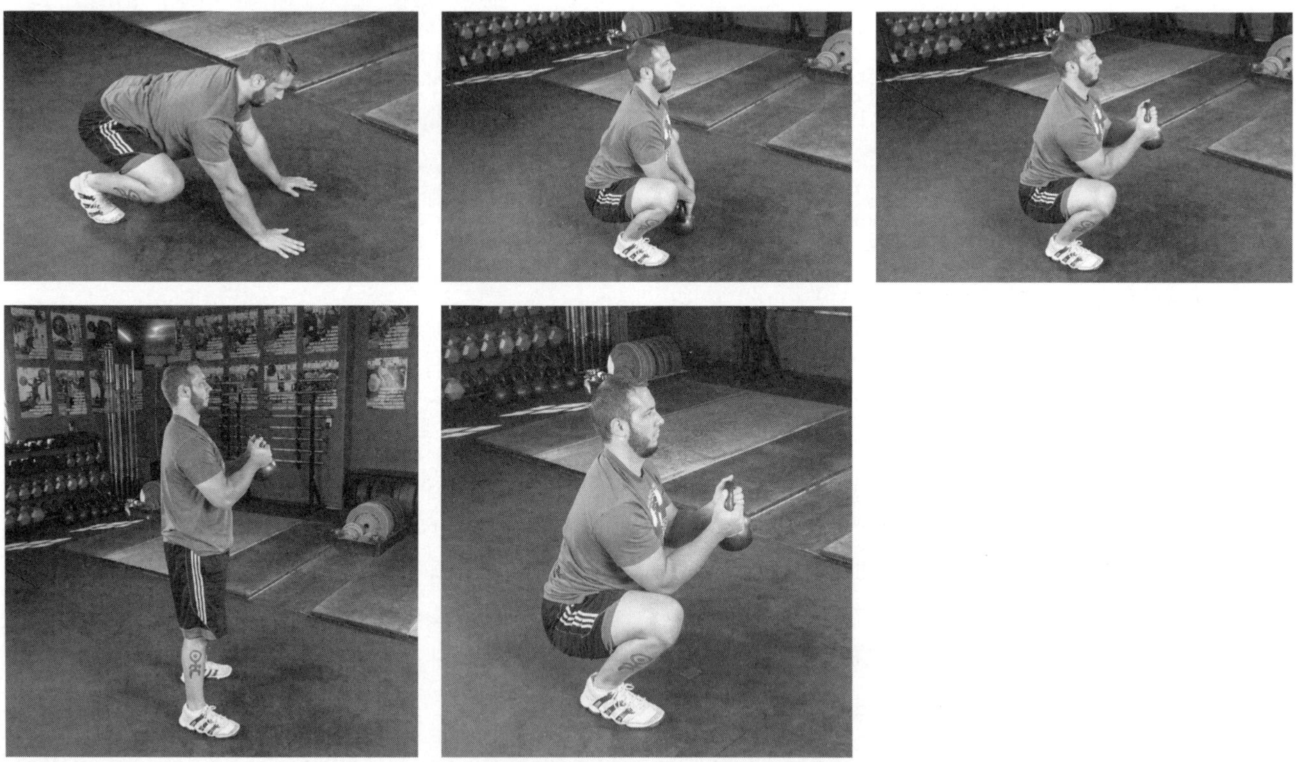

그림 11.53 네발기기 자세에서 스쿼트로 앉은 자세로 전환하는 동작을 몇 번 진행한 후에, 안정적이고 지속적인 스쿼트 자세를 만들기 위해 앉았다가 일어서는 스쿼트 동작을 몇 번 진행한다.

쿼트 자세를 훈련하는 것이다.

- 스쿼트로 더 깊이 앉기 위해서 완전히 호흡을 내쉬자. 몸에 힘을 많이 준 상태로 호흡하면서 이 자세를 더 강하게 만들 수 있도록 하며, 근육을 활성화시킬 수 있도록 하자.
- 그러고 나서 일어섰다가 중량을 이용해서 균형을 잡은 상태에서 다시 스쿼트로 앉는다. 움직임을 제대로 조절하면서 6~8번씩 2~4세트 진행한다(그림 11.53).
  - 지금까지 다양한 동작을 통해서 스쿼트 자세에 대해서 상당한 시간을 투자해왔기 때문에 스쿼트 가장 아래 구간에서의 자세를 찾는 것이 훨씬 쉬울 것이다.

중량을 사용하지 않은 상태로 동작 진행하기: 자신만의 최적의 자세를 찾는 과정에서, 중량을 더 이상 사용하지 않으면 동작의 난이도가 상당히 높아지는 것이다. 결국 안정적인 자세를 만들기 위해서 가동성이 충분히 필요하다.

실행

- 안정적인 상태에서 깊게 앉은 스쿼트 자세를 중량을 이용해서 만든 이후, 완전히 동일한 스쿼트 자세를 유지한 상태에서 천천히 중량을 내려놓는다(그림 11.54). 중량이 없는 상태에서 균형 상태를 유지하기 위해서는 코어와 엉덩이를 상당히 사용해야 한다.
- 절대로 서둘러서 동작을 진행하지 말자. 중량을 내려놓을 때 균형 상태를 최대한 유지하기 위해서 번갈아가면서 한 손씩 중량에서 떨어뜨려 놓는 것도 상관없다. 만약 균형을 잃으면서 뒤로 넘어질 것 같은 느낌이 든다면, 자세를 유지하기 위해서 더 강하게 몸에 힘을 주고 호흡을 강하게 하면서 좀 더 뒤쪽에서 안정성을 가질 수 있도록 한다. 단지 몸을 단단히 만들기 위해서 호흡을 참기보다는 꾸준히 숨을 들이마시고 내쉬면서 호흡 패턴을 유지할 수 있도록 한다. 결국 스쿼트로 앉은 상태에서 편안해질 수 있도록

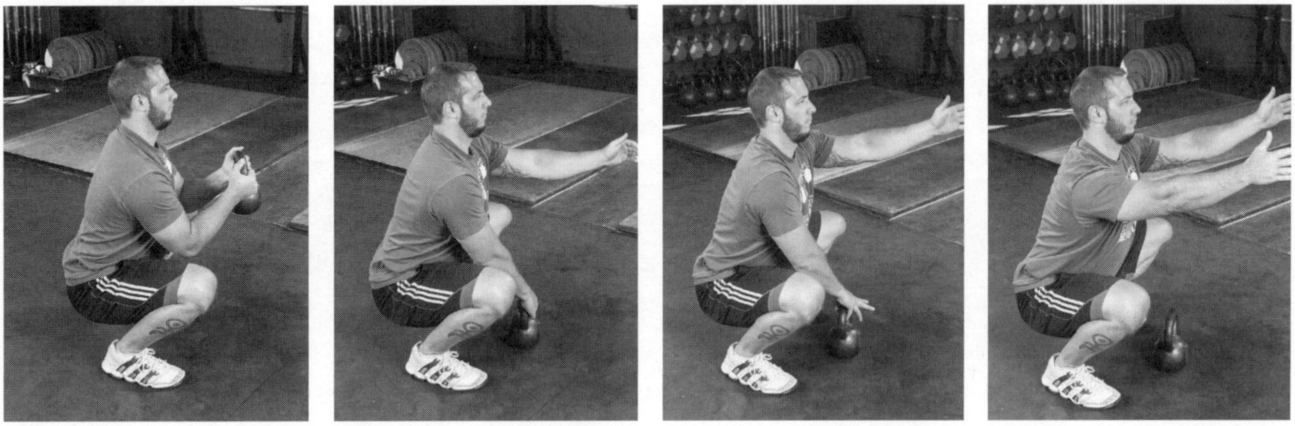

그림 11.54 자세를 더 견고하게 만들기 위해서 천천히 중량을 아래로 내려놓으면서 손을 뗄 수 있도록 한다.

자세를 개선해야 하는 것이다.

- 네발기기 자세에서 스쿼트 자세로 전환해서 중량을 내려놓는 동작을 3~4번씩 1~3세트 진행하자.

클러스터 세트 활용

- 네발기기 스쿼트 동작 2~4라운드, 그리고(혹은) 둔근 혹은 고관절 굴곡근 근처에 SMR을 20~30초 정도 대신해서 진행할 수 있다.

중량 스쿼트로만 균형 상태 확인하기: 앞에서 언급한 두 가지 가이드라인(안정적인 척추와 발 상태)만 만족시킬 수 있다면, 발끝이 정면을 향하고 스탠스가 좁은 것은 크게 중요하지 않다는 것을 기억하자. 그러나 만약 스탠스를 좁히고 발끝을 정면으로 한 상태에서 스쿼트 균형 상태를 확인하고 싶다면, 이 동작이 도움이 될 수 있다.

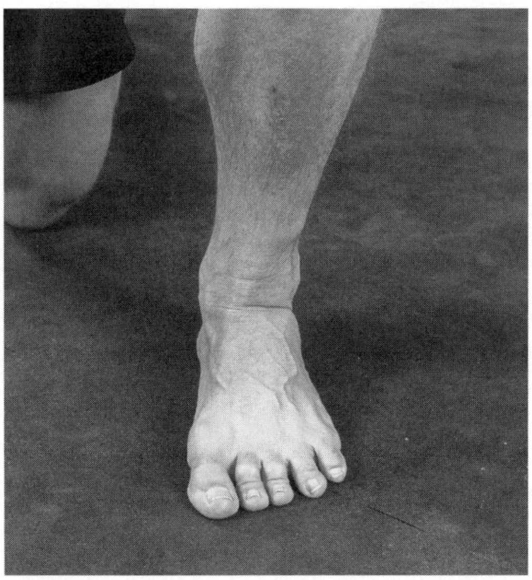

그림 11.55 발이 스쿼트 기초가 되는 부분이다. 그렇기 때문에 이 발이 구부러지거나 한쪽으로 무너지기보다는 넓게 평평하게 퍼진 상태로 있어야 한다. 발가락을 세게 바닥을 누르면서 평평한 상태를 유지해야 한다.

시작 자세

- 발가락을 들어서 넓게 벌려서 바닥을 평평하고 강하게 누르면서 3개 지점(엄치 발가락, 새끼발가락, 뒤꿈치)이 바닥에 닿을 수 있도록 한다(발가락이 접혀서는 안 된다)(그림 11.55).
- 무릎은 살짝 굽힌다.
- 골반을 당겨서 중립 상태로 만든다.
- 숨을 내쉬면서 갈비뼈 아래 부분을 당겨 복부와 정렬시킨다. 이런 상태에서 상체를 길게 세워줄 수 있도록 한다.
  - 이렇게 하면 골반저근과 횡격막이 서로 마주본 상태가 되지만, 등 상부 부분을 신전시키면서 몸은 여전히 길게 편 상태가 될 수 있다.
- 플레이트, 덤벨, 케틀벨 혹은 다른 도구를 몸에서 대략 20cm 정도 떨어지도록 붙잡고 몸의 균형 상태를 잡을 수 있도록 한다.

실행

- 몸 앞쪽에 중량을 잡고 있는 상태에서, 골반, 허리 그리고 발의 처음 자세가 무너지지 않는 상태에서 엉덩이를 살짝 뒤로 움직인다.
- 여기에서 두 가지 가이드라인을 충족시키고, 고관절, 무릎 그리고 발목을 자연스럽게 접으면서 수직 방향으로 최대한 깊게 스쿼트를 하면서 앉는다. 편안한 범위 내에서 스쿼트를 깊게 한다(그림 11.56).
  - 동작을 진행하는 동안 계속 발가락으로 바닥을 세게 누른다(특히 엄지발가락).

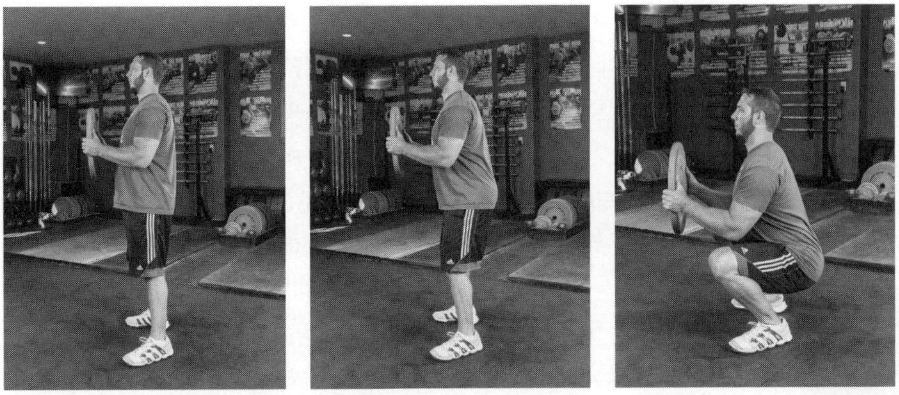

그림 11.56 중량을 이용한 스쿼트는 스쿼트 깊이와 자세를 배우기에 아주 좋은 동작이다.

  - 무릎은 자연스럽게 굽혀야 하며, 무릎은 두 번째 발가락 혹은 중간 발가락을 따라서 움직일 수 있도록 해야 한다.
  - 등 상부는 최대한 길게 펴줄 수 있도록 한다.
- 그러고 나서 그대로 수직으로 일어선다.
  - 무릎이 앞으로 나와도 된다. 발바닥이 평평하고 안정적인 상태를 유지하고, 고관절, 무릎, 그리고 발목을 자연스럽게 접으면 다리에 안전하게 힘이 분산될 것이다. 그리고 다리로 지면을 제대로 밀어내는 방법을 알려줄 것이다. 우리는 여기서 고관절을 주로 쓴다거나, 무릎을 주로 쓴다거나 하는 그런 얘기를 하려는 것이 아니다. 이 훈련을 진행하면서, 단순히 우리는 엉덩이가 몸통 아래 위치한 상태에서 다리를 제대로 사용하는 데 집중하는 것이다. '말 그대로 다리를 제대로 사용하는 부분에 집중하는 것이다.'
  - 무릎은 발 중간 부분을 따라서 자연스럽고 부드럽게 접혀야 한다. 무릎이 심하게 안쪽으로 무너진다면, 일반적으로 바닥에 안정적으로 접촉되어 있던 발 바깥쪽 부분이 지면에서 떨어지게 될 것이다. 그렇게 되면 스쿼트에서 우리가 지켜야 하는 가이드라인 둘 중 하나를 지킬 수 없게 되는 것이다. 어느 정도가 심한 것일까? 무릎이 안쪽으로 무너지는 문제는 벗윙크 문제만큼이나 뜨거운 토론 주제이다. 마찬가지로 상황에 따른다고 볼 수 있다. 그냥 아주 간단하게 정리하자면, 움직임이 일어나는 동안 발을 움직이지 않고 넓게 벌려서 바닥에 접촉시킨 상태를 유지해야 한다. 그리고 무릎은 발의 중앙 부분을 따라서 자연스럽게 접을 수 있어야 한다. 일반적으로, 만약 움직임이 발생하는 동안 양쪽 무릎이 다른 방향으로 일탈하지 않고 모두 발 중앙 부분(첫 번째 혹은 두 번째 발가락 부근)을 따라서 접을 수 있다면, 크게 문제가 될 것은 없다. 만약 스쿼트를 하는 동안에, 무릎이 접히는 방향이 달라지면서 한쪽 혹은 양쪽 무릎 슬개골이 엄지발가락보다 안쪽에 있게 된다면, 자세를 교정할 필요가 있다. 이 부분을 교정하는 것은 단순히 부상

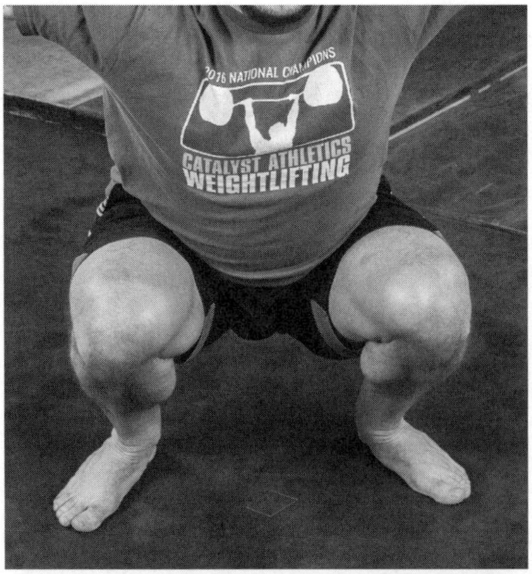

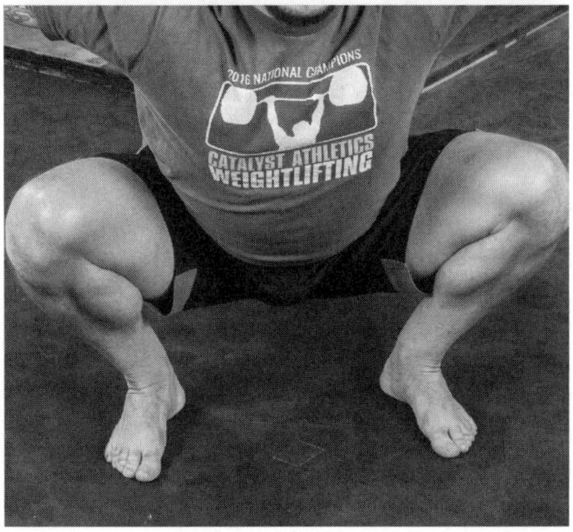

그림 11.57 첫 번째 사진은 무릎이 안쪽으로 무너지면서 발 바깥쪽이 지면에서 떨어지는 모습이다. 이런 자세는 다리로 지면을 밀어내면서 큰 힘을 만드는 것을 더욱 힘들게 만든다. 두 번째 사진은 무릎을 너무 바깥쪽으로 많이 밀어내는 모습이다. 이렇게 되면 사진에서처럼 발 안쪽이 바닥에서 떨어지게 된다. 이런 자세에서는 무게를 든 상태에서 스쿼트를 하는 것이 힘들며, 무릎에서 자연스럽지 못한 회전력이 발생하게 된다. 그리고 더 큰 힘을 만들어낼 수 있다는 근거도 없다. 자연스러운 스쿼트 자세는 발 중앙 부분을 따라서 자연스럽게 무릎을 접을 수 있어야 한다.

방지 차원보다는 퍼포먼스 향상이라는 측면에서 필요한 것이다. 이 사례에서는 아주 단순한 큐를 통해서 자세 교정을 할 수 있다. "무릎이 발 위로 오게 하세요." "무릎을 발 가운데 방향으로 접으세요." "무릎을 두 번째 발가락을 따라서 접으세요." 당신 스스로 큐에 대한 새로운 아이디어를 낼 수도 있다. 이런 큐에 대한 논리를 함께 설명해주는 것도 좋다. 단지 "무릎이 안으로 무너지면, 다칠 수도 있어요."라고 큐를 주기보다는 "만약 무릎을 발끝을 향하도록 해서 접게 되면, 지면을 더 세게 밀어주면서 큰 힘을 만들어낼 수 있습니다."라고 큐를 줄 수도 있다.

- 아마 당신은 경험이 많은 엘리트 선수들조차 스쿼트를 하는 동안에 무릎이 안쪽으로 무너지는 모습을 사진이나 영상을 통해서 본 적이 있을 것이다. 이런 경우는 대부분, 방향이 전환되고 스쿼트 가장 아래 구간을 벗어나서 일어날 때 무릎이 안쪽으로 움직이는 것이다. 이런 현상이 일어나는 이유는 몇 가지가 있지만 증명된 것들은 하나도 없다. 하지만 이런 부분을 항상 함께 토론해보는 것은 유익한 일이다. 몇 가지 내용을 소개하겠다.
  1. 스쿼트 가장 아래 구간에서 방향 전환을 하면서 일어설 때 대내전근Adductor Magnus을 강하게 사용하면서 무릎이 안쪽으로 이동하는 것이다. 대내전근은 스쿼트 가장 아래 구간에서 고관절을 신전시킬 때 강력하게 사용된다. 동시에 고관절 내전근으로 사용되기도 한다. 그래서 이런 현상이 발생하는 것일 수도 있다.
  2. 둔근에서 신장 반사가 일어나면서 반사적으로 무릎이 안쪽으로 이동할 수도 있는 것이다. 대퇴골 내회전 + 굴곡되면서 둔근이 늘어나게 되고, 그러면서 대퇴골 외회전 + 신전을 위한 탄성을 가진 반동이 생길 수도 있는 것이다.
  3. 무릎이 안쪽으로 이동하게 되면 대퇴골 굴곡 + 내전 + 내회전이 일어난다. 그러면서 고관절의 가동성이 감소할 수 있다. 그래서 그 순간에 구조적인 안정성을 확보하기 위해서 필수적으로 고관절이 반사적으로 접히는 현상이 발생할 수 있다.
- 너무 과도하게 무릎을 새끼발가락을 향해서 밖으로 밀어도 역시나 좋지 못한 스쿼트 움직임이 발생할 수 있다(그림 11.57).

■ 이렇게 무릎을 너무 밖으로 밀면, 엄지발가락이 들리거나, 발 안쪽이 들리면서 발 바깥쪽으로 발이 무너질 수도 있다. 이렇게 되면 우리가 앞에서 배운 두 가지 가이드라인 중에 하나인 안정적

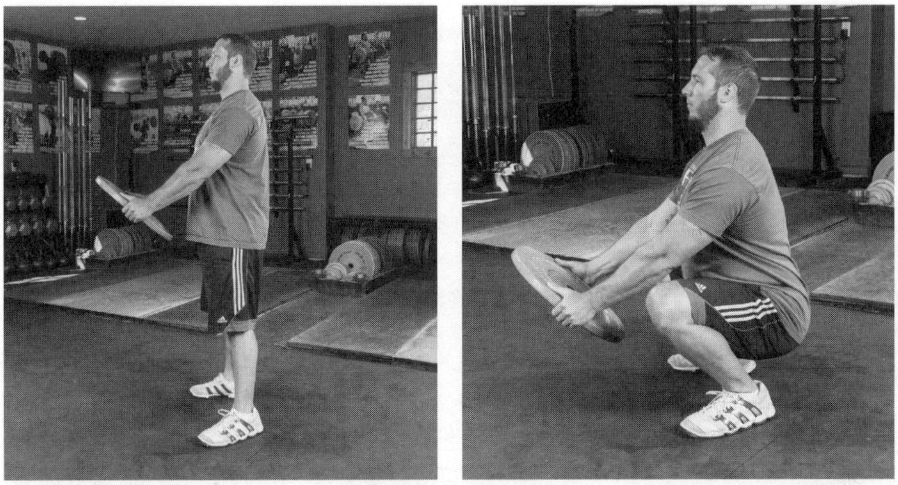

그림 11.58 아래 방향으로 중량을 들고 있으면 리프터가 스쿼트 깊이에 집중하는 데 조금 더 수월해질 수 있다.

이고 균형 잡힌 발 상태가 충족되지 못하는 것이다. 게다가 이런 동작은 스내치 혹은 클린과 같은 역동적인 움직임을 힘들게 만든다. 마지막으로, 이런 자세는 정강이와 대퇴골이 같은 방향으로 움직이지 않고 있기 때문에 무릎에 좋지 못한 회전력을 가해줄 수도 잇다. 다시 말하지만, 고관절, 무릎 그리고 발목은 자연스러운 방향으로 접혀야 한다.

- 무릎 움직임 추가
  - 스플릿 스쿼트와 한쪽 무릎을 꿇은 상태에서 발목을 움직였던 것처럼, 발을 바닥에 고정시킨 상태에서 발목 움직임에 집중할 수도 있다. 발가락을 들어서 발 중앙 부분을 안정적으로 만들어주고 발가락을 넓게 벌려서 바닥에 닿도록 한다. 그렇게 해서 발 전체가 평평하게 안정적으로 바닥에 닿도록 하는 것이다. 만약 역도화를 신고 있는 경우는, 당연히 발가락을 넓게 펼 수가 없다. 하지만 스쿼트를 하는 동안에 적극적으로 엄지발가락으로 세게 바닥을 누를 수는 있다.
  - 엄지발가락으로 바닥을 세게 눌러준 상태를 유지할 뿐만 아니라, 뒤꿈치(뒤꿈치 안쪽 포함) 전체로도 바닥을 눌러주고 있는 느낌을 받아야 한다.
- 약간 아래로 향한 각도로 중량을 들고 있어도 된다. 이때 어깨 그리고 등 상부에서 약간 거리를 유지한다(그림 11.58).
- 5~8번씩 1~3세트 진행하며 필요한 경우라면 더 많이 진행할 수도 있다. 좀 더 가벼운 무게를 사용해서 복근에 더 힘이 들어간 상태를 만들 수도 있다.
- 스쿼트 아래 구간에서 편안한 자세로 1~2초 정도 버틴다. 그리고 깊고 강한 호흡도 몇 번 한다.

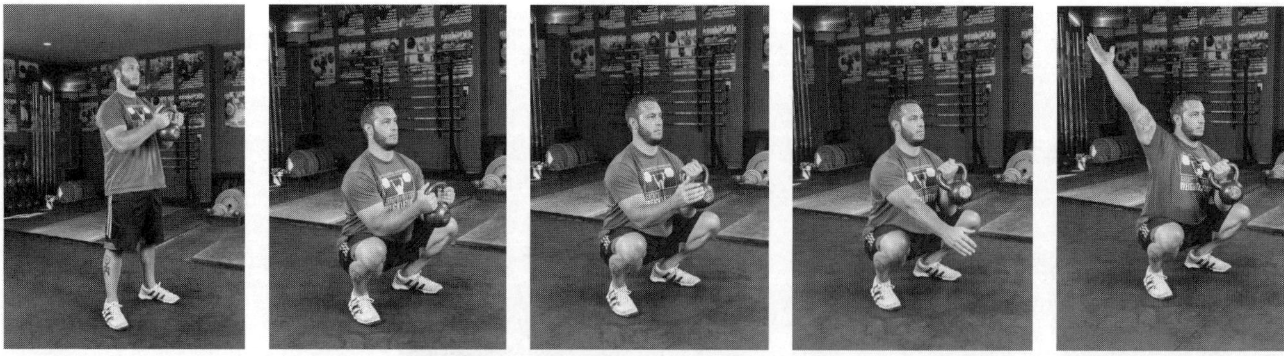

그림 11.59 중량을 이용한 스쿼트 자세에서 견갑대 움직이기

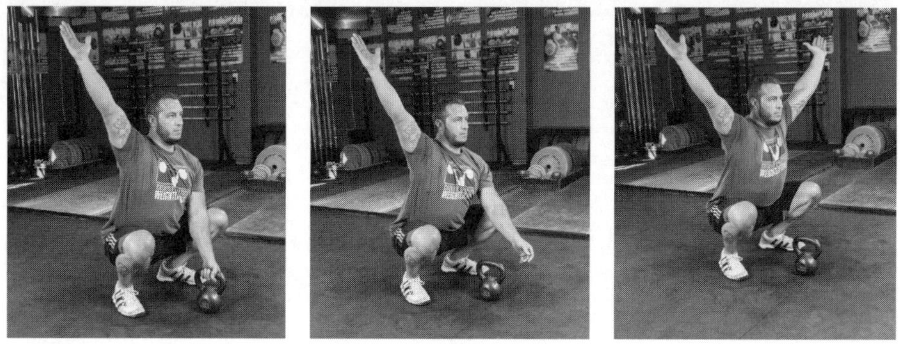

그림 11.60 스쿼트 자세에서 중량을 내려놓으면서 견갑대 움직이기

견갑대 움직임 추가하기: 여기서는 앞에서 배운 오버헤드 동작을 실제 스쿼트 동작에 추가해서 통합적으로 움직이는 것이다.

실행

- 발의 3개 지점이 바닥에 닿은 안정적인 상태를 만들어 중량을 들고 스쿼트를 한다. 고관절, 무릎 그리고 발목을 편안하게 접을 수 있도록 한다.
- 스쿼트 가장 아래 구간에서, 몸통을 최대한 길게 세우기 위해서 숨을 들이마시면서 등 상부를 신전시킨다. 머리끝에서부터 일자를 만들어준다는 생각을 하자.
- 동일한 스쿼트 자세를 유지한 상태로 천천히 중량을 한쪽 손으로 옮긴다. 이렇게 하면 한쪽 손으로는 오버헤드 동작을 할 수 있게 된다.
- 스내치 리시빙 자세를 만든다고 생각하고 견갑대를 움직인다(그림 11.59).
- 반대쪽도 동일하게 진행한다.
- 스쿼트 가장 아래 구간에서 다시 한쪽 손을 자유롭게 만들자.
- 위에서 설명한 대로 다시 자유로운 팔을 움직인다.
- 그러고 나서 동일한 자세를 유지하면서 천천히 중량을 바닥에 내려놓는다. 이때도 최대한 상체를 길게 늘인 자세를 유지하기 위해서 노력한다. 가능하다면, 현재 자세를 완전히 통제할 수 있을 때까지, 한 번에 손가락 하나

씩만 중량에서 떼도록 한다.

- 이후에 다른 손으로 동일하게 동작을 진행한다(그림 11.60).
- 한쪽에 5~6번씩 1~2세트 반복한다.

키포인트

- 움직임을 제대로 조절하면서 진행하면, 이 훈련은 복부 근육과 흉추 신전근을 상당히 많이 사용한다. 깊은 스쿼트 자세에서, 골반과 흉곽을 제대로 정렬시킨 상태라면, 등 상부와 견갑대를 사용할 수밖에 없다.

클러스터 세트 활용

- 네발기기 스쿼트 동작 2~4세트, 그리고(혹은) 둔근 혹은 고관절 굴곡근 근처에 SMR을 20~30초 정도 대신해서 진행할 수 있다.
- 누워서 다리를 90도로 만든 상태에서 견갑대를 움직이는 동작, 그리고(혹은) 광배근 혹은 흉추에 20~30초 SMR을 2~4세트 진행할 수도 있다.

오버헤드 스쿼트

지금까지 리시빙 자세에서 배우고 익힌 오버헤드 그리고 스쿼트 관련 내용을 이제 실제로 스내치 동작에 통합시키기 위해서 가동성을 안정화시키는 데 사용할 것이다.

통합: 뒤꿈치를 들어 올린 혹은 그렇지 않은 상태에서 오버헤드 스쿼트

이전에 진행한 훈련들은 리프터의 오버헤드 스쿼트 자세를 개선하는 데 잘 사용될 수 있다. 스내치 그립 푸시 프레스에서 배운 내용과 순서대로 오버헤드 스쿼트를 시작할 수 있다. 중량을 오버헤드 자세로 들고 있는 이 상황에서 명심해야 할 몇 가지 중요한 개념이 있다.

- 서서 오버헤드 자세를 만들었을 때, 몸통과 어깨의 자세는 스쿼트로 앉은 자세와 최대한 비슷해야 한다. 다르게 설명하자면, 만약 스내치 그립의 오버헤드 자세의 사진을 찍어서 흉곽 윗부분까지 잘라봤을 때, 현재 리프터가 서 있는 상태인지, 스쿼트로 앉아 있는 상태인지 구분할 수 없어야 한다. 서 있는 상태든, 스쿼트로 앉아 있는 상태든 자세가 오버헤드 상체 자세와 동일해야 한다는 것이다. 오버헤드 스쿼트에서 움직이는 부분은 고관절, 무릎 그리고 발목밖에 없다. 그리고 이 부분에 집중해야 하는 것이다. 어깨가 앞쪽 혹은 뒤쪽으로 이동해서는 안 된다. 그리고 바벨 역시 앞쪽 혹은 뒤쪽으로 밀려서는 안 되며, 몸통의 각도와 척추의 만곡도 거의 동일하게 유지되어야 한다(그림 11.61).

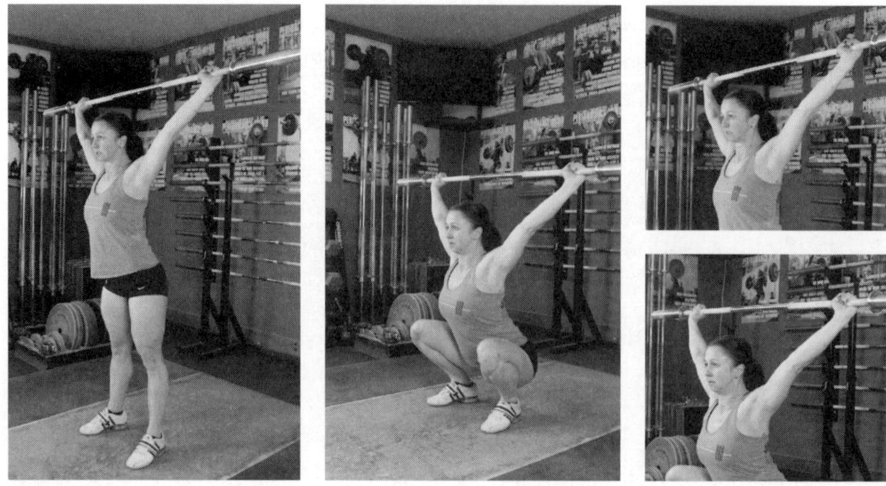

그림 11.61 서 있거나 스쿼트로 앉아 있을 때나 항상 몸통과 어깨 자세는 동일하게 보여야 한다.

- 원하는 스내치 자세로 바벨을 받기 위한 움직임 패턴에서 위 가이드라인은 중요하다. 오버헤드 스쿼트의 경우는 여러 관절의 가동성과 안정성 간의 균형 상태를 요한다는 것을 고려한다면 상당한 집중력과 연습이 필요하다. 그리고 많은 사람들이 어렵게 느끼기도 한다.
  - 그래서 코치나 선수들은 오버헤드 스쿼트를 연습할 때 뒤꿈치를 들어 올리는 동작을 포함시킬 수도 있다. 이렇게 하면 선수들의 균형 상태가 더 좋아지며 하체에서 발생할 수 있는 움직임 제한이 감소하게 되는데 이 상태에서 동작의 역학과 자세를 반복해서 연습할 수 있게 되는 것이다. 이 연습은 역도화를 신고도 할 수 있으며, 맨발로 진행할 수도 있다. 이렇게 뒤꿈치를 들어서 연습하게 되면 리프터가 동작을 진행하는 것이 수월해지며, 리프터가 원하는 자세에 익숙해지고 능숙해지게 되면서 뒤꿈치를 들어 올린 자세를 조금씩 제거하는 것이다.
- 오버헤드 스쿼트 자세로 앉으면서도, 바벨을 충분히 밀어주면서 서 있을 때 오버헤드 자세와 완전히 동일하게 유지할 수 있도록 한다.
- 역도화를 신고 있든, 맨발로 있든, 뒤꿈치 중앙 부분과 엄지발가락으로 세게 바닥을 누르고 있는 상태를 유지하자.
- 몸통과 어깨 그리고 목 자세는 스쿼트를 하고 앉을 때 바뀌어서는 안 된다.

움직임에 대한 토론: 오버헤드 움직임에서 어느 정도가 상부승모근이 지나치게 많이 개입된 것일까? 이 부분에 대한 질문은 항상 많다. 이 질문에 대해서는 오버헤드 움직임에 대한 견갑대의 역학 원리를 설명하면서 간단히 답변을 해보겠다. 그리고 관련 근육을 균형 있게 사용하는 데 도움이 될 수 있는 간단한 훈련을 설명하겠다.

건강한 어깨로 오버헤드 자세를 만들면, 팔(상완골)이 먼저 올라가게 된다. 대략 90~120도 사이에서 견갑대가 전인, 상승, 상방 회전 그리고 후방 경사를 만들면서 팔을 들어 올리는 데 필요한 나머지 60~80도를 만들게 되는 것이다. 이런 견갑대의 움직임은 완전한 오버헤드 자세를 만드는 데 있어서 중요하다. 이런 움직임을 측정하거나, 견갑대가 정확한 타이밍에 맞게 움직이는지 확인하려고 하지 말자. 이렇게 우리가 정확하게 특정하고 확인하려는 것이 쉽지 않으며, 정확한 타이밍이라는 것에도 기준이 존재하지 않는다.

동일한 큐에 대해서 선수들은 제각각 다르게 반응하기 때문에, 어깨 자세나 움직임에 대한 동일한 마법같은 큐는 존재하지 않는다. 어깨 관절이나 견갑대 관련해 특정 근육을 언급하려는 것도 아니다. 어깨는 다양한 근육들이 서로 함께 기능적으로 작용하는 것이다. 단지 하나의 근육에 대해서만 얘기를 하는 것은 오히려 혼란을 야기할 수도 있다.

그럼에도 불구하고, 상부승모근은 이런 근육들 중에서 가장 많이 언급되는 근육이다. 아주 간결하게 말하자면, 상부승모근은 오버헤드 자세에서 반드시 사용해야 하는 근육이다. 상부승모근을 사용하는 것이 잘못된 것이 아니라, 오버헤드 자세를 만들 때 당연히 사용되는 근육이다. 견갑대가 전인, 상승, 상방 회전 그리고 후방 경사로 움직이는 데 관여한다. 사실, 견갑대 면에서의 움직임(하부승모근 운동인 'Y' 만들기)에서 상부승모근이 최대로 활성화된다라고 밝혀졌다. 보통 Y 만들기 동작을 하는 이유가 하부승모근을 발달시키고 선수들이 슈러그 동작이나 상부승모근을 사용하는 것을 피하게 하기 위한 것인데, 오히려 이 동작에서 상부승모근이 많이 쓰인다는 사실은 재미있는 부분이다.

지금 우리는 이제 오버헤드 자세에서 무게를 지탱하기에 효과적인 자세가 있다는 것을 알고 있다. 하지만 특정 근육이 문제가 된다라고 생각하고 지적하는 것은 혼란을 야기할 수 있다. 왜냐하면 문제가 된다고 생각하는 근육이 오히려 우리가 원하는 자세에서 큰 기여를 하고 있기도 하기 때문이다.

보통 액티브 숄더Active Shoulder라는 큐를 줄 때 이 부분을 상완골두를 앞으로 그리고 위로 이동시키고 바벨을 몸을 지나서 미는 동작이라고 잘못 해석하고 받아들이는 경우가 있다. 스쿼트를 하면서 앉을 때, 바벨의 위치를 유지하기 위해서 몸통은 앞으로 약간 기울게 된다. 그림 11.62에서 볼 수 있듯이, 바벨은 결국은 우리가 가르친 대로 발 중앙 부분에 오고 있다. 그러나 이렇게 바벨의 위치를 이동하는 과정에서 바벨을 안정적으로 지탱해줄 수 없는 구조의 오버헤드 자세가 된다.

이제는 그림 11.62와 그림 11.63을 비교해보자. 그림 11.63에서는, 적극적으로 슈러그 동작을 하고 있으며, 상부승모근도 사용하고 있다. 그러나 그림 11.62와는 너무 다르게 보인다. 이 자세에서는 스쿼트를 할 때, 상완골두가 앞으로 튀어나오지도 않았으며, 바벨도 등 상부, 엉덩이 그리고 발 중앙 부분에 고정되어 있다. 골프공이 골프공 티 위에 안정적으로 놓여 있는 것이다. 이것이 우리가 액티스 숄더를 가르치는 방식이다. 골프공이 골프공 티 위에 안정적으로 위치한 것처럼 상완골두가 안정적으로 위치한 상태에서 적극적으로 팔을 밀어주면서 슈러그 동작을 해주는 것이다. 좀 더 쉬운 동작으로 이해하기 위해서 측면으로 누워서 견갑대를 이용한 동작으로 돌아가보자.

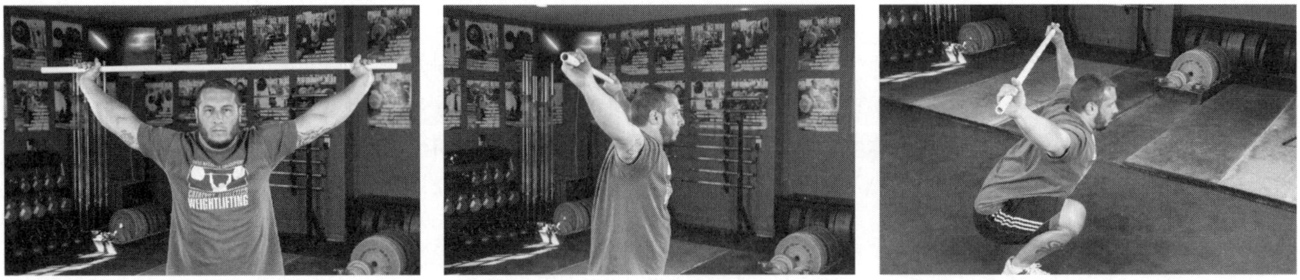

그림 11.62 사진에서의 자세는 어깨 앞쪽이 앞으로 튀어나와 있고, 바벨을 너무 뒤로 밀어내고 있다.

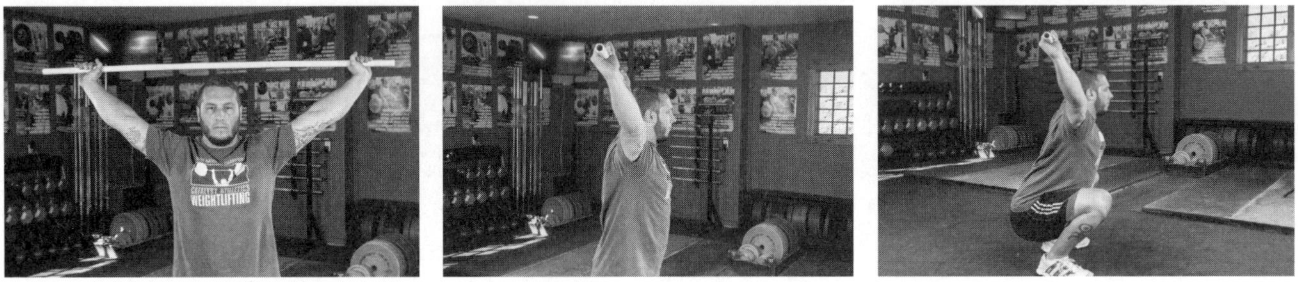

그림 11.63 어깨를 흉곽과 정렬시킨 상태이며 견갑대를 움직여서 바벨을 밀어주고 있다.

바벨을 이용한 훈련을 하는 동안에 사용되는 모든 근육을 완벽하게 균형 잡힌 상태로 사용하는 것은 힘들다. 이 장에 나오는 다양한 오버헤드 훈련을 통해서 개별적인 근육들 자세에 대해서 한번 고민해보자.

움직임에 대한 토론: 내회전. 앞에서 언급한 내용과 비슷하다. 단순히 내회전 자체를 나쁘게 볼 수는 없다. 오버헤드 스쿼트 동작에서 내회전 움직임 자체만 가지고 잘못된 것이라고 생각하는 것은 최적의 자세와 어깨와 바벨 간의 위치에 대해서 제대로 이해하지 못해서일 수 있다. 그림 11.64의 내용이 우리가 일반적으로 쉽게 볼 수 있는 자세이다.

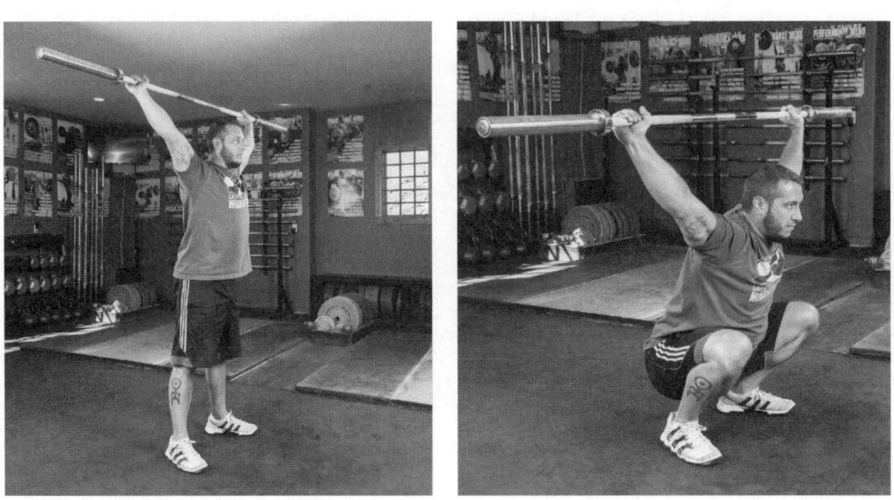

그림 11.64 내회전 보상 작용으로 인해서 동일한 오버헤드 자세를 유지하지 못하고 있다.

앞 사진의 자세에서는, 서 있을 때 오버헤드 자세와 스쿼트에서의 오버헤드 자세가 다르다. 두 번째 사진에서의 자세는 단순히 내회전된 것이 문제가 아니다. 대부분은 더 깊은 스쿼트 자세를 만들려는 과정에서 균형을 잡으려고 하다 보니 어깨와 몸통에서 최적의 자세가 나오지 못한 것이다.

상부승모근에 관한 토론 내용에서 이미 얘기했듯이, 단순히 과도하게 외회전을 하라고 말하기보다는 무게를 안정적으로 지탱할 수 있게 상완골두가 제자리에 있을 수 있는 상태를 만드는 것이 훨씬 수월하다. 다시 말하지만, 오버헤드 스쿼트를 시작하고 끝낼 때까지 계속 동일한 자세를 유지할 수 있도록 다양한 오버헤드 자세를 시도하고 경험해보는 것이 좋다(그림 11.65~11.67).

통합: 뒤꿈치를 든 혹은 들지 않은 상태에서의 프레싱 스내치 밸런스

스내치 밸런스 동작들은 스내치 리시빙 자세를 연습하기에 아주 좋은 방법이다. 스내치 동작에서 풀 동작을 제외시키면서 선수들은 바벨을 받는 동작에만 집중할 수 있는 것이다. 만약 리프터가 여전히 스내치 동작을 연습하고 발전시키는 과정이라면, 내려가는 속도를 천천히 해서 연습하는 것이 좋다. 프레싱 스내치 밸런스 동작이 그 동작들 중에 하나이다.

시작 자세

- 자신의 스쿼트 스탠스로 선다.

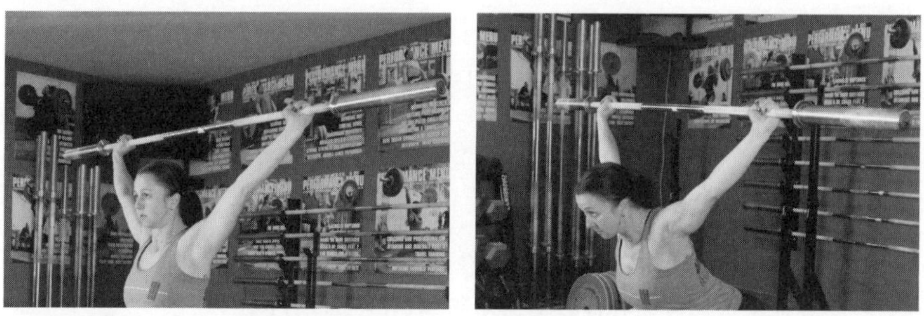

그림 11.65 어떤 사진이 리프터가 서 있는 자세이며 스쿼트로 앉아 있는 자세인지 말할 수 있겠는가? 아마도 구분하기 굉장히 쉬울 것이다.

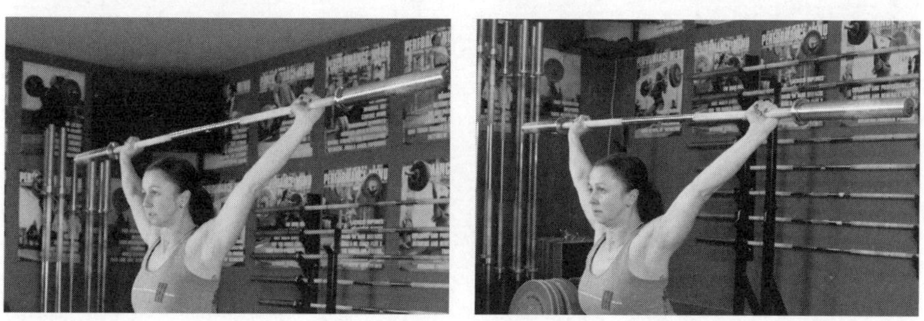

그림 11.66 이번에도 어떤 사진이 리프터가 서 있는 자세이며 스쿼트로 앉아 있는 자세인지 말할 수 있겠는가?

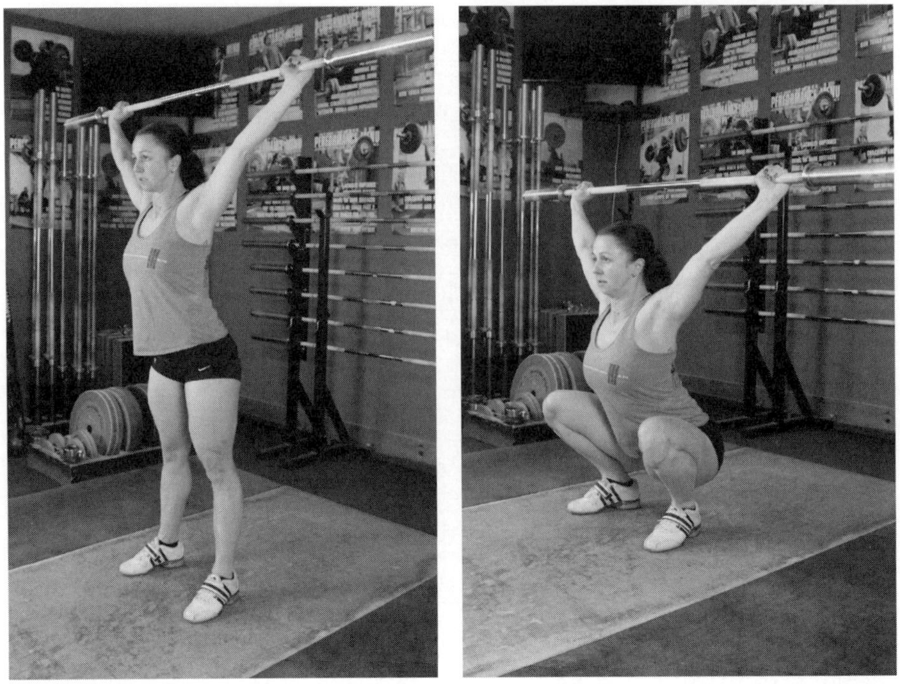

그림 11.67 여기 사진에서 볼 수 있듯이, 서 있을 때 오버헤드 자세와 스쿼트로 앉았을 때 오버헤드 자세가 거의 동일하다.

- 바벨이나 막대기를 목 뒤에 위치시킨 상태에서, 오버헤드 스쿼트를 할 때처럼 몸통 자세를 만든다. 중립 자세를 만들고 엉덩이를 어깨 밑에 위치시키기 위해서 약간 숨을 내쉬면서 자세를 정렬한다. 흉곽 아래쪽과 골반의 위쪽이 서로 마주보고 있어야 한다. 이 자세를 더 강하게 유지하기 위해서 숨을 들이마시면서 공기를 아래로 눌러서 등 상/하부 쪽으로 보내준다.

실행

- 천천히 바벨 아래로 몸을 이동시키면서 프레스 동작을 한다. 이때 몸통의 자세와 각도는 처음과 동일하게 유지한다(그림 11.68).

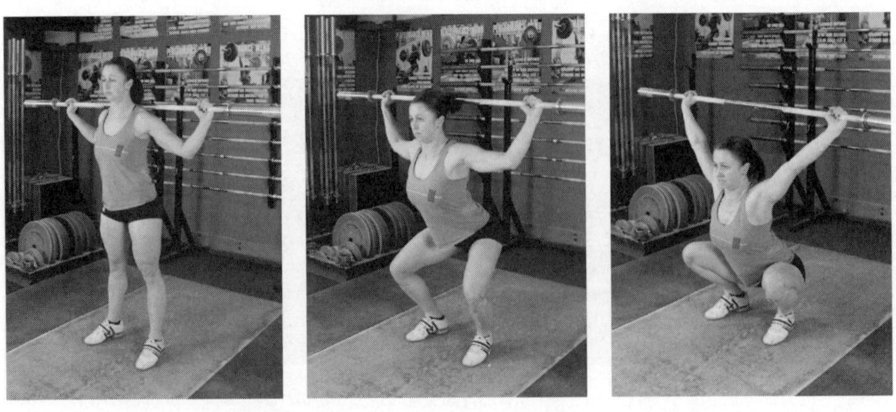

그림 11.68 프레싱 스내치 밸런스

- 프레스 동작을 하면서 내려갈 때, 흉요추 접합부 부분에서 과신전이 일어나며, 어깨 앞부분이 앞으로 튀어나오려고 할 수도 있다.
- 바벨은 바로 귀 뒤쪽에 있어야 하며, 척추의 만곡도 동일하게 유지되어야 한다.
- 리프터가 스쿼트 가장 아래 구간에 도달할 때 팔꿈치도 동시에 락아웃이 되어야 한다. 바벨을 위로 밀어주는 동작과 반대로 몸을 아래로 눌러주는 부분에 집중하자. 바벨의 높이는 거의 동일하게 유지되어야 한다.
- 내려갈 때 강하게 숨을 내쉬거나 들이마셔보고 스쿼스 가장 아래 구간에서 동작을 멈춰보기도 하자. 자신이 원하는 자세에 대한 가동성과 안정성 간의 균형 상태에 적합한 호흡을 찾기 위해서 다양하게 시도하고 익히도록 하자.
- 편안한 자세를 만들기 위해서 필요하다면, 플레이트를 뒤꿈치에 놓고도 한번 해보자(이미 역도화를 신고 있다고 하더라도). 초보자에게는 이렇게 뒤꿈치를 올려서 진행하는 것이 상당히 도움이 될 수 있다.

통합: 히빙 스내치 밸런스 & 스내치 밸런스

지금까지 최적의 스내치 리시빙 자세를 만들기 위한 훈련을 해왔기 때문에, 이제는 좀 더 역동성과 스피드 요소를 추가해서 훈련을 진행하려고 한다. 이때 움직임들은 더욱 자동적이고 반사적으로 나오기 시작한다.

뒤꿈치를 든 상태 혹은 들지 않은 상태에서의 히빙 스내치 밸런스. 이 동작은 발을 움직이는 데 있어서 실수를 최소화할 수 있도록 한 상태에서 역동적인 딥과 드라이브 동작을 추가한 것이다.

시작 자세

- 자신의 스쿼트 스탠스로 발을 위치시킨다.
- 바벨을 잡고 스내치 그립 비하인드 넥 자세를 만든다.

실행

- 스내치 푸시 프레스를 할 때처럼 딥과 드라이브 동작을 진행한다. 그러나 바벨을 위로 밀기보다는 이전 동작처럼 몸을 아래로 눌러서 이동하는 데 집중한다.
- 팔로도 바벨을 밀어내면서 오버헤드 스쿼트 자세로 앉는다.
- 오버헤드 스쿼트와 프레싱 스내치 밸런스에서의 가장 낮은 자세와 동일하게 앉을 수 있도록 한다(그림 11.69).

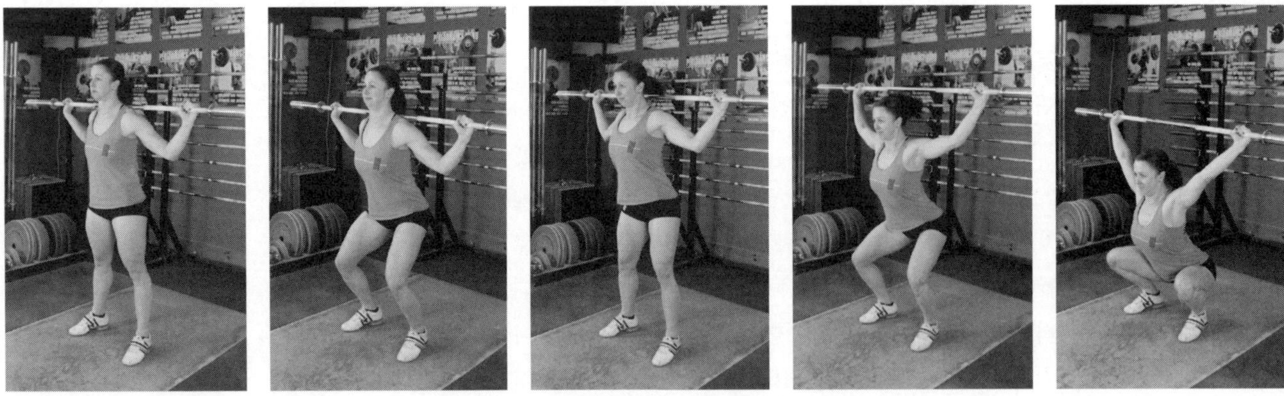

그림 11.69 히빙 스내치 밸런스는 동적인 동작인 딥과 드라이브를 추가한 것이다.

정상적인 스내치 밸런스. 이 동작은 반사적으로 우리가 앞에서부터 반복적으로 연습해왔던 오버헤드 자세와 스쿼트 자세를 리프터가 만드는 것이다.

시작 자세

- 풀 스탠스와 동일하게 발을 위치시킨다.
- 스내치 그립 비하인드 넥 자세로 바벨을 잡는다.

실행

- 히빙 스내치 밸런스 동작과 동일하게 딥과 드라이브 동작을 하면서 바벨을 향해서 펀치를 날리면서 세게 밀어준다.
- 바벨을 받기 위해서 발을 들어서 이동시키면서 스쿼트 스탠스로 선다.
- 완전한 스내치 동작처럼 발이 바닥에 닿는 타이밍에 팔꿈치가 락아웃되어야 한다.
- 푸시 프레스 동작과 오버헤드 스쿼트 동작을 동시에 할 때 실수가 많이 발생한다. 만약에 자신감을 가지고 바벨을 향해서 펀치를 날리면서 스쿼트

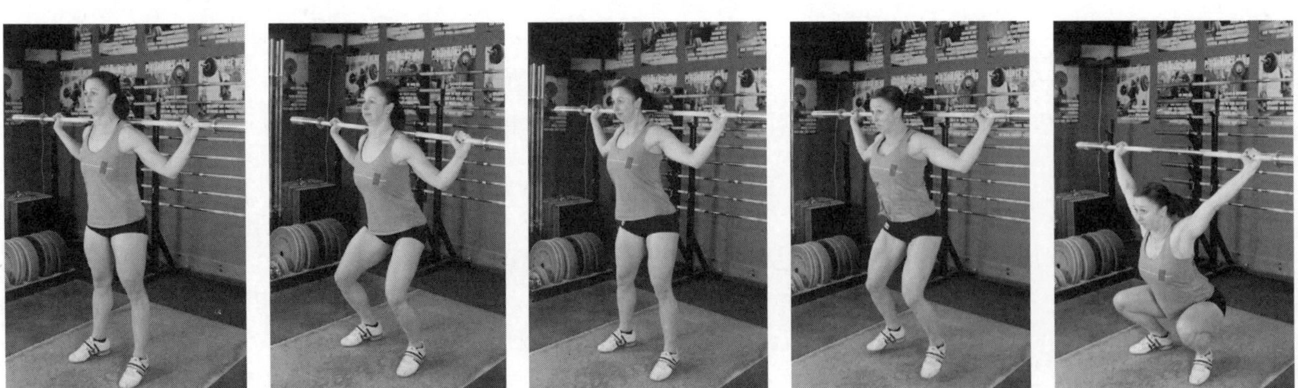

그림 11.70 스내치 밸런스는 스피드가 있는 히빙 스내치 밸런스 동작에 풀 동작의 스탠스에서 스쿼트 스탠스로 발을 움직이는 동작을 추가하는 것이다.

자세를 만들 수 없다면, 자신감이 충분히 생길 때까지 앞쪽에서 진행한 훈련들을 더 연습하는 것이 좋다.

- 스쿼트로 앉았을 때 스탠스는 앞쪽에서 진행한 테스트와 훈련들을 통해서 찾은 자신의 최적의 스탠스를 기반으로 해야 한다(그림 11.70).

통합: 스내치 그립 비하인드 넥 프레스를 뒤꿈치를 들어 올린 혹은 그렇지 않은 상태에서 진행하기

이 동작은 스쿼트로 앉은 상태에서 진행하는 난이도가 높은 동작으로 제일 마지막에 진행한다. 뒤꿈치를 드는 동작을 추가할 수도 있다. 이 연습을 하기 위해서, 그립을 풀지 않은 상태에서 팔꿈치를 바벨 아래 있도록 한다. 만약 리프터가 이 자세를 편안하게 느낀다면, 이 동작이 마지막 남은 흉추 상부의 신전을 가능하게 해줄 것이다. 만약 이 동작이 불편하거나 힘들다면, 앞에서 진행한 다른 흉추 신전 동작을 반복할 것을 추천한다.

자신의 스쿼트 스탠스로 서서 스쿼트를 하면서 앉는다. 이때 상체는 수직으로 곧게 세우는데 허리의 과신전을 막을 수 있도록 한다. 프레스를 한다는 생각 때문에 스쿼트로 앉을 때 상체가 앞으로 숙여지거나 허리가 신전될 수도 있기 때문이다. 스쿼트의 경우, 앞에서 진행한 중량을 이용한 스쿼트 동작처럼 균형 잡힌 상태를 생각하고 유지하면서 하체 관절(고관절, 무릎, 발목)을 접어줄 수 있도록 한다.

시작 자세

- 스쿼트로 완전히 앉은 상태에서 편안한 자세를 만든다.
- 고관절, 무릎 그리고 발목은 동시에 체계적으로 접히며 발 중앙에 중심이 동일하게 잡히는 것을 느낄 수 있어야 한다.
- 짧고 강하게 숨을 내쉬면서 자세를 잡는다. 아래 복부 쪽으로 숨을 들이마시면서 프레스를 할 때 안정적인 플랫폼 역할을 할 수 있도록 만든다.
- 완전한 풀 스쿼트 자세에서는 흉요추 접합부가 접히는 것이 더욱 힘들다. 그래서 이 부분을 이용해서 등 상부를 최대한 신전시키면서 몸통을 길게 만들려고 할 것이다. 팔꿈치를 바벨 바로 아래로 당겨주고 마치 머리 위에서 줄이 일자로 달려 있는 것 같은 자세를 만든다. 동시에 숨을 내쉬면서 우리가 원하는 부위에서 신전 움직임이 나올 수 있도록 해준다. 이 자세에서는 바벨과 어깨가 바로 엉덩이 위쪽에 위치할 수 있도록 해준다.

실행

- 깊게 숨을 들이마시면서 프레스 동작을 한다. 이때 어깨 자세는 서 있는 상태에서 스내치 그립 푸시 프레스 때와 동일해야 한다.
- 동일한 프레스 자세를 유지할 수 없다면, 아직 이 동작을 할 준비가 되지 않은 것이다. 뒤꿈치를 들어 올리게 되면 동작을 진행하는 데 도움이 될 수 있다(그림 11.71).

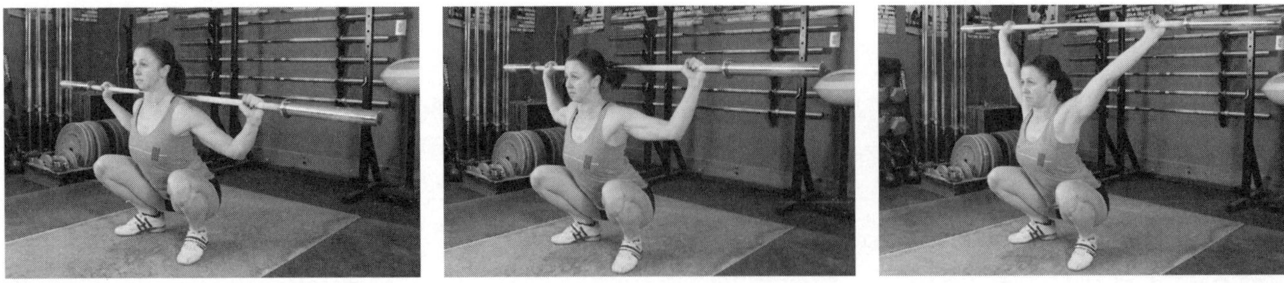

그림 11.71 스내치 그립 비하인드 넥 프레스는 난이도가 높은 동작이다.

통합: 톨 스내치

스내치 밸런스가 리프터의 등쪽에 무게를 위치시켜서 스피드 요소를 추가한 것이라면, 톨 스내치는 스내치 동작을 진행할 때 리프터 앞에 바벨이 있는 상태에서 바벨 아래로 빠르게 이동하는 부분에 집중을 하는 것이다. 이 동작은 빠르게 진행되며 무거운 무게로 진행하는 것은 아니다. 이 동작은 모든 리프팅 단계에서의 균형 상태를 향상시키는 데 도움이 된다.

시작 자세

- 똑바로 선 상태에서 풀 동작에서의 스탠스를 만들고 스내치 그립으로 바벨을 잡는다. 바벨을 잡은 팔은 편안한 상태로 펴고 있는다.

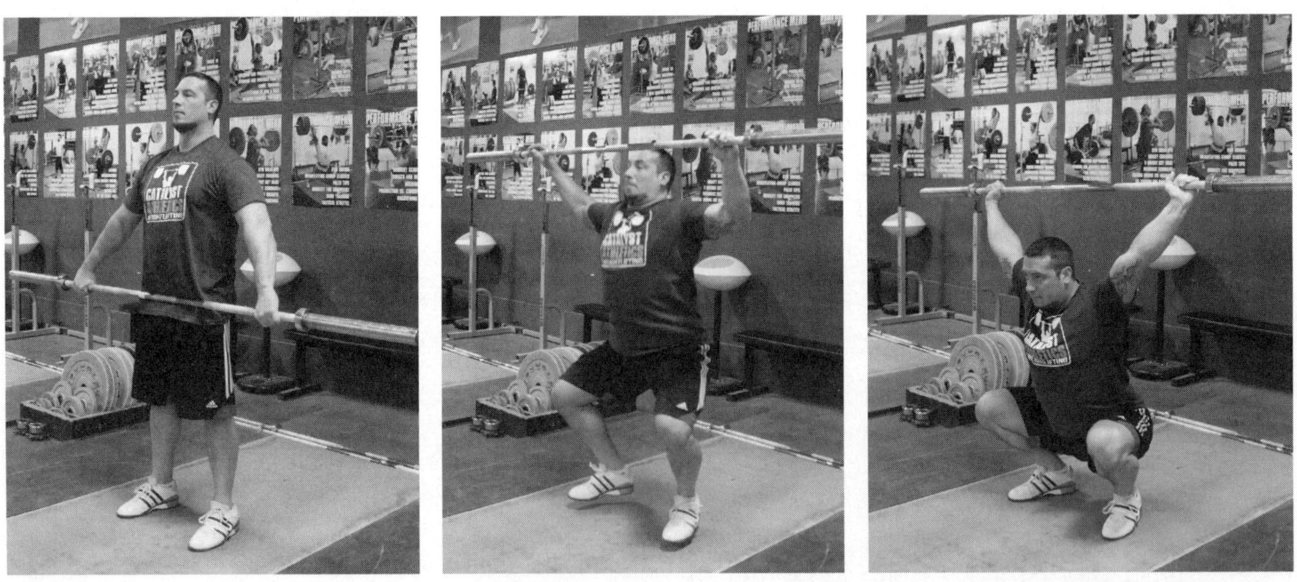

그림 11.72 톨 스내치를 통해서 리프터는 바벨을 당기면서 아래로 이동할 때 팔꿈치를 위쪽, 바깥쪽으로 당긴 상태를 유지하는 방법을 배울 수 있다. 그리고 풀 동작에서 완전히 고관절을 신전시킨 다음에 빠르게 스쿼트 스탠스를 만드는 법을 배울 수 있다.

실행

- 슈러그 동작으로 시작하면서 바벨을 당기면서 아래로 이동한다. 이때 고관절 무릎, 발목에서 역방향 움직임이 나오기보다는 그대로 접으면서 밑으로 내려가는 것이다.
- 안정적인 오버헤드 자세로 바벨을 받으면서 자신의 스쿼트 자세로 앉도록 한다.
- 바벨을 오버헤드 자세로 유지하면서 그대로 일어선다.
- 3~5번씩 몇 세트 진행한다(그림 11.72).

통합: 스내치

이제 훈련을 본격적으로 시작할 때이다. 완전한 스내치 동작에 필요한 모든 자세를 연습할 수 있는 도구와 이해력을 갖추게 되었을 것이다. 이 모든 것을 잘 활용해서 기술을 향상시키면 된다. 이제 많은 연습이 필요한 때이다.

■ CHAPTER 12

스내치 요약

'교정 운동'이 대단한 것은 근본적인 개념들을 이해하면 할수록 더 다양한 훈련 방법들이 나온다는 것이다. 스내치를 개선하기 위한 수많은 변형 동작들을 생각해내서 선수들에게 적용할 수 있다. 이것이 우리가 원하는 바이다. 당신이 진행한 평가와 검사를 이용해서 개선이 필요한 부분에 활용하며, 앞에서 다룬 스탠스, 스쿼트 역학, 오버헤드 역학, 그리고 흉곽과 골반의 위치 등과 관련된 개념들을 활용해서 연습을 진행하면 된다.

배운 개념과 동작들을 항상 통합해서 결국 스내치 개선에 도움이 되도록 해야 한다. 훈련 동작들 자체가 목적이 되는 것이 아니다. 이 동작들은 결국은 스내치와 클린앤저크 동작에 구체적으로 도움을 주기 위해서 활용되는 것이다. 그래서 만약 바닥에 등을 대고 누워서 갈비뼈가 위로 튀어나오지 않은 상태에서 팔을 머리 위로 들어 올릴 수 있다면, 아주 멋지다. 하지만 정말 중요한 것은 이렇게 진행한 동작이 결국은 바벨 리프팅 동작에 통합(활용)될 수 있어야 한다.

교정 운동 전략은 훈련에서 가장 아래 단계에 있는 것이다. 이 말은, 바벨 동작에서 더 높은 수준으로 올라가기 위해서 가장 기초가 되는 내용이란 의미이다. 동작에 대한 근본적인 원리를 담은 것이라고 보면 된다. 그러나 특히나 경험이 많은 리프터들이라면 이렇게 기초가 되는 내용을 습득하면서 단계적으로 올라가기보다는 반대로 위에서부터 내려오는 방식으로 훈련할 것을 추천한다. 난이도가 높고 힘든 동작을 원하는 자세로 수행 가능하다면, 우선 이렇게 시작하면서 필요한 부분에 대해서만 추가적으로 교정 운동 전략을 진행하는 것이다. 기억하자. 훈련이 쉽고, 난이도가 낮을수록 운동 적응력 또한 낮아진다. 난이도를 낮추는 것은 당신이 필요한 경우에만 사용하면 되는 것이다.

■ 클린

클린 교정 운동과 관련해서는 대부분 프론트 랙 자세로 바벨을 받는 순간과 관련된 내용을 주로 다룰 것이다. 클린의 시작 동작부터 바벨을 받는 동작까지의 움직임 개념은 스내치와 아주 유사하다.

스내치와 분명하게 차이가 나는 부분은 바로 바벨에서의 손의 너비이다. 더 좁은 클린 그립 때문에 스내치와 비교했을 때 시작 자세에서 엉덩이 위치가 무릎 위치보다 조금 더 높을 수도 있다. 그러나 그렇다고 해서 움직임에 대한 원리가 바뀌는 것은 아니다.

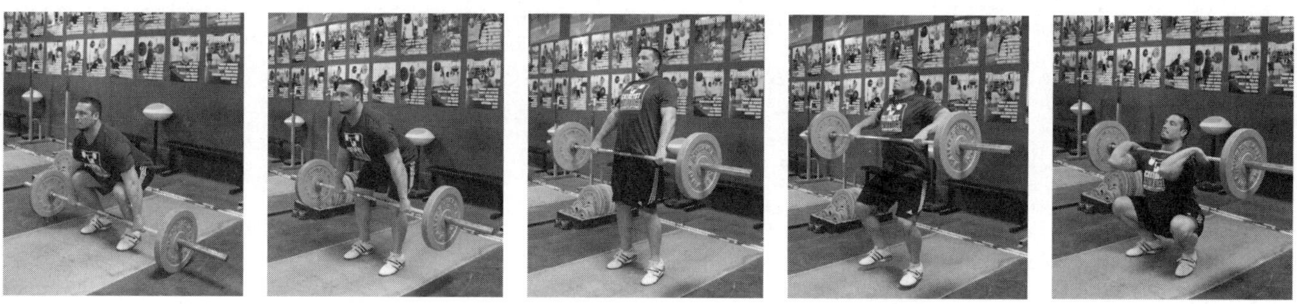

클린

■ CHAPTER 13

클린 리시빙 자세

프론트 랙이라고도 불리는 클린 리시빙 자세는 스내치 리시빙 자세와 비교해서 확실하게 차이가 나는 부분이 있다. 스내치 동작을 할 때의 어깨를 거상하는 동작보다는 프론트 랙에서의 어깨를 거상하는 정도가 반 혹은 그 이하이지만, 동일하게 어깨 외회전이 발생하기도 한다. 몇몇 사람들의 경우는 이 외회전을 힘들어하기도 한다.

바벨을 정확하게 몸 앞쪽에 위치시킨 상태는 클린 동작이 완전히 끝날 때까지 유지되어야 한다. 그렇지 않으면 성공적인 클린이 매우 힘들어질 것이다. 스내치의 경우는 오버헤드 자세에서 약간의 바벨이 위치가 벗어나더라도 다시 바로잡을 수 있는 여유가 있지만 클린에서는 그렇지 않다. 리프터가 클린 동작의 리시빙 자세에서 몸통이 앞으로 기울거나, 어깨가 안쪽으로 무너지는 경우를 볼 수 있는데 이 경우에는 결국 클린을 실패하게 된다. 하지만 스내치에서는 약간 자세가 무너지더라도 자세를 다시 잡고 스내치를 성공시킬 수 있는 가능성이 있다. 클린에서는, 중량이 리프터의 무게중심 앞쪽에 있으며, 어깨는 상대적으로 고정된 자세로 있기 때문에, 몸통이 앞으로 기울거나 등 상부가 굽어지게 되면 바벨이 앞으로 떨어지게 될 것이다. 혹은 억지로 자세를 유지하려다 보면 손목이나 팔꿈치에 부상이 발생할 수도 있다.

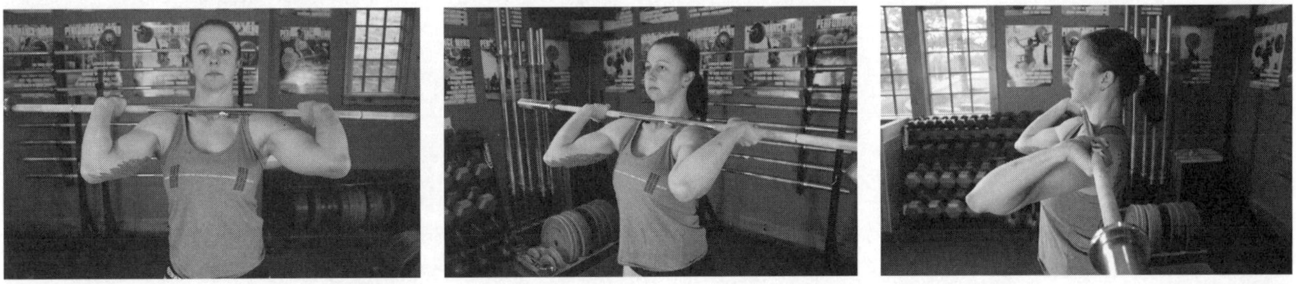

그림 13.01 프론트 랙이라고도 불리는 클린의 리시빙 자세

손목 & 팔꿈치

스쿼트 자세에 문제가 있을 때 발목에 큰 부담이 될 수 있는 것처럼, 클린의 잘못된 프론트 랙 자세 때문에 손목이 부상당하는 경우가 많다. 앞에서 이 손목이 부상당하는 경우는 어깨와 몸통 자세 때문인 경우가 있다가 설명했다. 그렇기 때문에 만약 리프터가 손목에서 불편함을 느끼고 있다면, 어깨와 몸통 자세도 함께 살펴보는 것이 좋다. 프론트 랙과 오버헤드 저크 자세는 어느 정도의 손목 가동성이 있어야만 자세가 편안해진다. 그런데 이런 손목 가동성이 확보된 상태라면, 이젠 몸통과 어깨 자세를 개선시킬 필요가 있다.

가동화: 네발기기 자세에서 손목 신전

시작 자세

- 어깨 바로 밑에 손을 두고 엉덩이 바로 밑에 무릎을 위치시킨 상태로 네발기기 자세를 만든다.
- 손가락은 완전히 편 상태로 바깥쪽으로 향하게 한다.

실행

- 몸을 앞쪽으로 부드럽게 이동시키면서 팔뚝의 굴곡근과 손목 관절을 움직인다(그림 13.02).
- 스트레칭 방향을 바꾸기 위해서 손목의 각도를 안쪽, 바깥쪽으로 변경시킨다. 그리고 손목과 손을 앞쪽 바깥쪽으로 회전시킨다(그림 13.03).

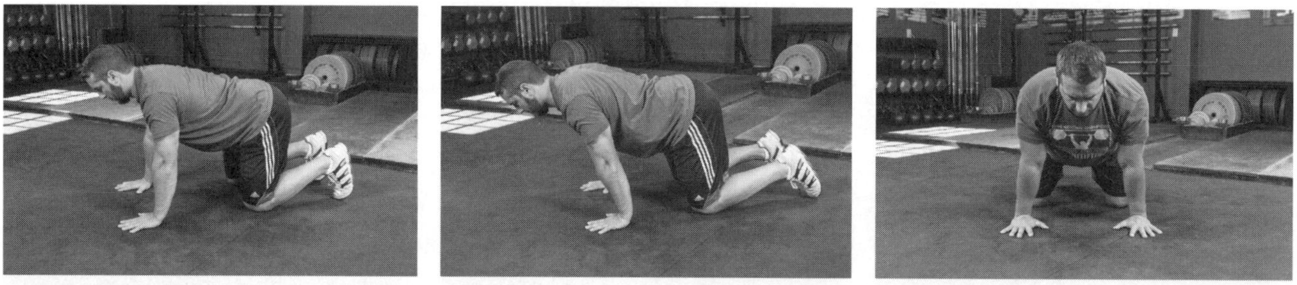

그림 13.02 네발기기 자세에서의 손목 신전. 손을 넓게 펴서 바닥에 접촉시킨 상태에서 손목을 신전시키기 위해서 몸을 앞으로 움직인다.

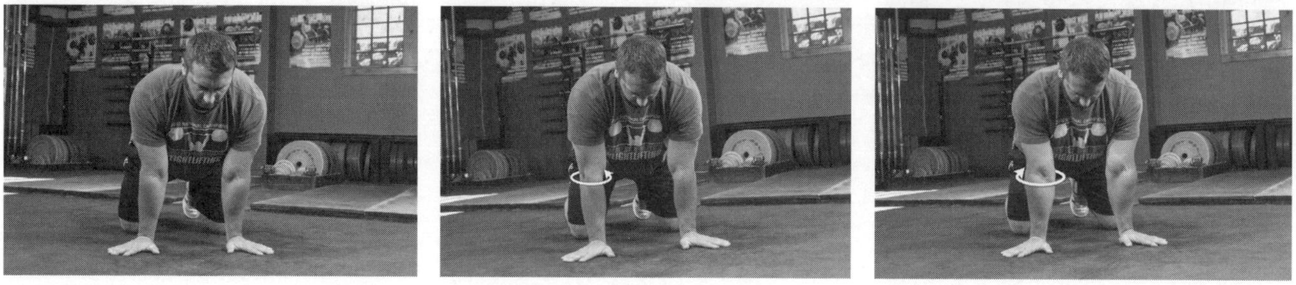

그림 13.03 손목을 움직이는 각도를 바꾸면서 동작을 진행한 다음에는 팔뚝을 회전시켜주기도 한다.

- 가동범위 끝까지 왔다 갔다 하면서 30초씩 1~2세트 혹은 필요하다면 그 이상을 진행해본다.

주의할 점

- 손목이 접히는 부위에서 통증이나 찝히는 느낌이 든다면, 손의 위치를 바꾸거나 통증이 느껴지는 구간까지는 움직이지 않는다. 이 동작을 할 때는 팔뚝 근육들이 스트레칭되는 느낌이 들어야 한다.
- 가동성 동작을 할 때 손가락을 자주 넓게 펴주는 것은 동작의 효과를 증가시켜줄 수 있다. 왜냐하면 리프팅을 할 때는 주로 주먹을 꽉 쥐고 있기 때문에 이렇게 펴주게 되면 훨씬 더 스트레칭 효과를 경험할 수 있기 때문이다.

클러스터 세트 활용

- 가동화 동작 세트 사이에 프론트 랙 자세 혹은 오버헤드 자세로 다시 돌아가서 바벨을 잡고 있을 때 편안함이 증가한지를 확인해볼 수 있다.

팔꿈치 굴곡 검사

팔꿈치의 경우는, 프론트 랙 자세를 안정적으로 만들기 위해서 상당한 굴곡 능력이 필요하기도 한다. 하지만 대부분의 리프터들은 충분한 팔꿈치 굴곡 능력을 이미 가지고 있다. 여기서는 빠르게 팔꿈치 굴곡 능력을 확인할 수 있는 검사를 진행할 것이다.

실행

- 팔을 바깥쪽으로 뻗고 손바닥은 안쪽을 바라보게 한 상태에서, 팔꿈치를 접어서 엄지손가락으로 어깨를 터치한다(그림 13.04).
- 특별한 어려움 없이 이 동작을 진행할 수 있고, 팔꿈치 부상 이력이 없다면, 프론트 랙 자세에 필요한 충분한 팔꿈치 굴곡 능력을 가지고 있는 것이

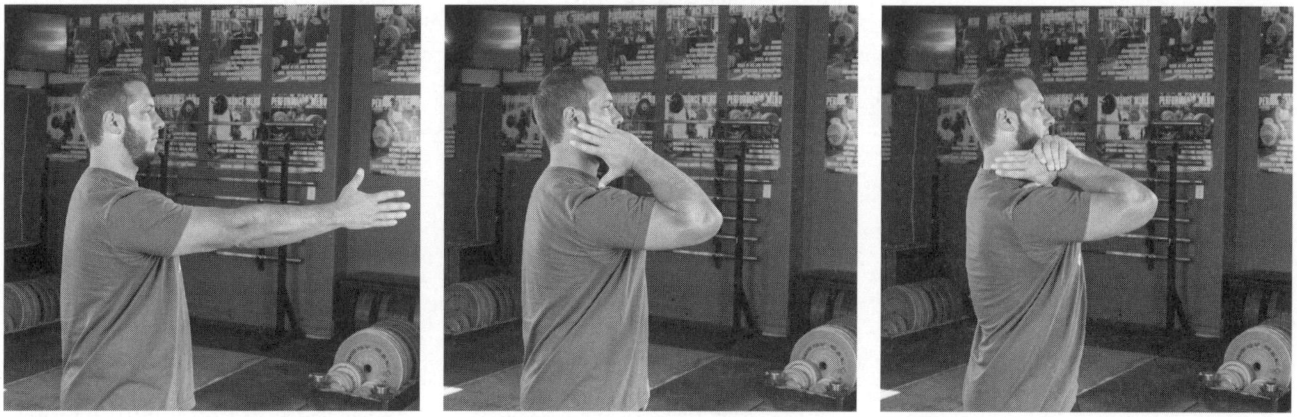

그림 13.04 팔꿈치 굴곡 검사. 이때 엄지손가락이 어깨를 터치할 수 있어야 한다.

다. 그렇기 때문에 가동성 훈련에서 팔꿈치를 너무 많이 신경 쓸 필요는 없는 상태이다.

- 그렇지 않다면, 여기에는 몇 가지 이유가 있을 수 있다.
  - 팔뚝 그리고 위쪽 팔 쪽을 연결하는 조직 때문에 팔꿈치가 잘 굴곡되지 않는 것이다. 사실 이건 큰 문제까지는 아니다. 특별한 불균형이나 팔꿈치 부상 이력이 없다면, 크게 걱정할 부분은 없다.
  - 당신의 삼두근(팔 뒤쪽에 있는 근육)이 잘 늘어나지 않아서 팔꿈치 굴곡이 잘 되지 않는 것이다(경험상 이 경우는 흔치 않다).
  - 관절의 구조적인 문제가 원인인 경우가 있다. 이 경우는 책에서 다룰 수 없는 부분이다. 이럴 때는 팔꿈치를 접으면서 팔의 뒤쪽 부분이 늘어난다는 느낌을 받을 수가 없다. 그냥 팔꿈치 관절 부분이 움직이지 않는 것이다. 이때 통증이 있을 수도 없을 수도 있다. 본인이 이 경우에 해당된다면, 전문가와의 상담을 통해서 클린과 같은 동작을 해도 괜찮은지 결정해야 한다.

흉추 & 어깨

흉추 상부의 신전(혹은 굴곡되지 않기 위해서 노력하는 것)은 여기서 매우 중요하다. 왜냐하면 등 상부에서 굴곡이 일어나면 리프터가 앞으로 이동하면서 클린을 하거나 리프팅을 실패할 수도 있기 때문이다.

스내치에서 그랬듯이, 가동성을 극대화하기 위해서 시상면에서의 흉추 신전이 가능하도록 리프터에게 가르칠 것이다. 그러고 나서 흉추 신전근을 사용하고 몸통을 안정화시킬 수 있는 자세를 만드는 방법을 배우게 된다. 그리고 프론트 랙 자세에서 바벨을 제대로 지지할 수 있는 어깨 자세를 만들 수 있는 부분에 집중할 것이다. 이때는 오히려 광배근과 가슴 근육과 같은 큰 근육은 사용하지 않는다.

가동화: 네발기기 자세에서의 흉추 가동화 동작

앞에서 진행했던 몇 가지 동작으로 다시 돌아갈 것이다. 이 동작들을 약간 변형해서 서로 합치면서 진행할 것이다. 우리 목표는 아래와 같다.

- 일반적인 흉추 가동성에 필요한 등 상부 신전을 만든다.
- 견갑대와 흉곽의 올바른 자세를 유지한다.
- 시상면에서의 적극적인 흉추 움직임을 만든다.
- 부드럽게 고관절을 움직여서 굴곡시킨다(프론트 스쿼트 자세와 비슷하게 만든다).
- 안정적인 프론트 랙 자세를 만드는 데 방해가 되는 근육은 사용하지 않는다.
  - 프론트 랙 자세를 방해하는 근육 중에 하나인 광배근을 한번 사용해보

자. 광배근이 붙어 있는 위치 때문에, 만약 우리가 광배근만 분리시켜서 움직이면 그림 13.05과 같은 팔의 움직임이 발생하게 된다.

– 이 자세에서는 팔꿈치가 위로 향하고 팔이 외회전되기 때문에, 프론트 랙 자세를 어떻게 방해할지에 대해서는 쉽게 예측할 수 있을 것이다. 네발기기 자세에서는 프론트 랙 자세에 필요한 가동성 훈련에 좋은 자세가 가능하다.

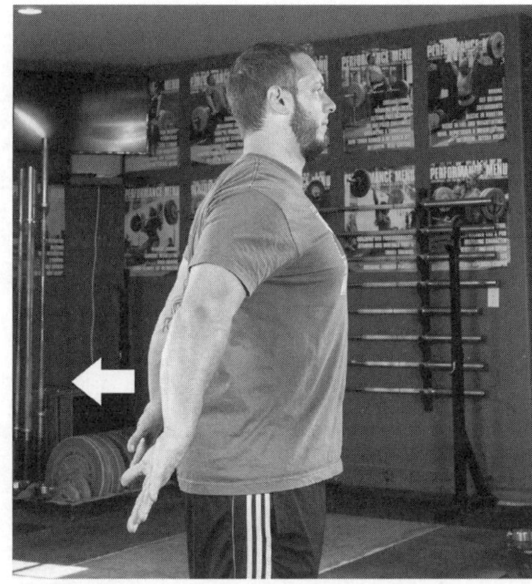

그림 13.05 광배근을 사용했을 때의 움직임. 이 자세는 프론트 랙 자세와는 반대인 것을 쉽게 알 수 있다.

시작 자세

- 손에서 무릎까지, 엉덩이를 뒤꿈치를 향해서 움직인다. 이 때 허리는 편안한 상태를 유지한다.
- 가슴을 내려서 팔뚝이 바닥에 닿도록 하고, 이때 팔꿈치는 어깨 아래쪽에 있도록 한다.
- 손가락을 넓게 벌려서 지면에 닿은 면을 증가시킨다.
- 머리와 목은 편안한 상태로 둔다.

실행

- 목을 편안하게 하고 자세를 유지한 상태에서 코로 숨을 들이마신다. 그리고 등 상부를 공기로 채운다.
- 입으로 숨을 완전히 내쉬면서 가볍게 팔꿈치와 팔뚝으로 밀어서 견갑대를 전인시킨다. 그리고 등 상부를 말아준다.
- 숨을 다시 들이마시면서 이 새로운 자세를 유지하고, 등 상부를 공기로 채워준다(그림 13.06).
- 3~4번 호흡을 해주면서 이 동작을 반복한다.
- 체중을 뒤로 옮기는 동작이 쉽지 않다면 손으로 바닥을 짚은 상태에서 진행할 수도 있다.
- 팔 상승
  – 견갑대 자세를 유지하고 손가락으로 앞으로 조금씩 팔을 이동시키면

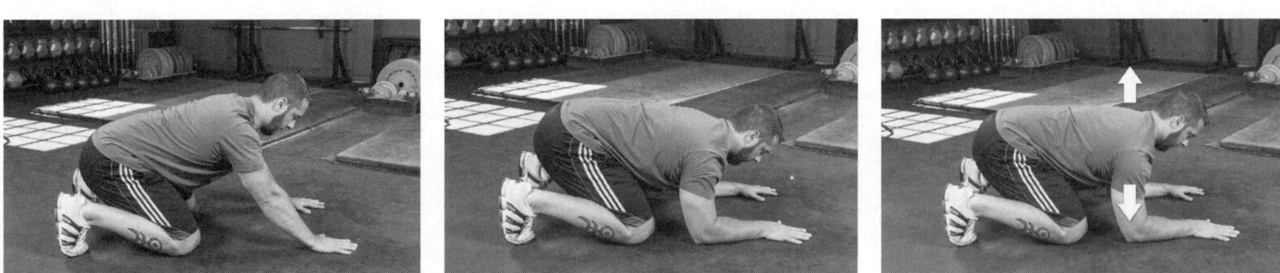

그림 13.06 흉추와 어깨 가동성 시작 자세를 만들기 위해서 견갑대를 전인시키면서 바닥을 밀면서 등 상부의 정상적인 만곡을 만든다.

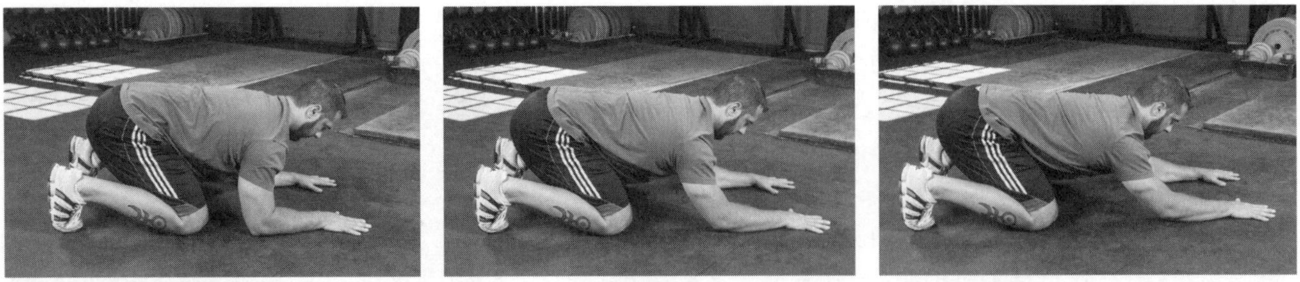

그림 13.07 네발기기 자세 시리즈. 손가락으로 팔을 이동시키면서 광배근이 사용되는 지점에서 멈춘다.

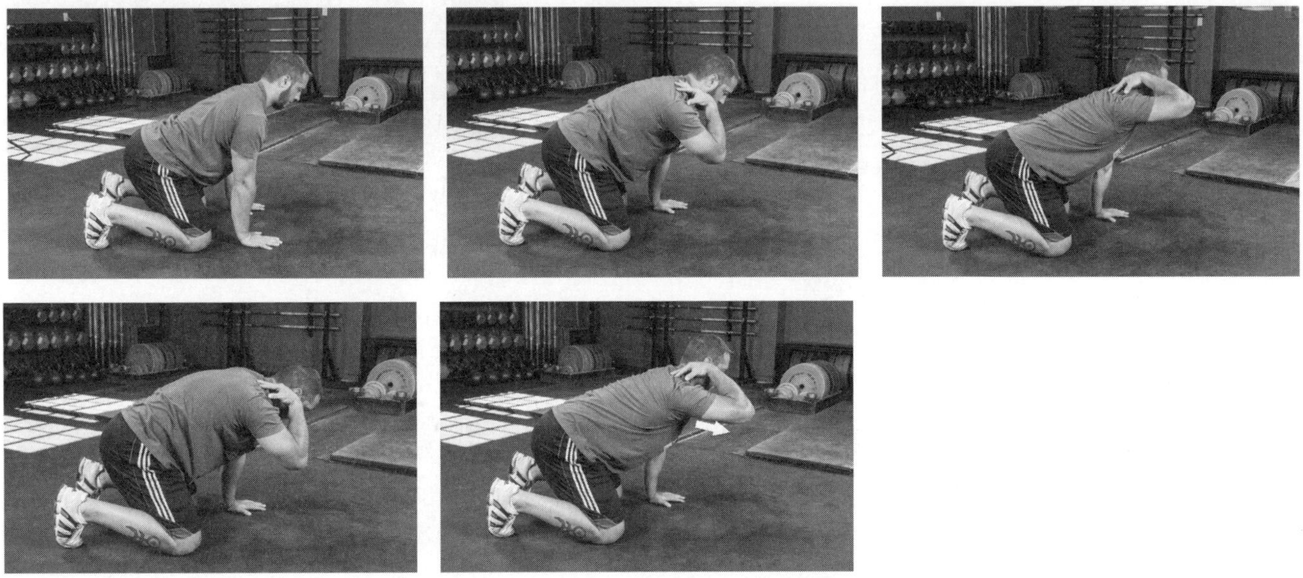

그림 13.08 네발기기 자세 시리즈. 프론트 랙 자세와 비슷한 자세로 적극적으로 흉추를 신전시킨다.

서 광배근의 길이를 늘인다. 처음 저항이 느껴지는 구간까지 이동해서 3~4번 호흡을 참는다(그림 13.07).

- 이 동작과 모양이 비슷해 보이는 전통적인 요가 동작과 다른 점은, 팔뚝이 지면과 접촉되어 있는 상태이며, 견갑대를 전인시키고 있다는 점이다. 앞에서 이야기했듯이, 어깨 관절의 움직임을 흉곽과 분리해서 움직이는 방법을 배우는 것은 완전한 어깨 가동범위 측면에서 아주 유용하다. 그리고 편안한 프론트 랙 자세에도 도움이 된다.

– 1~2세트 더 반복한다.

■ 프론트 랙 신전 & 회전

– 이 동작은 팔뚝 혹은 손으로(사진에서처럼) 진행할 수 있다.

– 팔꿈치는 어깨 아래 위치시키고 견갑대를 전인시킨 상태에서, 손을 같은 쪽 어깨 위에 올려서 프론트 랙 자세와 비슷하게 만든다. 반대쪽 손은 계속 바닥을 밀어주고 있는 상태를 유지하면서, 손을 어깨 위에 올리면서 굴곡과 신전 움직임과 흉추 신전을 반복한다.

- 굴곡과 신전을 해주면서, 완전한 호흡도 함께 한다(그림 13.08).
    - 허리에서는 움직임이 없어야 한다.
    - 흉추 신전 움직임이 엄청나게 많이 발생하는 것은 아니라는 것을 알게 될 것이다.
- 이제, 위에서처럼 동일하게 손으로 프론트 랙 자세와 비슷하게 만들고, 반대편 손으로는 지면을 밀어주는 상태에서 들어 올린 팔 방향으로 흉추 회전을 시킨다. 손 혹은 팔뚝으로 바닥을 지지한 상태로 진행할 수 있다. 등 상부 근육을 이용해서 회전을 할 때, 동일한 프론트 랙 자세를 유지할 수 있도록 한다(그림 13.09).
    - 이전처럼 호흡을 하면서 동작을 멈추었다가, 코로 숨을 들이마신다. 그러고 나서 입으로 숨을 내쉬면서 더 많이 움직여줄 수 있도록 한다.
    - 흉추를 약간 더 굴곡시킨 상태 혹은 더 신전시킨 상태에서도 회전을 해본다.
    - 몇몇 사람들은 웨이트리프팅과 같이 회전 동작이 존재하지 않는 스포츠에서 왜 흉추 회전 연습을 해야 하는지 의아해할 수도 있다. 이런 생각은 아주 좋은 것이다. 그리고 이 책에서 다루고 있는 대부분의 동작들은 스내치와 클린앤저크에 특화된 시상면 움직임들이다. 그러나 인간은 우리 몸에 약간의 회전 요소를 주게 되는 불균형이 존재한다. 이런 부분이 눈에 두드러져 보일 수도, 그렇지 않을 수도 있다. 만약 당신이 4장에서 나온 애플리 스크래치 테스트에서 비대칭(불균형)이 발견되었거나 오버헤드 움직임 혹은 프론트 랙 자세에서 몸이 돌아가는 것이 눈에 보였다면, 흉곽 그리고(혹은) 흉추에서 회전 불균형이 존재할 가능성이 있는 것이다. 가동성 훈련을 할 때, 횡단면(회전)에서의 기능에 집중하기보다는 시상면에서의 기능(굴곡/신전)에 우선은 집중해야 한다. 회전 움직임에서 몇몇 사람들은 좌우 비대칭이 있을 수 있으며, 혹은 한쪽

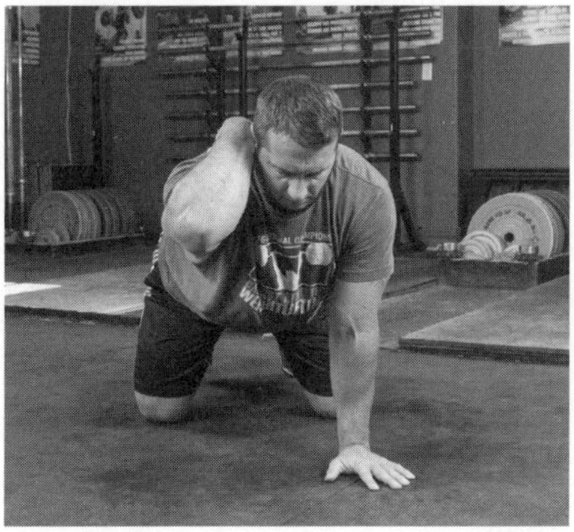

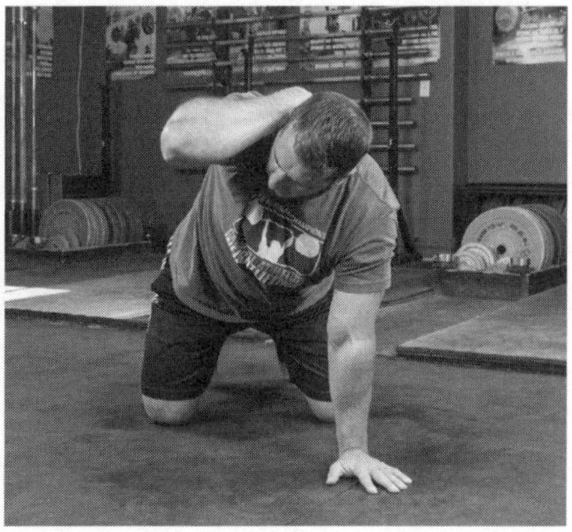

그림 13.09 네발기기 자세 시리즈. 흉추 가동성 동작에 회전 요소를 추가한다.

이 더 불편하거나 쉽지 않은 경우도 있을 것이다. 이런 불균형들이 프론트 랙 자세에서의 양쪽 팔꿈치 높이, 혹은 등 상부가 한쪽으로 돌아가는 현상과 관련이 있을 수도 없을 수도 있다. 만약 당신이 프론트 랙 자세가 힘든 상태라면, 안정적인 가동범위를 개선시키는 데 시간을 투자하는 것이 상당한 도움이 될 수도 있다. 뿐만 아니라 서로 다른 자세에서의 호흡을 하고 흉곽을 확장시키는데도 도움이 될 것이다. 그러고 나서 어깨 움직임을 추가해서 함께 진행하는 것이 더 쉬울 수도 있다.

큐

- 자세가 흐트러지지 않은 상태에서 숨을 들이마시면서 공기를 등 상부 쪽으로 밀어준다.
- 어깨는 상대적으로 편안한 상태로 만든다.
- 누군가는 이 자세에서 호흡을 하는 것이 쉽지 않을 수도 있다. 왜냐하면 이 자세는 선수들이 갈비뼈를 확장시키도록 힘을 줘야 하기 때문이다. 당신이 여기에 해당된다면, 숨을 쉴 때 몸이 뒤로 이동하는 현상이 일어날 수도 있다. 하지만 이런 동작이 나오지 않는 것이 좋다. 자세에 큰 변화가 없을 정도로 편안하게 호흡한다.

클러스터 세트 활용

- 누워서 오버헤드로 벽을 미는 동작, 그리고(혹은) 광배근 혹은 등 상부에 SMR을 20초 정도 2~4세트 대신 진행할 수 있다.
- 서서 벽을 미는 동작, 그리고(혹은) 광배근 혹은 등 상부에 SMR을 20초 정도 2~4세트 대신 진행할 수 있다.
- 프론트 랙 홀드 자세로 대신할 수도 있다.

가동화: 스쿼트 자세에서 광배근 스트레칭

지금까지 정적인 상태에서 근육을 스트레칭하는 동작에 대해서 많이 다루지는 않았다. 그러나 이렇게 정적인 방식으로 광배근에 집중하게 되면 이전 훈련들의 효과가 확실히 증가하게 되고 프론트 랙 자세를 더욱 편안하게 만드는 데 도움이 될 수 있다.

시작 자세

- 바벨, 랙, 문틀 혹은 다른 도구 등 무엇이든 가슴 높이 정도까지 오도록 해서 양손으로 잡는다.
- 고관절을 접으면서 허리는 편안하게 말린 상태로 뒤로 걸어간다.
- 편안한 자세로 깊은 스쿼트로 앉는다(그림 13.10).

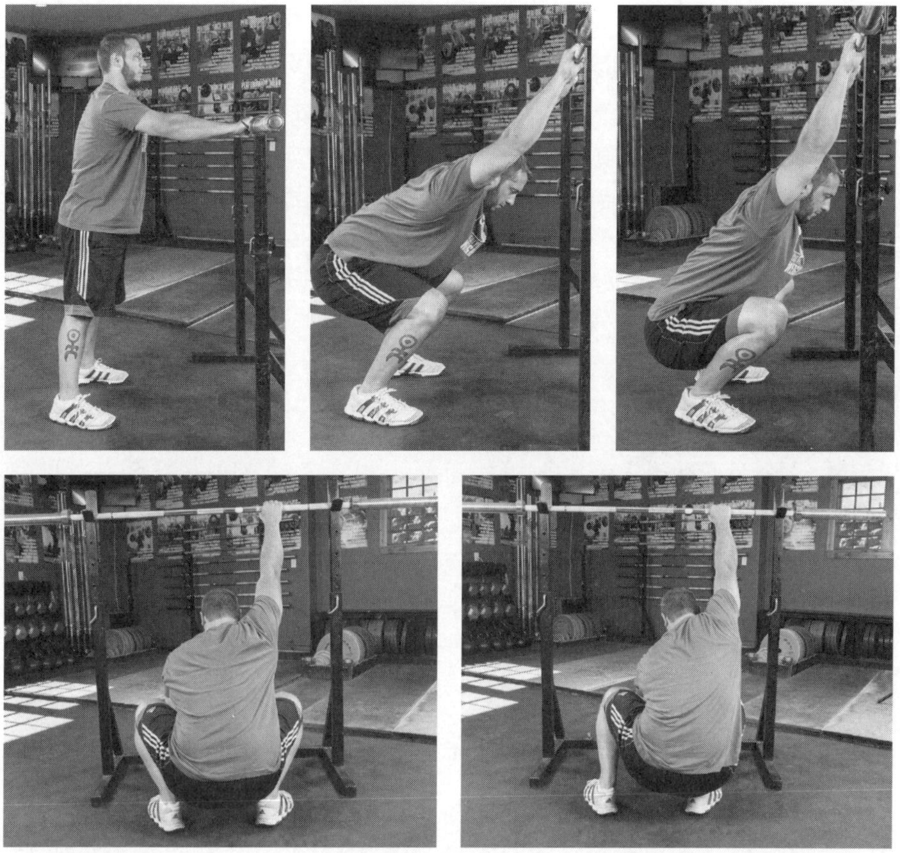

그림 13.10 스쿼트 자세에서의 광배근 스트레칭. 뒤쪽 아래로 앉아서 양쪽 광배근 모두를 스트레칭할 수 있으며, 한쪽 손으로 진행하는 경우는 그쪽으로 몸을 밀어주게 되면 강도가 더 높아진다.

실행

- 팔을 길게 뻗어서 코로 숨을 깊게 들이마신다. 그리고 가슴 양쪽을 공기로 채운다. 이러면 스트레칭 효과가 더 클 것이다.
- 입으로 숨을 완전히 내쉬면서 더 길게 손을 뻗는다.
- 이 동작은 한 손 혹은 양손으로도 진행할 수 있다(그림 13.10).
- 내회전근 스트레칭을 증가시키기 위해서, 손바닥이 위로 향하도록 그립을 뒤집을 수도 있다.
- 이 동작은 스쿼트로 살짝 앉아서도 진행할 수 있다.
- 5번 완전한 호흡을 하면서 1~3세트 진행하며, 필요하다면 더 많이 진행할 수도 있다.

주의할 점

- 근육을 늘리고자 하는 공간으로 숨을 들이마시면 안쪽에서 바깥쪽으로 스트레칭 효과를 증가시킬 수 있다. 더 힘을 줘서 어깨를 세게 눌러주려고만 하기보다는, 그냥 더 호흡을 크게 하려고 하자.
- 허리가 살짝 둥글게 말리면 광배근 스트레칭이 증가할 수 있다. 왜냐하면

광배근이 요추와 흉추 부위에 연결되어 있기 때문이다. 중량을 들고 있는 상태가 아니기 때문에, 허리가 말리는 것이 위험하지는 않다. 우리는 여기서 움직임 패턴이 아니라 가동성에 집중하고 있기 때문에 괜찮다.

- 팔을 길게 뻗을 때, 견답대 역시 위쪽으로 미끄러지면서 움직이자. 완전히 숨을 내쉴 때 흉곽을 아래로 당기고, 팔과 견갑대는 원래 있던 위치에 있을 수 있도록 하자.
- 한 팔을 사용할 경우 측면으로 몸을 밀어주면 팔이 스트레칭되는 강도가 더 높아질 수 있다.

클러스터 세트 활용

- 누워서 오버헤드로 벽을 미는 동작, 그리고(혹은) 광배근 혹은 등 상부에 SMR을 20초 정도 2~4세트 대신 진행할 수 있다.
- 서서 벽을 미는 동작, 그리고(혹은) 광배근 혹은 등 상부에 SMR을 20초 정도 2~4세트 대신 진행할 수 있다.
- 프론트 랙 홀드 자세로 대신할 수도 있다.

가동화: 서 있는 상태로 벽을 이용한 스쿼트

여기서는 앞쪽에 나온 개념을 서 있는 자세로 전환해서 사용한다. 동작을 진행하는 동안에 몸통을 최대한 수직 자세로 만들기 위해서 뒤꿈치 드는 것을 망설이지 말자.

시작 자세

- 등이 벽이나 스쿼트 랙을 마주보고 대략 20cm 정도 떨어지도록 선다. 그리고 자신의 스쿼트 스탠스로 발을 위치시킨다.
- 요추 중립 상태를 만드는 데 집중해서 맨몸 스쿼트를 한다. 꼬리뼈 부분을 약간만 밀어 넣는다. 너무 많이 밀어 넣으면 요추 전만이 발생할 수도 있다.
- 벽과 몸의 거리는 균형 상태에 약간의 도움을 받을 정도이면 된다. 지나치게 벽에 의존할 수 있는 거리는 피하도록 한다. 그렇기 때문에 일반적으로 벽을 이용해서 스쿼트를 하는 동작과는 아주 많이 다르다고 볼 수 있다. 갑자기 벽이나 랙이 사라지더라도, 리프터가 갑자기 뒤로 넘어지지 않을 정도여야 한다(그림 13.11).

실행

- 벽과 랙을 최소한으로만 이용해 양팔을 앞쪽으로 길게 뻗으면서 흉추 중간 부분과 윗부분을 신전시키는 데 집중하도록 하자. 그러고 나서 양손을 어깨에 위치시킨다.
- 코를 통해서 호흡을 하고, 입으로 숨을 내쉰다. 그리고 팔꿈치를 위쪽, 앞

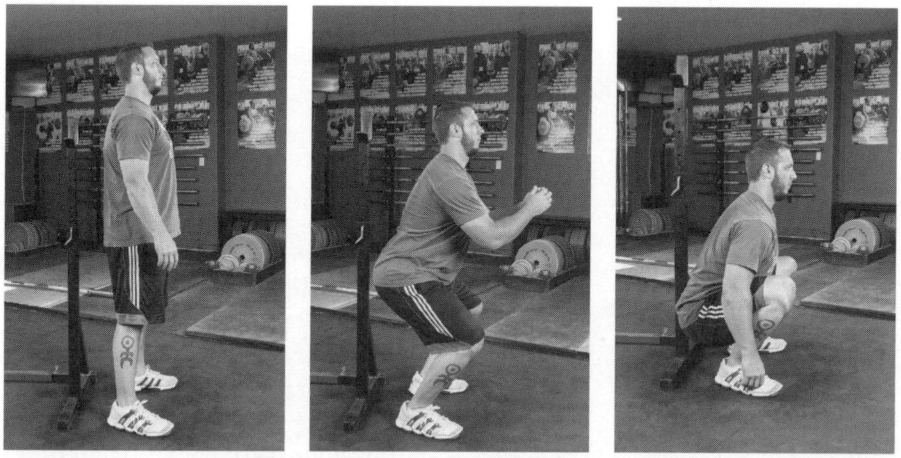

그림 13.11 서 있는 상태로 벽을 이용한 스쿼트의 시작 자세. 프론트 랙 자세에서의 흉추 가동성을 증가시키기 위한 동작이다(사진에서는 스쿼트 랙을 사용하고 있다).

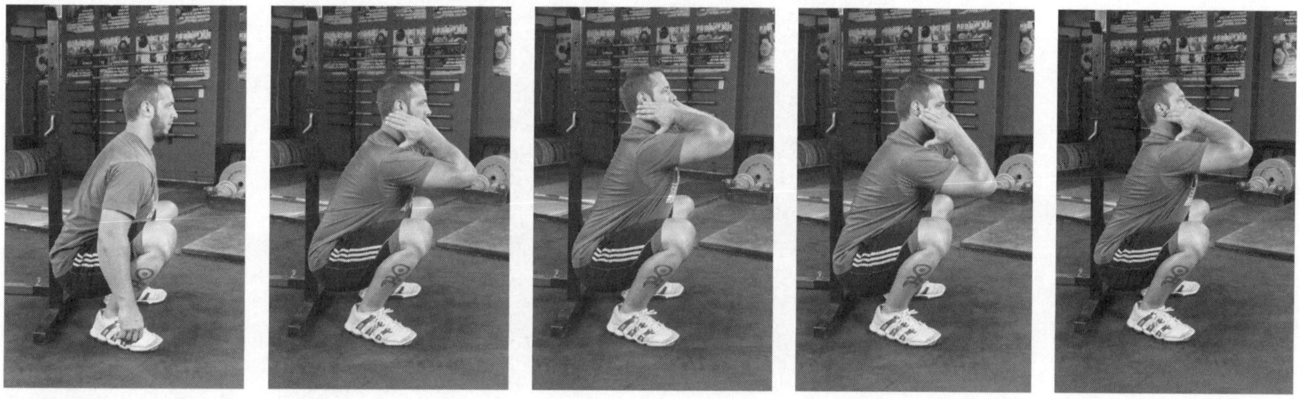

그림 13.12 서 있는 상태로 벽을 이용한 스쿼트 자세에서는, 벽이나 랙을 이용해서 골반이 제 위치에 있을 수 있도록 한다. 그래서 흉추와 어깨에서의 움직임을 분리해서 만들 수 있다.

쪽으로 밀어주면서 등 상부를 신전시킨다. 동작을 멈추고 숨을 들이마시면서 새로운 자세를 만들고 다시 숨을 내쉰다. 그러면서 흉추 부분에 새로운 가동성을 확보하려고 노력한다.

- 흉추 윗부분의 근육들이 사용되는 것을 느낄 수 있어야 한다(그림 13.12).

손가락 끝을 이용한 월 워크 동작. 한쪽 손의 손가락 끝을 뒤쪽 벽에 닿도록 한다. 그리고 천천히 손가락 끝부분으로 벽을 타고 위로 손을 이동시킨다. 팔꿈치로 최대한 길게 앞쪽으로 뻗는다. 이때 반대쪽 손은 균형을 잡기 위해서 어깨 위에 위치한 상태로 그대로 유지하거나 앞쪽으로 뻗는다(그림 13.13).

동작의 난이도를 높이고 싶다면, 양쪽 손가락 모두로 동일한 동작을 진행한다. 몸은 중립 상태로 유지한다. 만약 이전까지 한 번도 등 중간 부분과 위쪽의 척추 기립근이 사용되는 느낌을 느껴보지 못했다면, 이 동작이 많은 도움이 될 것이다(그림 13.14).

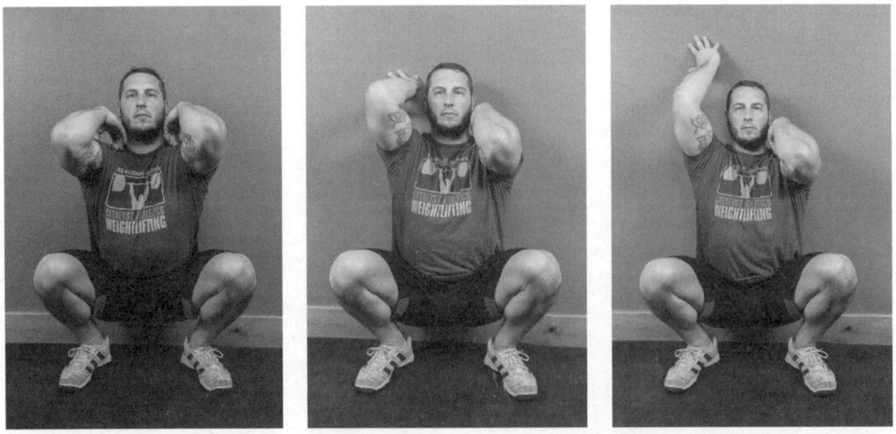

그림 13.13 손가락 끝을 이용한 월 워크 동작은 어깨 굴곡 동작을 추가해서 프론트 랙 자세에서 필요한 가동성을 개선하는 데 도움이 된다.

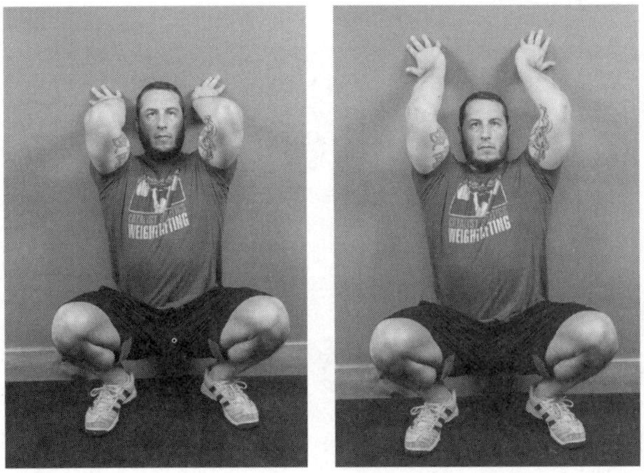

그림 13.14 양손으로 동시에 동작을 진행하면 가동성과 안정성을 함께 증가시킬 수 있다. 앞꿈치가 앞쪽으로 나온 상태를 유지할 수 있도록 한다.

동작의 수준을 아주 천천히 올리도록 하자. 이 동작 자체가 목적이 아니기 때문에, 현재 동작이 너무 힘들다면 이 부위에서 더 높이 손가락을 위로 움직이기보다는 편안하게 호흡을 몇 번 진행하자.

클러스터 세트 활용

- 누워서 오버헤드로 벽을 미는 동작을 2~4세트 대신 진행할 수 있다.
- 네발기기 자세에서의 흉추 가동성 동작을 2~4세트 대신 진행할 수 있다.
- 서서 벽을 미는 동작, 그리고(혹은) 광배근 혹은 등 상부에 SMR을 20초 정도 2~4세트 대신 진행할 수 있다.
- 프론트 랙 홀드 자세 혹은 신장성 수축의 프론트 스쿼트를 대신 진행할 수도 있다.
- 광배근 혹은 등 상부에 SMR을 20초 정도 2~4세트 대신 진행할 수 있다.

안정화: 하프 랙 스쿼트 자세

앞과 비슷한 개념을 사용하고 있지만 벽이나 랙을 사용하지 않는다.

실행

- 안정적인 발 상태(3개 지점으로 바닥을 밀어주고 있는 상태)로 11장에서처럼 고관절, 무릎 그리고 발목을 편안하게 접으면서 중량을 이용한 스쿼트를 진행한다.
- 스쿼트 가장 아래 구간에서, 최대한 몸통을 길게 늘린 상태에서 숨을 내쉬고 앞쪽 갈비뼈를 아래로 당겨주면서 등 상부를 신전시킨다. 머리에서 일자로 끈이 달려 있는 것처럼 생각한다(그림 13.15).
- 동일한 스쿼트 자세를 유지하면서 천천히 중량을 한쪽 손으로 옮긴다. 그러면 한쪽 손은 움직일 수 있게 자유로워진다.
- 자유로운 손을 어깨 뒤에 위치시킨다. 그리고 서서 벽을 이용한 스쿼트 동작에서처럼 팔꿈치를 완전히 앞으로 그리고 위로 밀어본다(그림 13.16).
- 반대쪽도 동일하게 진행한다.

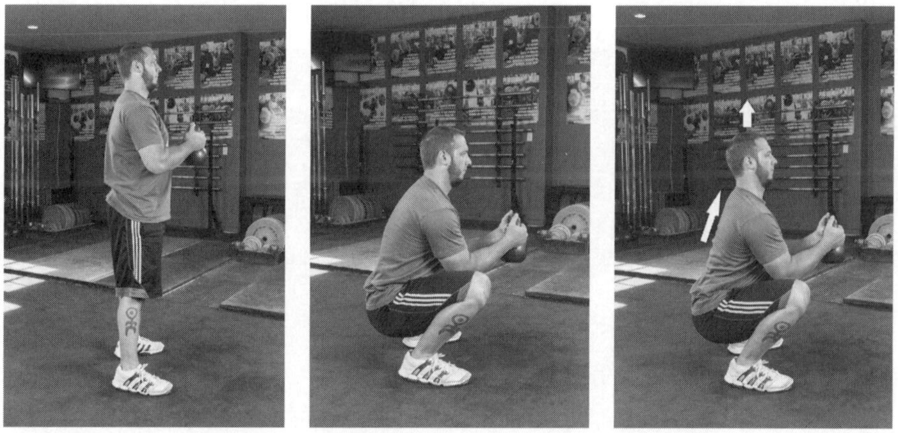

그림 13.15 몸통을 길게 늘이면서 등 상부를 신전시키기 위해서 중량을 이용한 스쿼트를 한다. 몸을 길게 늘려주면서 강하게 숨을 내쉬자.

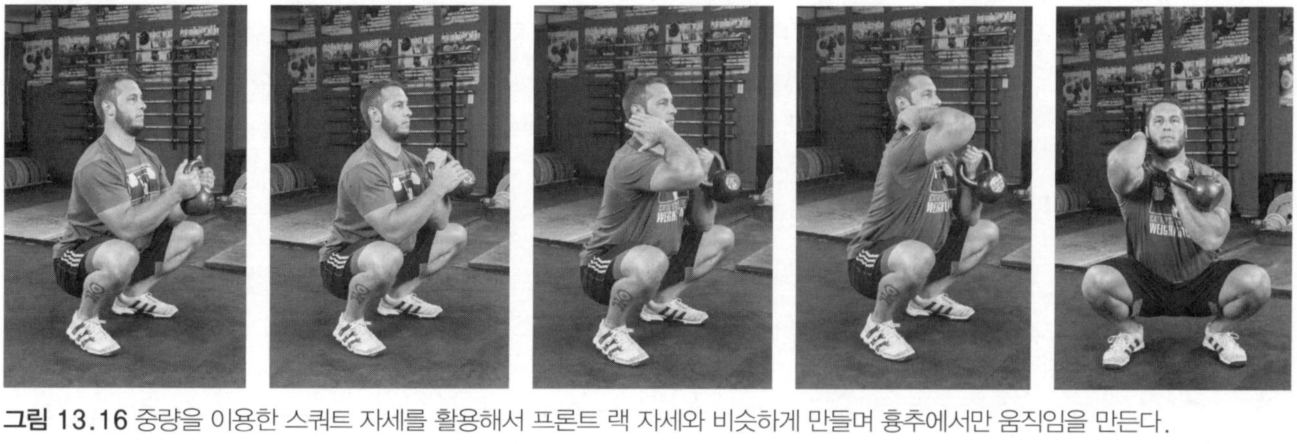

그림 13.16 중량을 이용한 스쿼트 자세를 활용해서 프론트 랙 자세와 비슷하게 만들며 흉추에서만 움직임을 만든다.

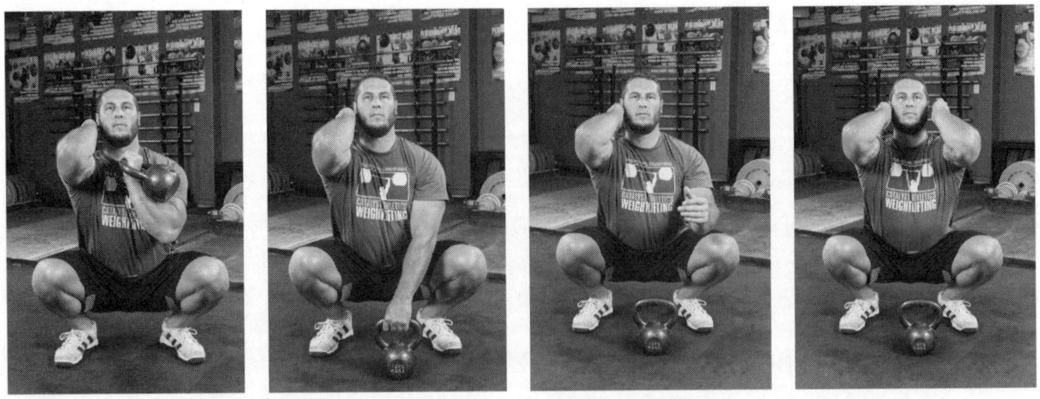

그림 13.17 중량을 사용하지 않고 진정한 프론트 스쿼트 자세를 만든다.

- 다시 한쪽 손을 자유롭게 한 상태에서 스쿼트 자세를 만든다.
  - 앞에서 설명한 대로 한쪽 손으로 움직임을 진행한다.
  - 그러고 나서 동일한 스쿼트 자세를 유지한 상태에서 천천히 중량을 바닥에 내려놓는다. 이때 최대한 몸을 길게 늘린 상태를 만들기 위해서 엄청난 노력이 필요할 것이다.
  - 이렇게 깊은 스쿼트 자세를 유지한 상태에서 반대쪽 손으로도 동일하게 진행한다(그림 13.17).
  - 한쪽당 1~2세트 반복한다.
  - 자세를 유지하기 위해서 어떤 동작에서라도 역도화를 신어도 괜찮다.
  - 자세가 무너진다고 느껴질 때, 더 큰 장력을 만들면서 호흡을 하고 움직임을 조절할 수 있도록 한다.

클러스터 세트 활용

- 누워서 벽을 미는 동작으로 대신할 수 있다.
- 광배근 혹은 등 상부에 SMR을 20초 정도 2~4세트 대신 진행할 수 있다.
- 네발기기 자세에서의 흉추 가동성 동작을 2~4세트 대신 진행할 수 있다.
- 서서 벽을 미는 동작, 그리고(혹은) 광배근 혹은 등 상부에 SMR을 20초 정도 2~4세트 대신 진행할 수 있다.
- 서서 벽을 이용한 스쿼트 동작을 2~4세트 대신 진행할 수 있다.
- 프론트 랙 홀드 자세 혹은 신장성 수축의 프론트 스쿼트를 대신 진행할 수도 있다.

통합: 프론트 스쿼트

이제는 앞에서 배운 모든 가동성 그리고 안정성 개념을 통합해서 프론트 스쿼트를 진행할 준비가 되었다. 오버헤드 스쿼트에서처럼, 뒤꿈치를 들어 올리는 것이(역도화를 이미 신고 있다 하더라도) 프론트 스쿼트를 처음 배우는 사람들에게는 큰 도움이 될 수 있다. 경험이 많은 리프터들에게도 자신의 움직임을 재검토하거나 몸통을

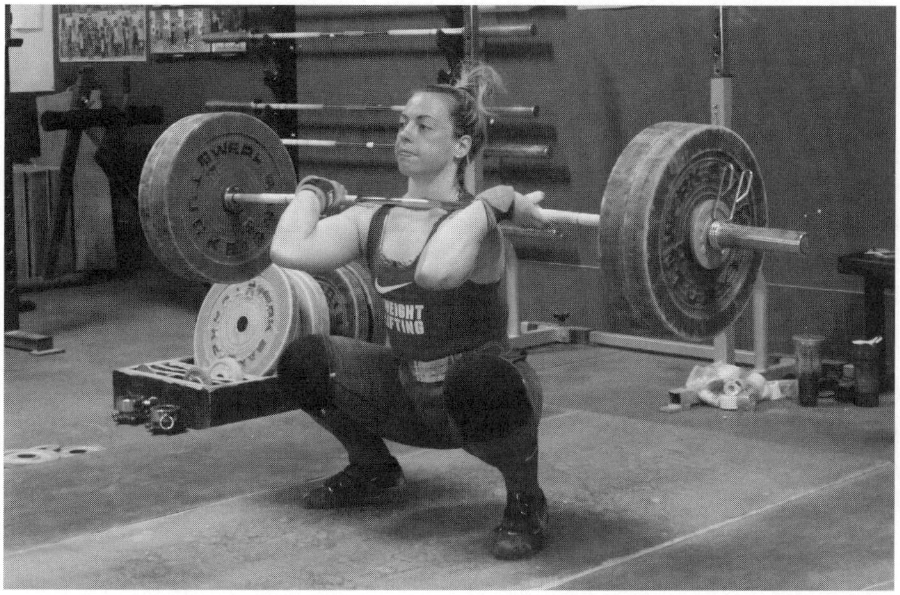

그림 13.18 프론트 스쿼트

더 수직으로 만드는 데 도움이 될 수 있다.

프론트 스쿼트를 할 때의 호흡. 가벼운 무게의 경우는 호흡 단계가 그렇게 중요하지 않을 수 있다. 그러나 무게가 점점 무거워지면서, 안정성은 상당히 중요해지게 된다. 그래서 가벼운 무게일 때도 이 부분을 연습하는 것이 상당히 중요하다.

프론트 스쿼트를 위한 자세와 호흡과 관련해 모두에게 100% 적합한 방법을 찾을 수는 없다. 그렇기 때문에 많은 리프터들에게 효과가 있었던 몇 가지 순서를 공유할 것이다.

순서 1

- 팔을 바깥쪽으로 뻗은 상태에서 그대로 바벨을 잡은 후에, 숨을 강하게 내쉬면서 복부에 힘을 준다. 앞의 동작에서도 그랬듯이, 이때 숨을 완전히 내뱉는 것은 아니다. 하지만 갈비뼈를 아래로 당기고 복부에 힘이 들어갈 정도면 충분하다. 이게 시작 자세이다(그림 13.19).
  - 팔을 바깥쪽으로 뻗어서 바벨을 잡은 상태에서 숨을 내쉬면 등 상부를 중립 상태로 만들 것이며, 견갑대를 흉곽에 고정시킬 수 있을 것이다(이것은 아주 좋은 현상이다).
- 다음으로, 숨을 들이마시면서 이 자세를 더욱 강화시킨다. 이것 역시나 최대로 숨을 들이마신 상태는 아니다. 몸통을 팽창시키고 바벨을 지탱할 수 있을 정도의 압력을 만들 정

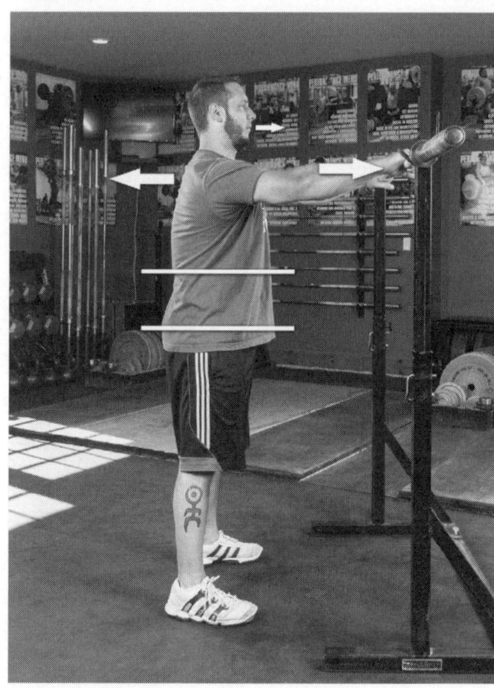

그림 13.19 프론트 스쿼트 준비하기. 짧고 강하게 숨을 내쉬면서 바벨을 살짝 밀어준다. 이렇게 숨을 내쉬게 되면 몸통을 중립 상태로 만드는 데 큰 도움이 된다.

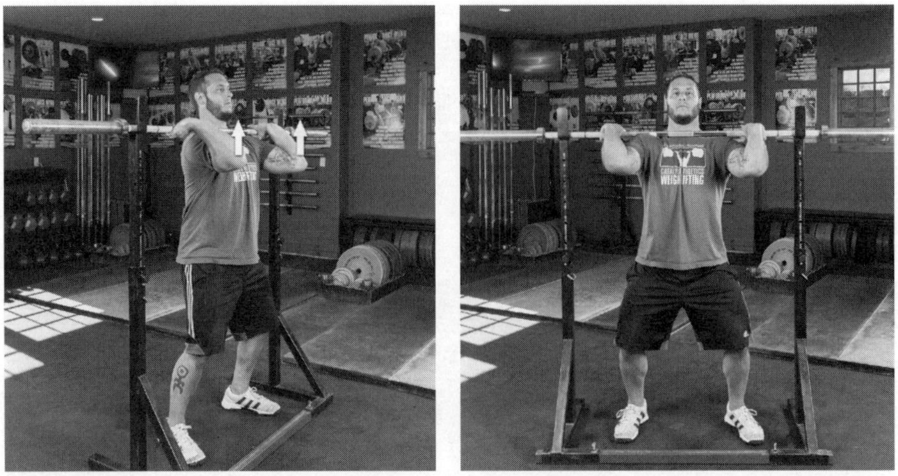

그림 13.20 이미 올바른 몸통 자세를 만든 상태에서, 바벨 아래로 들어가서 팔꿈치를 앞쪽/위로 밀어서 바벨이 어깨 위에 위치하게 한다. 팔꿈치의 자세는 등 상부의 신전을 강화하는 데 도움이 된다.

도이다. 이제 몸통 자세는 준비가 되었으며, 가볍게 숨을 쉰다.

- 엉덩이가 어깨 아래에 위치할 수 있도록 바벨을 당겨서 아래로 이동한다. 그리고 팔꿈치는 앞으로 위로 밀어준다. 이미 몸통이 안정적이고 압력이 충분한 상태에서, 팔꿈치의 자세가 등 상부를 더욱 길어지게 만들 것이다. 바벨의 풀그립 상태를 최대한 유지하자(그림 13.20).
- 중량을 몸에 올린 상태에서 스쿼트 스탠스로 선다. 그리고 가볍게 호흡을 하면서 몸통의 자세는 바벨을 몸에 올리기 전부터 만들어놓은 자세와 동일하게 계속 유지한다. 스쿼트 스탠스로 서기까지 최소한의 스텝만 사용한다. 여기서 어느 정도 발을 움직이면 자신에게 적합한 스쿼트 스탠스인지 알 수 있어야 한다.
- 이제 마지막으로 숨을 들이마신다. 코로 호흡을 시작하면서 공기를 아래로 강하게 밀어주면서 등 상부로 보내준다. 최대 무게로 스쿼트를 하는 경우라면, 압력을 최대치로 만들기 위해서 입으로 숨을 들이마시는 것을 마무리하는 것이 필요할 수도 있다.
- 스쿼트 최대 깊이로 앉았다가 일어서면서 압력과 공기가 자연스럽게 빠져나간다. 그러나 무거운 무게에 눌리지 않으려면 숨을 내쉴 때도 강하게 하는 것이 좋다.

순서 2

- 엉덩이가 어깨 밑에 올 수 있도록 바벨 아래로 들어간다.
- 팔꿈치가 앞으로 그리고 위로 가도록 하면서 숨을 강하게 내쉰다. 지난번과 마찬가지로 숨을 완전히 내쉬는 것이 아니라, 갈비뼈를 아래로 당겨주고, 복부에 힘이 들어올 정도로만 숨을 내쉰다. 이전처럼 몸통을 최대한 길게 세운다(그림 13.21).

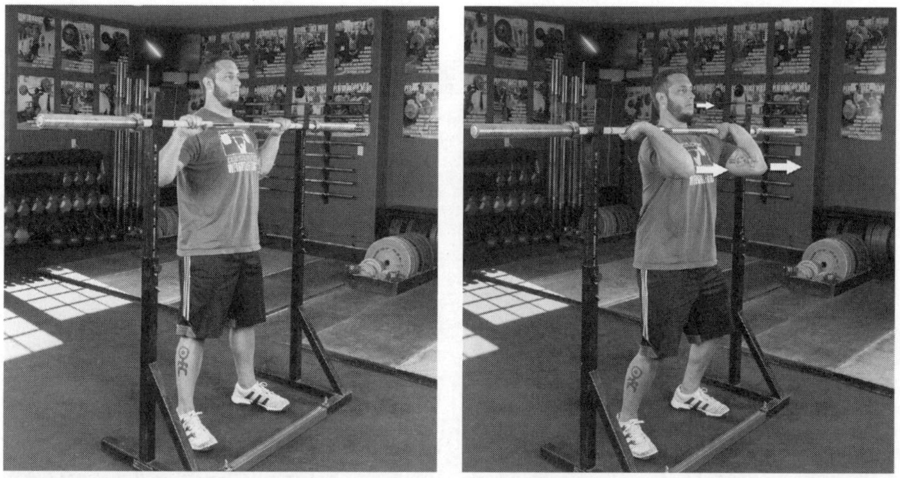

그림 13.21 프론트 랙 자세에서 팔꿈치를 앞으로 위로 밀어내면서 짧고 강하게 숨을 내쉰다.

- 등 상부를 공기로 채우고 몸통이 360도로 팽창할 때까지 숨을 들이마시면서 공기를 허리 쪽으로 밀어준다. 지난번과 마찬가지로 완전히 숨을 들이마신 것은 아니다. 이 자세에서 가볍게 호흡을 할 수 있어야 한다.
- 다시 랙 자세를 풀어서 순서 1의 나머지 동작을 반복한다.
- 순서 1과 순서 2의 차이점은 바벨 아래로 들어가기 전에 팔을 밖으로 뻗는 대신에 프론트 랙 자세에서의 몸통 자세를 이미 강하게 만들어주느냐 아니냐의 차이이다.

다시 말하지만, 앞의 내용들은 무거운 무게로 스쿼트를 할 때의 호흡법에 대해서 알려주는 몇 가지 방식들일 뿐이다. 자신에게 가장 잘 맞는 방법을 찾기 위해서 여러 방법을 시도해보고, 자신만의 방법을 찾는 것이 가장 좋다.

프론트 랙 자세에서의 팔꿈치, 손, 어깨 & 등 상부의 자세. 지금까지 당신은 아마도 팔꿈치 자세와 관련해서 우리가 전하려는 바를 이해했을 것이다. 우리는 리프팅을 하는 동안에 선수들이 팔꿈치를 앞으로 그리고 위로 밀어낼 수 있기를 원한다. 이것이 몸통을 곧게 세운 자세를 더욱 강하게 만들고 결국은 클린 리시빙 자세에도 도움이 되는 것이다. 또한 이때 견갑대도 살짝 전인되며, 흉곽에 고정되어서 안정적인 상태를 만들 수 있도록 해준다. 그리고 당연히 바벨이 안정적으로 위치할 수 있는 상태도 가능해진다.

당연히, 이 부분에서 개인이 선호하는 자세가 모두 다를 것이다. 여기서 하나 더 추가적으로 변경할 수 있는 부분은 일단 바벨을 어깨 위에 올린 후에, 어깨를 거상시키는 것이다. 오버헤드 자세에서는 어깨를 거상시키는 것을 추천하지는 않지만, 프론트 랙 자세에서는 많은 사람들이 편안하고 안정적이라고 느낄 수도 있다(그림 13.22).

리프터는 프론트 스쿼트로 앉을 때, 길게 세운 등 상부 자세를 유지하기 위해

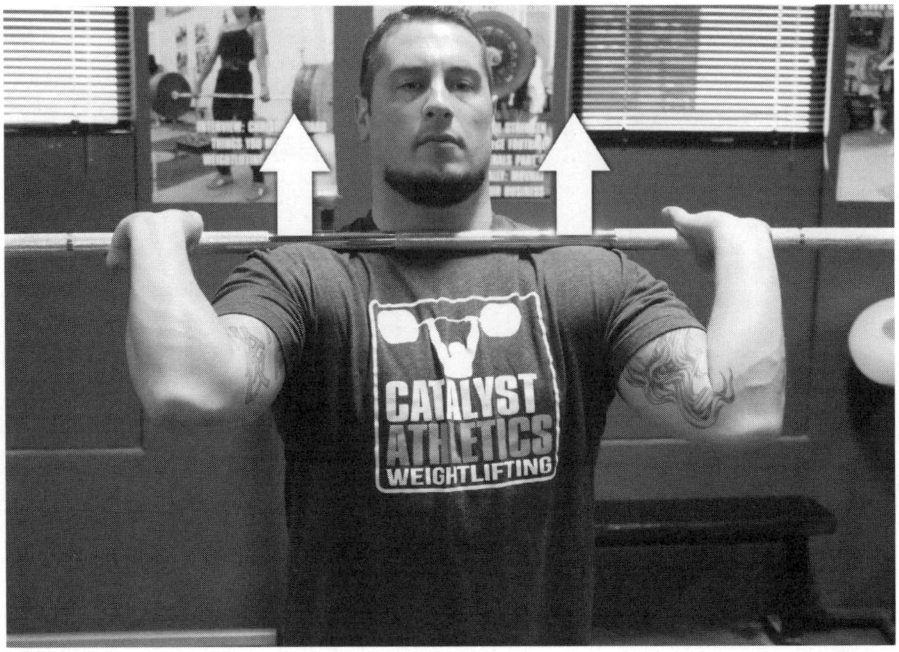

그림 13.22 프론트 랙 자세에서 어깨를 살짝 올리면 바벨이 위치할 수 있는 공간을 더 확보할 수 있다.

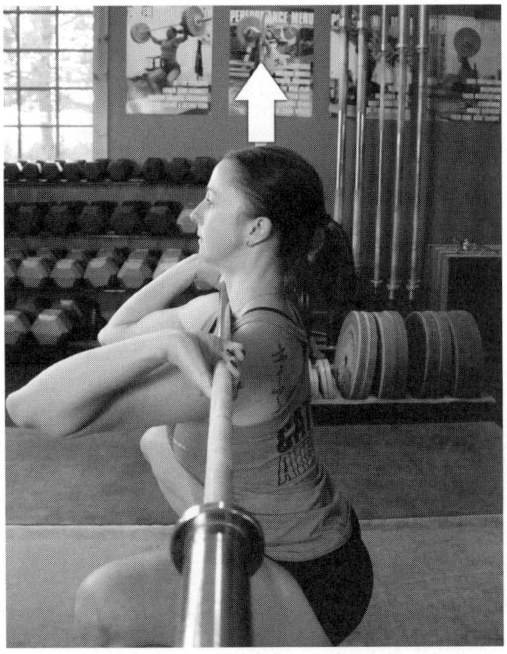

그림 13.23 중량을 이용한 스쿼트에서처럼, 등 상부 신전을 위해서 최대한 상체를 길게 세운다. 등 상부를 신전시키면서 동작을 멈추고 숨을 내쉬면 도움이 되기도 한다.

서 최선을 다해야 한다. 머리 위에 끈이 달려 있다고 생각하고 곧게 세운 몸 상태를 유지하고 그대로 내려가면 된다. 많은 엘리트 선수들이 무거운 무게로 스쿼트를 할 때, 목을 특정 수준까지 과신전시키는 모습을 본 적이 있을 것이다. 특히나 스쿼트 가장 아래 구간에서 벗어날 때 이런 모습을 많이 볼 수 있다. 이런 모습은 관련 근육을 사용해서 강력한 힘을 만들어내는 과정에서 반사적으로 발생하는 것이다. 그러면서 기립근을 더욱 사용하게 되고, 그 순간 퍼포먼스를 증가시키는 데 아주 효과적인 방법이기도 하다. 이런 모습과 같은 것들은 반사적으로 일어나는 것이기에 따로 코칭을 해줄 필요가 없다. 자연스럽게 목이 과신전되었다가 힘든 구간을 지나게 되면 다시 중립 상태로 돌아오는 것이다. 일반적인 생체역학과 근육 조직 측면에서 목을 중립 자세로 유지하는 것을 추천한다(그림 13.23).

가능하다면 손 전체로 바벨을 감싸고 있는 것이 좋다. 그러면 등 상부와 견갑대를 최대한 통제하는 데 도움이 되며, 손목에서 가해지는 압력을 줄일 수 있다. 많은 리프터들이 이 자세가 불가능할 것이다. 하지만 최적의 자세를 위해서 팔꿈치와 등 상부의 자세를 최대한 유지할 수 있도록 노력하는 것이 좋다.

프론트 스쿼트에서의 고관절, 무릎 & 발의 자세. 앞에서 호흡을 순서에 맞게 연습한 것처럼, 리프터는 균형 상태를 유지한 상태에서 고관절, 무릎 그리고 발목을 자연스럽게 접으면서 수직으로 곧게 앉을 수 있는 스쿼트 자세를 찾아야 한다. 중량

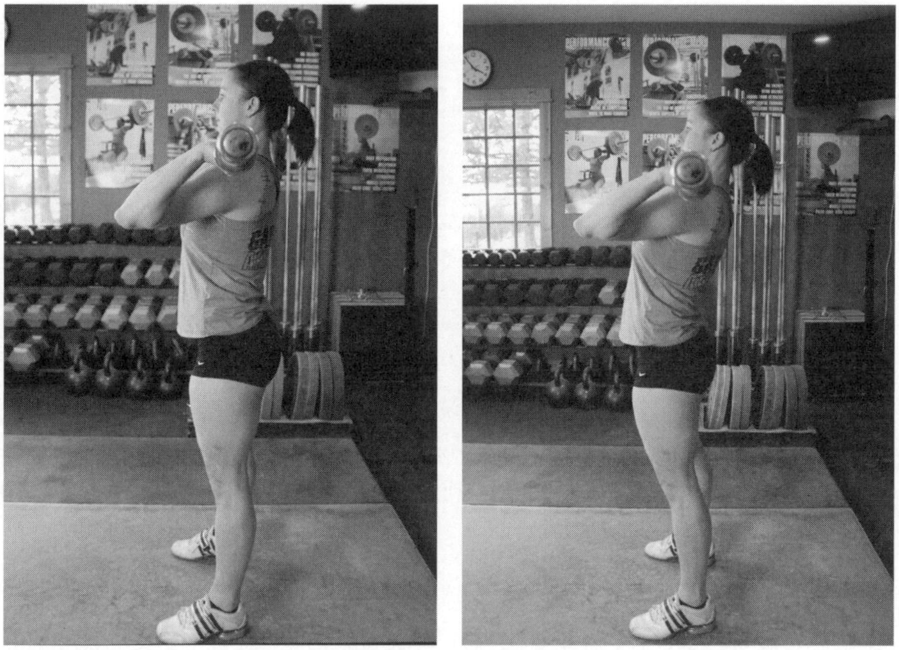

그림 13.24 첫 번째 사진에서처럼 흉곽과 어깨는 엉덩이 바로 위에 있어야 한다. 두 번째 사진처럼 어깨가 엉덩이보다 뒤에 있는 것은 좋지 않다.

은 발목 관절 위쪽에 위치해야 하며, 골반은 어깨 아래에 있어야 한다. 프론트 스쿼트를 준비하면서 리프터의 어깨가 엉덩이보다 뒤에 있는 경우를 많이 볼 수 있다(그림 13.24). 이런 자세에서는 몸통에 압력을 만들고 코어를 사용해서 안정적인 상태를 만드는 것이 힘들어진다.

누군가에게는, 특히나 발목 가동성이 제한된 사람들에게는, 수직으로 곧게 앉으면서 스쿼트를 하는 것이 힘들 수도 있다. 왜냐하면 너무 일찍 정강이가 최대 각도로 앞으로 이동하기 때문이다. 다시 말하지만, 이런 현상은 발목 가동성의 제한, 운동 능력 제한, 혹은 리프팅을 하는 동안에 상체 때문에 앞으로 밀려서 그런 것일 수도 있다. 이 부분을 교정하기 위한 한 가지 방법은 프론트 스쿼트 동작을 시작하자마자 엉덩이 자세, 움직임을 제대로 잡아주는 것이다. 이 동작은 골반을 아래 그리고 뒤로 살짝 앉아주면서 팔꿈치를 앞으로 위로 동시에 밀어주면서 진행하도록 하는 것이다. 왜냐하면 이렇게 해야 발 중앙 부분으로 중심을 잡을 수 있기 때문이다. 이런 엉덩이의 움직임과 팔꿈치 자세를 잘 유지해주면 발목에 대한 균형 상태를 유지할 수 있다. 프론트 스쿼트는 처음 스쿼트를 하면서 내려가기 시작할 때 이 동작과 함께 시작한다. 그러고 나서 나머지 스쿼트 동작을 이어주게 되는 것이다(그림 13.25).

프론트 스쿼트 가장 아래 구간에서 벗어날 때, 엉덩이가 뒤로 들리면서 등 상부와 몸통이 앞으로 무너지는 것을 모습을 자주 볼 수 있다. 프론트 스쿼트가 클린 동작으로 이어진다는 점을 감안했을 때, 우리가 원하는 모습은 아니다. 몸통의 각도에 변화가 없이 수직으로 그대로 내려갔다가 올라오는 것이 가능한 스쿼트 스탠스를 찾을 수 있도록 해야 한다. 리프터가 편안하게는 느끼지만 스탠스가 너무 좁

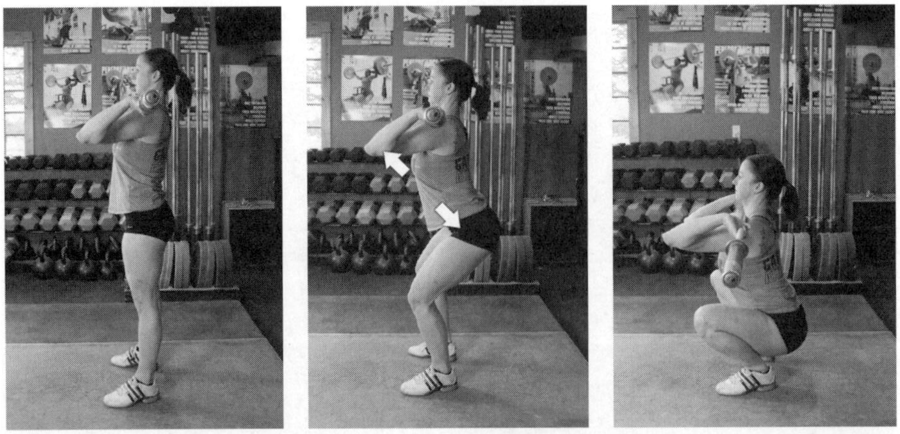

그림 13.25 프론트 스쿼트를 시작하기 전에 엉덩이의 위치와 자세를 세팅한다는 것은 엉덩이를 약간 아래로 그리고 뒤로 움직이면서 프론트 스쿼트를 시작한다는 것을 의미한다.

다면 스쿼트 가장 아래 구간에서 자세가 무너지게 될 것이다. 그러면서 움직임의 속도가 느려지고 가장 아래 구간에서 탄력이 있는 바운스를 만들어낼 수 없게 된다. 반대로 리프터가 편안하게는 느끼지만 스탠스가 너무 넓다면 아래로 내려갔다가 올라오는 방향 전환의 구간에서 코어 근육에 장력을 잃게 된다.

무게는 엄지발가락, 새끼발가락, 뒤꿈치 이렇게 발 전체에 골고루 균형 있게 분산되어야 한다. 뒤꿈치에서 무게중심이 너무 뒤로 이동하게 되면 발가락이 들리면서 균형이 무너지게 된다. 움직임을 시작하고 끝낼 때까지 엄지발가락으로 지면을 강하게 눌러주고, 뒤꿈치 앞 가장 자리와 발 중앙 부분에 걸쳐서 균형 상태가 유지되는 것을 느낄 수 있어야 한다. 이런 상태에서 리프팅을 하면서 양발 사이로 앉으면서 스쿼트를 할 수 있다. 역도화를 신고 있는 상태에서도 엄지발가락으로 강하게 눌러주면 발 중앙 부분이 무너지는 것을 최소화할 수 있다.

또한 스쿼트를 하는 내내 몸통의 각도를 처음과 같이 일정하게 유지한 상태에서 내려가는 동작을 제대로 통제하는 부분에 집중한 퍼즈 스쿼트Pause Squat를 하게 되면 프론트 스쿼트 자세를 교정하고 강화하는 데 큰 도움이 된다. 보통 3~5초 동안 동작을 멈추는 것을 추천한다.

템포 스쿼트Tempo Squat도 역시 프론트 스쿼트 자세를 교정하고 강화시킨다는 비슷한 목표를 가지고 진행될 수 있다. 3~5초에 걸쳐서 천천히 스쿼트를 하면서 내려갔다가 가장 아래 구간에서 빠르게 일어난다. 프론트 스쿼트의 무게는 일반적으로 백 스쿼트의 무게보다 더 가볍기 때문에 일반적으로 다리 스트렝스가 부족해서 프론트 스쿼트에 실패하는 경우는 드물다. 프론트 스쿼트에서 집중해야 하는 부분은 자세와 발에 대한 균형 상태를 유지하는 것이다. 이 부분에 있어서 템포 스쿼트는 아주 효과적이다.

통합: 바벨 프론트 랙 가동화 & 홀드

프론트 랙 자세에 대해서 앞에서 배웠기 때문에, 실제로 프론트 랙 자세를 직접 연습하는 것만큼 당신의 프론트 랙 자세에 도움이 되는 것은 없다.

시작 자세

- 어깨 높이로 바벨을 랙에 올리고 바벨 앞에 선다.
- 자신의 프론트 랙 그립으로 바벨을 잡는다(클린 그립으로 잡거나, 자신이나 코치가 보기에 가장 편안한 최고의 프론트 스쿼트 그립으로 잡는다).
- 바벨에 무거운 무게를 추가해서 움직이지 않는 상태를 만든다.

실행

- 손 전체로 바벨을 감싼 상태를 유지하고, 프론트 랙 자세를 만든다.
- 바벨이 발 중심 부분에 오도록 해서 균형 상태를 만든다.
- 앞에서 배우고 연습한 대로 몸통을 견고하게 만든다.
- 팔꿈치를 앞으로, 그리고 위로 밀어주면서 견갑대를 전인시킨다.
  - 앞에 벽이 있다고 생각하고 이 벽을 팔꿈치로 터치한다고 생각하면 된다.
- 허리를 중립 상태로 만들고 팔꿈치를 적극적으로 앞으로 밀어준 상태에서 등 상부를 최대한 신전시켜준다.
  - 요추 자세가 바뀌어서는 안 되며, 손은 바벨을 감싼 상태를 유지해야 한다는 것을 기억하자.
- 코로 숨을 들이마시고 공기를 등 상부 쪽으로 눌러준다. 입으로 숨을 내쉬면서 팔꿈치를 앞으로 그리고 위로 밀어준다. 이 자세를 제한할 수 있는 뻣뻣함을 해결하기 위해서 힘을 강하게 주면서 숨을 내쉰다.
- 마치 바벨을 랙에서 들어 올리는 것처럼 바벨을 위로 강하게 밀어준다(그림 13.26).
- 5~15초 정도로 2~4세트를 진행한다. 세트와 동작을 진행하는 시간은 자세가 점점 편안해지고 좋아질수록 증가시킬 수도 있다. 프론트 랙 자세가 힘든 사람들에게는 이 자체가 아주 좋은 스트레칭 동작이 될 수 있다. 자신이 편안하게 느끼는 범위 내에서 힘을 주며, 무리하지는 않는다. 자세를 유지할 수 있는 훈련이 되어야 한다.
- 마지막으로 감당할 수 있는 중량이라면, 프론트 랙 자세를 만든 상태에서 그대로 수직으로 일어나서 홀드 자세를 만들어 앞에서 언급한 자세를 유지한다. 이 동작에서는 실제로 자신의 최대 클린 무게보다 더 무겁게 할 수 있기 때문에, 올바른 몸통 자세로 무거운 무게를 든 상태에서도 편안한

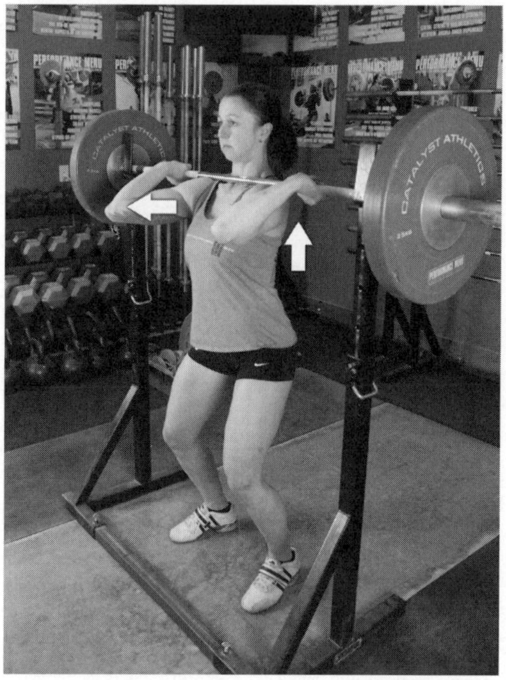

그림 13.26 스쿼트 랙의 무거운 바벨을 이용한 홀드 동작으로 프론트 랙 자세를 견고하게 만들 수 있다.

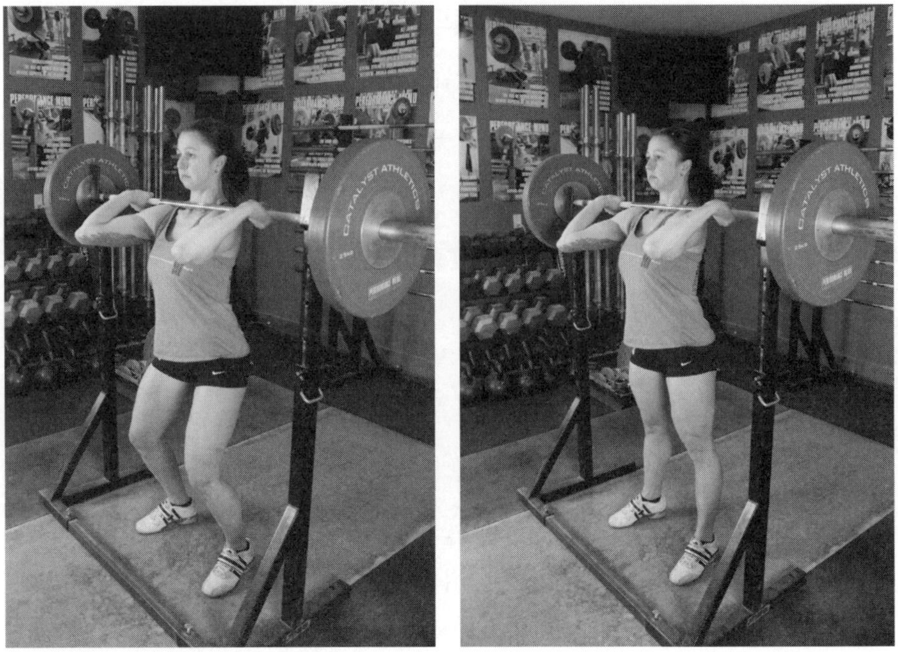

그림 13.27 스쿼트 랙에 있는 바벨을 그대로 수직으로 들어 올려서 홀드하면서 자세를 강하게 만들 수도 있다.

프론트 스쿼트 랙 자세와 호흡법을 배우는 데 도움이 된다(그림 13.27).

클러스터 세트 활용

- 광배근 혹은 등 상부에 SMR을 20초 정도 2~4세트 대신 진행할 수 있다.
- 스쿼트로 깊이 앉은 상태에서 광배근 스트레칭을 20초 정도 대신 진행할 수도 있다.
- 서 있는 상태에서 벽을 이용한 스쿼트 혹은 중량을 이용한 프론트 스쿼트를 대신 진행할 수도 있다.

통합: 쇼츠 프레스Sots Press

일반적으로 쇼츠 프레스를 목 뒤에서 진행하는 것으로 잘못 아는 경우가 많다. 안타깝게도 사실 진짜 쇼츠 프레스는 프론트 랙 자세에서 진행된다. 앞에서 설명한 퍼즈 프론트 스쿼트에서 프레스 동작을 추가하는 것이다.

좋지 못한 자세로 동작 자체를 목표로 해서 쇼츠 프레스 동작을 하지 않는다. 어디까지나 클린 자세를 개선하기 위해서 이 동작을 활용해야 한다. 양 손가락 끝을 벽에 닿게 해서 진행한 스쿼트 동작, 혹은 벽을 밀면서 진행한 스쿼트 동작을 기억하는가? 이 동작의 자세와 거의 비슷하다고 볼 수 있다.

시작 자세

- 자신의 스쿼트 스탠스를 이용해서 프론트 스쿼트로 앉는다.
- 프론트 스쿼트 자세로 앉은 상태에서 프레스 동작이 힘들다면 뒤꿈치를 살짝 들어 올릴 수도 있다.

실행

- 스쿼트 가장 아래 구간에서, 그냥 바벨로 수직 위로 밀면서 프레스 동작을 진행한다. 몸을 아래로 밀면서 바벨로 프레스하는 동작으로 생각해보자. 어깨의 바벨 중량과 뒤꿈치를 살짝 들면서 상체를 최대한 수직 상태로 만들 수 있다. 풀 스쿼트로 앉는 것은 요추에서의 과신전을 최소화하는 데 도움이 될 것이다. 그렇기 때문에 최대한 흉추를 신전시키는 데 집중할 수 있다(그림 13.28).
- 1~5번 정도 진행하며, 동작의 자세가 가장 중요하다.

클러스터 세트 활용

- 광배근 혹은 등 상부에 SMR을 20초 정도 2~4세트 대신 진행할 수 있다.
- 스쿼트로 깊이 앉은 상태에서 광배근 스트레칭을 20초 정도 대신 진행할 수도 있다.
- 서 있는 상태에서 벽을 이용한 스쿼트 혹은 중량을 이용한 프론트 스쿼트를 대신 진행할 수도 있다.
- 바벨 프론트 랙 홀드 자세로 대신할 수도 있다.

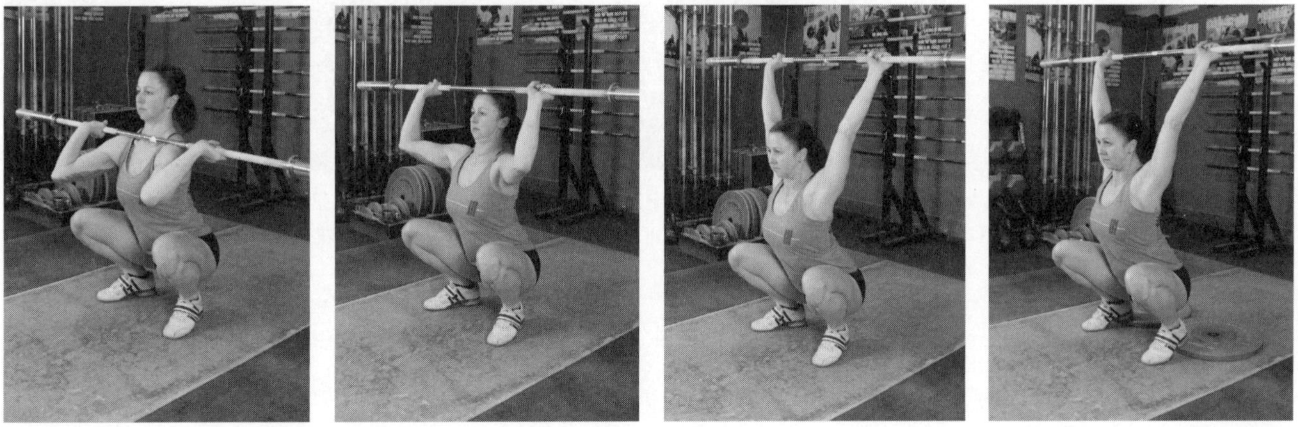

그림 13.28 쇼츠 프레스 동작. 스쿼트 가장 아래 구간에서 프레스 동작을 할 수 있는 스쿼트 스탠스로 선다. 풀 스쿼트 자세를 유지하면서 프레스 동작 후에 제대로 락아웃을 할 수 있을 때까지 뒤꿈치를 살짝 들어 올려서 동작을 진행할 수도 있다.

통합: 톨 클린Tall Clean

클린 자세에 대한 설명을 마무리하기 위해서, 이 장에서 배운 모든 개념을 활용해서 리프터가 역동적으로 리프팅을 진행하도록 도와줄 수 있는 동작을 소개한다.

시작 자세

- 풀 동작의 스탠스로 똑바로 서서 바벨을 당긴다.

실행

- 고관절, 무릎 혹은 발목을 이미 편 상태에서 슈러그 동작을 하고 바벨을 당기면서 아래로 이동한다.
- 자신의 안정적인 프론트 랙 자세로 바벨을 받으면서 스쿼트로 앉는다. 그리고 일어섰다가 다시 앉는 동작을 반복한다(그림 13.29).
- 3~5번을 한 세트로 진행한다.
- 이 훈련은 비교적 가벼운 무게로 그리고 아주 빠르게 진행한다. 이 훈련은 리프팅 모든 단계에서의 균형 상태를 강화하는 데 큰 도움이 된다.

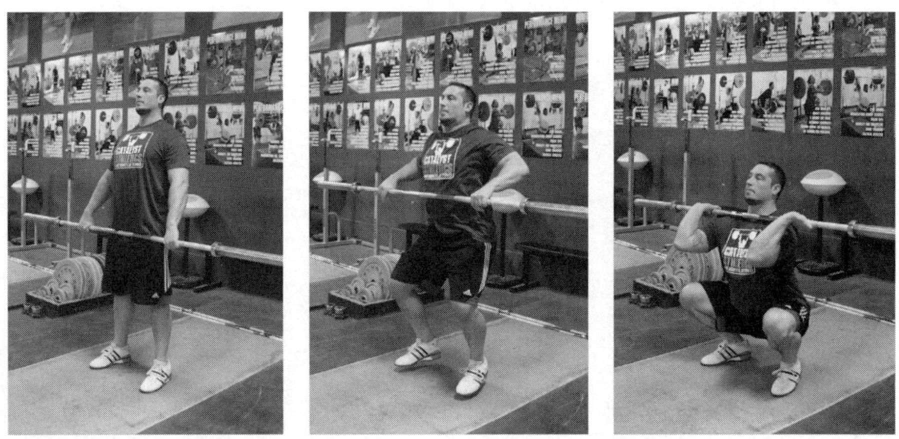

그림 13.29 톨 클린. 이 훈련은 리프터가 바벨을 축으로 팔꿈치를 회전시키고, 고관절을 완전히 신전시킨 후에 빠르게 스쿼트로 앉는 동작을 개선하는 데 도움을 준다.

■ CHAPTER 14

클린 요약

클린 풀 동작 교정에 관해서는, 7~9장에서의 스내치 내용을 참고한다. 스내치를 위한 바벨 통합 훈련을 클린에도 그대로 쉽게 사용할 수 있다. 스내치 훈련과 동일하게 진행하면서 대신 클린 그립으로 바꾸고 바벨을 받을 때 오버헤드가 아니라 어깨에 오도록 해주면 된다. 다시 말하지만, 시간과 효율성과 운동 적응 측면에서 완전한 스내치, 클린 동작을 우선적으로 연습하면서, 자신에게 필요한 부분에 대해서만 교정 운동 전략을 진행하는 것이 좋다.

클린 관련 내용에서는 완전히 프론트 스쿼트와 랙 자세에 집중했다. 그래야만 다음 장에서 배우게 되는 저크 동작에 대한 안정적인 자세가 가능해지기 때문이다.

■ 저크

저크 동작은 일반적으로 웨이트리프팅에서 가장 많은 실수를 하는 리프팅 동작이다. 여기에는 기술적 문제 그리고 운동 조절 능력 등 다양한 원인이 있을 수 있다. 우리는 저크 동작 중에서도 가장 사람들이 많이 하는 스플릿 저크에 대해서 주로 이야기한다.

가동성 측면에서 보면, 앞에서 설명한 프론트 랙 자세에 적용된 내용들이 저크 가동성의 시작점이기 때문에도 여기서도 그대로 유효하게 적용된다. 더 좁은 저크 그립(스내치와 비교해서) 오버헤드 자세를 만들기 위해서 어깨 관절에서 위로 올라가는 가동범위가 더 필요하다. 하체 측면에서 보면, 저크 드라이브 동작과 스플릿 리시빙 자세에서 고관절 신전이 아주 중요한 부분이다. 스플릿 자세의 앞쪽 다리에 요구되는 고관절 굴곡은 일반적으로 리프터의 가동성 능력 범위 내에 있다.

가장 중요한 부분은 이러한 가동성 능력을 적절한 움직임 타이밍과 스플릿 저크 동작에 요구되는 몸통의 견고함을 만드는 데 통합시킬 수 있는 운동 조절 능력과 안정성을 가지고 있어야 한다는 것이다.

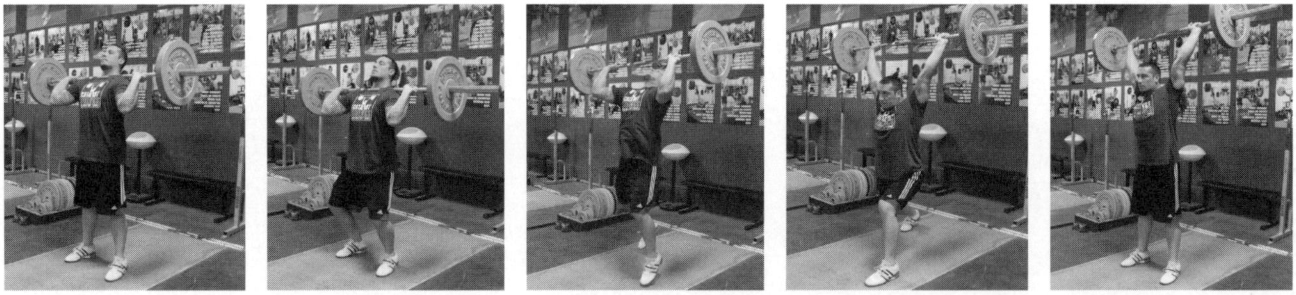

스플릿 저크

■ CHAPTER 15

저크 프론트 랙

좋은 프론트 랙 자세를 훈련해서 만드는 것과 관련해서는 13장에서 다뤘던 내용들을 살펴본다. 많은 코치들이 선수들에게 저크를 할 때 손을 다시 고쳐 잡으라고 큐를 준다(클린을 하고 일어설 때). 그렇다 보니 바벨이 좀 더 손바닥 깊숙이에 위치한다. 그러면서 프론트 스쿼트와 클린 프론트 랙 자세와 비교했을 때, 팔꿈치가 좀 더 아래로 그리고 바깥쪽으로 향한다(그림 15.01). 저크를 할 때 바벨이 수직 그리고 약간 뒤로 이동한다는 점을 고려한다면 이렇게 팔꿈치의 자세가 바뀐다는 점을 보다 쉽게 이해할 수 있다. 그래서 바벨을 어깨에 위치시킨 상태에서 팔꿈치 자세를 조정하는 것은 저크를 할 때의 바벨의 동선과 관련이 있다고 볼 수 있다.

자신이 어떤 자세를 더 선호하는지와 관련 없이, 저크 프론트 랙 자세에서 가장 중요한 부분은 바벨을 어깨에 올린 상태가 편안해야 하며 호흡도 가능해야 한다는 점이다. 사실 이 부분을 놓치다 보니 딥이나 드라이브를 시작하기도 전에 이미 저크의 실패 가능성이 높아진다. 대부분의 리프터들이(특히나 초보자들) 클린을 하고 일어선 이후에 안정적인 저크 랙 자세를 잘 만들지 못하게 된다. 안정적인 저크 프론트 랙 자세는 몇 가지 긍정적인 영향을 준다.

- 리프터가 바벨을 어깨에 위치시킨 상태에서도 충분히 호흡을 할 수 있다. 그러면서 몸통에 충분한 압력과 이후에 코어의 안정성을 다시 만들 수 있는 능력을 가지게 된다. 이런 상태가 딥 동작에서 나올 수 있는 등 상부가 말리는 현상(그러면서 팔꿈치가 아래로 떨어진다) 혹은 리시빙 자세에서 허리

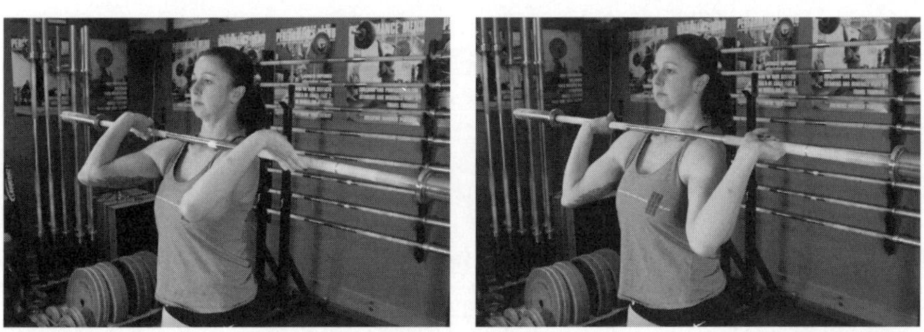

그림 15.01 팔꿈치 방향을 아래로 그리고 측면으로 조정하는 것은 저크 동작을 준비하기 위해서 필요하다. 몇몇 선수들은 팔꿈치를 더 높이 올리는 것을 선호하기도 한다.

의 과신전(몸통의 안정성이 떨어진 상태)을 방지하는 데 도움이 된다.

- 리프터는 딥과 드라이브 자세로 필요한 만큼 동작을 멈출 수 있다. 많은 리프터들이 프론트 랙 자세가 불편하다 보니 이 동작에서 빨리 벗어나고 싶다는 생각에 딥과 드라이브 동작을 서두르는 경향이 있다. 그러나 바벨에 위로 향하는 최대한 힘을 전달하기 위해서 딥과 드라이브 동작에서 인내심을 가질 필요가 있다. 풀 동작에서처럼, 드라이브 마지막 구간까지 신전이 되는 동작을 중간에서 멈추면 바벨이 올라가는 높이가 감소한다.

선수들은 자신만의 최적의 저크 프론트 랙 자세를 찾기 위해서 다양한 각도와 자세를 시도해야 한다. 좀 더 무거운 무게에 대해서는, 저크 블록Jerk Block을 이용하는 것이 좋은 방법이다. 왜냐하면 클린을 하는 힘이나 랙 자세로 뒤로 걸어오면서 드는 힘을 아낄 수 있기 때문이다. 조금만 앉아서 다양한 어깨와 몸통 자세를 시도해볼 수 있다.

바벨은 어깨와 쇄골 사이에 안정적인 위치에 놓는다. 쇄골 바로 위에 바벨이 위치하면서 어떠한 통증을 발생시켜서도 안 된다. 그리고 자세가 바뀌지 않는 상태에서 호흡을 편안하게 할 수 있어야 한다. 무게가 올라갔다고 해서 바뀌는 것은 없다. 단지 무게가 올라가면서 이 무게를 감당하기 위해서 발생하는 몸통의 압력이 증가하게 되는 것이다.

우리는 모든 리프터들이 빈 바벨이나 가벼운 무게의 바벨을 손으로 감쌀 수 있다고는 생각하지 않는다. 하지만 최대한 손 전체로 감쌀 수 있도록 노력은 해봐야 한다. 손 전체로 감싼다는 것이 절대로 세게 바벨을 잡고 있다는 것이 아니다. 최대한 손을 바벨 밑으로 오게 하는 것이다. 여기서, 견갑대의 위치를 바꾸도록 한다.

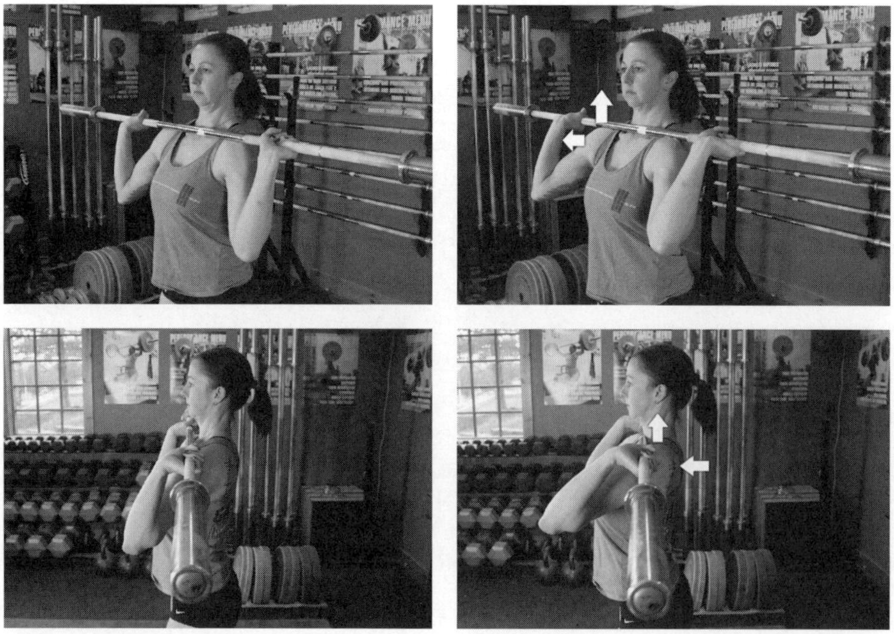

그림 15.02 견갑대를 상대적으로 전인, 그리고(혹은) 거상시키면 바벨을 가지고 편안한 프론트 랙 자세를 만드는 데 도움이 된다.

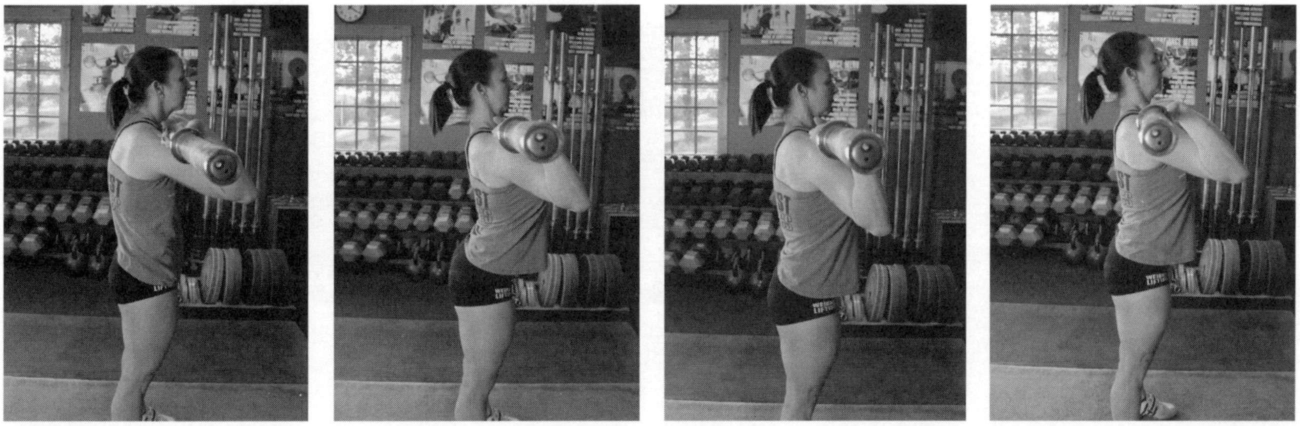

그림 15.03 첫 번째 사진: 등 상부가 굴곡되어 있어 프론트 랙 자세로 무거운 무게를 지탱하기 힘들며 바벨을 위로 밀어내는 드라이브도 약해진다. 두 번째 사진: 흉요추 접합부에서의 과신전이 일어나서 역시나 안정적인 프론트 랙 자세가 힘들다. 무거운 바벨을 제대로 지탱할 수 없는 상태이다. 세 번째 사진: 우리가 원하는 등 상부 신전과 견고한 몸통 상태이다. 네 번째 사진: 이전 사진보다 조금 더 등 상부를 신전시킨 전략이다. 하지만 여전히 딥과 드라이브 동작을 하기에 충분히 안정적인 자세이다.

전인

- 지금까지 견갑대를 전인시키는 방법을 배웠다. 이 동작을 프론트 랙 자세를 만든 상태에서 해보자. 이렇게 하면 대부분의 리프터들은 바벨로 편안하게 프론트 랙 자세를 만들 수 있다. 그러나 너무 전인을 많이 시키면 바벨이 쇄골 위에 오면서 불편한 프론트 랙 자세가 될 수 있다(그림 15.02).
  - 이 부분을 교정하기 위해서는, 약간 어깨를 거상시켜서 바벨이 쇄골에서 떨어지도록 한다.
- 여기서 우리는 등 상부를 잊어서는 안 된다. 이 과정에서도 우리 등 상부는 계속 길게 늘인다는 생각으로 자세를 잡아야 하며, 그래야 우리 몸통이 딥 동작을 하는 동안에 수직 상태를 유지할 수 있다. 위에서 언급한 것처럼, 팔꿈치와 견갑대의 자세만 제대로 만들어도 특별히 신경 쓰지 않아도 자연스럽게 등 상부 자세가 교정될 것이다. 등 상부를 신전시키는 데 어려움이 있는 사람들이라면, "가슴을 좀 드세요"라는 큐를 주면 바벨을 좀 더 안정적으로 어깨 위에 올려놓을 수 있다. 이 동작은 딥과 드라이브 동작을 시작하기 직전에 숨을 들이마시면서 시작할 수 있다. 보통 "가슴을 좀 드세요"라는 큐를 주면 흉요추 접합부를 신전시키는 경우가 많아서, 이전에는 이렇게 큐를 주는 것을 많이 망설였다. 동작을 진행하는 동안에, 허리와 골반 자세는 비교적 동일한 자세를 유지해야 하며, 등 상부에서만 움직임(신전)을 만들 수 있도록 한다(그림 15.03).

후인

- 앞에서 언급한 방법과 동일하게 진행한다. 대신 팔꿈치와 견갑대를 앞으로 길게 보내는 대신에 뒤쪽으로 함께 당겨서 고정시킨다(그림 15.04).
- 이 자세가 옳다, 옳지 않다고 말하려는 것이 아니다. 우리가 원하는 것은

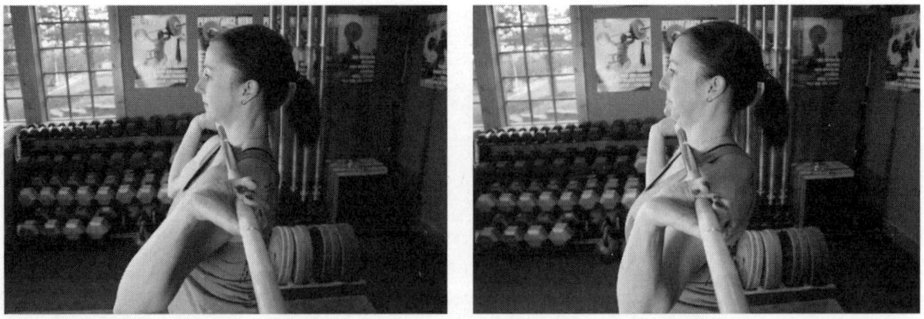

그림 15.04 전인(첫 번째 사진)과 후인(두 번째 사진)을 골고루 진행하면서 가장 편안한 프론트 랙 자세를 찾을 수 있다.

> 리프터가 프론트 랙 자세에서 전인과 후인을 최대한 시키면서 자신에게 가장 잘 맞는 최적의 프론트 랙 자세를 찾는 것이다. 바벨을 이용한 프론트 랙 자세가 비교적 편안하고 호흡하는 데 무리가 없어야 한다는 점을 꼭 기억하자. '편안하다'라는 말이 너무 주관적이지만 좀 더 정확하게 얘기하면, 자기 최대 저크 무게의 70%(이 숫자는 임의로 정한 것이기는 하지만, 대략 이정도 수치면 된다) 정도로 자세가 무너지지 않고 6~10초 정도 쉴 수 있어야 하는 것이다. 약간 피곤해질 수는 있지만, 정상적인 자세가 유지되어야 한다.

저크 딥 동작을 시작하기 전에 발에 가해지는 압력도 중요하다. 우리는 중량(체중과 바벨 무게 포함)이 왼쪽, 오른쪽 발에 균등하게 분산되기를 원한다. 딥 동작을 시작하기 전에 한쪽으로 무게중심을 이동시키면, 드라이브 동작에서도 한쪽 다리를 더 많이 사용하게 되면서 결국은 저크 리시빙 동작에서 균형이 무너지게 될 것이다. 양발 모두 엄지발가락과 뒤꿈치 앞쪽 가장자리(발 가운데 지점에 가까운)로 바닥을 누르는 느낌이 들 수 있어야 한다. 만약 한쪽 발에서는 뒤꿈치 앞쪽 가장자리에 느낌을 받는데 다른 발은 뒤꿈치 다른 쪽에서 느낌을 받는다면, 한쪽으로 기울어질 가능성이 높다(물론 이런 현상이 크지 않을 수도 있다). 저크의 균형 상태에서 문제가 없다면, 이 부분은 크게 신경 쓰지 않아도 된다. 하지만 균형이 무너지는 현상이 발견된다면, 양발에 균등하게 압력이 가해질 수 있도록 집중해야 한다.

호흡

딥과 드라이브 동작을 시작하기 전 마지막으로 중요한 요소는 바로 저크 동작을 위한 호흡이다. 저크 블록이나 랙을 사용해서 훈련을 한다면, 프론트 스쿼트에서 배웠던 호흡과 동일한 호흡을 해야 한다. 클린으로 바벨을 받고 일어설 때 반사적으로 약간 숨을 내쉬는데, 이것은 온 힘을 다해서 스쿼트를 하면 자연스럽게 일어나는 현상이다. 그러나 이때 무거운 무게를 지탱하고 있는 몸통이 무너져서는 안 되기 때문에 완전히 숨을 다 내쉬는 것은 아니다. 입술을 살짝 들어 올려서 짧고 강하게 내뱉는 것이라고 생각하면 좋다. 우리 목표는 편안한 상태이면서도 최대한 공기와 내부 압력을 많이 유지하는 것이다.

클린을 하고 일어선 다음에, 저크 프론트 랙 자세로 최대한 빨리 조정하는 것이 좋다. 많은 리프터들이 클린을 하고 일어나면서 가속도를 이용해 반동을 만들어 바벨이 몸에서 떨어진 순간에 빠르게 자세를 조정한다. 하지만 이렇게 반동을 이용하지 않고 자세를 조정하는 경우도 있지만, 흔하지는 않다.

클린을 하고 일어서든, 바벨을 블록이나 랙에서 들어 올리든 딥과 드라이브 동작을 시작하기 전에 마지막으로 숨을 들이마시면 몸통을 견고하게 만들어서 안정성을 증가시키는 데 도움이 된다. 그러면서 더 무거운 무게의 바벨을 충분히 지탱할 수 있게 되는 것이다. 2장에서 다루고 있는 호흡과 관련된 내용으로 돌아가서 다시 한 번 살펴보자. 저크를 할 때 숨을 들이마시면서 공기를 아래로 눌러줘서 허리 쪽으로 보내면 아래쪽 복부 360도 주위를 팽창시키고 요추 안정성을 만드는 데 도움이 된다. 또한 목과 어깨를 상대적으로 편안한 상태로 유지할 수 있도록 해준다. 그러고 나서 숨을 들이마시면서 등 상부를 공기로 채워준다. 이건 비어 있는 물통에 물을 채워주면 아래쪽에서부터 위쪽까지 차례로 차근차근 채워지는 것과 동일하다고 볼 수 있다. 그렇게 되면 물이 가득한 물통은 훨씬 안정적이고 단단해지는 것이다. 우리 몸도 이렇게 공기로 채워주는 것인데, 이때 손과 목을 최대한 편안한 상태로 둘 수 있도록 한다.

중요하게 생각할 부분: 우리는 현재 리프팅 동작들의 자세와 움직임에 대한 매우 섬세한 내용에 대해서 얘기하고 있다. 하지만 무거운 무게로 리프팅을 하거나 실제 시합에 참가하는 경우라면, 이런 아주 섬세한 부분들에 대해서는 신경 쓰지 않도록 하자. 반복된 연습을 통해서 이런 부분은 자동적으로 사용될 것이다. 그러나 이렇게 되기 위해서는, 최대 무게보다 약간 낮은 무게로 섬세한 부분을 의식하고 반복적으로 연습을 해야 한다.

■ CHAPTER 16

저크 딥

저크 딥 동작은 이후에 있는 폭발적인 움직임인 저크 드라이브 동작을 위해서 중요한 동작이다. 그래서 이후 바벨의 동선과 높이에 상당한 영향을 준다.

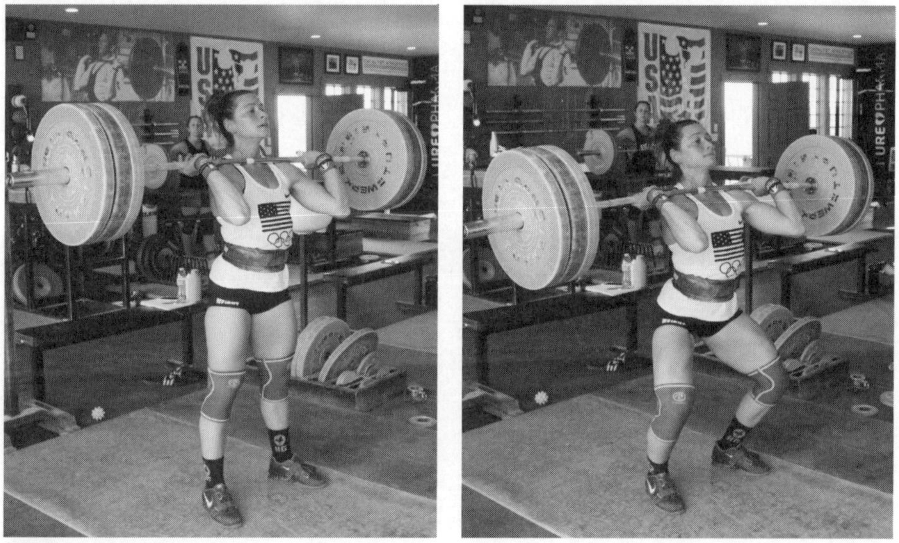

그림 16.01 저크 딥

팔꿈치 & 등 상부

딥 동작이 일어나는 동안 팔꿈치는 상대적으로 큰 변화가 없어야 한다. 딥 동작에서 드라이브 동작으로 전환되는 과정에서 팔꿈치가 밑으로 떨어지는 현상이 일어난다. 더 나은 오버헤드 자세를 만들기 위해서 딥에서 드라이브 동작으로 전환될 때 팔꿈치가 떨어지는 일은 자연스럽게 발생할 수밖에 없다. 그러나 딥 동작을 하면서 아래로 내려갈 때 너무 지나치게 팔꿈치가 아래로 떨어져서는 안 된다.

팔꿈치가 많이 떨어지게 되면 대부분의 경우는 등 상부가 둥글게 말리게 되면서 바벨이 가슴 쪽으로 내려가게 된다(그러면서 바벨이 이동하는 거리가 더 길어질 수밖에 없다). 그리고(혹은) 무게중심이 발가락 쪽으로 이동하게 된다. 이런 현상을 막기 위해서, 딥 동작을 하면서 팔꿈치를 적극적으로 앞으로 위로 밀어야 한다. 이렇게 함으로써, 흉추를 굴곡시키려는 힘에 저항할 수 있게 된다(그림 16.02).

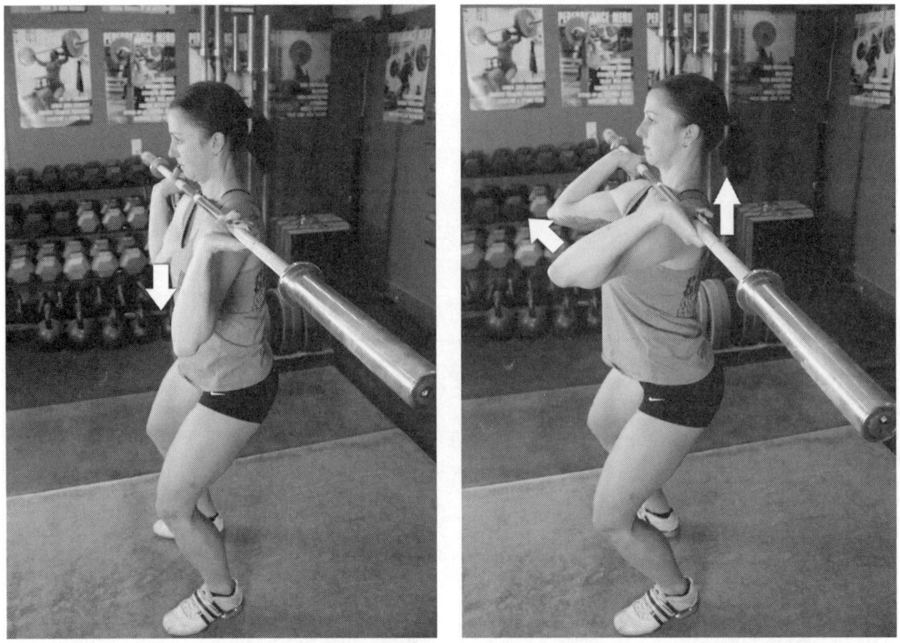

그림 16.02 첫 번째 사진은 팔꿈치가 아래로 떨어지면서 흉추가 굴곡된 상태의 저크 딥 자세이다. 두 번째 사진은 딥 동작을 하면서 아래로 이동할 때 팔꿈치를 앞으로 위로 강하게 밀어주는 흉추가 신전된 상태이다.

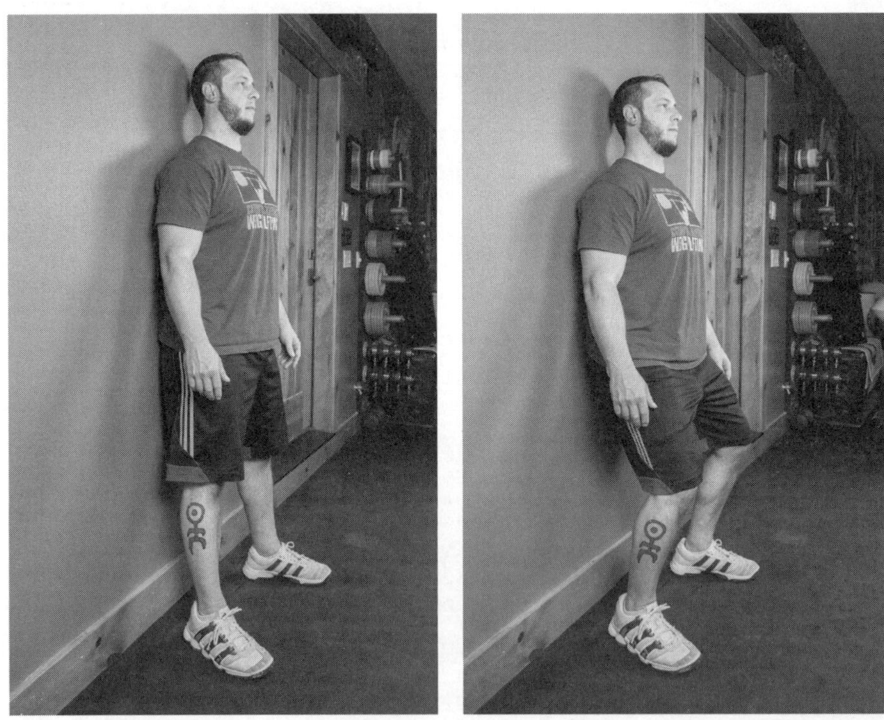

그림 16.03 저크 딥 동작 연습에 일반적으로 사용되는 동작. 벽에 기대고 서서 딥 동작을 하면서 계속 벽에 등이 닿아 있는 상태를 유지한다.

이때 가장 일반적으로 할 수 있는 훈련은 벽이나 스쿼트 랙에 기대고 서서 미끄러져 내려갔다가 올라오는 동작을 반복하는 것이다. 바로 딥과 드라이브 동작과 비슷하게 움직이는 것이다. 이렇게 하면 선수가 딥 동작을 할 때의 몸통 자세를 일정하게 유지하는 데 도움이 된다(그림 16.03).

그러나 리프터의 엉덩이가 큰 편이라면 허리를 과신전시키지 않고 벽에 어깨를 기대는 것이 쉽지 않을 것이다. 이런 경우, 꼬리뼈 부분을 당겨서 허리 부분을 평평하게 만들고 벽에서 발을 살짝 떨어뜨린 상태에서 진행한다. 이 교정 운동의 문제점은 이 자세가 실제 저크 자세와 완전히 동일하지는 않다는 것이다. 실제 저크 자세보다는 무게중심이 좀 더 뒤에 있으며, 골반 후방 경사의 정도도 좀 더 크다. 여기에 실제 저크 자세에 더 도움이 될 수 있도록 수정할 수 있는 내용들이 있다.

- 한 발 정도 벽에서 떨어져 선다. 혹은 벽에 엉덩이가 닿지 않을 정도로 떨어져 똑바로 선다.
- 아래쪽 갈비뼈 쪽에 손을 위치시키고, 몸을 길게 편 상태를 유지하면서 숨을 내쉰다. 이렇게 하면 몸통 자세를 제대로 준비시킬 수 있다. 그리고 이 자세에서 선수는 편안하게 호흡한다.
- 어깨가 엉덩이 바로 위쪽에 위치하도록 선 상태에서, 엉덩이가 벽에 닿을 때까지 발을 아주 조금씩 뒤로 옮기다가 멈춘다(그림 16.04).

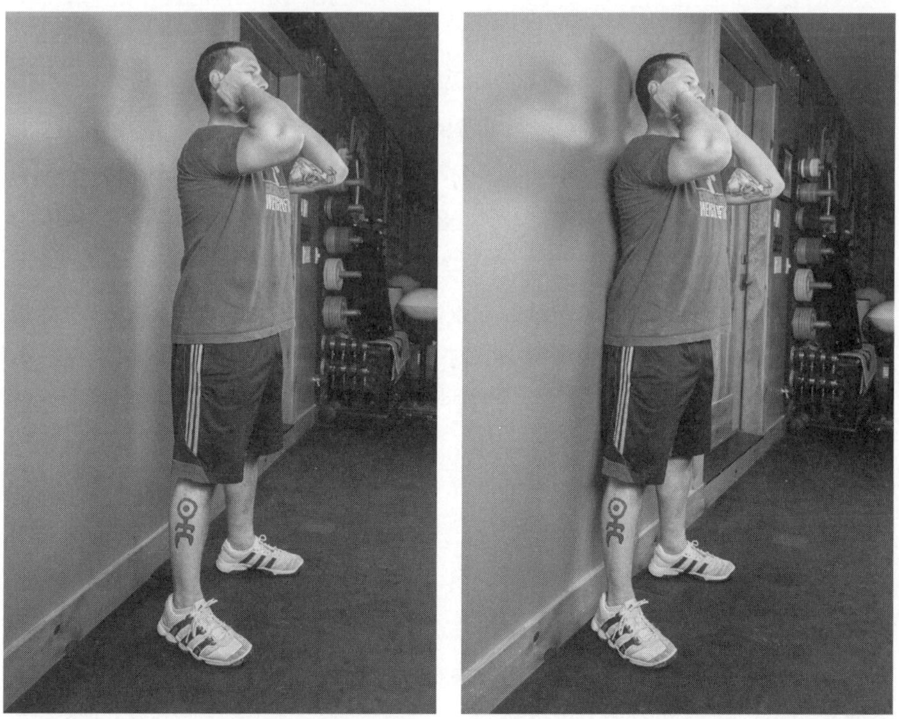

그림 16.04 흉곽과 골반을 제대로 정렬시킨 상태에서 강하게 숨을 내쉰다. 몸통의 자세를 유지한 상태에서 조금씩 벽 쪽으로 이동하다가 엉덩이가 벽에 닿으면 멈춘다. 어깨와 머리는 벽에 닿지 않을 것이다.

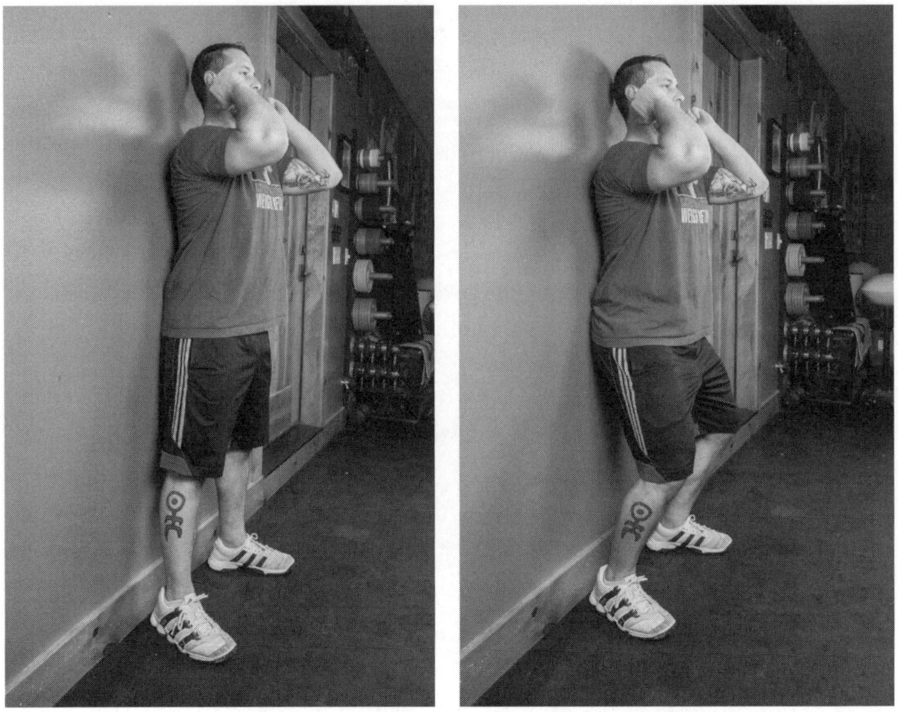

그림 16.05 몸통의 일정한 자세와 양발에 적절한 균형 상태를 유지하면서 엉덩이가 벽을 따라서 위아래로 움직일 수 있도록 하면서 저크 딥 자세를 따라한다.

- 엉덩이가 벽에 가볍게 닿은 상태에서 발을 움직여 양쪽 발뒤꿈치로 균형 상태를 유지할 수 있도록 자세를 조정한다(필요한 경우). 이 자세에서 대부분의 경우에는 어깨가 벽에 닿지 않을 것이다.
- 여기서, 벽을 따라서 엉덩이가 위아래로 움직일 수 있도록 무릎을 접으면서 저크 딥/드라이브와 비슷하게 움직인다. 뒤꿈치가 계속 바닥에 접촉된 상태로 몸통의 자세도 동일하게 유지될 수 있도록 집중한다. 벽은 자세 교정을 위해서 활용하고 있는 것이지만, 리프터 스스로가 딥 동작을 할 때 어떻게 무게를 제대로 지탱할 수 있을지에 대해서 느낄 수 있도록 사소한 자세나 동작에 집중할 수 있어야 한다(그림 16.05).

고관절, 무릎, 발목 & 발

이론적으로는, 딥동작을 할 때 리프터의 몸통은 수직으로 그대로 내려갔다가 올라오기 때문에(앞에서 언급한 동작처럼) 엉덩이와 골반은 어깨의 바로 수직 아래쪽에 위치하게 된다. 그러나 실제로 리프팅이 진행될 때는 몸통의 수직 상태를 계속 유지하려고 노력하는 과정에서 엉덩이와 골반이 살짝 뒤로 이동하게 된다. 그러나 딥동작을 하면서 아래로 내려가면서 몸통의 수직 상태를 유지하기 위해서 팔꿈치를 위로 앞으로 살짝 이동시키게 된다. 이때 균형 상태를 유지하기 위해서 자연스럽게 골반이 살짝 뒤로 이동하는 것이다. 이런 동작이 일어나게 되면 무게중심이 발

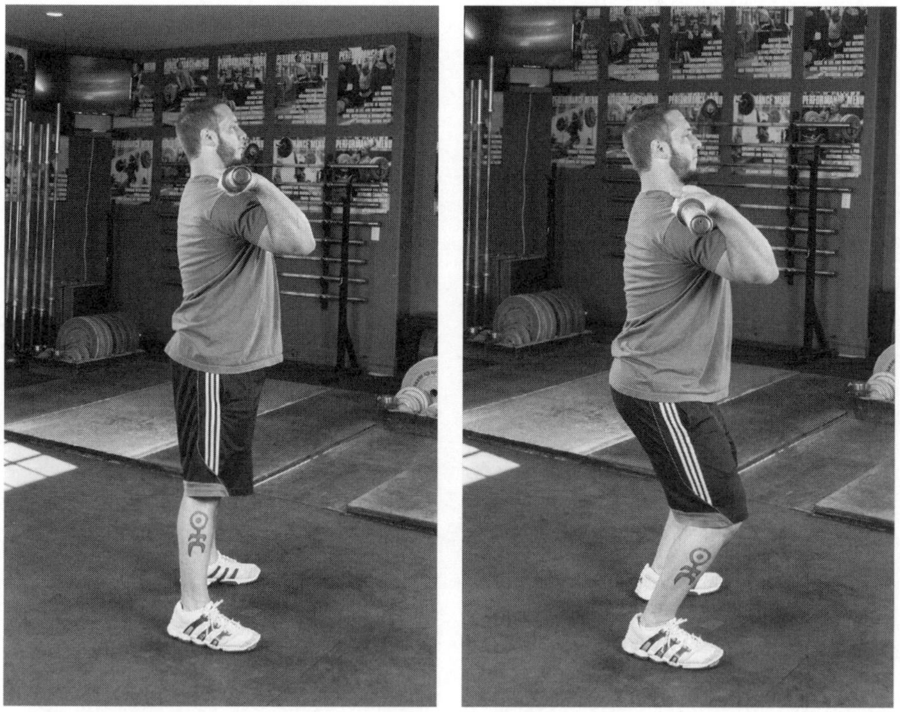

그림 16.06 대부분의 리프터들이 프론트 스쿼트에서와 같이 엉덩이를 위치시키는 것은 발 중앙에 대한 균형 상태를 유지하기 위해서이다. 하지만 이때 엉덩이의 위치나 움직임은 그리 크지 않기 때문에, 이 동작 때문에 몸통이 앞으로 기울어질 정도는 아니다.

목 쪽으로 오게 된다. 여기서 중요한 것은 바로 방금 앞에서 설명한 움직임들이 '살짝' 그리고 자연스럽게 일어난다는 것이다. 실제로 어느 정도로 일어나는지 확인하기 위해서 벽을 이용해볼 수 있다. 딥 동작을 하는 리프터에게 엉덩이를 뒤로 빼면서 앉아보라고 하면 몸통이 앞으로 기울면서 바벨의 궤도가 바뀌는 것을 확인할 수 있다. 우리가 원하는 현상은 아니다. 벽이나 스쿼트 랙을 이용해서 바벨, 덤벨 혹은 케틀벨로 푸시 프레스 동작을 해본다. 그리고 벽에서 떨어진 상태로 푸시 프레스 동작을 다시 한 번 해본다. 이때 벽에 붙어서 딥과 드라이브 동작을 할 때와 동일한 자세로 진행할 수 있도록 신경 쓴다(그림 16.06).

딥에서 무릎 자세에 대해서는 다양한 의견이 있다. 자연스럽게 두 번째 발가락을 따라 접도록 하면 일반적으로 충분하다. 많은 리프터들이 딥 동작을 할 때 단순히 발 너머로 무릎을 이동시키는 데 집중한다면, 발끝을 약간 바깥쪽으로 돌리면 고관절, 무릎 그리고 발목을 자연스럽게 접을 수 있게 된다(그림 16.07).

스쿼트와 비교해서 저크 딥 동작에서는 발목의 가동성은 그리 큰 문제가 되지 않는다. 발끝이 벽을 향하도록 해서 선 상태에서, 뒤꿈치가 뜨지 않은 상태에서 무릎 슬개골이 벽에 닿는다면, 역도화를 신으면 발목 가동성이 좀 더 증가한다는 측면을 고려했을 때 저크

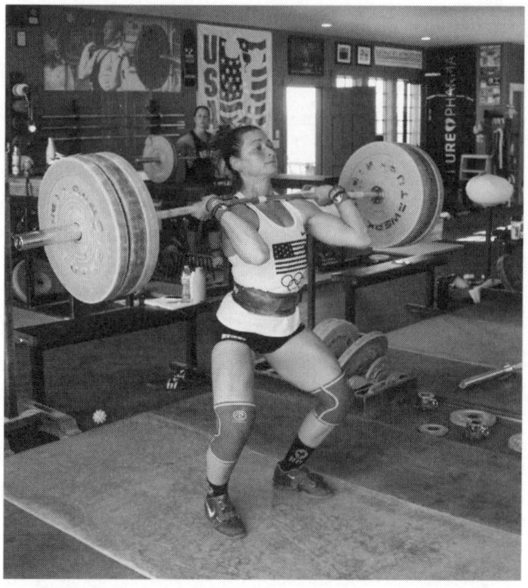

그림 16.07 딥 자세에서 발끝을 바깥쪽으로 살짝 돌리면 한쪽으로 기울어지지 않는 상태로 엉덩이를 더 잘 움직일 수 있다.

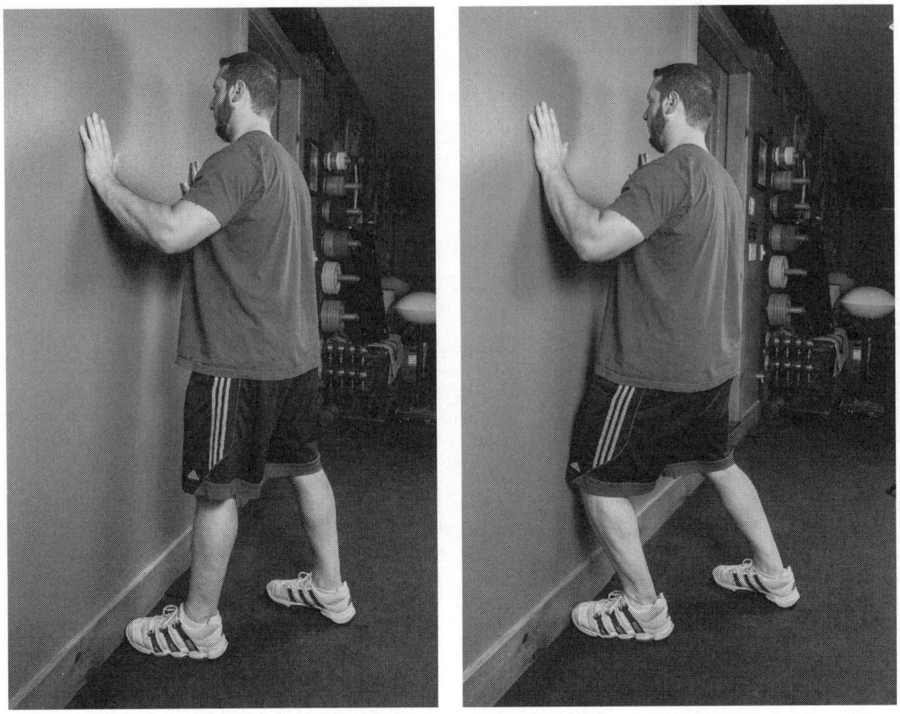

그림 16.08 저크 동작에서 필요한 발목 굴곡 상태를 빠르게 확인할 수 있는 방법이다. 사진에서 보이는 정도의 가동성이면 딥 동작에 문제는 없다.

딥 동작에서 발목 가동성 때문에 문제가 생기지는 않는다(그림 16.08).

딥 동작을 할 때 양발에 균등하게 압력이 가해지는 것이 이상적이다. 하지만 대부분의 선수들은 자신이 선호하는 발이 있기 때문에 자기도 모르게 딥 동작에서 선호하는 발로 압력이 더 이동된다. 그렇다면 보면 이후에 리시빙 동작에서 안정성이 감소할 수도 있다. 앞에서 스쿼트 내용에서 강조했던 발의 3개 지점(엄지발가락, 새끼발가락, 뒤꿈치)이 완전히 바닥에 닿아 있는 상태가 여기서도 그대로 적용된다. 그러나 실제로 저크 동작은 상당히 빠르게 진행되기 때문에, 이런 섬세한 부분에 집중하는 것이 어렵다. 그리고 이런 자세적인 부분을 생각한다고 바벨을 랙 자세를 더 오랫동안 유지할수록, 무거운 무게의 리프팅을 성공할 가능성도 더 낮아진다.

몇몇 선수들은 저크를 할 때 발끝이 정면을 향하도록 하는 것을 선호한다. 동작을 효율적으로 진행할 수만 있다면 어느 쪽이 맞고 틀리다고 할 수는 없는 것이다. 그런데 발끝이 정면을 향하게 되면 무릎도 앞쪽으로 이동할 가능성이 높아지면서, 드라이브하기 위해서 방향 전환을 할 수 있는 충분한 장력을 가지지 못할 수도 있다. 그리고 무릎이 계속 앞으로 이동하게 되면 뒤꿈치가 바닥에서 떨어지고, 등이 굴곡되고, 바벨이 앞으로 이동할 가능성이 높아진다(그림 16.09).

이런 현상을 교정할 수 있는 일반적인 방법은 딥 동작을 할 때, 약간 발 바깥쪽으로 무릎을 밀라고 큐를 주는 것이다. 스쿼트에서와는 다르게, 이렇게 큐를 주게 되면 딥을 짧게 하면서 방향을 신속하게 전환할 수 있는 충분한 장력을 다리에 만

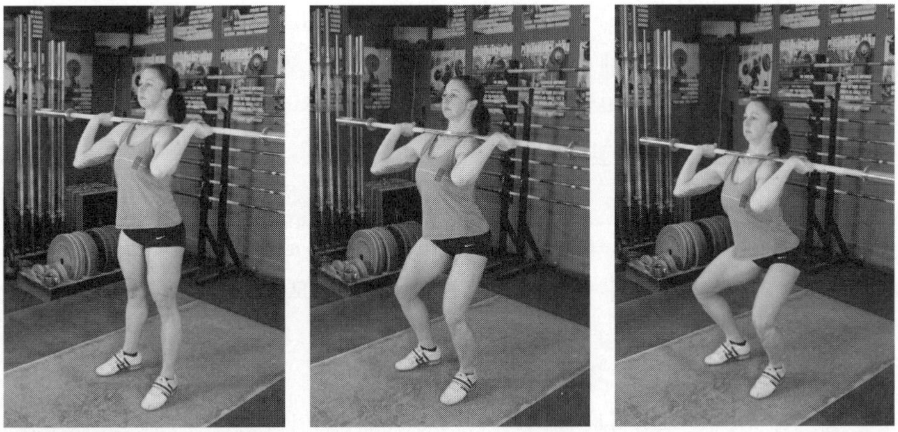

그림 16.09 몇몇 리프터들은 딥 동작이 너무 깊어지면서 무너지는 경우가 많다. 그렇게 되면 무게중심 또한 앞으로 이동하게 된다.

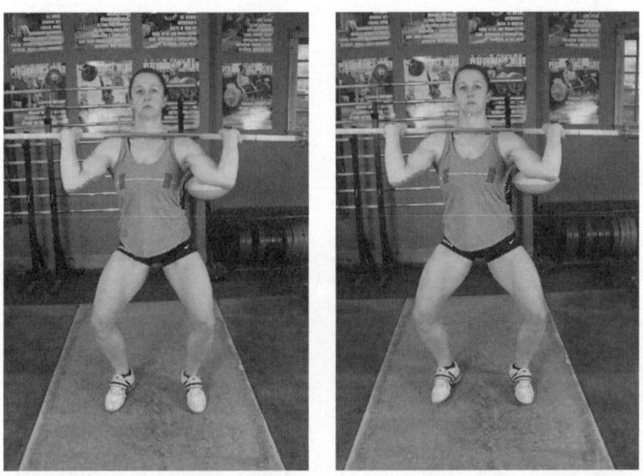

그림 16.10 무릎을 살짝 바깥쪽으로 미는 자세에는 첫 번째 사진처럼 발 전체에 압력이 골고루 분산될 수 있도록 해야 한다. 두 번째 사진처럼 발바닥이 뜨면서 발 바깥쪽 부분으로 발이 밀려서는 안 된다.

들 수 있는 좋은 방법이다. 무릎을 네 번째 혹은 다섯 번째 발가락 쪽으로 밀라고 큐를 주는 상태에서, 발의 압력은 중요한 부분이다. 만약 리프터가 바깥쪽으로 무릎을 밀면서 발 안쪽 가장자리가 들리게 되면(발 바깥쪽으로 발바닥이 밀리게 된다.), 고관절에서 생긴 장력이 바닥으로 잘 전달되지 않기 때문에 그 장력을 잘 사용하지 못하게 된다. 리프터는 무릎을 바깥쪽으로 밀어준 상태에서, 엄지발가락부터 시작해서 발 전체에 압력을 유지하고 있어야만 한다. 이렇게 발바닥에 압력이 유지된 상태라면 무릎을 너무 지나치게 밖으로 밀어주면서 바벨이 수직 방향으로 이동할 수 있도록 하는 힘을 제한하는 상황을 방지할 수 있다(그림 16.10).

중량을 이용한 퍼즈 딥Paused Dip 동작은 앞에서 설명한 동작 콘셉트와 자세를 강화하고 확인하기에 아주 좋은 방법이다. 이때 리프터가 신경 써야 할 몇 가지 내용들이 있다.

■ 딥 동작에 적절한 팔꿈치와 몸통 자세를 유지하기
■ 양쪽 발에 균등하게 압력을 유지하기
■ 자신이 선호하는 발과 무릎 각도 만들기
■ 자신에게 맞는 딥 깊이를 만들기

딥 동작 이후에 드라이브 동작으로 이어질 때 방향 전환이 일어나는 시점에 딥 동작을 하고 나서 멈추도록 한다. 이때 위에서 언급한 모든 내용들을 신경 써서 실행할 수 있도록 한다.

너무 과도한 중량을 사용하는 것은 이 동작에서는 좋지 않다. 여기서 중요한 것은 자세를 제대로 조절하는 것이다. 그래서 70~85%의 무게(강도)로 3초 정도 동작을 멈추면 원하는 운동 효과를 경험할 수 있을 것이다. 빈 바벨이나 가벼운 무게로 이 동작을 하면서 준비 운동을 할 수 있다.

■ CHAPTER 17

저크 드라이브

저크 동작에서 드라이브의 중요성은 아무리 강조해도 지나치지 않다. 드라이브 구간에서 힘, 에너지 그리고 바벨의 동선이 그대로 바벨로 전달되면서 성공적인 저크 동작이 가능해지는 것이다.

움직임 관점에서, 스내치와 클린 풀 마무리 동작처럼 고관절과 무릎 신전이 가장 중요한 요소이다. 고관절과 무릎을 완전히 신전시키면서 바벨로 최대 힘을 전달할 수 있는 것이다. 운동 조절 능력 그리고(혹은) 가동성 제한 때문에 완전한 신전이 힘든 경우는 드라이브 동작에서 제대로 바벨로 힘을 전달할 수 없다. 신전에 대한 평가와 관련한 교정 운동을 확인하기 위해서 9장으로 다시 돌아가자.

드라이브 동작에서 완전히 신전이 된 자세는 스내치와 클린 풀 동작에서 완전히 신전된 상태와는 다르다. 이것은 고관절의 움직임이 달라서라기보다는, 상체와 바벨의 위치 때문이다.

- 앞에서 설명한 대로, 프론트 스쿼트 랙 자세에서는 팔꿈치 위치 때문에, 광배근이 늘어나게 된다.
- 팔을 약간 올린 상태에서는 리프터의 무게중심이 달라지며, 코어 근육을 더 많이 사용하게 된다.
- 프론트 랙 자세에서의 중량의 위치 때문에 허리가 받침점 역할을 하게 된다.

이 자세에서도 흉곽과 골반의 정렬 상태를 유지해야 하기 때문에, 드라이브 자세에서 요구되는 모든 부분을 신경 쓴다면 몸통의 근육을 상당히 많이 사용해야만 한다. 상체 안정성을 유지해야만, 지면을 밀면서 발생하는 힘이 코어 근육을 거쳐서 바벨로 제대로 전달될 수 있게 되는 것이다. 몸통의 안정성이 많이 떨어지게 된다면(대부분은 허리 과신전 때문이다), 드라이브 동작에서 발생할 수 있는 최대 힘이 바벨로 전달되지 않는다. 리프터는 척추 정렬 상태가 흐트러지지 않는 상태에서 고관절을 강하게 신전시키는 방법을 배우고 익혀야만 한다.

안정화: 벽 밀면서 고관절 신전

이 동작은 2장에서 나온 바닥에 누워서 벽 밀기 동작을 변형한 동작이다. 이 동작은 프론트 랙 자세와 비슷하게 팔을 위치시킨 상태에서, 고관절을 신전시킬 때 코어 근육을 제대로 통제할 수 있는 방법을 리프터에게 가르치는 데 큰 도움이 된다.

시작 자세

- 등을 바닥에 대고 누워 머리를 안전하게 받친 상태에서 팔로 오버헤드 자세를 만든다. 그리고 손바닥을 평평하게 벽에 닿게 한다.
- 고관절과 무릎을 90도 이상 접은 상태로 스쿼트 자세와 비슷하게 만든다(그림 17.01).

실행

- 코로 숨을 들이마시면서 움직임을 시작한다.
- 입으로 숨을 강하게 내쉬면서 갈비뼈 아래쪽을 아래로 당긴다.
- 숨을 내쉬며 양팔로 벽을 누르면서 꼬리뼈는 바닥에서 떨어질 수 있도록 살짝 들어준다. 공기가 부족하다고 느껴질 수 있지만, 그래도 숨을 계속 내쉰다. 이러면 복근이 떨릴 정도가 될 것이다.
- 벽을 밀면서 꼬리뼈를 든 상태로 코로 다시 숨을 들이마신다.
- 고관절 신전(그림 17.02)
  - 다음 숨을 내쉴 때, 벽을 밀고 꼬리뼈를 든 상태에서 한쪽 발의 뒤꿈치로 바닥을 터치해본다. 공기가 좀 부족할 수 있지만, 다리를 내릴 때 계속 숨을 내쉰다.

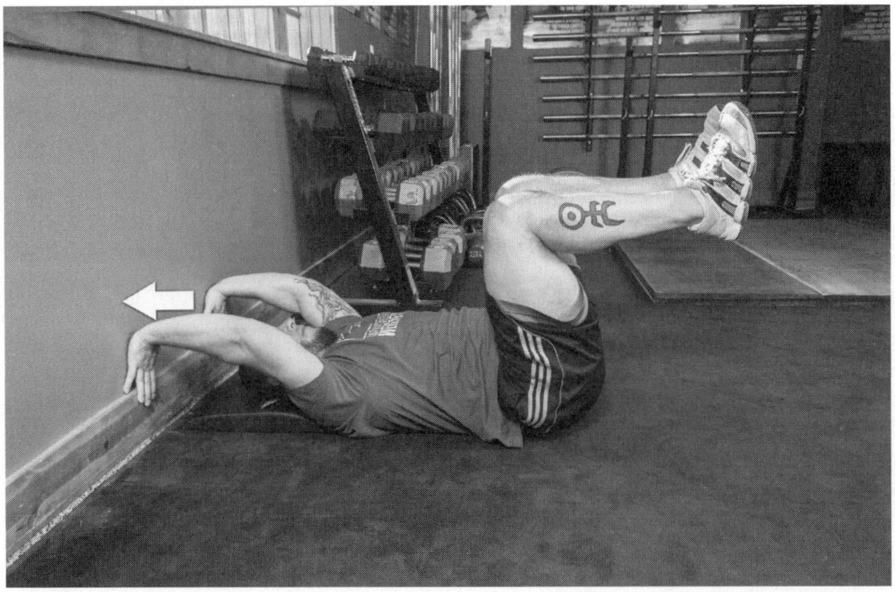

그림 17.01 벽을 밀면서 고관절을 신전하는 동작의 시작 자세. 강하게 숨을 내쉬며 벽을 밀면서 바벨을 미는 동작과 비슷하게 만든다.

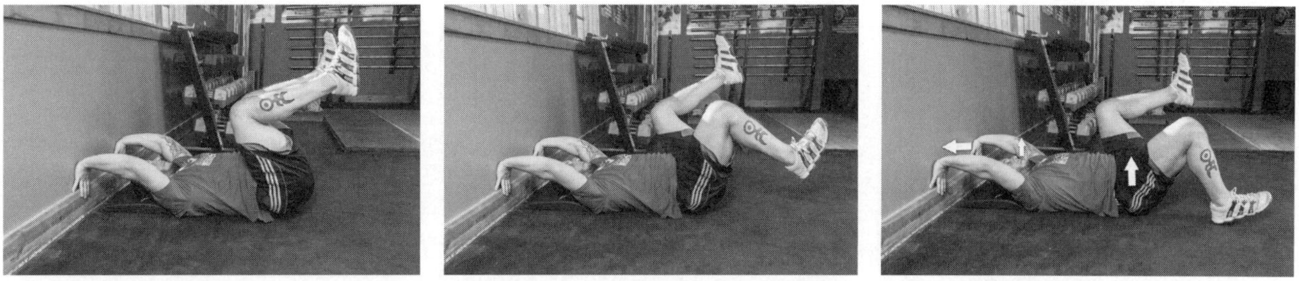

그림 17.02 고관절을 신전시키면서 뒤꿈치로 바닥을 터치하는 동작. 숨을 강하게 내쉬며 뒤꿈치를 내리면서도 꼬리뼈를 들어 올린 상태를 유지한다.

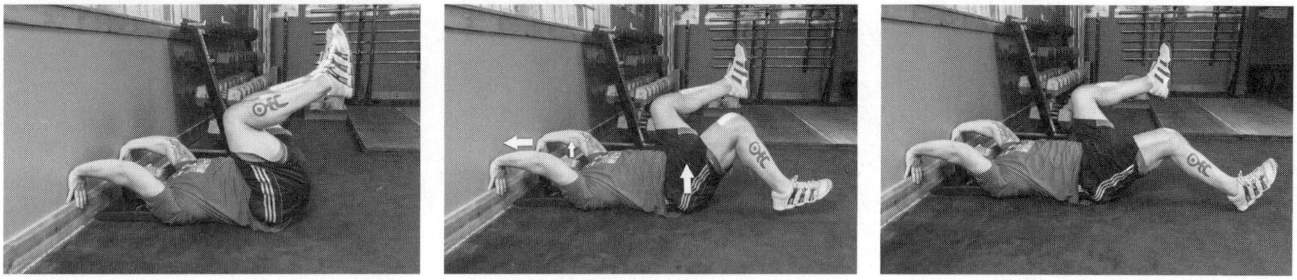

그림 17.03 다른 모든 자세는 동일하게 유지하면서 뒤꿈치를 아래로 밀며 고관절을 신전시킨다. 고관절 신전과 가동성을 더 사용하게 된다.

- 뒤꿈치를 내릴 때 들어 올린 꼬리뼈가 자꾸 떨어지려고 할 것이다. 하지만 기존의 자세를 계속 유지해야 한다. 이렇게 해야만 우리가 원하는 고관절에서만 움직임이 발생할 수 있다.
- 뒤꿈치를 바닥으로 내릴 때 반대쪽 다리의 자세는 처음처럼 그대로 유지한다.
- 숨을 들이마시면서 내렸던 다리를 다시 시작 자세로 들어 올린다.
- 이 동작을 진행할 때 복부 쪽이 사용되는 것이 느껴지지 않는다면 뭔가 자세가 잘못되었다는 말이기 때문에, 위 내용대로 다시 점검해볼 필요가 있다.
- 이 자세의 목적대로 진행되고 있다고 느낄 때까지 한쪽당 3~5번씩 1~2세트 진행한다.

– 이 동작은 동일한 자세에서 한쪽 발뒤꿈치를 바닥에 닿게 한 상태에서 그대로 아래로 미는 동작으로 변형해서 진행할 수도 있다. 이때도 강하게 숨을 내쉬면서 벽을 밀며, 반대쪽 다리는 90도 각도를 그대로 유지한다(그림 17.03).

– 한쪽 발을 끝까지 민 후 바닥에서 살짝 들어주면 고관절 가동성에도 좋다. 그리고 과도하게 허리가 신전되는 것을 막아주기도 한다. 다리를 더 멀리 신전시키면서 몸통 상태를 유지하기 위해서 더 많은 몸통 근육을 사용하게 된다(그림 17.04). 신전시키는 동안 숨을 계속 내쉰다. 그러고 나서 실제로 서 있는 자세에서의 동작과 비슷하게 만들기 위해

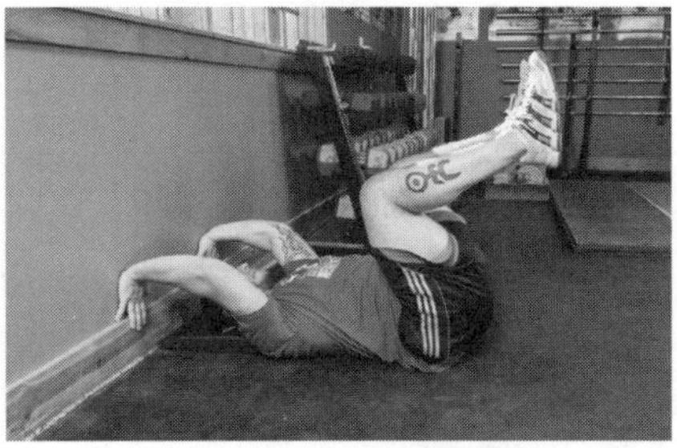

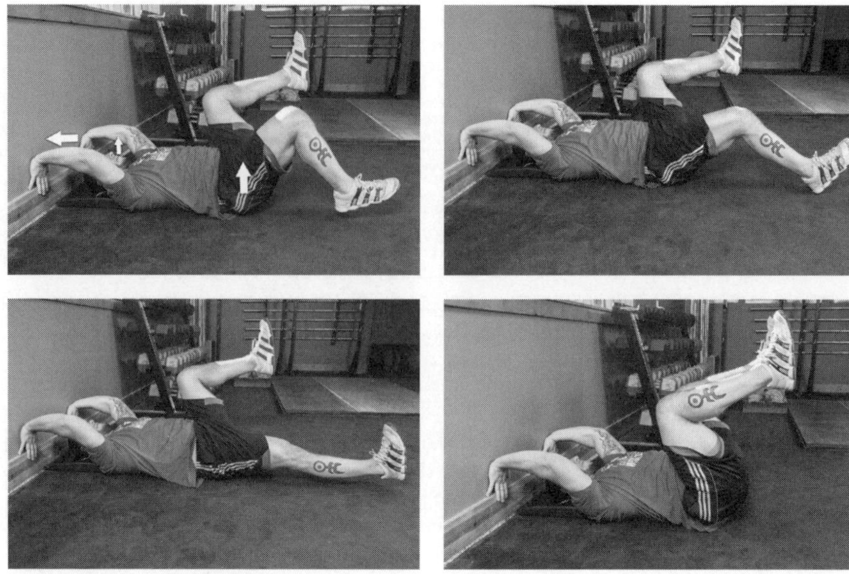

그림 17.04 고관절을 신전시키는 단계에서 발을 바닥에서 들어 올려서 코어 안정성을 더 사용할 수 있도록 한다.

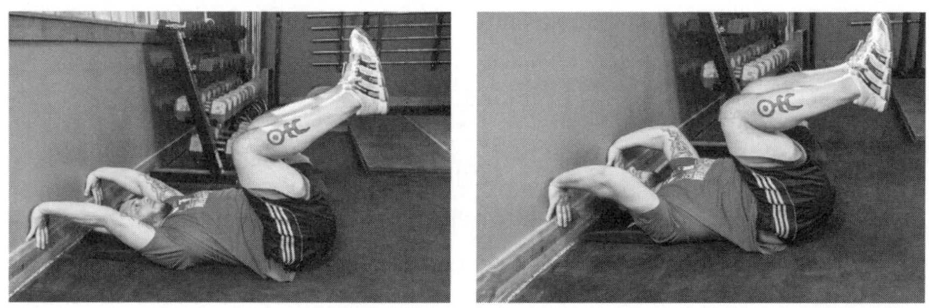

그림 17.05 벽에 좀 더 가까이 이동하거나 더 떨어진 상태에서 동일한 동작을 진행하면 코어 안정성을 사용하는 정도가 달라진다.

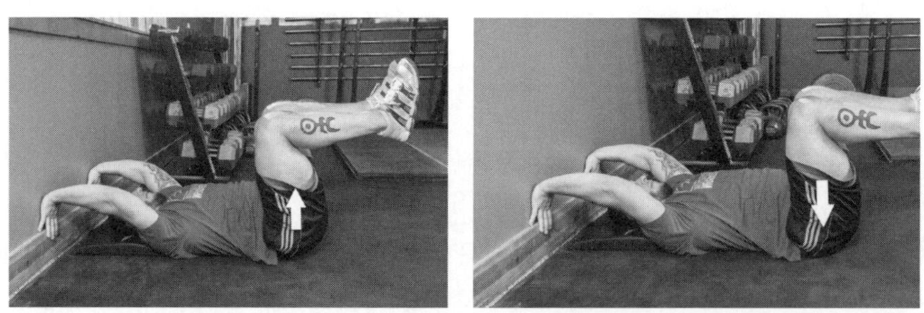

그림 17.06 골반을 낮추고 허리 전만을 더 만드는 상태에서도 아래쪽 갈비뼈와 복부는 서로 평평한 상태가 되도록 유지한다.

서 오버헤드 자세와 골반 경사를 조정한다.

- 오버헤드 자세 조정(그림 17.05)
  - 벽에 조금 더 가까이 붙어서 동작을 더 쉽게 만들고 광배근과 같은 근육이 길어지는 것을 줄여줄 수 있다. 이 동작은 코어 근육이 상대적으로 약하거나 아직 수행 능력이 부족한 개인에게 도움이 된다.
  - 반대로 동작의 난이도를 더 높여서 진행하고 싶은 사람이라면 벽에서 더 떨어진 상태에서 동작을 할 수 있다. 어깨 가동성이 완전히 확보된 사람 중에서 코어 근육 조절 능력을 더 사용하고 싶은 사람에게 좋은 동작이다. 여러 방식으로 동작을 진행해보는 것이 좋다.
- 골반 경사 조정(그림 17.06)
  - 우리는 처음에 복부 근육을 최대한 동원시키기 위해서 허리에서 보상작용이 나오지 않는 범위 내에서 꼬리뼈를 들어 올렸다. 그러나 꼬리뼈를 다시 바닥으로 천천히 내리면서 실제 프론트 랙 자세에 필요한 척추 신전 상태와 비슷하게 만들어줄 수 있다.
    - 숨을 내쉬는 동안에, 천천히 꼬리뼈 부분이 바닥에 평평하게 닿도록 해준다.
    - 이때 여전히 벽을 밀어주는 상태이며, 숨을 강하게 내쉬면서 갈비뼈 아래쪽을 당겨서 복부와 평평한 상태로 만든다. 이 자세를 계속 유지시키면, 모든 움직임 구간에서 아래쪽 갈비뼈가 들리고 흉요추 접합부 부분이 접히는 것을 막으면서 제대로 된 척추 신전 자세를 만들 수 있게 된다.
    - 반대쪽 다리의 고관절은 90도 이상으로 굴곡된 상태를 유지한다.
    - 숨을 들이마시는 동안에, 다시 꼬리뼈를 위로 들어 올린다. 이 동작을 3~4번 혹은 이 이상 반복한다.

클러스터 세트 활용

- 대퇴근막장근/고관절 굴곡근 부위에 SMR을 20초 정도 2~4세트 대신 진행할 수 있다.
- 첫 번째 동작과 무릎 꿇은 자세에서 몸을 길게 늘여서 버티는 동작으로 대체할 수 있다.

통합: 딥 & 드라이브

드라이브 동작에서 고관절을 완전히 신전시키는 방법을 배우는 가장 이상적인 상태는 실제로 바벨을 이용해서 훈련하는 것이다. 빈 바벨로, 앞에서 설명한 내용을 바탕으로 마지막에 고관절과 무릎을 완전히 신전시켜주는 데 집중하면서 딥과 드라이브 동작을 반복 연습하는 것이다(고관절을 펴면서 엉덩이를 쥐어짠다). 고관절과 무릎을 완전히 신전시키는 자세를 만들면서 발바닥 전체로의 상태를 유지하면서 드라이브 동작을 할 수 있도록 집중한다. 처음에는 발바닥이 평평하게 바닥에 닿아

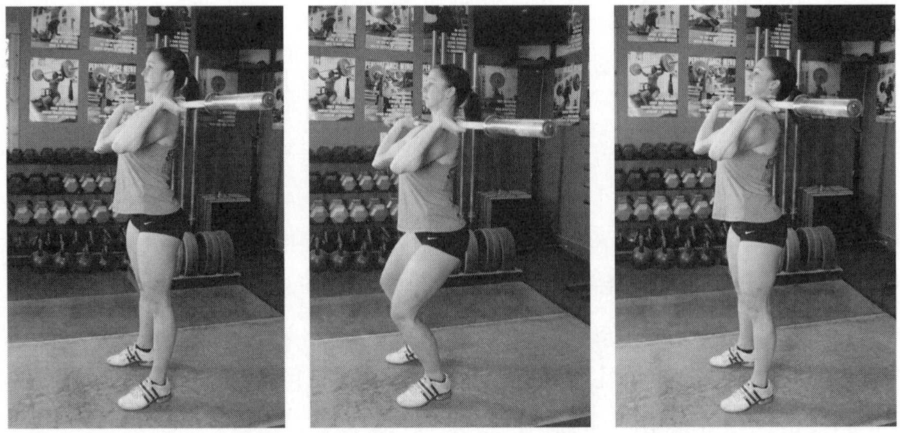

그림 17.07 고관절 신전에 최대한 집중하기 위해서 뒤꿈치가 평평하게 바닥에 닿아 있는 상태에서 딥과 드라이브 동작을 연습할 수 있다.

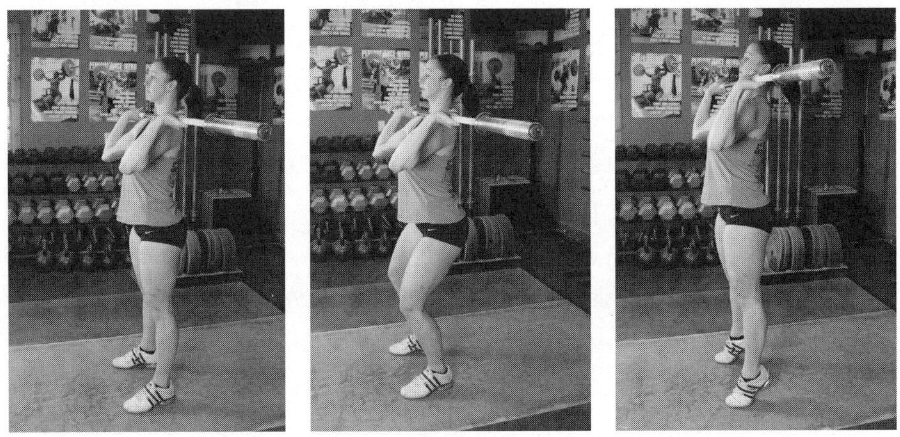

그림 17.08 3개 관절을 모두 사용하는 동작이다. 처음에는 고관절을 신전시키고, 그러고 나서 발목 신전을 통해서 드라이브 동작을 한다.

있는 상태에서 3~5번씩 2~3세트 진행할 수 있다(그림 17.07).

다음에는, 동일한 동작을 3개의 관절을 모두 신전시키면서 진행한다. 많은 코치들이 리프터가 발목 신전을 적극적으로 이용해서 밀 수 있는 큐를 잘 주지 않는다. 쉽게 설명하자면, 딥 동작에서의 발생하는 탄성을 그대로 고관절과 발목을 신전하면서 이어서 해주면 되는 것이다(그림 17.08).

클러스터 세트 활용

- 대퇴근막장근/고관절 굴곡근 부위에 SMR을 20초 정도 2~4세트 대신 진행할 수 있다.
- 첫 번째 동작과 벽을 밀면서 고관절을 신전시키는 동작으로 대체할 수 있다.
- 두 번째 동작과 무릎 꿇은 자세에서 몸을 길게 늘여서 버티는 동작으로 대체할 수 있다.

통합: 푸시 프레스

푸시 프레스 동작은 하체로 지면을 밀면서 발생하는 힘을 전달하면서 팔을 적절하게 사용하는 방법을 배우는 데 좋은 동작이다. 훈련 목적을 고려했을 때, 이 동작은 상대적으로 무거운 중량을 진행할 수 있다. 하지만 무거운 중량으로 푸시 프레스 동작을 진행하는 방식은 이후에 스트렝스, 근비대 등등의 훈련에서 코치의 지도에 따라서 진행할 것이며, 여기서는 다르게 진행할 것이다. 여기서 우리는 앞에서 설명한 움직임 개념을 고려해서, 빈 바벨 그리고 비교적 가벼운 중량으로 리프터가 완전히 몸을 신전시킬 수 있는 방법을 익히는 데 집중할 것이다.

팔을 이용해서 상당한 힘을 전달하기 전에 드라이브 동작을 할 때 반드시 다리를 완전히 신전시켜줘야 한다. 이렇게 완전히 신전시키면서 발생하는 힘을 팔을 이용해서 바벨로 전달하면서 동작을 마무리하게 되는 것이다.

고관절을 신전시키면서 발생하는 힘 때문에 리프터는 자연스럽게 발볼 부분으로 서게 될 것이다. 몇몇 코치들은 이때 점프를 하라고 큐를 줄 수도 있으며, 어떤 선수들은 움직임을 효율적으로 하려다 보니 뒤꿈치가 많이 들리지 않는 느낌을 받을 수도 있다. 어떤 경우라도 자기 능력 범위 내에서 고관절과 무릎을 최대한 신전

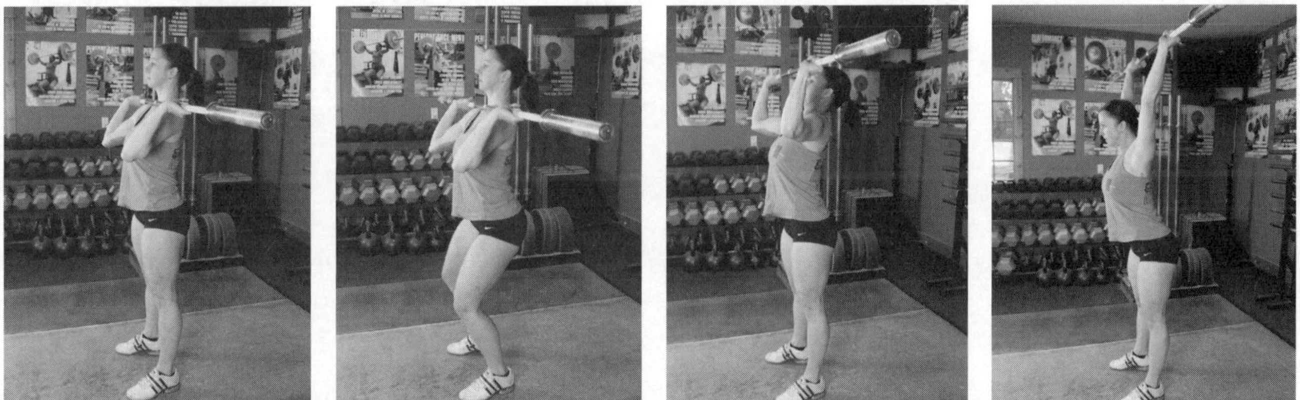

그림 17.09 고관절만 최대한 신전시키기 위해서 발바닥이 바닥에 평평하게 접촉된 상태로 푸시 프레스를 진행한다.

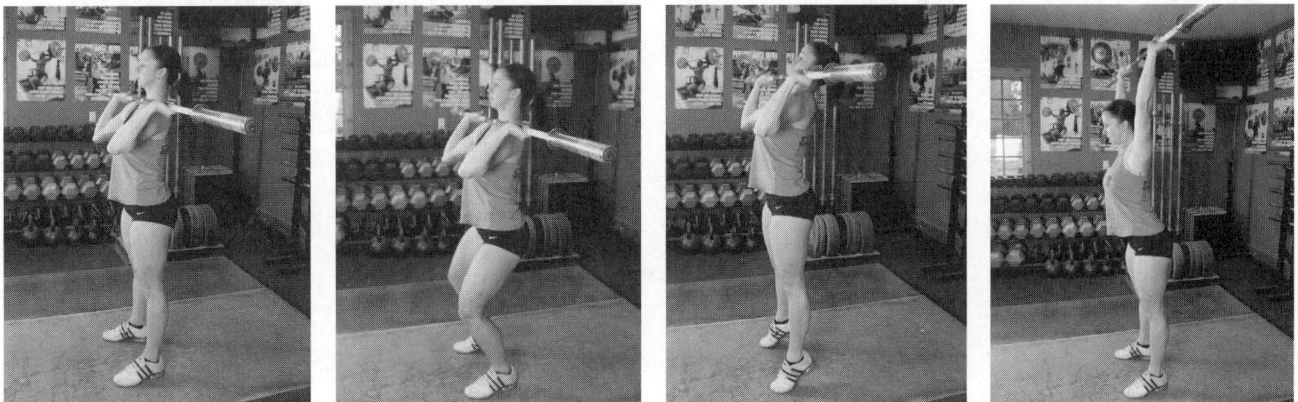

그림 17.10 바벨을 최대 높이로 들어 올리기 위해서 3개 관절(고관절, 무릎, 발목)을 신전시키면서 푸시 프레스를 진행한다.

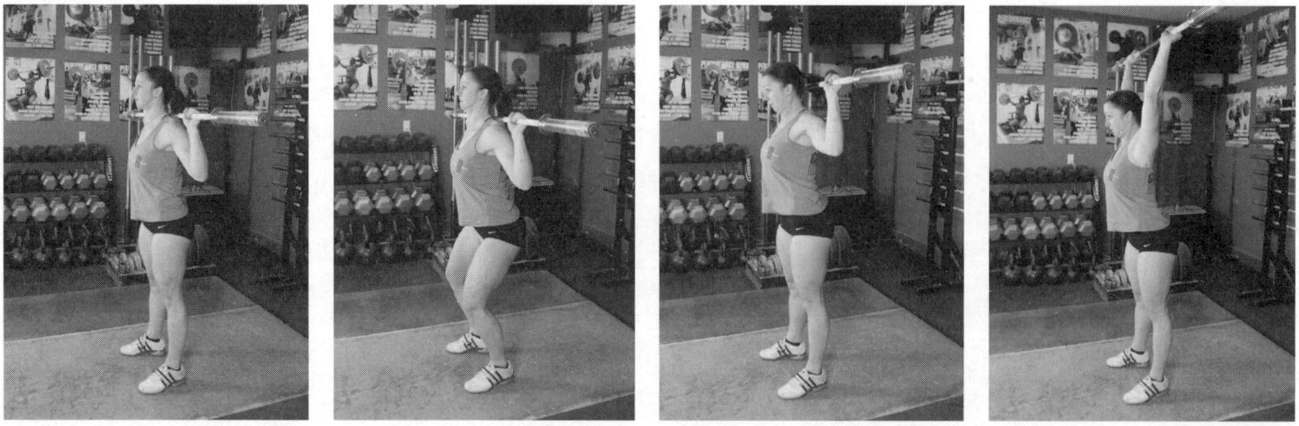

그림 17.11 고관절만 최대한 신전시키기 위해서 발바닥이 바닥에 평평하게 접촉된 상태로 비하인드 넥 푸시 프레스를 진행한다.

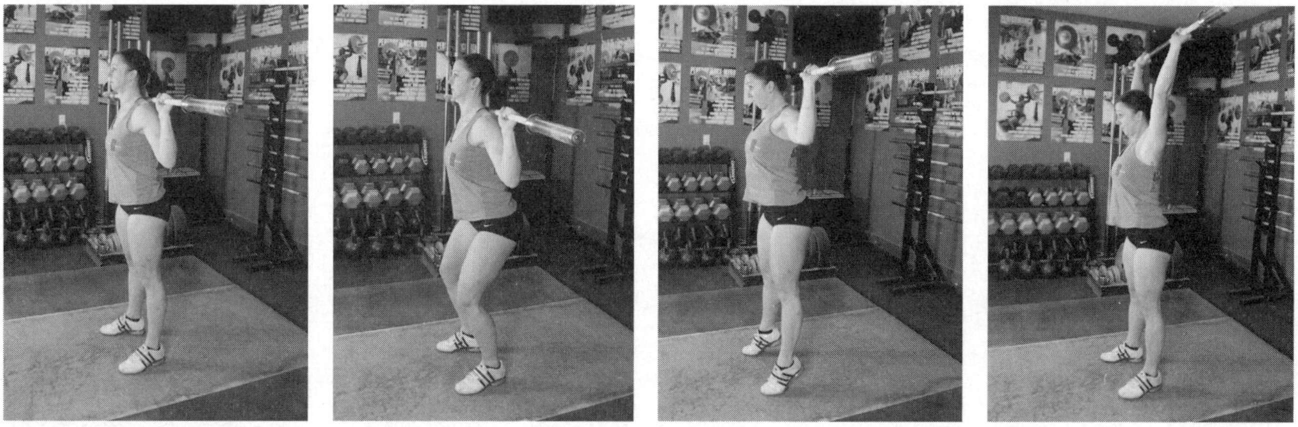

그림 17.12 바벨을 최대 높이로 들어 올리기 위해서 3개 관절(고관절, 무릎, 발목)을 신전시키면서 비하인드 넥 푸시 프레스를 진행한다.

시킬 필요가 있다.

그래서 양발이 평평하게 바닥에 접촉된 상태에서 푸시 프레스를 하는 동작과 정상적인 푸시 프레스 동작을 모두 연습하는 것이 큰 도움이 되는 것이다. 발볼로 서는 느낌이 어떤지를 직접 확인할 수 있기 때문이다. 바닥에 발이 평평하게 닿아 있는 상태에서 푸시 프레스를 하게 되면 발 균형 상태를 유지한 상태에서 고관절과 무릎을 최대한 신전시키면서 드라이브하는 동작에 집중할 수 있다. 뒤꿈치를 들면서 푸시 프레스 동작을 하게 되면, 하체에서 발생한 힘을 위로 전달할 수 있는 방법을 리프터가 배울 수 있게 된다. 고관절, 무릎 그리고 발목을 신전시키면서 발생하는 힘이 팔을 통해서 바벨로 전달되면서 바벨을 밀게 되는 것이다(그림 17.09과 17.10).

마지막으로, 어떤 이유 때문에 프론트 랙 자세를 계속 유지할 수 없는 리프트들에게는, 나머지 비하인드 넥 푸시 프레스 동작으로 진행할 수 있다. 이때 나머지 부분은 정상적인 푸시 프레스 동작과 모두 동일하다. 이 자세에서는 바벨이 수직 방향으로 그대로 이동하기 때문에, 프론트 랙 자세가 편안한 리프터들이라도 이 동작을 통해서 다리를 이용한 드라이브 동작과 발 전체에 압력이 골고루 분산되는 부분을 연습하기에 좋다(그림 17.11과 17.12).

클러스터 세트 활용

- 벽을 밀면서 고관절을 신전시키는 동작으로 대체할 수 있다.

■ CHAPTER 18

저크 스플릿

스플릿 저크 리시빙 자세는 자세의 높낮이를 조정할 수 있으며, 푸시 저크와 파워 저크 동작과 비교했을 때 앞뒤 쪽의 안정성이 더 높기 때문에 가장 많이 사용되는 저크 동작이다. 우리가 스플릿 동작을 실패한다면, 그것은 일반적으로 앞쪽 혹은 뒤쪽으로 몸이 기울어졌기 때문일 것이다. 몸이 기울어지면서 스플릿 저크 자세에서 필요한 안정성이 떨어지게 되는 것이다.

3장에서 언급했듯이, 이 동작은 리프터가 다리를 앞뒤로 벌려서, 한쪽 고관절은 굴곡된 상태에서, 반대쪽은 신전된 상태에서 안정성이 요구된다. 이 동작이 시작되고 끝날 때까지 코어의 안정성을 유지하면서 오버헤드 자세로 바벨을 안정적으로 지탱하고 있는 것이다. 이런 요소들을 모두 생각해서 리프터가 실제 리프팅에 통합시킬 수 있도록 코칭해야 한다.

고관절과 관련해서는 신전을 특히나 신경 써야 한다. 대부분의 리프터들은 스플릿 저크 자세에 필요한 충분한 고관절 굴곡 가동성은 보유하고 있다. 우선 우리는 저크 오버헤드 동작만 분리해서 연습할 것이다. 왜냐하면 스내치와 비교해서 좁은 저크 그립의 경우는 자세를 만들고 유지하는 것이 좀 더 힘들기 때문이다. 그러고 나서 연습한 오버헤드 자세를 그대로 스플릿 자세로 통합시켜 훈련해볼 것이다.

오버헤드

가동화: 어깨를 굴곡시킨 상태에서 매달려 있기

다음에 설명하는 두 가지 동작에서, 우리는 중력과 우리 체중을 이용해서 오버헤드 자세를 연습해볼 것이다. 여기서 중요한 것은 흉곽이나 허리 쪽에서 보상 작용이 일어나지 않은 상태에서 어깨 가동범위만을 사용하는 것이다. 만약 오버헤드 평가에서 어깨 굴곡 가동성이 제한되어 있다는 것이 확인되었다면, 이 동작이 효과적인 훈련이 될 것이다.

양팔로 매달리는 동작. 어깨 굴곡 가동성 동작의 기본 자세이다.

시작 자세

- 풀업바나 랙에 있는 바벨을 양손으로 잡는다. 이때 높이는 완전히 손을 뻗어서 오버헤드 자세를 만들었을 때보다 낮아야 한다.
- 이때 그립은 원래 자신이 편안한 그립을 사용하면 된다. 손바닥이 앞으로 향하면 광배근이 가장 많이 스트레칭될 것이다. 그러나 이 자세에서는 완전한 어깨 가동범위를 활용하는 것이 힘든 사람들도 있을 수 있다.
- 발은 바닥 혹은 박스에 올려놓아도 되며, 어깨보다 앞쪽에 있도록 한다. 그리고 무릎은 살짝 접는다.

실행

- 바닥을 살짝 누르면서 약간의 골반 후방 경사 상태를 만든다. 꼬리뼈를 어깨 아래로 당긴다고 생각하자.
  - 발을 박스에 올려놓으면 선수가 어깨로 체중을 어느 정도 지탱할 수 있도록 도와준다.
  - 발을 어깨 앞에 위치시키면 흉곽과 골반의 정렬 상태를 유지하는 데 도움이 된다. 약간의 골반 후반 경사를 시켜서 중립 상태로 만드는 것 역시 이 부분에 도움이 될 수 있으며 흉요근막에 붙어 있는 광배근의 가동성도 개선시킬 수 있다.
- 코로 숨을 들이마시고, 공기를 몸통으로 민다.
- 입으로 숨을 내쉬고, 흉곽을 전체적으로 내린다. 하지만 팔과 견갑골은 길게 편 상태를 유지한다.
- 숨을 들이마시고 내쉬며 흉곽을 전체적으로 내리고, 어깨 관절을 움직여 몸을 길게 늘인다(그림 18.01).
- 5번 혹은 필요한 만큼 2~4세트 호흡을 한다.

주의할 점

- 이 자세에서 어깨가 찝히는 느낌이 들면 안 된다. 그렇다면 자세를 바꾸거나 다른 동작으로 대체한다. 편안한 가동범위 내에서 진행한다.
- 이 동작은 어깨 관절에서 뼈들 사이에 공간이 생기며 벌어지면서 단순히 몸을 늘리는 동작이 아니라, 견갑대 전체가 움직이는 동작이다. 팔을 길게 뻗은 오버헤드 자세가 불편하다면, 견갑대를 약간 후인시키자.
- 숨을 내쉬고 흉곽을 내리면서 가슴 측면 쪽에서 스트레칭되는 것이 느껴져야 한다.
- 이 동작 이후에 어떤 변화가 있는지 확인하기 위해서 벽을 이용하거나 바닥에 누워서 다시 어깨 굴곡 평가를 진행해보자.

클러스터 세트 활용

- 광배근 부위에 SMR을 20초 정도 대신 진행할 수 있다.
- 바닥에 누워서 풀오버 동작을 3~5번 대신 진행할 수 있다.

한 팔로 매달리는 동작: 양팔보다는 한 팔로 매달려서 동작을 진행할 때 더 쉽게 느끼는 사람들도 있다. 특히나 양쪽 팔의 불균형이 있는 사람들이 그렇다.

시작 자세

- 풀업바나 랙에 있는 바벨을 한 손으로 잡는다. 이때 높이는 완전히 손을 뻗어서 오버헤드 자세를 만들었을 때보다 낮아야 한다.
- 이때 그립은 원래 자신이 편안한 것으로 사용하면 된다.
- 무릎은 살짝 접는다.
- 필요하다면 반대쪽 손은 아래쪽 갈비뼈 쪽에 위치시켜서 자세를 확인할 수 있다.

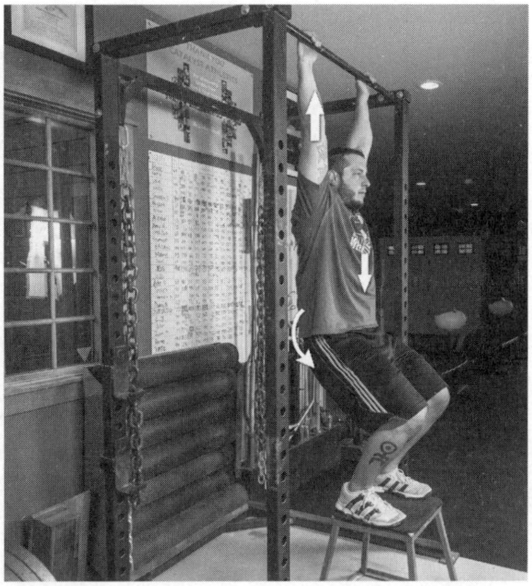

그림 18.01 양팔로 매달려서 진행하는 어깨 굴곡 가동화 동작

실행

- 약간 후방 경사를 시키면서 중립 상태를 만든다.
- 코로 숨을 들이마시고, 공기를 몸통으로 민다.
- 입으로 숨을 내쉬고, 흉곽을 전체적으로 내린다. 하지만 팔과 견갑골은 길게 편 상태를 유지한다.
- 숨을 들이마시고 내쉬며 흉곽을 전체적으로 내리고, 어깨 관절을 움직여 몸을 길게 늘인다(그림 18.02).
- 5번 혹은 필요한 만큼 1~2세트 호흡을 한다.

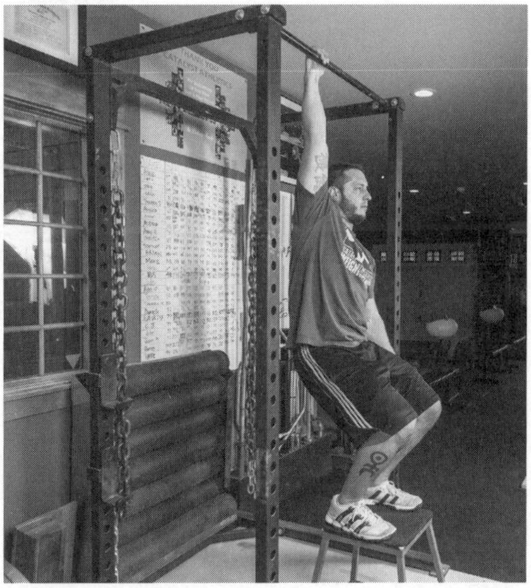

그림 18.02 한 팔로 매달려서 진행하는 어깨 굴곡 가동화 동작

클러스터 세트 활용

- 광배근 부위에 SMR을 20초 정도 대신 진행할 수 있다.
- 바닥에 누워서 풀오버 동작을 3~5번 대신 진행할 수 있다.

가동화: 폼롤러 혹은 맨몸으로 저크 그립으로 벽을 따라 밀기

이 동작은 앞에서 설명한 동작을 보완할 수 있는 좀 더 역동적인 동작이다. 이 동작의 시작 자세는 11장에 나왔던, 벽을 바라보고 있는 상태에서의 스캡션 동작과 비슷하다. 여기서는 폼롤러를 사용해서 완전히 오버헤드 가동성을 활용할 수 있다.

시작 자세

- 벽을 바라보고 발이 벽에서 대략 20cm 정도 떨어져 선다. 그리고 무릎은 살짝 굽힌다.
- 양쪽 손바닥이 마주보도록 해서 팔뚝으로 벽이나 폼롤러를 누른다.
- 엉덩이뼈를 살짝 당겨 허리가 과하지 않게 약간만 전만이 되도록 한다(완

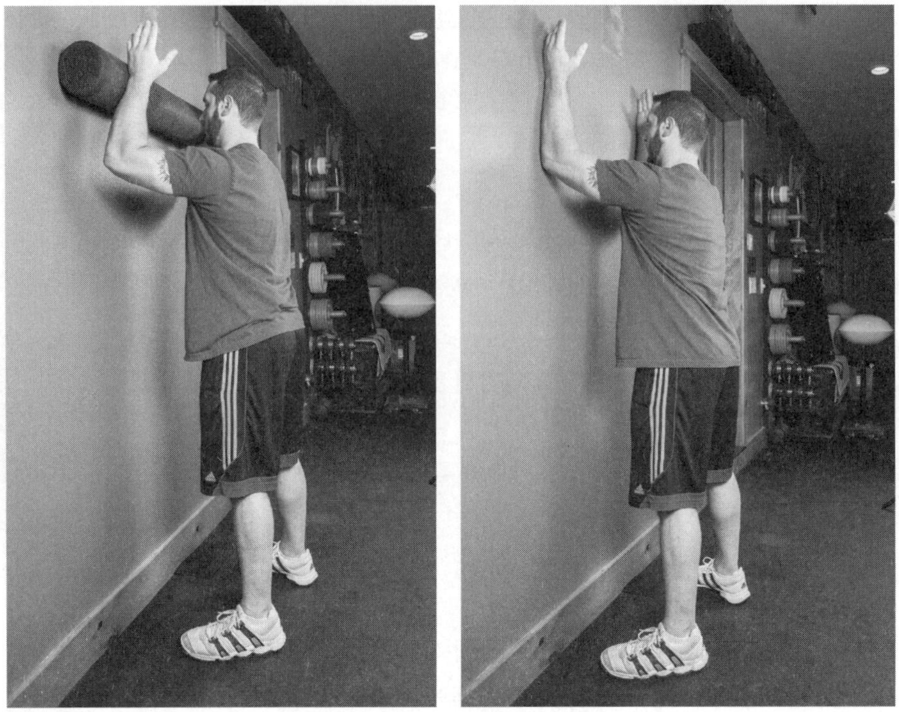

그림 18.03 저크 그립으로 벽을 따라 미는 동작의 시작 자세

전한 전방 경사 후 완전히 후방 경사를 시킨다. 그리고 이렇게 움직인 범위 중간 지점으로 골반을 위치시킨다).

- 완전히 숨을 내쉬면서 갈비뼈를 제대로 정렬시킨다(그림 18.03).

실행

- 견갑대를 후인시키며 팔뚝으로 벽 혹은 폼롤러를 누른다.
- 벽을 따라 혹은 폼롤러를 누른 상태에서 팔을 위로 민다. 이때 골반이나 허리 자세가 바뀌어서는 안 된다.
- 움직임이 제한된다고 느껴지는 지점에서 동작을 멈추고 2~3번 완전히 호흡을 한 상태에서 다시 움직여본다.
- 폼롤러를 사용하는 경우라면, 체중을 앞으로 움직여 벽 쪽으로 기댄다. 몸통 자세가 바뀌지 않도록 한다.
  - 폼롤러를 사용하는 상태에서 체중을 앞으로 이동시키면, 받침점이 어깨 관절이 되면서 가동범위를 더 많이 사용할 수 있게 된다.
- 마지막 지점에서 동작을 멈추고 1~2번 완전히 호흡 후 측면으로 가슴을 팽창시킬 수 있도록 한다.
  - 어깨 아래쪽 겨드랑이와 광배근 부위가 늘어난다는 느낌이 들어야 한다. 다시 말하지만, 말린 어깨에 찝히는 느낌이나 통증을 느낀다면, 자세를 변경하거나 다른 동작으로 진행하자.
- 한 팔씩 번갈아가면서 이 동작을 진행할 수도 있다.

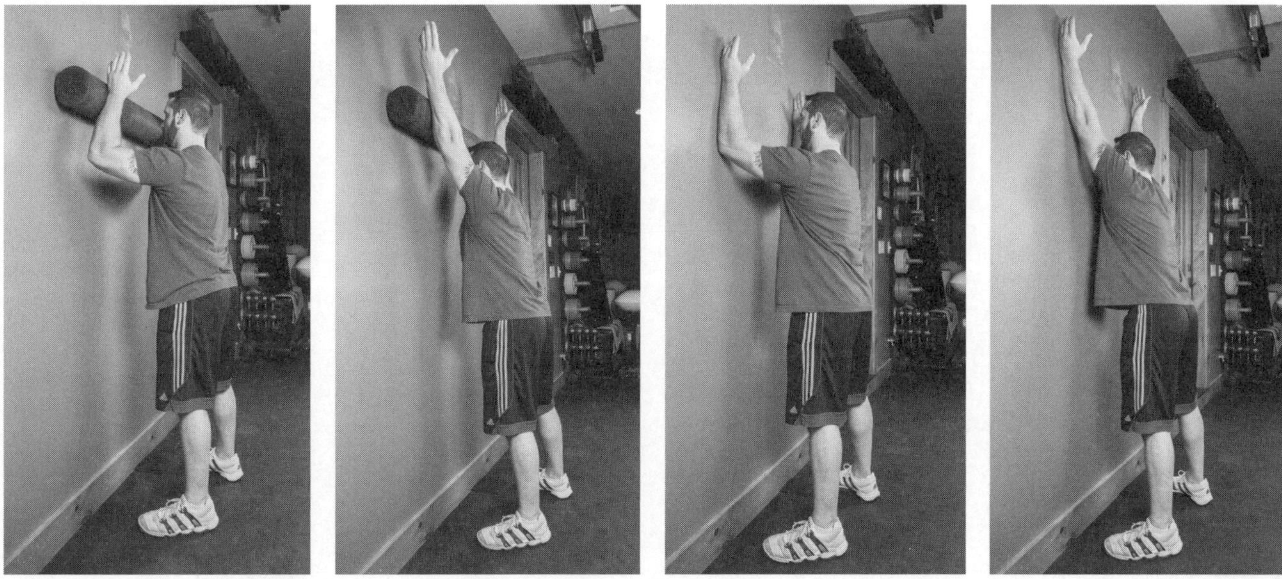

그림 18.04 폼롤러 혹은 맨몸으로 벽을 따라 밀며 진행하는 가동화 동작

- 5번 혹은 필요한 만큼 2~4세트 진행한다(그림 18.04).

한 팔로 진행하기: 견갑대 근처 근육을 더욱 활성화시키기 위해서 위에서 진행한 동작을 한 팔로 할 수도 있다.

시작 자세

- 벽에서 45도 각도로 선다. 팔뚝은 벽에 평평하게 접촉된 상태를 만든다.

실행

- 두 팔로 진행한 방식 그대로 움직임 제한이 되는 지점까지 팔뚝을 벽을 따라 민다.
- 최대 가동범위에 도달하면, 벽 쪽으로 기대 슈러그 동작을 하면서 가동범위를 늘릴 수 있도록 한다(그림 18.05).

클러스터 세트 활용

- 광배근 부위에 SMR을 20초 정도 2~4세트 대신 진행할 수 있다.
- 풀업바에 매달린 자세를 2~4라운드 대신 진행할 수 있다.
- 바닥에 누워서 풀오버 동작을 2~4라운드 대신 진행할 수 있다.

앞에서 언급한 동작은 오버헤드 동작을 하는 과정에서 몸통 자세를 조절하는 방법을 선수들에게 코칭할 수 있는 아주 간단한 방법이다. 이후에 중량을 활용해서 이 자세를 더욱 강화시킬 수 있다.

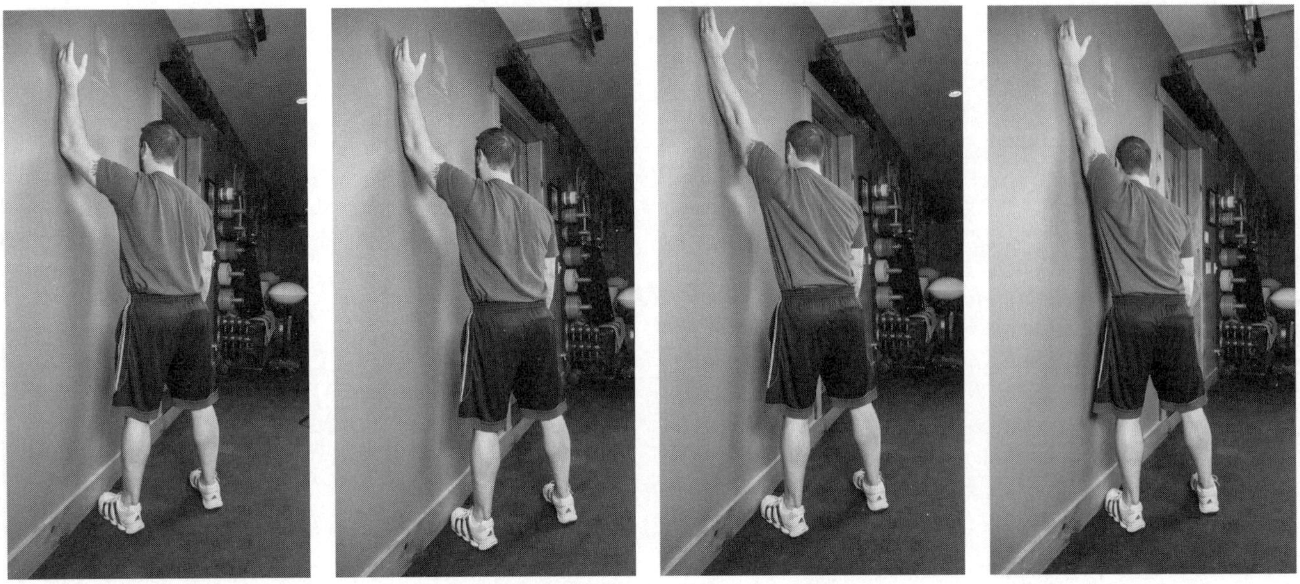

그림 18.05 한 팔로 벽을 따라 미는 가동화 동작

움직임에 대한 토론: 팔꿈치 락아웃 문제. 많은 리프터들이 저크 동작에서 팔꿈치를 제대로 락아웃하는 데 어려움을 겪는다. 이런 현상에 대해서 일반적으로 팔꿈치 관절에서 원인을 찾는 경우가 대부분이다. 그러나 대부분의 경우를 살펴보면 스내치에서는 팔꿈치가 제대로 락아웃되는데 저크에서는 문제가 발생하는 것이다. 이런 경우라면 팔꿈치 관절의 문제라고 볼 수 없다. 정말 팔꿈치 관절의 문제라면 스내치에서도 락아웃이 되지 않을 것이다.

저크 그립은 더 좁기 때문에 어깨에 더 많은 가동성이 요구된다. 어깨의 가동성 혹은 안정성이 부족하게 되면 저크에서의 오버헤드 자세가 더 힘들다. 그리고 결과적으로 오버헤드 자세에서 중량이 증가하게 되면서 보상작용으로 팔꿈치가 더 많이 접히게 되는 것이다. 이렇게 팔꿈치 가동성에 문제가 있는 것처럼 보이는 부분이 어깨와 몸통에 집중하면서 해결될 수 있다.

다른 사례는 가벼운 무게에서는 저크 락아웃이 잘 되지만 무게가 올라가면 락아웃이 힘들어지는 경우이다. 다시 말하지만, 우리는 여기서 팔꿈치 가동성 문제를 해결하려는 것이 아니다. 가벼운 무게에서 요구되는 가동성이 이미 충분하다면, 무게를 조금씩 올려보자. 이렇게 무게가 증가하면서 요구되는 부분은 스트렝스와 안정성이다. 이 부분들이 부족하다면, 무게가 달라지면서 저크 움직임도 달라질 가능성이 높다. 그래서 이 책에서 교정 운동을 진행할 때나 혹은 실제 훈련에서도 동작이나 자세에 대한 큐에 더 주의를 기울이는 것이 중요하고 유익하다. 왜냐하면 동작이나 자세에서 발생하는 미묘한 변화들이 앞으로 어느 부분에 집중해서 훈련해야 할지를 알려줄 수 있기 때문이다.

안정화: 흉곽을 잠근 상태에서의 프레스 동작

앞에서 진행한 훈련에서 오버헤드 가동성과 자세를 단기적으로 개선한 후, 이제 중량을 이용해서 좀 더 자세를 견고하게 만들고자 한다. 이번 훈련을 통해서 리프터에게 몸통을 안정화시킨 상태에서 중량을 이용한 프레스 동작을 가르쳐줄 수 있다.

시작 자세

- 벽을 바라본 상태에서 한 팔 거리를 두고 서서 한쪽 주먹으로 벽을 민다.
- 다른 쪽 팔의 어깨에는 가벼운 중량을 든다.

실행

- 척추를 길게 편 상태로 강하게 숨을 내쉬면서 앞쪽 갈비뼈를 아래로 당긴다. 이때 주먹으로 벽을 민다. 주먹으로 벽을 밀면서 흉곽이 골반 바로 위쪽에 위치할 수 있도록 한다.
- 코로 숨을 들이마시면서 이 자세를 더 견고하게 만든다.
- 가벼운 중량을 들고 있는 팔의 팔꿈치는 몸과 45도 각도를 이룰 수 있도록 하며, 몸통의 자세를 그대로 유지한 상태에서 프레스 동작을 한다(그림 18.06).
- 한쪽당 5번씩 2~4세트 진행한다.

주의할 점

- 가벼운 체인지 플레이트, 덤벨 혹은 케틀벨을 사용할 수 있다. 케틀벨을 사용할 때 충분한 가동성을 확보한 리프터들이라면, 케틀벨을 뒤집어서 프레스를 하면 안정성 훈련에 더 도움이 된다. 하지만 오버헤드 동작의 가동성

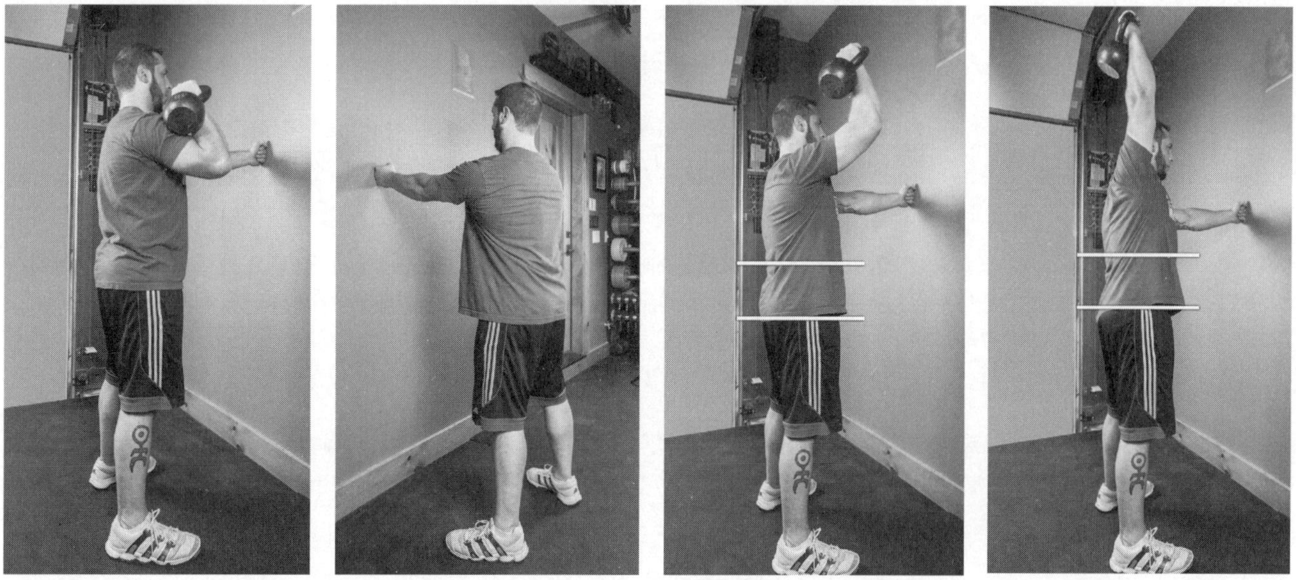

그림 18.06 흉곽을 잠근 상태에서 서서 프레스를 하는 동작은 새롭게 확보한 가동성을 안정화시키는 데 사용된다.

이 충분하지 못한 경우는 기본 동작이 가동성 측면에서 도움이 된다.

- 일반적으로 앞에서 설명한 동작과 자세가 유지될 수 있도록 너무 무겁지 않은 중량을 선택하는 것이 좋다. 하지만 앞의 자세가 너무 쉽게 느껴지지 않을 정도의 중량을 선택하는 것이 좋다.
- 여전히 오버헤드 자세가 편하지 않은 사람들에게 일반적으로 일어나는 현상은 프레스를 너무 강하게 하려다 보니 지나치게 머리가 앞으로 튀어나오는 것이다. 머리가 원래 위치에 있을 수 있도록 코치가 큐를 줘서 전체적으로 올바른 몸통 자세를 유지할 수 있어야 한다.
- 안정적인 자세가 가능하도록 팔꿈치 각도(좁게, 45도 혹은 더 넓게)를 다양하게 조정해볼 수 있다.
- 이 훈련의 목표는 벽을 밀고 있는 팔의 도움 없이 안정적으로 프레스를 할 수 있도록 하는 것이다. 리프터의 오버헤드 동작과 몸통 자세가 안정적인 상태가 되면, 천천히 벽을 밀고 있는 팔을 벽에서 가져올 수 있도록 한다. 이렇게 다시 팔을 가져온 상태에서도 동일한 몸통과 오버헤드 자세를 유지하면서 동작을 마무리한다.
- 리프터의 양팔이 가동성, 안정성, 혹은 스트렝스 면에서 비대칭이 존재한다면, 이 훈련은 이 부분을 해결하는 교정 운동으로 사용될 수도 있다.
- 이 동작을 스플릿 자세에서 진행할 수도 있다.

클러스터 세트 활용

- 광배근 부위에 SMR을 20초 정도 2~4세트 대신 진행할 수 있다.
- 풀업바에 매달린 자세를 2~4세트 대신 진행할 수 있다.
- 바닥에 누워서 풀오버 동작을 2~4세트 대신 진행할 수 있다.
- 앞 동작 중 하나를 하거나 벽을 따라 팔을 미는 동작을 대신 진행할 수도 있다.

통합: 랜드마인 프레스Landmine Press

몇몇 사람들은(특히 어깨 굴곡 움직임이 제한된 사람들) 오버헤드 자세에서 완전히 어깨 관절과 팔꿈치를 락아웃시키는 동작이 힘들 수도 있다. 이런 경우에는 랜드마인 프레스 동작이 좋은 방법이 될 수 있다. 랜드마인 프레스 동작에서 요구되는 가동범위가 더 작기 때문에 가동성이 부족한 사람들에게 몸통 자세를 유지한 상태에서 어깨 움직임을 만들어내는 방법을 코칭하기에 좋다.

시작 자세

- 한 손으로 바벨 끝 쪽을 잡고 어깨 쪽에 위치시켜서 랜드마인 준비 자세를 만든다.
- 이 동작은 서 있는 자세에서, 스플릿 자세에서, 그리고 한쪽 무릎 혹은 양쪽 무릎을 꿇은 자세 모두에서 진행할 수 있다.

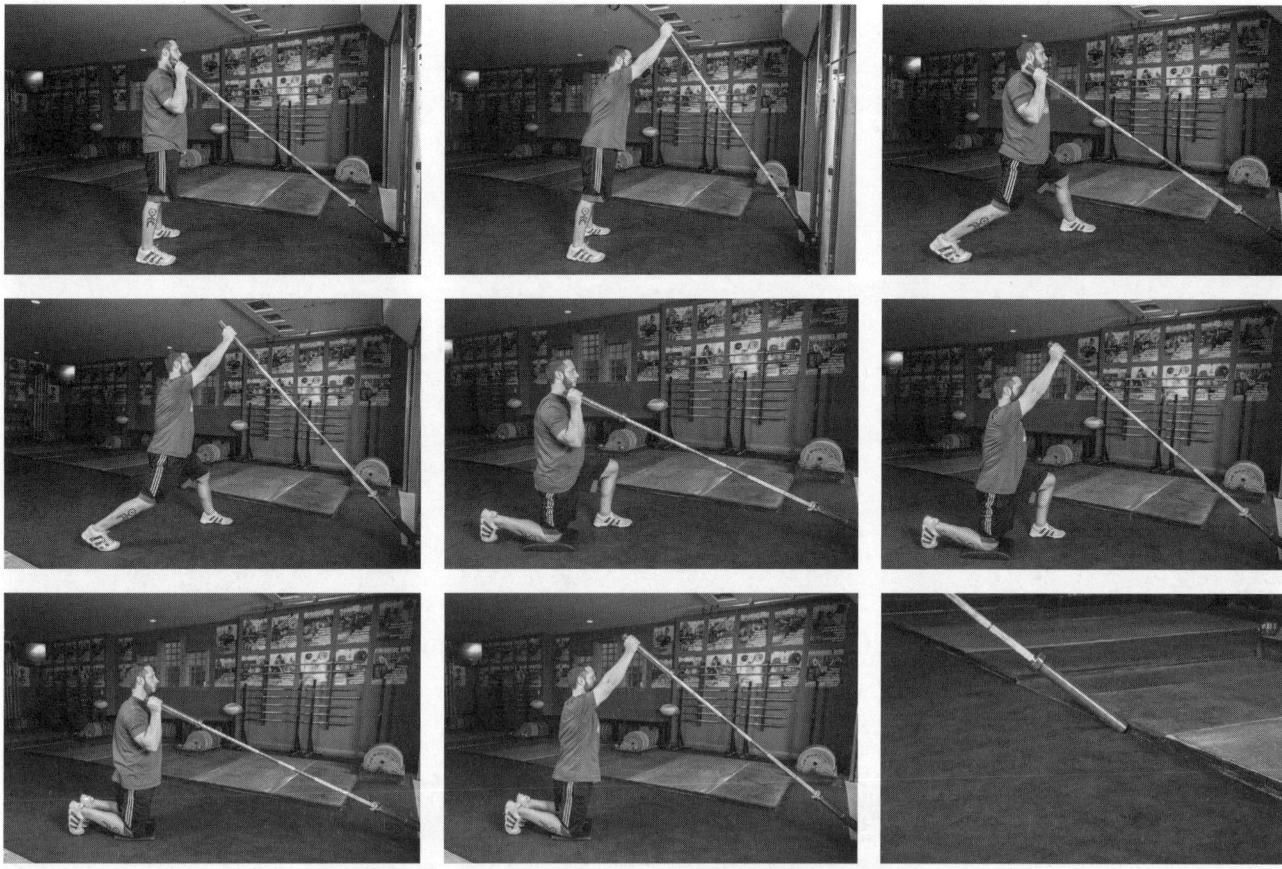

그림 18.07 랜드마인 프레스 동작은 서 있는 자세, 스플릿 자세 그리고 한쪽 무릎 혹은 양쪽 무릎을 꿇은 자세 이렇게 다양한 자세로 진행할 수 있다. 랜드마인 동작을 할 수 있는 장비가 없다면, 플랫폼 혹은 벽 가장 자리에 고정시키고 진정할 수도 있다.

실행

- 척추를 길게 편 상태에서 숨을 강하게 내쉬면서 앞쪽 갈비뼈 쪽을 아래로 당긴다.
- 코로 숨을 들이마시면서 이 자세를 더 견고하게 만든다.
- 몸통 자세를 동일하게 유지한 상태에서 팔꿈치가 완전히 펴질 때까지 바벨을 끝부분을 잡고 민다(그림 18.07).
- 한쪽당 5번씩 2~4세트 진행한다.

통합: 바벨 스트릭 프레스Barbell Strict Press

이제는 충분한 가동성, 운동 조절 능력을 가지게 되었을 것이며, 바벨 스트릭 프레스 동작에서 필요한 준비 운동도 되었을 것이다.

시작 자세

- 바벨로 랙 자세를 만들기 전에, 짧고 강하게 숨을 내쉬면서 흉곽을 올바른 자세로 잡고 숨을 들이마시면서 이 자세를 견고하게 만든다. 이 자세에서

호흡을 편안하게 할 수 있어야 한다.

- 이제 자신의 랙 자세를 만든다.
- 손 전체로 바벨을 감싼 상태에서 팔꿈치는 살짝 바벨 앞에 올 수 있도록 한다.
- 무릎은 제대로 락아웃시킨 상태에서 근육을 최대한 활용한다.

실행

- 흉곽 잠그기와 랜드마인 프레스 동작에서 그랬듯이, 수직으로 프레스 동작을 하면서 바벨의 이동 동선을 위해서 머리를 살짝 뒤로 움직인다. 바벨이 얼굴을 지나자마자, 얼굴을 다시 당겨서 바벨 아래에 올 수 있게 한다.
- 바벨이 얼굴을 지나는 과정에서 몸통은 약간 앞뒤로 움직이게 된다. 그러나 프레스 동작 이후 락아웃을 하면서 몸통 자세를 다시 정확히 고정시킨다.
- 푸시 프레스에서처럼, 코치는 스트렝스 혹은 근비대 목적으로 비교적 무거운 무게로 진행할 수도 있다. 하지만 여기서는 저크 동작을 준비하기 위해

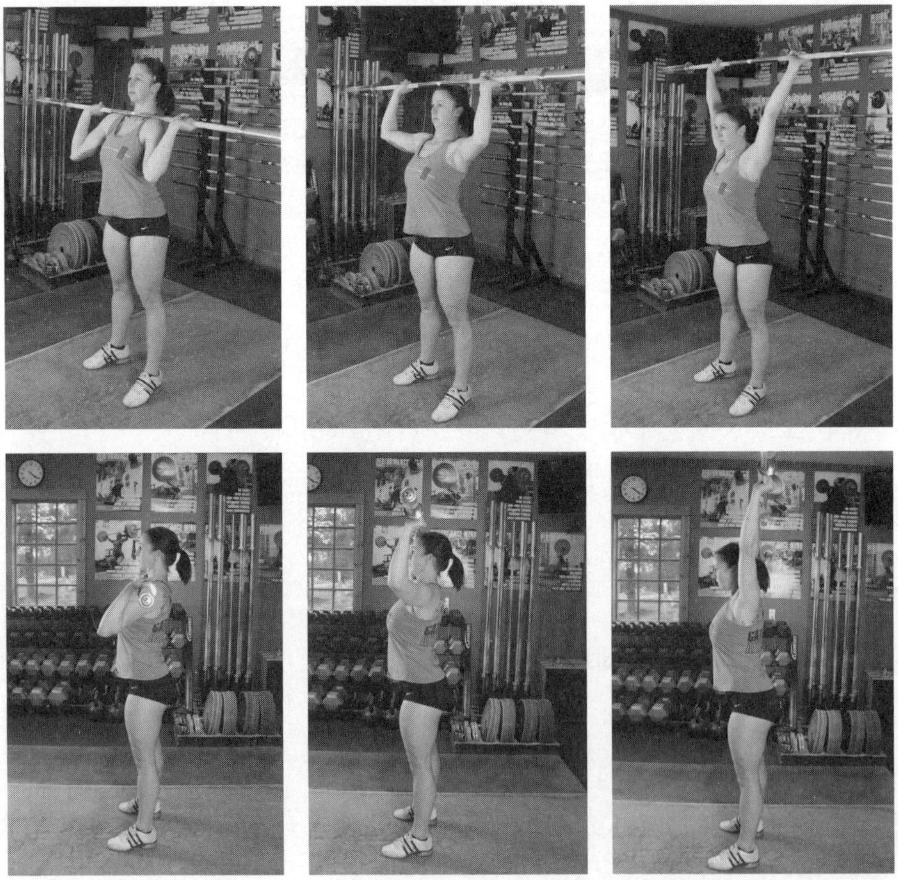

그림 18.08 바벨 스트릭 프레스. 바벨로 랙 자세를 만들기 전에 호흡을 하면서 흉곽 자세를 제대로 잡는다. 손 전체로 바벨을 감싼 상태에서 팔꿈치가 바벨 앞에 오도록 한다. 그리고 시작 자세와 동일하게 몸통 자세를 견고하게 유지한다.

서 진행하기 때문에, 빈 바벨 그리고 비교적 가벼운 무게로 스플릿 저크 전에 준비 운동으로 진행한다(그림 18.08).

클러스터 세트 활용

- 광배근 부위에 SMR을 20초 정도 2~4세트 대신 진행할 수 있다.
- 풀업바에 매달린 자세를 2~4세트 대신 진행할 수 있다.
- 바닥에 누워서 풀오버 동작을 2~4세트 대신 진행할 수 있다.
- 앞 동작 중 하나를 하거나 벽을 따라 팔을 미는 동작을 대신 진행할 수도 있다.
- 흉곽 잠그기 혹은 랜드마인 프레스 동작을 대신 진행할 수도 있다.

어깨 & 고관절 통합

이제는 오버헤드 자세를 통합해서 고관절의 가동성과 안정성 측면에서 스플릿 자세에 집중하는 훈련을 한다.

가동화: 바닥에 누워 스플릿 자세 만들기

이 동작은 8장에서 언급한 바닥에 누워 힙 힌지 동작을 하는 것과 거의 비슷하다. 그런데 이번에는 오버헤드 동작을 통합하는 것이다. 그러면서 이러한 새로운 동작에서 필요한 코어 근육을 사용하게 될 것이다.

시작 자세

- 바닥에 등을 대고 누워 한쪽 발을 90도로 접어서 문틀이나 랙에 닿도록 한다. 이렇게 문틀이나 랙에 닿은 다리를 스플릿 자세의 앞쪽 다리와 비슷하게 만들기 위해서 무릎을 접을 수 있다.
- 반대쪽 다리의 고관절은 무릎을 90도로 접은 상태에서 굴곡시킨다. 이때 발은 공중에 떠 있게 된다. 가능하다면 무엇인가로 머리를 지지한다.
- 발끝은 몸 쪽으로 당긴다(발목 굴곡).
- 양손은 천장을 향해서 뻗는다.
- 이 자세에서 허리는 상대적으로 바닥에 평평한 상태로 붙어 있도록 한다(약간 전만이 될 수는 있다). 이 상태가 움직임이 끝날 때까지 유지되어야 한다(그림 18.09).

실행

- 코로 숨을 들이마시며 공기를 허리 쪽으로 밀면서 동작을 시작한다.
- 천천히 한쪽 발꿈치를 바닥 쪽으로 내리면서 입으로 천천히 강하게 숨을 내쉰다. 이때 허리 자세는 처음과 동일하게 유지한다.
- 아래로 내린 뒤꿈치를 바닥을 따라서 민다. 나머지 자세는 모두 동일하다.

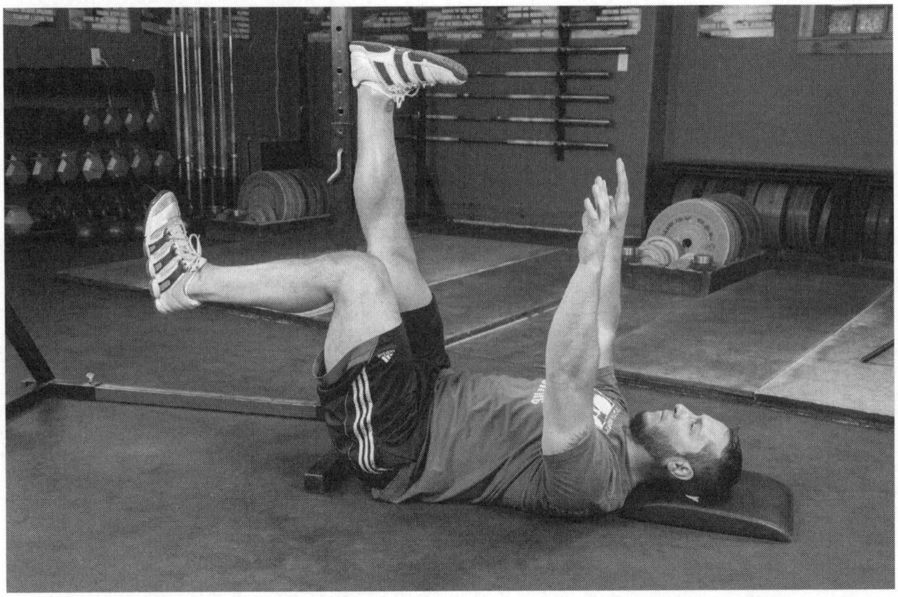

그림 18.09 바닥에 누워서 스플릿 자세 만들기의 시작 자세. 저크 동작에서 앞으로 뻗는 다리의 무릎을 굽혀서 저크에서의 각도와 비슷하게 만들어준다. 이 상태에서 개인의 가동성 능력을 확인할 수도 있다.

- 동시에 한쪽 혹은 양쪽 어깨 모두를 굴곡시킨다.
- 발과 팔을 길게 펴면서 몸통의 안정성은 유지한다. 필요한 경우 길고 강하게 숨을 내쉬면 안정적인 몸통 자세를 바로잡는 데 도움이 된다(그림 18.10).
- 한쪽당 5번씩 2~4세트 진행한다.
- 몸 전체에 장력을 더 만들기 위해서 문틀 혹은 랙에 닿아 있는 다리로 강하게 문틀 혹은 랙을 밀면서 바닥으로 내린 다리와 뻗은 팔을 다시 시작 자세로 가져오면서 숨을 들이마신다. 그리고 3~5초 동안 동작을 멈췄다가 다시 동작을 반복한다. 한쪽당 5번씩 1~2세트를 앞에서 언급한 순서대로 반복한다.
- 무릎을 굽히거나(강도가 낮아진다) 무릎을 펴면서(강도가 높아진다) 동작의 강도를 다양하게 해줄 수 있다. 발목을 접거나(강도가 높아진다) 펴면서(강도가 낮아진다) 강도를 조정할 수도 있다.

플레이트 풀오버 변형 동작. 플레이트나 막대기를 이용해서 풀오버 동작을 진행할 수도 있다. 다리를 포함한 나머지 자세는 변동되는 부분이 없다. 숨을 내쉬면서 플레이트를 천장 쪽으로 민다. 그리고 뒤꿈치를 앞에서처럼 바닥으로 움직인다. 뒤꿈치를 움직이면서, 중량을 이용해 편안한 가동범위 내에서 어깨를 굴곡시킨다(그림 18.11).

클러스터 세트 활용

- 광배근, 고관절 굴곡근 부위에 SMR을 20초 정도 대신 진행할 수 있다. 이

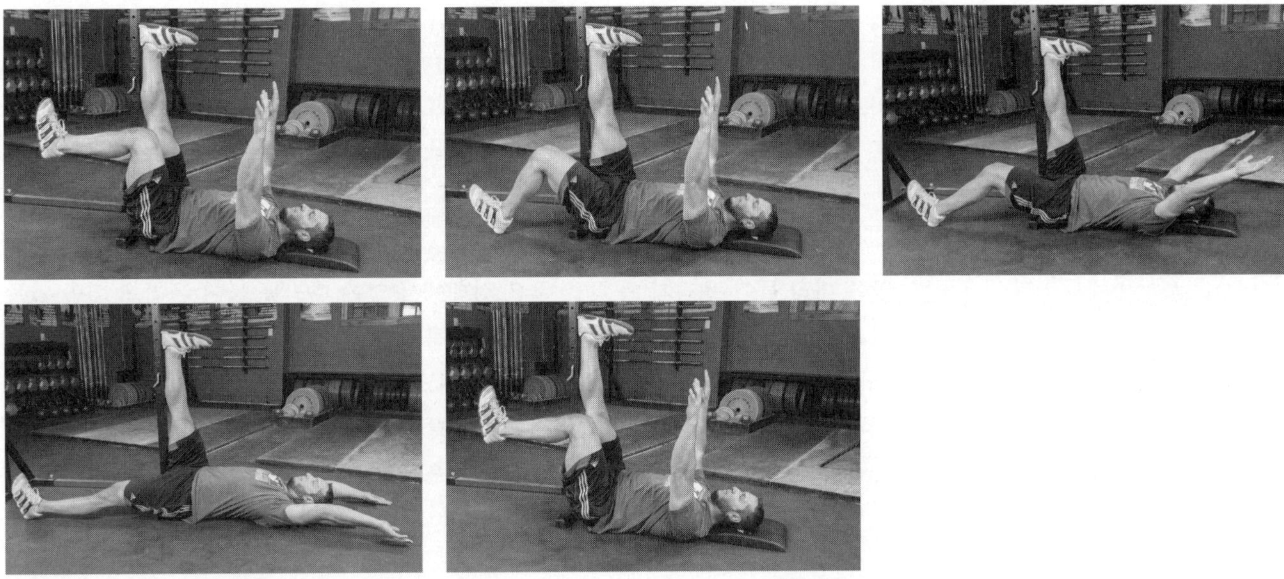

그림 18.10 바닥에 누워서 스플릿 자세 만들기

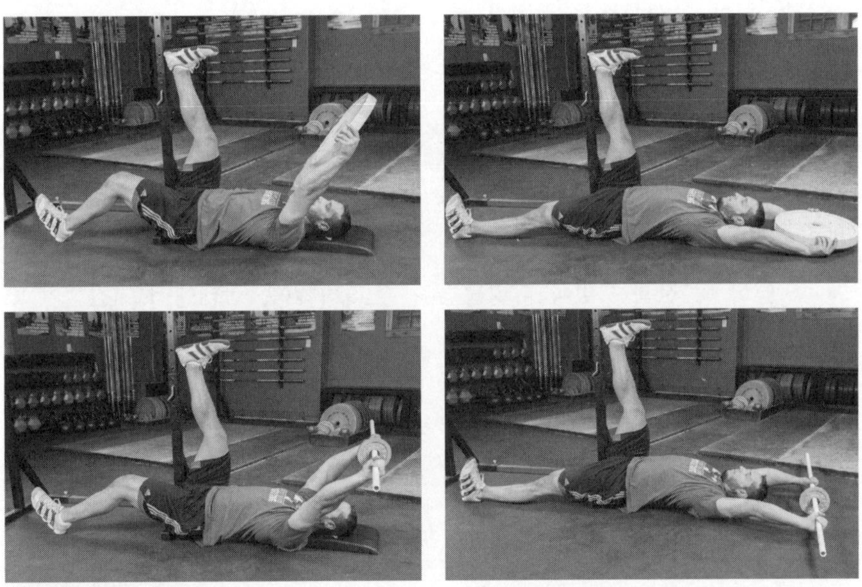

그림 18.11 바닥에 누워 스플릿 자세를 만든 상태에서 플레이트 혹은 PVC 파이프를 이용해서 풀오버 동작을 진행한다. 이 자세에서 가동성에 대한 운동 조절 능력을 훈련할 수 있다.

때 진행하는 부위는 고관절, 오버헤드 가동성 중 어느 부분에 집중하느냐에 따라서 달라진다.

가동화: 흉곽을 잠근 상태에서 한쪽 무릎을 꿇고 고관절 신전

이제 한쪽 무릎을 꿇은 자세에서 저크 자세를 연습한다. 바닥에 누운 자세와 비교했을 때 실제로 스플릿 자세와 더 비슷하며 바닥에 닿아 있는 면적이 더 작기 때문에 안정성이 더 요구되는 동작이다. 그러나 서 있는 자세와 비교했을 때는 외부에서 가해지는 중량을 더 잘 버틸 수 있다. 그렇다 보니 스플릿 자세에서 요구되는 균형과 안정성을 배우기에 좋은 동작이다.

훈련 목적에 따라서 앞쪽 혹은 뒤쪽 다리를 들어 올린 상태에서 진행할 수도 있다.

앞쪽 다리 들어 올리기. 무릎을 꿇은 상태에서 앞쪽 다리를 들어 올리게 되면 앞쪽 다리의 고관절이 더 굴곡이 많이 되기 때문에, 골반과 허리를 안정적인 자세로 만드는 데 큰 도움이 된다. 이 자세는 오버헤드 자세를 만드는 과정에서 허리가 과신전되거나 몸통의 안정성이 떨어지는 사람들에게 도움이 된다. 우선은 이 자세에서 움직이지 않고(홀딩) 스플릿 자세에서 필요한 균형과 안정성을 키우는 훈련을 할 것이다.

시작 & 홀딩 자세

- 꼬리뼈를 몸통 아래쪽으로 민다. 이렇게 하면 앞쪽 다리 쪽으로 무게중심이 옮겨지면서 불필요하게 앞쪽 다리에 의지하지 않은 상태에서 아래쪽 다리 굴곡근의 가동범위에 집중할 수 있게 된다(그림 18.12).
- 이 자세에서 4~5번 호흡을 한다. 복부 쪽 근육을 추가적으로 활성화시키기 위해서 손으로 앞쪽 발을 밀어줄 수도 있다.
- 숨을 강하게 내쉬면서 양쪽 주먹으로 벽을 밀어줄 수도 있다. 이렇게 하면 흉곽과 고관절 자세를 더욱 견고하게 잡아줄 수 있다.
- 당연히 이 자세는 앞쪽 다리를 들어 올리지 않은 상태에서도 진행할 수 있다.

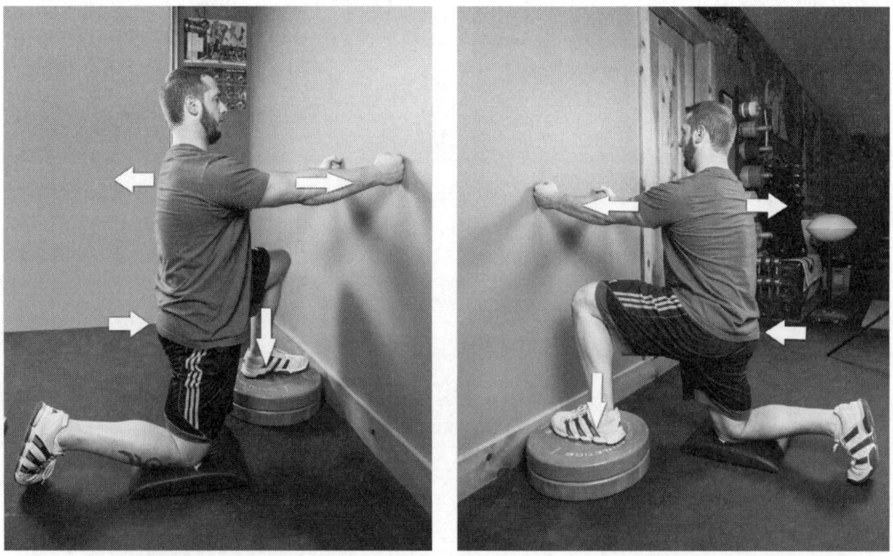

그림 18.12 스플릿 저크에서 필요한 고관절 가동성을 위해서 스플릿 자세에서 앞쪽 발을 들어 올린 상태로 동작을 멈춘다.

뒤쪽 다리 들어 올리기

- 앞에서 언급한 동작을 동일하게 진행하면서 이번에는 뒤쪽 다리를 들어본다(그림18.13). 지면에서 닿아 있는 면적이 작아지면서 고관절 신전 가동범위가 커진다.
- 토마스 테스트에서 고관절 신전 능력이 부족하다는 결과가 나온 사람들은 이 자세가 부담될 수도 있다. 다시 강조하지만, 골반 혹은 허리 자세가 무너질 정도로 다리를 들어 올리지 않도록 하자.
  - 이렇게 뒤쪽 다리를 거의 수직으로 들어 올려서 몸의 근육을 적극적으로 사용하는 동작은 단순히 자세를 유지하는(홀딩) 자세보다 더 큰 도움이 된다. 이렇게 적극적으로 몸을 움직여주는 동작에서는 정확하게 자신이 통제할 수 있는 범위 내에서만 동작이 일어나기 때문에 실제 리프팅 동작과 큰 관련이 있다. 외부 도움을 받아서 수동적으로 몸을 움직이는 경우는 실제 자신의 가동성 범위를 벗어난 상태까지도 움직일 수는 있지만 실제 이 움직임이 리프팅 동작에 그대로 전이된다고 할 수는 없다. 우리가 정말 원하는 변화는 아래쪽 다리의 고관절 신전을 스스로 만드는 능력이며 이 능력 그대로 중량을 사용하는 동작에 통합시키는 것이다.
  - 코어 근육을 더 동원시키기 위해서 높은 장력과 강한 호흡을 활용하자.

클러스터 세트 활용

- 광배근, 고관절 굴곡근 부위에 SMR을 20초 정도 대신 진행할 수 있다. 이때 진행하는 부위는 고관절, 오버헤드 가동성 중 어느 부분에 집중하느냐

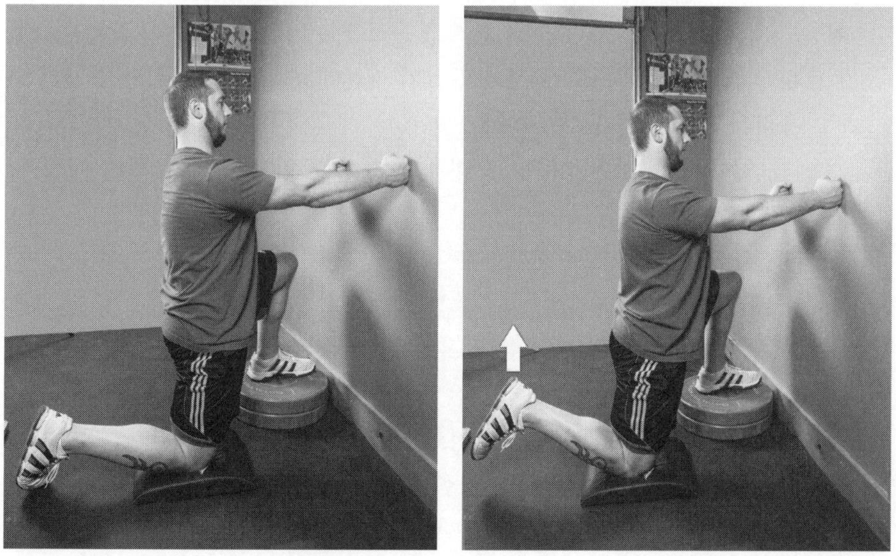

그림 18.13 뒤쪽 다리를 들어 올려서 가동성을 증가시킬 수 있다. 하지만 골반과 허리 자세가 무너질 정도로 들지는 않도록 하자. 벽이 없다면, 손으로 앞쪽 다리의 무릎을 대신해서 밀어줄 수도 있다.

에 따라서 달라진다.

- 앞 동작을 진행하거나 바닥에 누워 스플릿 자세를 만드는 동작을 대신 진행할 수도 있다.

안정화: 팔 들어 올리기 & 프레스

이제 앞에서 연습한 동작에 오버헤드 움직임을 통합한다.

시작 자세

- 앞에서 연습한 한쪽 무릎을 꿇고 고관절을 신전시키는 동작을 만든다. 이때 양팔은 벽을 민다.

실행

- 기본 시작 자세에서 팔꿈치를 편 상태에서 한쪽 혹은 양쪽 팔로 오버헤드 자세를 만든다. 이때 흉곽의 자세는 바뀌지 않도록 한다. 대부분의 사람들에게 이 자세는 쉽지 않을 것이다.
- 손을 어깨 뒤로 보내고, 팔꿈치를 들어 올려서 흉추를 신전시키면서 프론트 랙 자세와 비슷하게 만들어줄 수 있다.
  - 흉요추 접합부 부분이 신전되지 않는 상태에서 팔꿈치를 들어 올리며, 입으로 숨을 내쉰다. 몸통을 최대한 곧게 세우기 위해서 턱을 당겨 목 뒤쪽을 최대한 길게 만들라는 큐를 줄 수도 있다.
- 다시 말하지만, 앞쪽 다리를 무조건 들어 올릴 필요는 없다. 가동성을 더 필요로 하는 자세이기 때문에 부담이 되는 사람이라면 앞쪽 다리를 그대로 두고 진행해도 된다.
- 한쪽당 5~6번씩 2~3세트 진행한다(그림 18.14).
- PVC 파이프 혹은 빈 바벨로 프레스 동작을 추가할 수도 있다. 하체는 스플릿 자세로 안정적으로 고정되어 있기 때문에, 어깨 가동범위만 완전히 사용하게 되는 것이다(그림 18.15과 18.16).
  - 앞에서 훈련한 것처럼 오버헤드 자세를 위한 시작 자세를 다시 만든다.
  - 4~5번씩 1~3세트 진행한다.

한쪽 팔로 프레스 하기. 앞쪽 발을 들어 올린 상태에서 진행하는 프레스 동작은 어깨 움직임만 분리시켜서 진행하기에 좋은 동작이다. 가동범위에서 양쪽 어깨의 불균형이 존재한다면, 이 불균형을 어느 정도 해소하기에 좋은 동작이다. 완전히 팔꿈치와 어깨를 락아웃시키는 것이 너무 힘들다면, 랜드마인 프레스 동작으로 변형해서 진행할 수 있다.

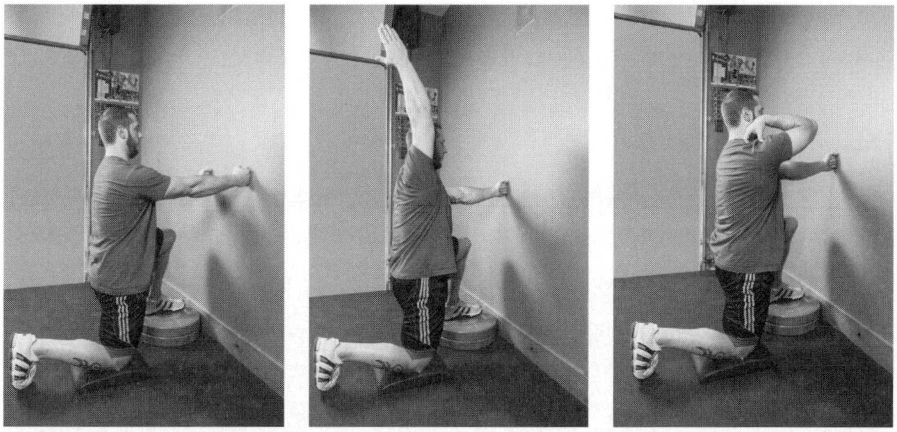

그림 18.14 앞에서처럼 오버헤드 자세를 만들기 위해서 팔을 들어 올린다. 이때 안정적인 흉곽 자세가 바뀌어서는 안 된다. 척추를 곧게 세워서 프론트 랙 자세와 비슷하게 만든다.

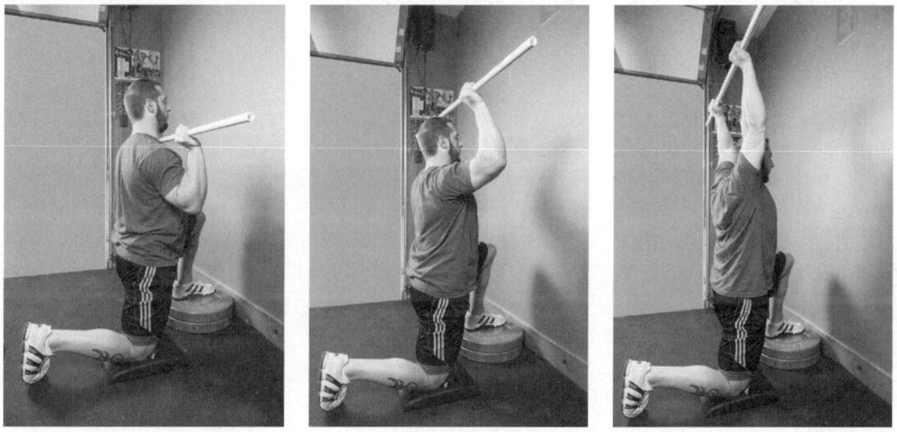

그림 18.15 한쪽 무릎을 꿇은 프론트 랙 자세에서 프레스 동작을 추가해서 진행한다.

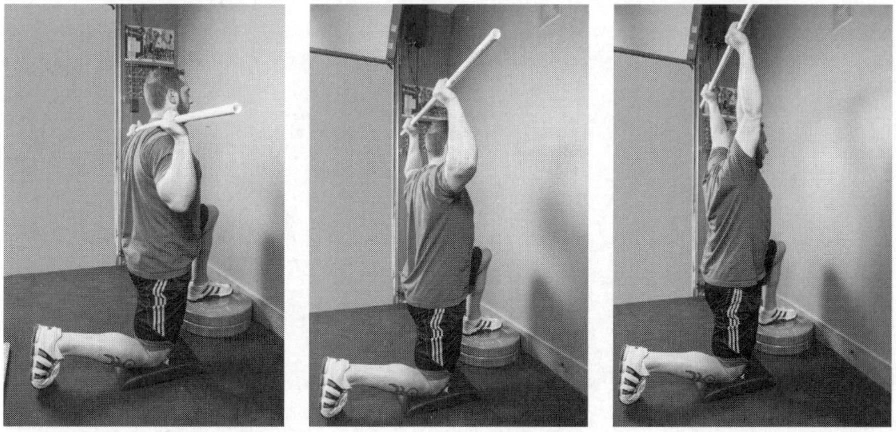

그림 18.16 한쪽 무릎을 꿇은 프론트 랙 자세에서 비하인드 넥 프레스 동작을 추가해서 진행한다.

양쪽 무릎을 꿇은 상태에서 프레스. 파워 저크 혹은 스쿼트 저크를 하는 사람들이라면, 양쪽 무릎을 꿇은 상태에서 진행하는 것이 많은 도움이 될 수 있다. 양쪽 고관절 굴곡근이 모두 길어진 상태에서, 오버헤드 동작을 진행하는 것이 쉽지는 않다(그림 18.17).

골반 중립 상태를 유지하기 위해서 꼬리뼈를 살짝 당긴 상태를 유지하자. 모든 사람들이 양쪽 고관절을 완전히 신전시킬 수 있는 것은 아니다. 하지만 괜찮다. 현재 자신이 가능한 자세에서 동작을 진행하면 된다. 현재 자신의 상태에서 조금씩 필요한 부분을 개선하는 것을 목표로 하자.

스쿼트 랙을 이용한 프레스. 한쪽 무릎이나 양쪽 무릎을 꿇은 상태에서 스쿼트 랙이나 벽을 이용해서 프레스 동작을 진행할 수 있다(그림 18.18). 바벨 혹은 막대기로

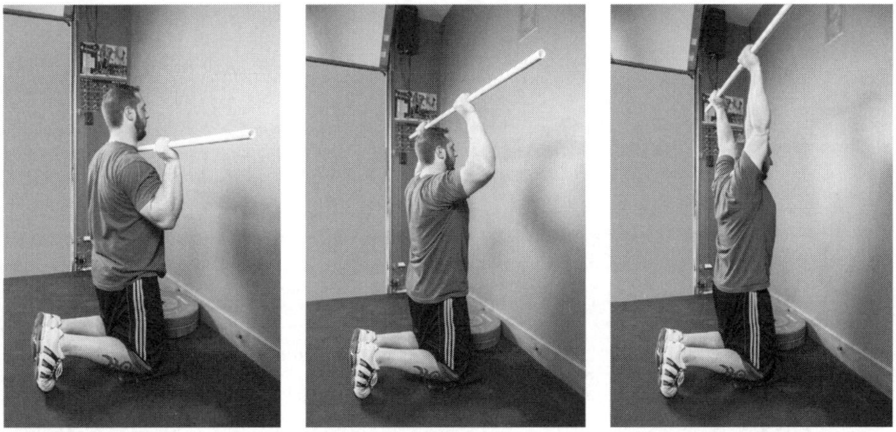

그림 18.17 파워 혹은 스쿼트 저크를 하는 사람들에게는 양쪽 무릎을 꿇은 자세가 도움될 수 있다.

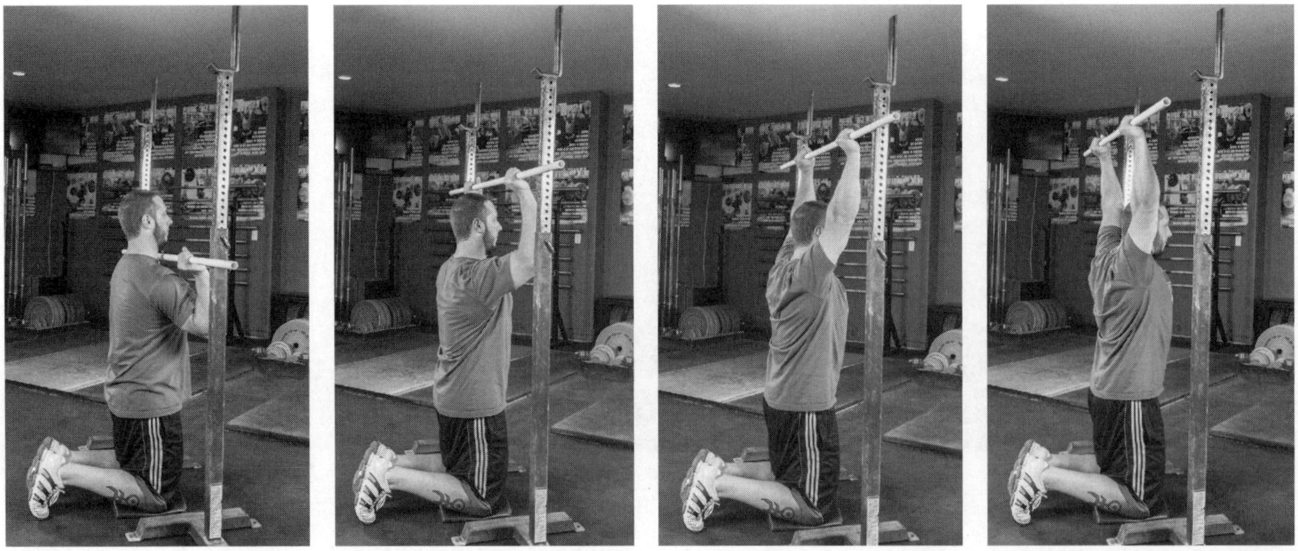

그림 18.18 바벨 동선과 견갑대를 최대 가동범위로 사용하는 데 도움을 받기 위해서 스쿼트 랙을 활용할 수 있다. 한쪽 무릎 혹은 양쪽 무릎을 꿇은 상태에서 진행할 수 있다.

스쿼트 랙을 따라서 그대로 프레스 동작을 진행한다. 스쿼트 랙이 프레스 동작에서의 바벨 동선에 도움을 준다. 이렇게 프레스 동작을 하면서도 골반과 흉곽의 안정적인 자세는 그대로 유지한다.

최대 가동범위는 막대기 혹은 바벨의 무게중심 약간 앞쪽에 위치한 자세에서 가능하다. 여기서 저크 동작에서 바벨이 있어야 하는 위치와 동일하게 만들기 위해서 막대기를 머리 뒤쪽으로 살짝 당겨준다. 이 프레스 동작은 견갑대와 등 상부에서 만들어진다. 허리와 골반은 동일한 자세가 유지되어야 한다. 이 자세를 만들기 위해서 견갑대를 살 때 뒤로 당겨준다.

클러스터 세트 활용

- 광배근, 고관절 굴곡근 부위에 SMR을 20초 정도 대신 진행할 수 있다.
- 첫 번째 동작 혹은 앞쪽 다리를 들어 올려서 버티는 동작으로 대신할 수도 있다.
- 누워서 풀오버 동작으로 대신할 수도 있다.

안정화: 스플릿 스쿼트 변형 자세

이제는 스플릿 저크 자세와 아주 비슷한 스플릿 스쿼트 자세로 앞에서 배운 내용을 통합해서 연습할 것이다. 여기에는 몇 가지 옵션이 있지만, 모두 도움이 되는 동작들이다(그림 18.19).

- 앞쪽 발 들어 올리기: 스플릿 자세에서 안정성을 개선시키면서 고관절의 가동성도 개선할 수 있다.
- 뒤쪽 무릎 들어 올리기: 스플릿 자세에서 자신의 균형점을 찾는 데 도움이 된다. 초보자라면 스플릿 자세에 적응하는 데 도움이 된다.
- 오버헤드 홀드: 오버헤드 자세에 대한 조절 능력을 키울 수 있다.
- 프론트 랙 홀드: 앞쪽 발을 들어 올리면 특히 더 도움이 된다. 서 있는 프론트 랙 자세에서 스플릿 자세로 편안하게 전환하는 동작이 좋아진다.

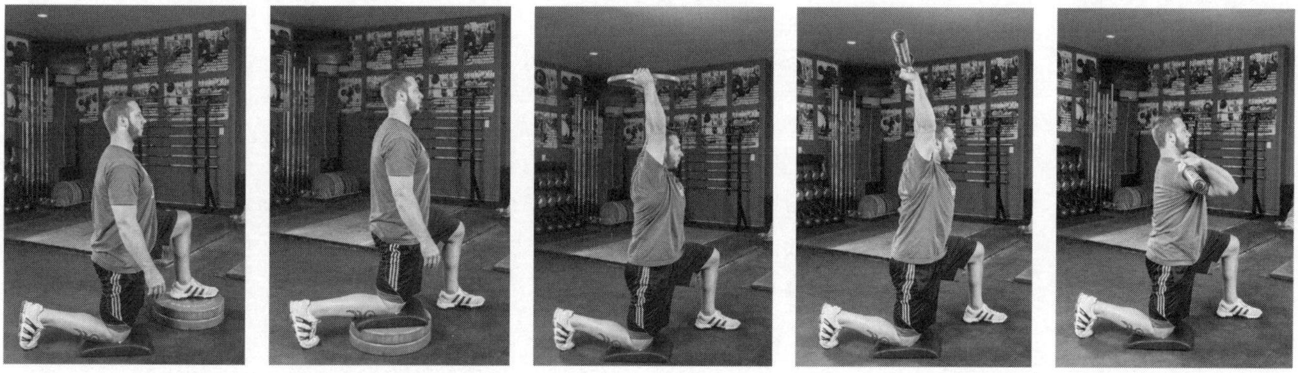

그림 18.19 스플릿 스쿼트 변형 동작: 앞발을 들어 올리거나, 뒤쪽 무릎을 들어 올린다. 플레이트 혹은 바벨을 오버헤드 상태로 들고 있을 수 있으며, 프론트 랙 자세로 있을 수도 있다.

시작 자세

- 한쪽 무릎을 꿇고 앞쪽 다리의 무릎과 고관절은 90도로 접는다.
  - 뒤쪽 다리의 무릎과 엉덩이가 어깨와 귀와 수직 상태가 되도록 한다.
  - 발끝은 바닥을 누르면서 발 아래쪽에 있도록 한다. 이렇게 하면 발목이 굴곡된 상태가 된다. 발볼 부분으로 바닥을 눌러준다고 생각하자.
- 앞쪽 발은 3개 지점(엄지발가락, 새끼발가락, 뒤꿈치)이 완전히 바닥에 접촉되도록 한다.
- 골반을 몸통 아래쪽에 위치시키면서 허리가 약간만 전만이 된 상태로 만든다. 이 상태에서는 골반 아래 부분이 천장을 향하는 자세가 된다.
- 양발은 골반 너비로 벌린다.

실행

- 갈비뼈를 아래로 당기기 위해서 숨을 내쉰다. 하지만 척추는 여전히 길게 편 상태를 유지한다.
- 동일한 몸통 자세를 유지하면서 복부에 힘을 주고 그대로 수직 방향으로 일어선다. 서 있는 상태에서도 양쪽 무릎은 여전히 살짝 굽혀져 스플릿 저크 자세와 비슷하게 된다.
- 시작 자세로 돌아가기 위해서 숨을 들이마시면서 수직 방향으로 그대로 내려간다.
  - 시작 자세와 마무리 자세는 동일해야 한다. 그렇지 않다면, 동작을 진행하는 동안 자세가 달라졌다는 의미이다.
- 실제로 스플릿 저크에서 스플릿 자세와 약간 다를 수도 있다. 하지만 처음에는 상관없다. 자꾸 반복하면서 자신이 스플릿 자세에서 안정적으로 느낄 수 있는 지점을 찾아가는 과정이다.
- 저크 동작을 준비하기 위해서, 한두 가지 동작을 6~8번씩 2~4세트 진행한다.

스플릿 스쿼트 자세를 연습함으로써 실제로 스플릿 저크에 도움이 되기 위해서는 골반 자세를 정확하게 유지하는 것이다. 뒤쪽 다리의 고괄전은 신전되어 있고, 앞쪽 다리의 고관절은 굴곡되어 있지만, 골반은 양쪽이 모두 평행한 상태로 정렬되어 있어야 한다. 그래야만 균형 상태를 유지할 수 있다(그림 18.23).

클러스터 세트 활용

- 광배근, 고관절 굴곡근 부위에 SMR을 20초 정도 대신 진행할 수 있다.
- 첫 번째 동작 혹은 앞쪽 다리를 들어 올려서 버티는 동작 혹은 프레스 동작으로 대신할 수 있다.

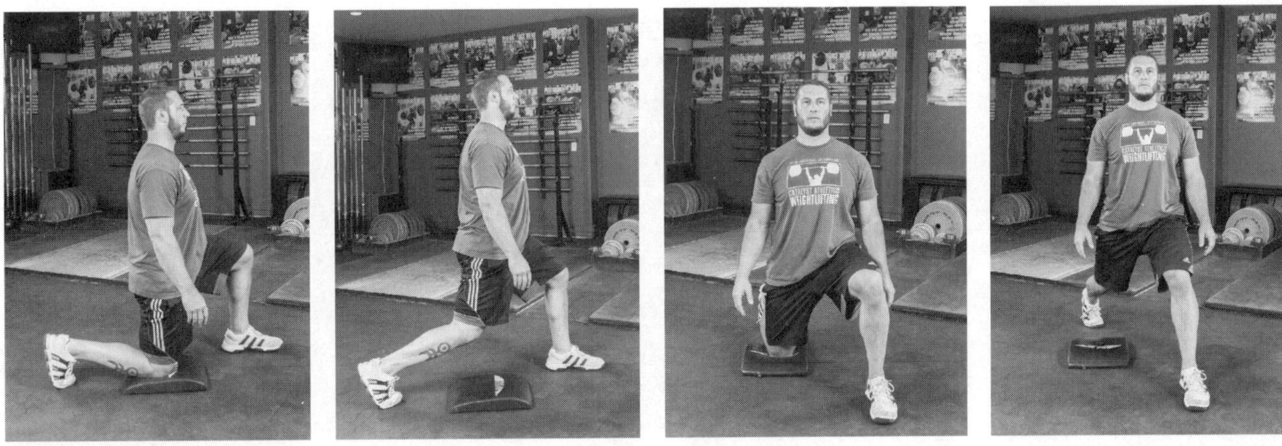

그림 18.20 스플릿 스쿼트

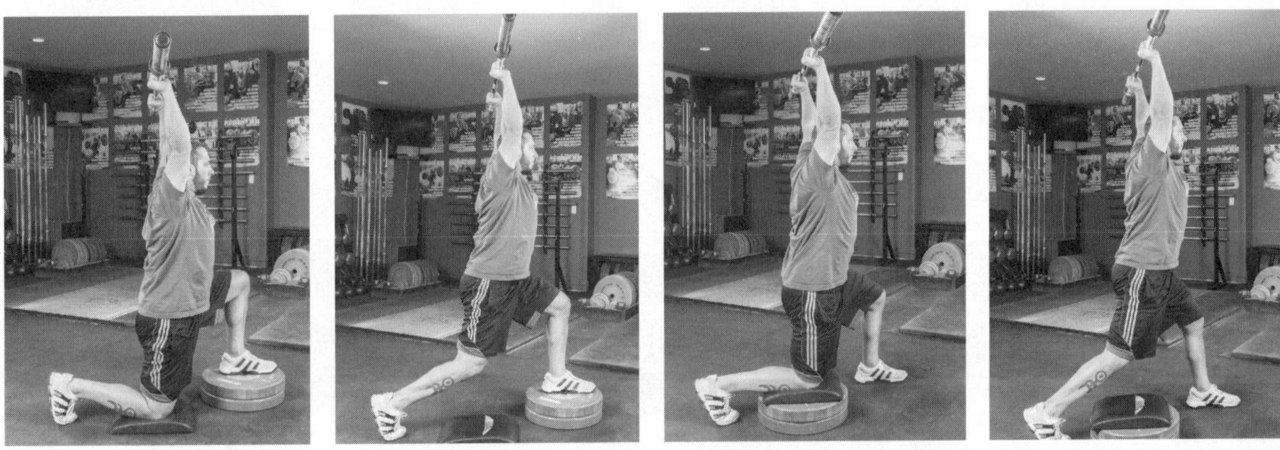

그림 18.21 오버헤드 스플릿 스쿼트 자세. 사진에서 앞쪽 발과 뒤쪽 발을 들어 올린 자세를 확인할 수 있다.

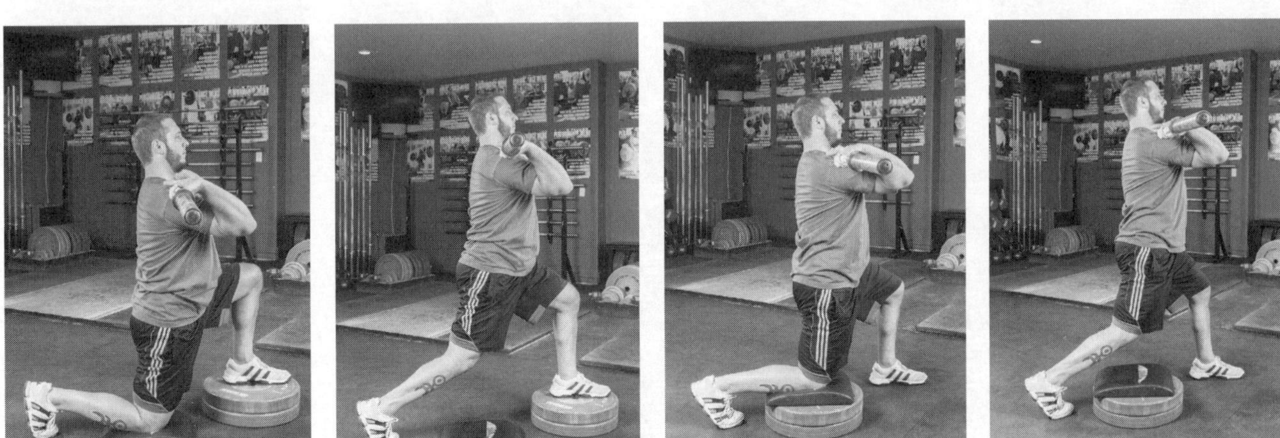

그림 18.22 프론트 랙 스플릿 스쿼트 자세. 사진에서 앞쪽 발과 뒤쪽 발을 들어 올린 자세를 확인할 수 있다.

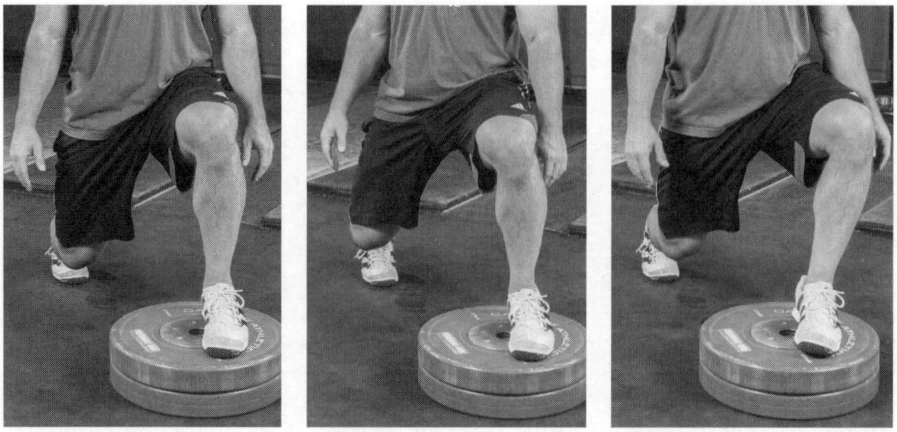

그림 18.23 적절한 스플릿 자세에서는, 골반은 양쪽이 평행한 상태이며, 앞쪽 다리의 무릎은 발 위에 있게 된다(첫 번째 사진). 이 상태에서 스플릿 자세의 균형 상태가 유지된다. 뒤쪽 다리의 고관절이 바깥쪽으로 열리거나 앞쪽 다리의 무릎이 측면으로 밀리면 적절한 스플릿 자세가 불가능해진다.

통합: 스플릿 프레스

안정적이고 균형 잡힌 스플릿 자세가 가능해지고, 안정적인 몸통 상태를 유지한 상태에서 오버헤드 동작을 하는 방법을 이해했다면, 이 부분을 스프릿 자세에서 프레스 동작을 할 때 통합시켜 진행할 수 있다(그림 18.24).

대부분의 경우, 앞쪽 다리의 정강이는 거의 수직 상태이며, 뒤쪽 다리의 무릎은

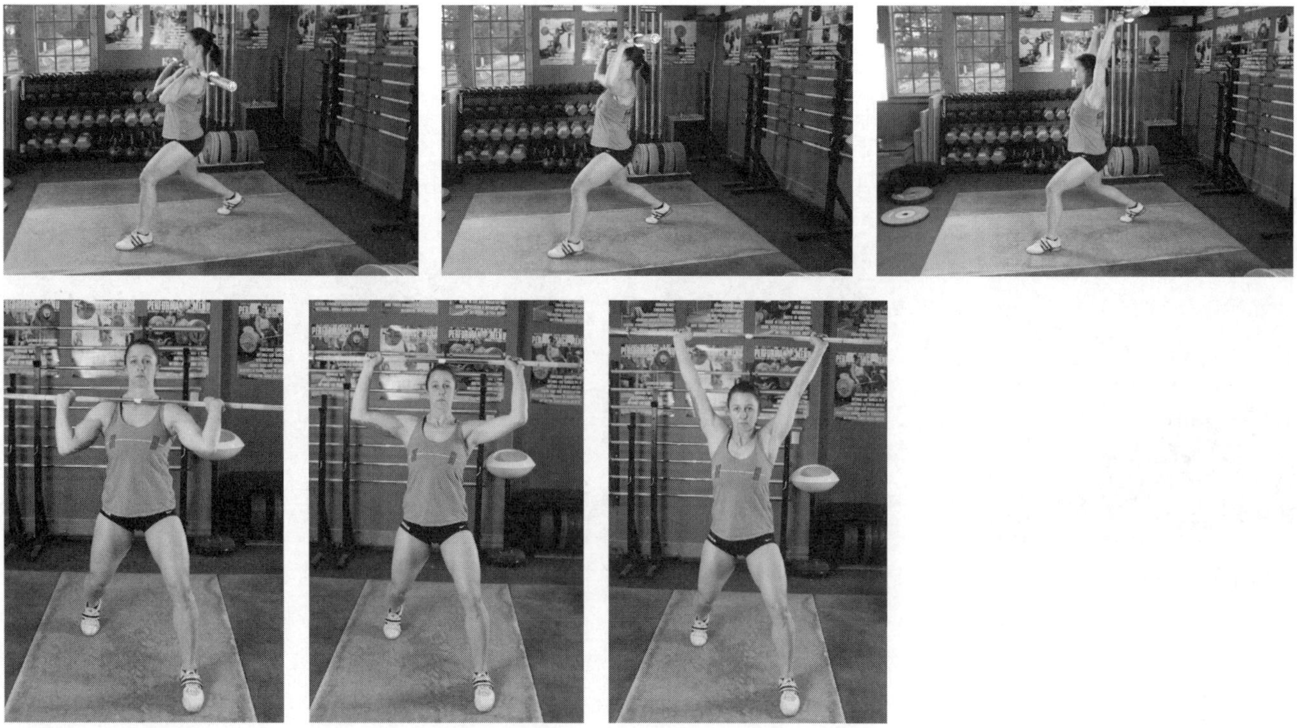

그림 18.24 스플릿 프레스 동작을 통해서 스플릿 자세에서의 안정성과 균형성을 키울 수 있다.

굽혀진 상태이다. 이 자세에서 중량을 이용하면 움직일 때에 안정성이 더 필요하기 때문에 스플릿 자세에서의 균형점을 더 잘 이해할 수 있게 된다. 제대로 통제할 수 있는 비교적 낮은 무게로 진행한다. 여기서 조심해야 하는 부분은 스플릿 저크 자세에서 안정성이 떨어질 정도의 무게로 진행해서는 안 된다는 것이다. 프레스 동작에서 허리 전만이 심해진다면, 무게를 조정해서 자세에 집중해야 한다. 진정한 프레스 스트렝스는 양발로 선 상태에서 확인 가능하나, 이번 프레스 동작은 스트렝스를 목표로 하는 것은 아니다.

클러스터 세트 활용

- 광배근, 등 상부에 SMR을 20초 정도 대신 진행할 수 있다.
- 풀업바에 매달려 있는 동작으로 대신할 수도 있다.
- 한쪽 무릎을 꿇은 자세에서 진행할 수도 있다.

통합: 저크 밸런스

이번 훈련은 스플릿 저크에서의 안정성을 위해서 좀 더 역동적인 동작을 추가하는 것이다.

시작 자세

- 프론트 랙 혹은 비하인드 넥 자세로 바벨을 잡고, 균형 상태의 스플릿 자세를 만든다.

실행

- 딥과 드라이브 동작을 살짝 하면서, 다리는 여전히 스플릿 자세로 유지하고 바벨을 밀어서 오버헤드 자세로 만든다(그림 18.25).
- 이때 중요한 점은 한쪽 발 혹은 양쪽 발 모두 움직여서 팔꿈치와 어깨를 완전히 펴면서 오버헤드 자세를 만드는 시점과 거의 동일하게 다시 바닥을 미는 것이다. 이것이 실제 저크에서의 타이밍과 비슷하며, 지금까지 배워온 모든 요소를 통합시켜 스피드만 추가하면서 기술 훈련을 할 수 있는 것이다.
  - 몇몇 코치들은 스플릿 자세에서 뒤쪽 발은 바닥에 고정시킨 상태에서 딥과 드라이브 후에 앞쪽 발만 앞쪽으로 옮기는 동작을 선수에게 코칭할 수도 있다(그림 18.26). 다른 변형 동작은 양발을 모두 움직이지만 처음 위치와 동일한 위치에 그대로 랜딩하는 것이다.
  - 어떤 변형 동작으로 진행하더라도, 마지막 자세는 실제 리프터의 스플릿 저크 자세와 최대한 동일해야 한다.

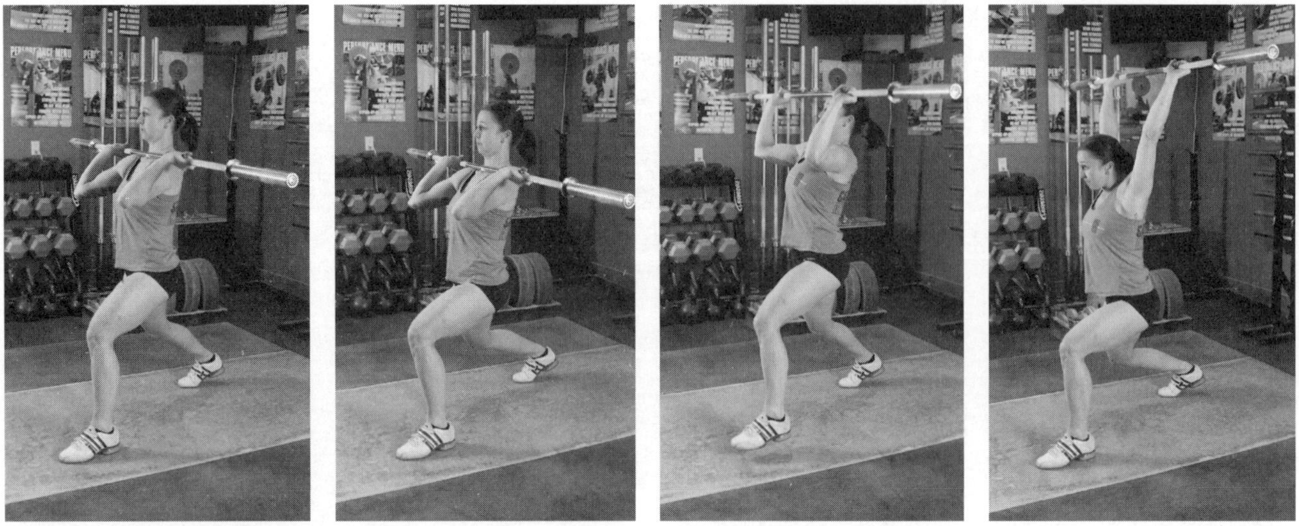

그림 18.25 저크 밸런스 동작은 지금까지 배운 내용에 스피드 요소를 추가한 것이다.

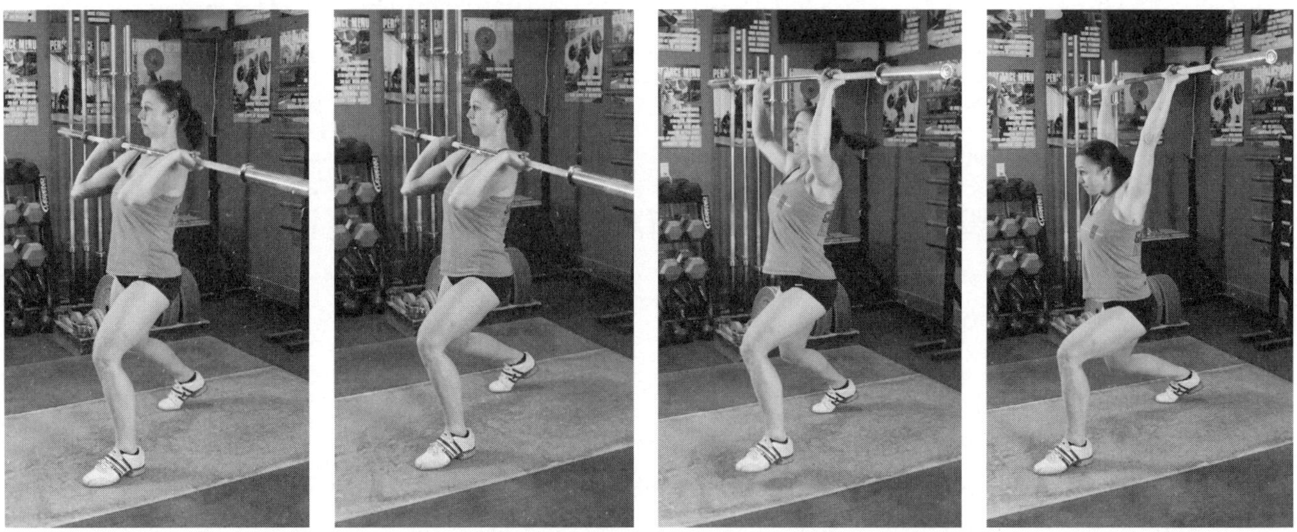

그림 18.26 발을 옮기는 저크 밸런스 동작을 통해서 실제 스플릿 저크 자세를 만든다.

■ CHAPTER 19

저크 요약

저크 동작과 관련해서 가장 많이 받는 질문은 "스플릿 자세에서 양발에 중량이 어느 정도 분산되어야 하나요?"이다. 평소 앞쪽 발을 어느 정도로 선호해서 사용했는지에 따라서 50/50에서 40/60 사이에서 사람마다 다를 수 있다. 사람들마다 개인차가 존재하기 때문에 정확하게 어느 정도로 무게중심을 분산해서 자세를 만들어야 한다고 추천하기 힘들다. 하지만 이 범위 안에서 결정된다. 충분한 시간을 투자해서 다양한 스플릿 자세를 시도하다 보면 자연스럽게 자신에게 가장 잘 맞는 균형점을 찾을 수 있을 것이다.

종종 받는 또 다른 질문은 "양쪽 발의 불균형이 생기지 않도록 양발로 스플릿 저크를 모두 연습해야 할까요?"이다. 이 질문에 대한 대답은 복잡할 수 있다. 어떤 관점에서 접근하느냐에 따라서 달라질 수 있다. 경쟁 요소가 있는 스포츠 측면에서 접근한다면 내 대답은 "아니요"이다. 실제로 시합에서 진행하는 동작과 자세로 최대한 많이 연습해야 하기 때문이다. 이렇게 한쪽으로 반복 연습하다 보면 불균형이 발생할 수도 있다.

그러나 항상 불균형을 부정적인 관점으로 바라볼 필요는 없다. 높은 수준의 선수라면, 불균형이 존재한다고 해도 이 불균형 때문에 뭔가 나쁜 결과가 발생하지는 않는다. 스플릿 자세를 예로 들어본다면, 누군가는 스플릿 동작을 준비하기 위해서 동작을 시작하기도 전에 본능적으로 한쪽 발을 다른 발보다 살짝 앞에 위치시킬 수도 있다(보통은 스플릿 저크를 할 때 앞으로 이동하는 발이다). 이런 현상은 훈련을 상당히 오랫동안 해오는 과정에서 자연스럽게 생긴 습관이다. 이런 불균형 때문에 특별한 통증이나 부상이 발생하지 않는다면 굳이 불균형을 해소하기 위해서 양발을 번갈아가면서 스플릿 저크를 연습할 필요는 없다. 시합이 다가오고 있다면 특히나 더 그렇다.

아직 어리고 경험이 부족한 리프터가 스플릿 저크를 하는 과정에서 통증이 발생하고 퍼포먼스가 떨어지는 현상이 발생한다면, 반대 발로 스플릿 자세를 연습하는 것이 좋다. 개인적으로 이런 경우에는 단지 발을 바꿔서 스플릿 저크 동작을 연습하기보다는 지금까지 배워온 요소들을 반복 훈련하는 것을 추천한다. 그렇다고 절대로 반대 발로 연습하지 말라는 의미는 아니다. 전체적인 웨이트리프팅 훈련을 방해하지 않은 범위 내에서 가벼운 무게로 연습해보는 것도 괜찮다.

이미 알고 있겠지만, 절대로 100% 정답은 없다. 그러나 일반적으로 경험이 많은 리프터일수록 시합이 더 가까이 다가왔을수록, 더 컨디션이 좋게 느낄수록 스플릿 저크를 양발로 골고루 연습해야 할 필요성은 더욱 적어지는 것이다.

■ CHAPTER 20

기술 향상에 도움이 되는 변형 동작

지금까지 우리는 리프팅 자세 연습에 사용될 수 있는 다양한 변형 동작을 연습했다. 하지만 교정 운동 목적이 강했다. 여기서는, 퍼포먼스를 향상시키는 데 도움이 될 수 있는 바벨 변형 동작들을 진행해볼 것이다. 리프터가 준비 운동으로 진행할 수도 있다.

스내치

목적: 완전한 신전을 통한 두 번째 풀 동작 마무리

마지막에 스내치 풀 동작으로 균형 잡기. 빈 바벨 혹은 가벼운 무게로 마지막 동작에서 멈추면 지면을 다리로 끝까지 밀면서 무릎과 고관절을 완전히 신전시키는 데 집중할 수 있다. 지면을 다리로 밀면서 최대한 드라이브를 세게 해준 상태에서 2~3초 동안 멈추면 리프터가 두 번째 풀 마지막 구간에서 균형을 잡는 데 도움이 될 수 있다(그림 20.01).

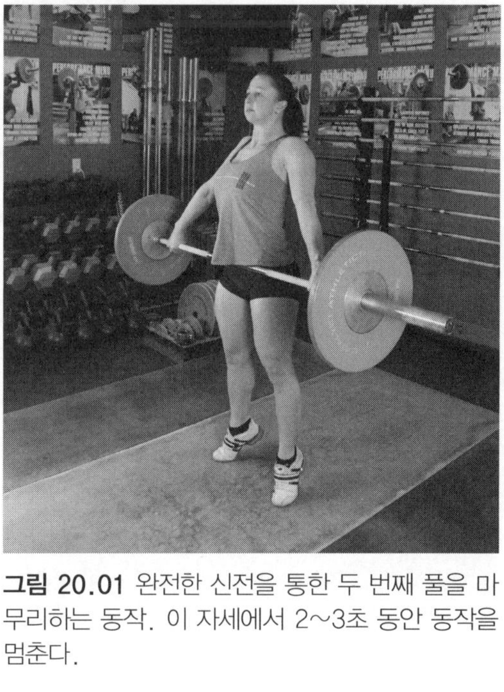

그림 20.01 완전한 신전을 통한 두 번째 풀을 마무리하는 동작. 이 자세에서 2~3초 동안 동작을 멈춘다.

머슬 스내치. 두 번째 풀 동작에서 완전히 몸을 신전시키면서 나오는 바벨의 탄성을 이용해서 머슬 스내치를 한다. 이번에도 몸을 완전히 신전시키고 다리로 지면을 미는 부분에 집중한다. 10장에서 관련 내용을 확인할 수 있다.

파워 스내치. 파워 스내치는 풀 동작과 머슬 스내치에서 연습한 완전히 몸을 신전시키면서 바벨을 최대 높이까지 올리는 것을 연습하기에 아주 좋은 방법이다. 차이점은 리시빙 자세에서 발을 움직이면서 무릎을 다시 굽히는 동작을 추가하는 것이다. 이때 리시빙 자세는 스쿼트 자세보다 높다(그림 20.02).

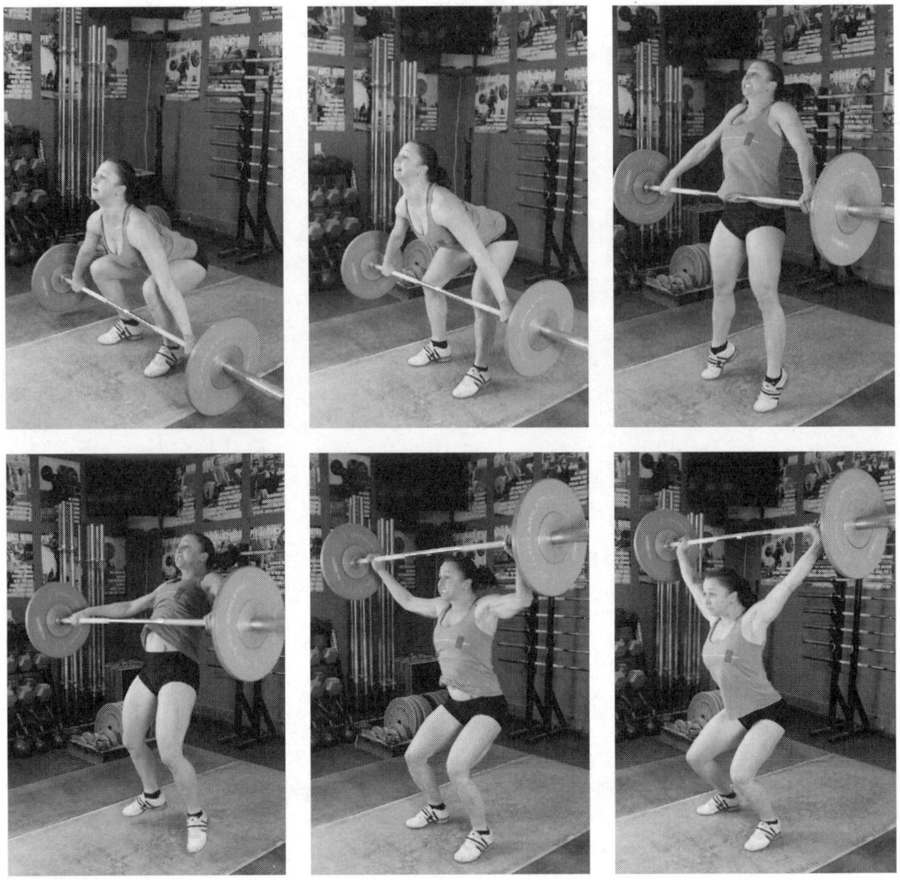

그림 20.02 파워 스내치

목적: 비하인드 넥 자세에서 빠르게 바벨 아래로 내려가기

풀 동작 이후에 빠르게 바벨 아래로 이동하는 동작을 연습할 때(스내치 세 번째 풀 동작), 처음에는 바벨을 뒤에 놓고 시작하는 것이 도움이 된다. 왜냐하면 목 뒤에 있는 바벨의 위치가 실제 리시빙 자세에서의 바벨 위치와 거의 동일하기 때문에 빠르게 아래로 이동하는 동작에만 집중할 수 있기 때문이다. 도움이 되는 동작들은 다음과 같다.

푸시 프레스하면서 오버헤드 스쿼트. 이 동작은 스피드가 우선이 아니다. 하지만 바벨을 아래로 빠르게 이동하는 연습을 시작하는 동작으로 도움이 된다. 11장에서 나온 스내치 그립 푸시 프레스와 오버헤드 스쿼트 관련 내용을 다시 확인해보자.

히빙 스내치 밸런스. 딥과 드라이브 동작을 통해서 리프터는 바벨 아래로 이동할 수 있는 시간을 확보할 수 있다. 시작 자세를 스쿼트 스탠스에서 시작할 수 있다. 발이 바닥에서 떨어지기는 하지만 옆으로 벌리지는 않기 때문에 시간을 아낄 수 있으며, 발을 옆으로 움직이는 동작보다 난이도도 낮다. 앞에서 연습한 동일한 오버헤드 스쿼트 자세를 만들 수 있도록 노력하자. 11장에 나온 히빙 스내치 밸런스 내

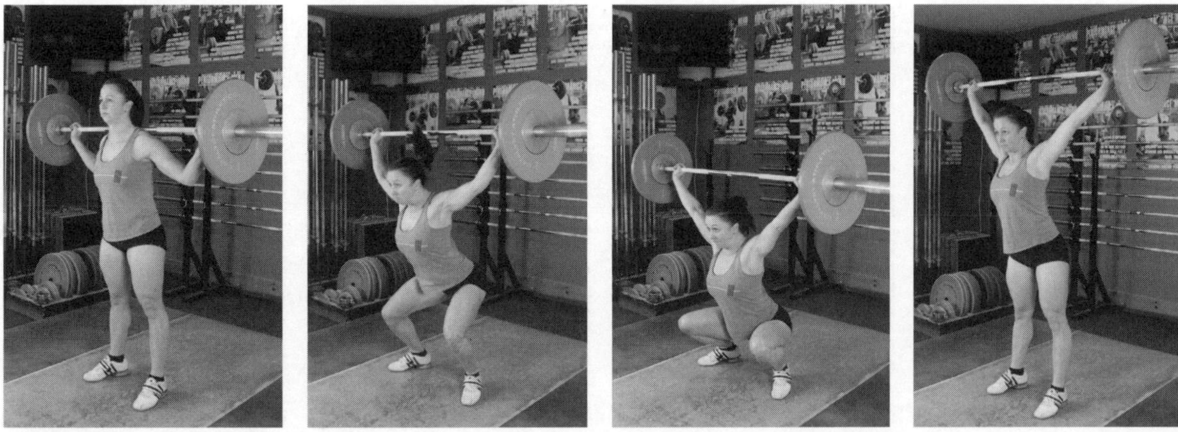

그림 20.03 드랍 스내치. 이 동작은 발 전체가 바닥에 닿아 있는 상태에서 혹은 발끝으로 선 상태에서도 시작할 수 있다.

용을 다시 확인해보자.

스내치 밸런스. 풀 자세에서의 스탠스에서 바벨 아래로 들어가는 리시빙 자세에서의 스탠스로 발을 이동시키는 부분을 제외하고는 히빙 스내치 밸런스와 동일하다. 드라이브 동작에서 몸을 완전히 신전시킨 이후에, 바벨 아래로 빠르게 이동해서 스쿼트 자세를 만들면서 바벨을 위로 세게 밀어준다. 11장에 나온 스내치 밸런스 내용을 다시 확인해보자.

드랍 스내치. 이 동작에서는 딥과 드라이브 동작이 없다. 그렇다 보니 목 뒤에 바벨을 위치시킨 상태에서 드랍 스내치를 진행하면서 바벨이 더 이상 위로 올라가지 않는다. 그냥 발을 들었다가 스쿼트 자세를 만들면서 바로 팔을 바벨 쪽으로 강하게 민다. 여기서는 상대적으로 가벼운 무게로 진행한다. 코칭 스타일이나 목적에 따라서 발 전체가 바닥에 닿아 있는 상태에서 혹은 발볼로 선 상태에서도 진행할 수 있다(그림 20.03).

목적: 풀 동작 이후에 빠르게 바벨 아래로 내려가기

이제는 바벨을 앞에서 잡은 상태에서 완전한 풀 동작을 통해서 바벨 아래로 빠르게 이동하는 연습을 한다.

딥 스내치. 딥을 하면서 파워 자세를 만든 후에 완전한 스내치 동작을 한다. 딥 동작을 통해서 약간의 탄성을 만들 수 있다(그림 20.04).

톨 스내치. 위로 향하는 탄성을 거의 만들지 않은 상태에서 바벨 아래로 빠르게 이동한다. 슈러그 동작을 살짝 한 후 바로 세 번째 풀 동작을 시작한다. 이때 무릎은 굽히지 않는다. 코칭 스타일이나 목적에 따라서 발 전체가 바닥에 닿아 있는 상태

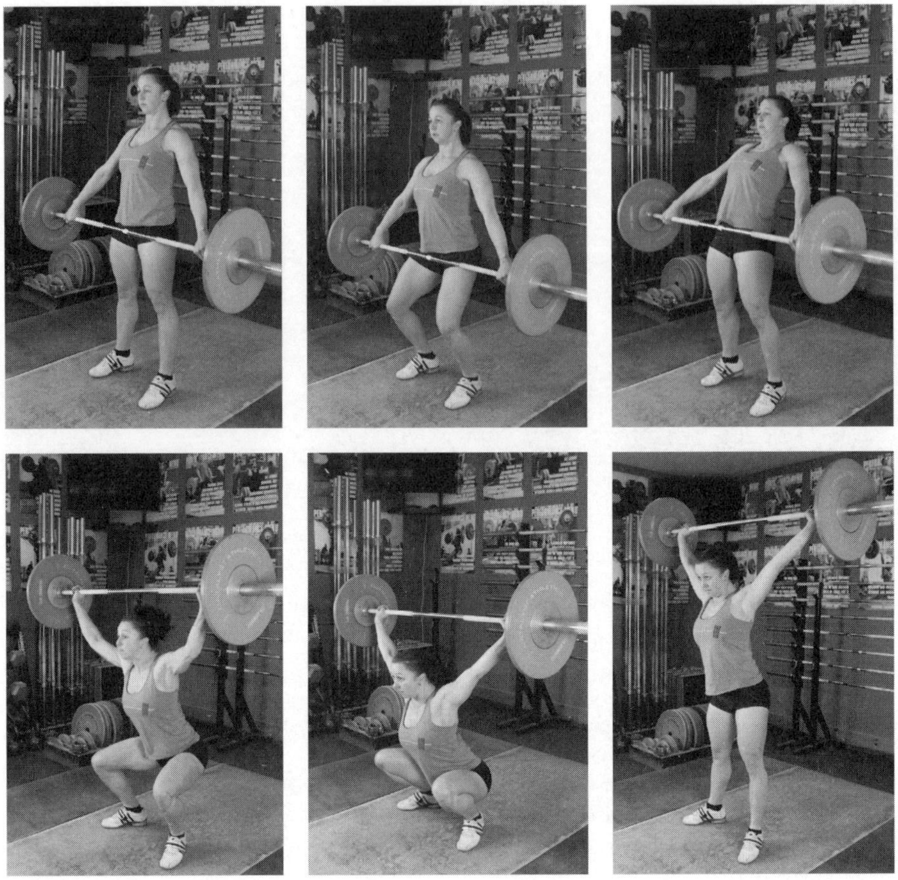

그림 20.04 딥 스내치

에서 혹은 발볼로 선 상태에서도 진행할 수 있다. 11장에 나온 톨 스내치 내용을 다시 확인해보자.

목적: 바벨 아래로 빠르게 내려갈 때 발의 움직임 및 타이밍

몸을 완전히 신전시킨 이후에 오버헤드 스쿼트 자세로 전환하는 타이밍을 향상시킬 수 있는 훈련이다.

머슬 스내치: 발 위치를 다시 조정한 후 내려가기. 머슬 스내치를 하면서 두 번째 풀 동작을 마무리한다. 바벨이 오버헤드 위치에 오면, 다리를 스쿼트 스탠스로 조정한 후 오버헤드 스쿼트를 한다. 이 동작을 반복하면서 움직임 패턴을 연습한다.

머슬 스내치: 발을 움직이지 않고 내려가기. 스쿼트 스탠스에서 풀 동작을 시작하면서 머슬 스내치를 한다. 바벨이 오버헤드 위치에 오면 바로 오버헤드 시작 자세가 된다. 그러면서 부드럽게 오버헤드 스쿼트로 전환하는 것이다.

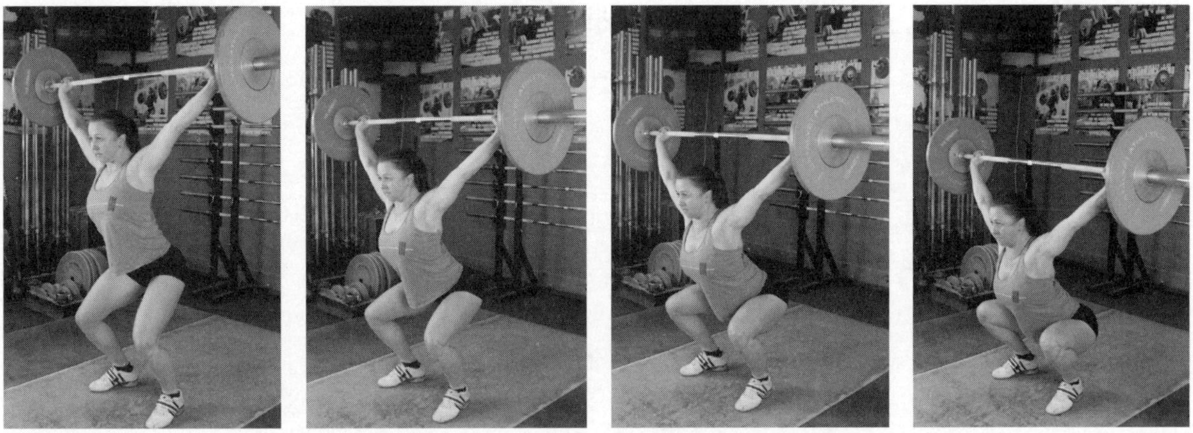

그림 20.05 파워 스내치. 완전한 오버헤드 스쿼트 자세로 리시빙이 가능할 때까지 리비싱 자세를 조금씩 낮추면서 연습한다.

파워 스내치: 발 위치를 다시 조정한 후 내려가기. 파워 스내치 자세에서 바벨을 리시빙하면 좀 더 스내치에 특화된 훈련이 된다. 파워 스내치를 바벨을 받은 후에 발을 조정해서 올바른 오버헤드 스쿼트 스탠스로 선다. 그리고 오버헤드 스쿼트를 한다.

파워 스내치: 발을 움직이지 않고 내려가기. 이제는 오버헤드 스쿼트 스탠스로 바벨을 리시빙한다. 그리고 발을 더 이상 조정하지 않고 그대로 오버헤드 스쿼트를 진행한다.

파워 스내치: 조금씩 더 낮은 자세에서 바벨 리시빙 하기. 세 번째 풀 동작 이후에 리시빙으로 전환하는 타이밍이 어려운 사람들에게 도움이 되는 동작이다. 세 번째 풀 동작 이후에 조금씩 리시빙 하는 자세를 낮추도록 한다. 리시빙 하는 타이밍에 잠시 동작을 멈추면서 안정성 훈련도 같이 한다. 완전한 오버헤드 스쿼트 자세로 리시빙 할 수 있을 때까지 반복적으로 리시빙 자세를 낮추면서 훈련한다(그림 20.05).

클린

목적: 완전한 신전을 통한 두 번째 풀 동작 마무리

바벨이 오버헤드 자세가 아니라 어깨 위에 온다는 부분을 제외하면 스내치와 동일하게 훈련을 진행하면 된다.

- 마지막에 클린 풀 동작으로 균형 잡기
- 머슬 클린
- 파워 클린

목적: 빠르게 바벨 아래로 이동하기

바벨이 오버헤드 자세가 아니라 어깨 위에 온다는 부분을 제외하면 스내치와 동일하게 훈련을 진행하면 된다.

- 딥 클린
- 톨 클린

톨 클린 동작에서 한 가지 동작을 구체적으로 추가하자면, 스쿼트 가장 아래 구간에서 빠르게 바운드를 통해서 다시 일어나는 동작을 연습하는 것이다. 고관절, 무릎 그리고 발목을 최대한 접으면서 스쿼트 자세로 만들었다가, 가장 아래 구간에서 방향을 전환하는 타이밍에 빠르게 드라이브 동작을 하면서 일어선다. 클린 동작에서 스쿼트 가장 아래 구간에서 머무르는 시간이 길어지면 이후의 저크 동작에도 영향을 줄 수 있다. 움직임을 통제하면서 스쿼트 가장 아래 구간에서 다시 바운스를 하면서 빠르게 일어나는 연습을 하자.

목적: 빠르게 바벨 아래로 내려갈 때 발의 움직임 및 타이밍

바벨이 오버헤드 자세가 아니라 어깨 위에 온다는 부분을 제외하면 스내치와 동일하게 훈련을 진행하면 된다.

- 머슬 클린: 발 위치를 다시 조정한 후 내려가기
- 머슬 클린: 발을 움직이지 않고 내려가기
- 파워 클린: 발 위치를 다시 조정한 후 내려가기
- 파워 클린: 발을 움직이지 않고 내려가기
- 파워 클린: 조금씩 더 낮은 자세에서 바벨 리시빙 하기

저크

목적: 완전한 신전을 통한 드라이브 동작 마무리

저크 동작에서 수직 위 방향으로 드라이브를 최대한 하는 데 집중할 때는, 저크 리시빙에서 바벨의 동선과 동일하게 만들기 위해서 목 뒤에 바벨을 위치시키고 진행하는 것이 도움이 될 수 있다. 목 뒤에서 바벨을 위치시켰을 때는 저크 동작을 할 때 바벨을 그대로 수직 방향으로 밀면 된다.

비하인드 넥 푸시 프레스. 이 동작을 할 때 리프터는 바벨을 오버헤드 자세로 락아웃시킬 때 고관절과 무릎을 강하게 락아웃시키면서 드라이브하는 데 집중한다. 그래야 지면을 강하게 미는 큰 힘이 발생할 수 있다. 고관절과 무릎에서의 드라이브를 강력하게 하기 위해서 발을 완전히 바닥에 접촉된 상태로 연습해도 된다. 이렇

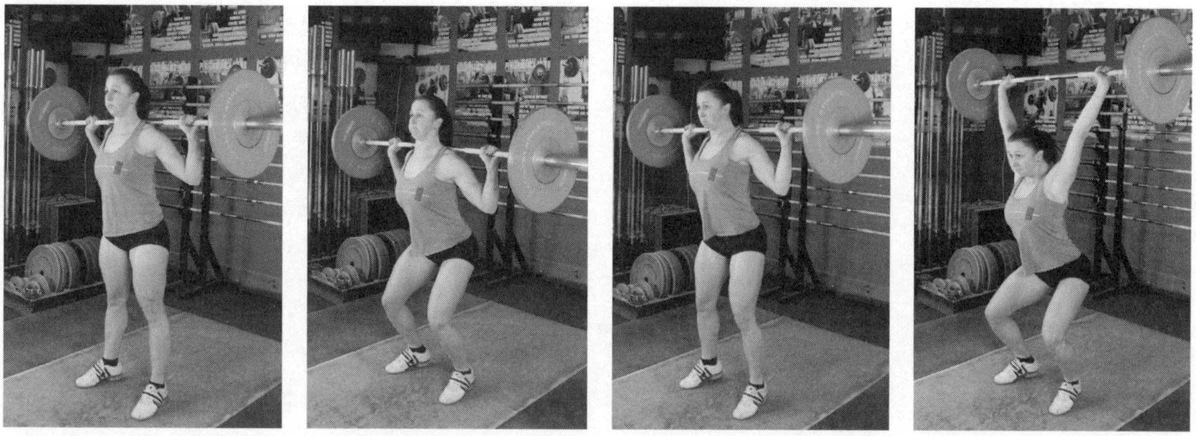

그림 20.06 비하인드 넥 푸시 저크. 드라이브 동작을 할 때, 발을 완전히 바닥에 접촉된 상태로 연습해도 되며, 혹은 사진에서처럼 발볼로 선 상태로 동작을 진행할 수도 있다.

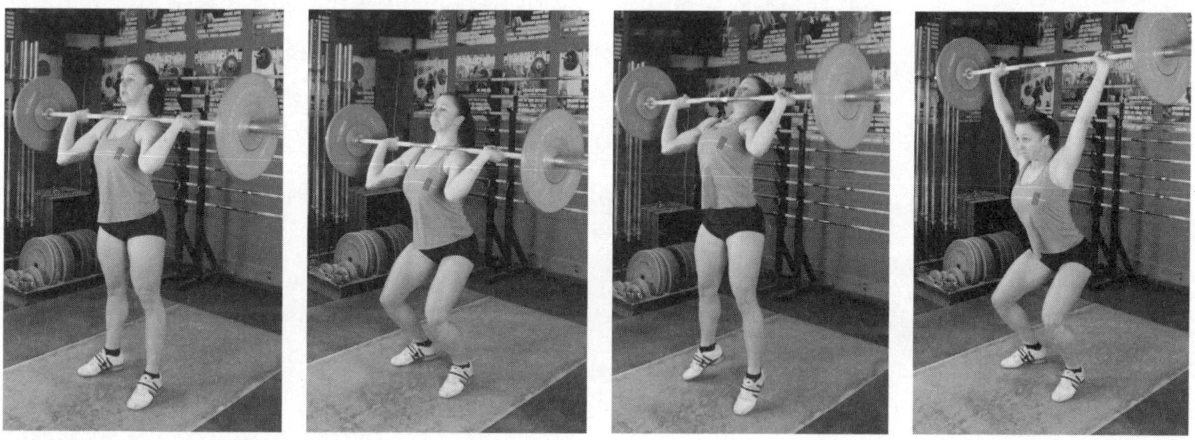

그림 20.07 푸시 저크

게 연습하면 딥 동작에서 너무 빨리 발볼로 서는 리프터들이 자세를 교정할 때 도움이 될 수 있다. 저크에서 자연스럽게 발생하는 동작과 비슷하게 하기 위해서 발볼로 선 상태로 시작할 수도 있다. 17장에서 나온 푸시 프레스 내용을 다시 확인해 보자.

비하인드 넥 푸시 저크. 이 훈련의 목적은 푸시 프레스와 동일하다. 단지 이번에는 리시빙 동작에서 무릎을 굽힌다는 점이 다르다. 리시빙 자세에서 무릎을 접으면서 리프터는 더 무거운 무게를 들 수 있다. 그러나 이 훈련의 목적은 드라이브 동작이기 때문에, 절대로 바벨 아래로 빨리 들어가기 위해서 드라이브 동작이 짧아져서는 안 된다. 푸시 프레스와 동일하게 드라이브 동작을 끝까지 마무리해야 한다. 고관절과 무릎에서의 드라이브를 강력하게 하기 위해서 발을 완전히 바닥에 접촉된 상태로 연습해도 되며, 혹은 저크에서 자연스럽게 발생하는 동작과 비슷하게 하기 위해서 발볼로 선 상태로 시작할 수도 있다(그림 20.06).

푸시 프레스. 프론트 랙 자세에서 앞 두 가지 동작을 모두 연습할 수 있다. 고관절이 완전히 신전되고 프레스 동작을 완전히 마무리할 때까지 바닥을 미는 데에 집중하도록 한다. 17장에서 나온 푸시 프레스 내용을 다시 확인해보자.

푸시 저크. 단지 프론트 랙 자세로만 변경해서 비하인드 넥 푸시 저크와 동일한 방식으로 동작을 진행한다(그림 20.07).

목적: 빠르게 바벨 아래로 이동하기

드라이브 동작에서 몸을 완전히 신전시키는 연습이 된 후에는, 발을 움직이며 빠르게 바벨 아래로 이동해서 안정적인 오버헤드 동작을 만드는 연습을 할 수 있다. 이전과 동일하게 이번에도 목 뒤에 바벨을 위치시킨 상태에서 시작한다.

비하인드 넥 톨 파워 저크. 앞에서 진행한 드랍 스내치와 동일하게 딥과 드라이브 동작이 없다. 빠르게 바벨 아래로 이동하면서 양팔을 락아웃시키는 동시에 발을 움직여 스쿼트 자세를 만드는 것이다. 발을 완전히 바닥에 접촉된 상태로 연습해도 되며, 혹은 발볼로 선 상태로 동작을 진행할 수도 있다(그림 20.08).

비하인드 넥 톨 스플릿 저크. 리시빙 자세가 스플릿 자세라는 것만 제외하고는 톨 파워 저크와 동일하게 진행하면 된다. 균형 상태가 가능한 자세로 랜딩을 하고 나서 2~3초 동안 동작을 멈춘다. 만약 2~3초를 버틸 수가 없다면, 더 나은 균형 상태를 위해서 스탠스를 조정한다. 발이 완전히 바닥에 접촉된 상태로 연습해도 되며, 혹은 발볼로 선 상태로 동작을 진행할 수도 있다(그림 20.09).

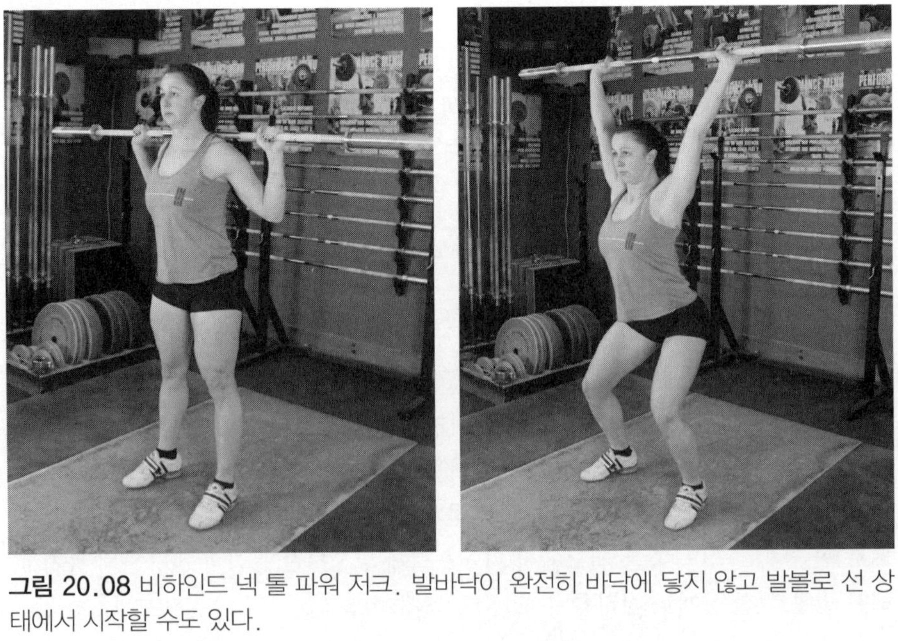

그림 20.08 비하인드 넥 톨 파워 저크. 발바닥이 완전히 바닥에 닿지 않고 발볼로 선 상태에서 시작할 수도 있다.

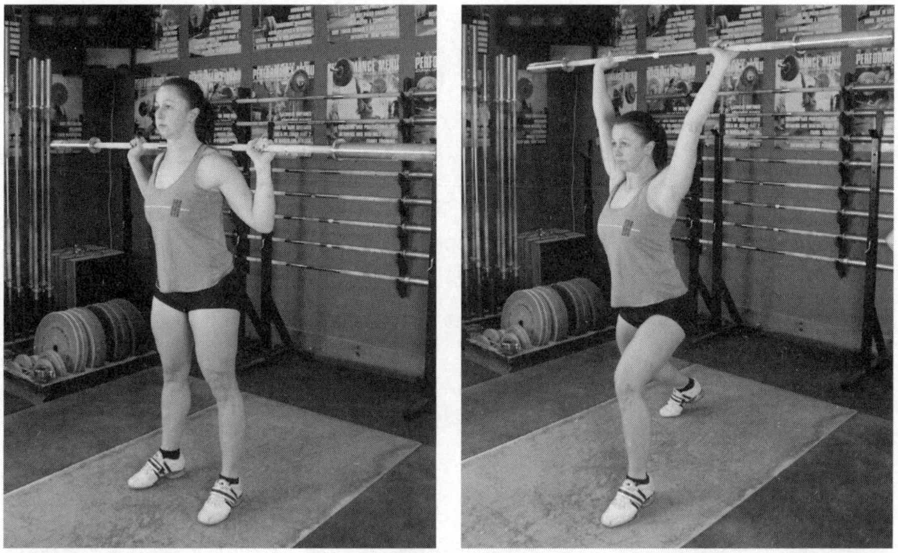

그림 20.09 비하인드 넥 톨 스플릿 저크. 발바닥이 완전히 바닥에 닿지 않고 발볼로 선 상태에서 시작할 수도 있다.

톨 파워 저크. 실제로 저크 동작에 특화된 훈련을 하기 위해서 앞에 두 가지 동작을 프론트 랙 자세에서 시작할 수 있다. 프론트 랙 자세에서 비하인드 넥 톨 파워 저크와 동일한 방식으로 톨 파워 저크 동작을 진행한다.

톨 스플릿 저크. 프론트 랙 자세에서 비하인드 넥 톨 스플릿 저크와 동일한 방식으로 톨 스필릿 저크 동작을 진행한다.

딥에서 멈췄다가 파워 & 스플릿 저크. 딥 가장 아래 구간에서 3초 동안 멈추면 바벨의 반동과 다리에서 발생하는 신장 반사를 활용하지 못하게 된다. 동작을 멈췄다가 드라이브 동작을 하면 바벨 아래로 이동하는 스피드가 더 많이 필요하게 된다. 바벨 아래로 빨리 이동하기 위해서 드라이브가 짧아져서는 안 된다.

목적: 오버헤드 안정성 & 균형

스플릿 자세에서 균형 상태를 유지하면서 오버헤드 안정성을 키우는 데 집중하게 된다. 이전과 동일하게 이번에도 목 뒤에 바벨을 위치시킨 상태에서 시작한다.

스플릿 자세에서 목 뒤에서 프레스. 스플릿 자세에서 프레스 동작을 하면 스플릿 자세가 균형 상태에 있는지 즉각적인 피드백을 받을 수 있다. 하체가 흔들리지 않고 안정적이어야 프레스 동작이 가능하다. 프레스 동작을 시작하자마자 균형이 흔들린다면, 자세를 조정해서 더 나은 스플릿 자세를 만들어야 한다(그림 20.10).

스플릿 자세에서 목 뒤에서 푸시 저크. 이번에는 리시빙 자세에서 무릎을 접으면서 기존의 딥과 드라이브 동작에 역동적인 요소를 추가하게 된다. 하지만 발은 이동하

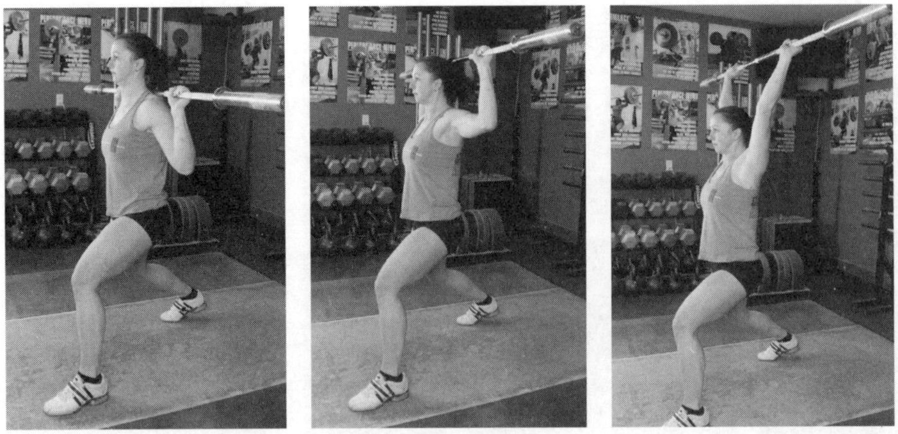

그림 20.10 스플릿 자세로 목 뒤에서 프레스

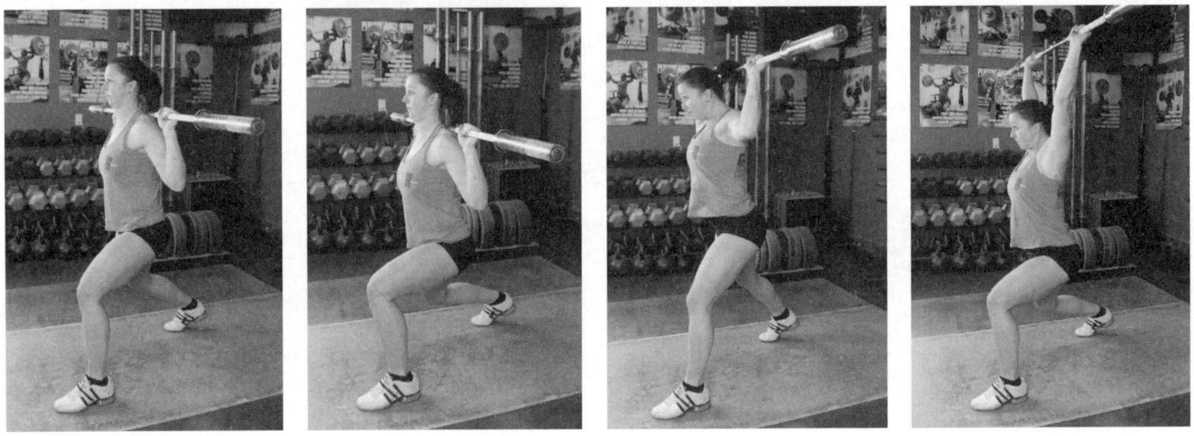

그림 20.11 스플릿 자세로 목 뒤에서 푸시 저크

지 않는다(그림 20.11).

스플릿 자세에서 목 뒤에서 저크 밸런스. 이번에는 실제 스플릿 저크 자세와 비슷하게 만들기 위해서 기존 딥과 드라이브 동작에 발을 움직이는 동작을 추가하게 된다. 리프터는 완전한 스플릿 자세에서 그대로 시작할 수도 있으며 혹은 좀 높은 스플릿 자세로 시작해서 드라이브 동작을 하면서 앞쪽 발을 앞으로 이동시킬 수도 있다(그림 20.12).

스플릿 자세에서 프레스. 스플릿 자세에서 목 뒤에서 프레스 동작을 할 때와 동일하게 프레스 동작을 진행한다. 처음 바벨 위치만 제외하고서는 다른 부분이 없다.

스플릿 자세에서 푸시 저크. 스플릿 자세에서 목 뒤에서 푸시 저크 동작을 할 때와 동일하게 푸시 저크 동작을 진행한다. 처음 바벨 위치만 제외하고서는 다른 부분이 없다.

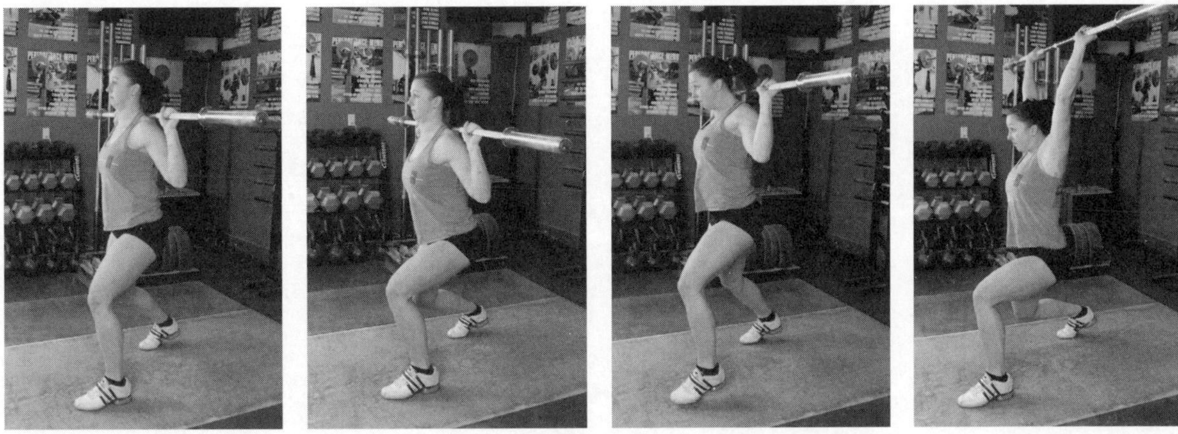

그림 20.12 스플릿 자세로 목 뒤에서 저크 밸런스. 완전한 스플릿 자세에서 그대로 시작할 수도 있으며 혹은 좀 높은 스플릿 자세로 시작해서 드라이브 동작을 하면서 앞쪽 발을 앞으로 이동시킬 수도 있다.

스플릿 자세에서 저크 밸런스. 스플릿 자세에서 목 뒤에서 저크 밸런스를 할 때와 동일하게 저크 밸런스 동작을 진행한다. 처음 바벨 위치만 제외하고서는 다른 부분이 없다.

■ CHAPTER 21

회복(리커버리)

훈련의 성과는 회복을 얼마나 잘하느냐에 따라서 달라질 수 있기 때문에, 회복은 확실히 중요한 주제이다. 회복에 대한 정의를 여러 가지로 내릴 수 있으나 그중 한 가지가 이전의 퍼포먼스를 다시 만들 수 있는가이며, 또 다른 정의는 피로도를 감소시킬 수 있는 속도이다. 우리 모두는 회복이 신경계와도 관련이 있다는 것을 알고 있다. 구체적으로 부교감 신경과 관련이 있다(휴식과 소화와 관련이 있는 신경계).

수면과 영양은 피로도를 감소시키면서 회복하는 데 있어서 중요한 부분이다. 이 책에서는 이런 부분과 밀접한 관계가 있는 생리학과 관련된 내용은 다루지 않는다.

우리가 여기서 목표로 하는 것은 훈련 후에, 그리고 다음 훈련을 시작하기 전에 실제 몸이 느끼고 있는 피로도나 통증에 집중하는 것이다. 이런 부분이 회복과 관련된 내용의 전부는 아닐 것이다. 하지만 이 책의 성격을 고려했을 때는 이 부분에 대해서 다루는 것이 최선이다. 이런 관점에서 우리는 이제 실제 육체적으로 느껴지는 통증이나 피로와 관련된 회복 내용을 다룰 것이다.

억제

깊은 호흡

호흡은 부교감 신경계에 신호를 보내고, 심박수를 감소시키고, 혈압을 감소시키는 한 가지 방법이다. 훈련 후에 호흡을 깊게 하는 것이 회복에 상당한 도움이 된다는 사실에 대한 과학적 근거는 거의 없다. 그러나 우리가 훈련 후에 부교감 신경에 신호를 보내고자 한다면 이 방법이 나쁘지는 않다.

호흡에 관련된 내용은 2장에 있는 내용을 확인해보자. 강도 높은 훈련 뒤에 할 수 있는 훈련 두 가지 90-90 리커버리 자세와 크로커다일 호흡법을 다음에 다루고 있다. 한 가지를 선택해서 2~5분 정도 투자하거나, 두 가지 동작을 번갈아가면서 진행해도 된다. 낮은 강도로 진행하는 것에 집중하자. 훈련을 하는 것이 아니니 몸에 힘을 빼고 편안한 상태에서 진행해보자. 숨을 내쉴 때마다 더 편안한 상태를 만들려고 노력하자. 코로 숨을 들이마시는 것이 상대적으로 힘이 들지 않을 것이다(그림 21.01).

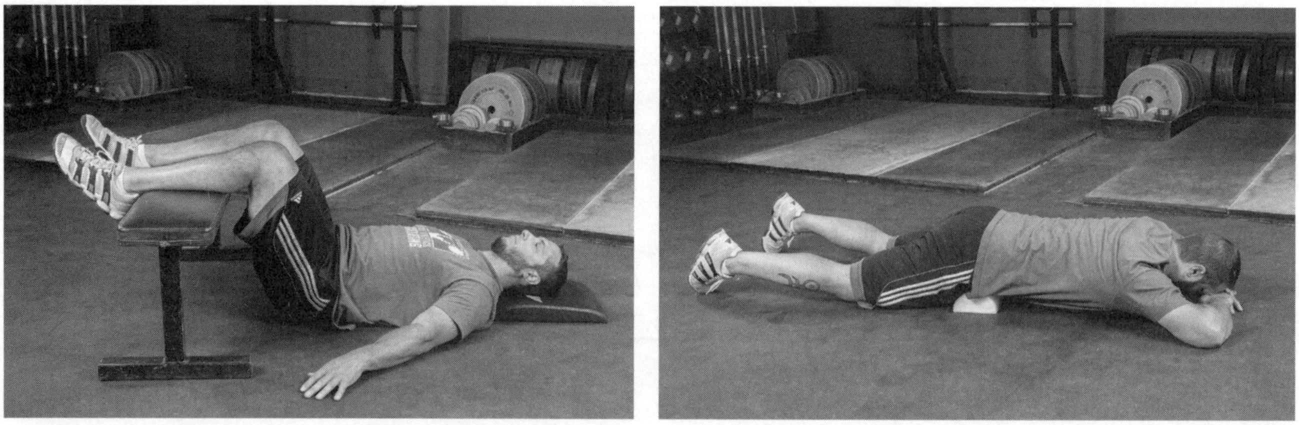

그림 21.01 90-90 리커버리 자세(왼쪽): 긴장을 완전히 푼 상태에서 2~5분 정도 깊게 호흡을 한다. 크로커다일 호흡(오른쪽): 공기를 허리 쪽으로 눌러준다. 팽창되는 느낌이 들어야 한다.

폼롤링

폼롤링을 하면 훈련 중에 발생한 통증을 48시간까지 감소시킬 수 있다는 연구 결과가 있다. 그래서 현재 우리의 회복 목적을 생각한다면 좋은 방법이다. 훈련이 끝난 뒤에 몸 전체를 5~15분 정도 폼롤링을 하면 아주 좋다(혹은 최소한 통증이 느껴지는 부위는 하도록 한다). 폼롤링을 통해서 효과를 경험하면 폼롤링을 좋아하지 않을 수 없을 것이다.

몸의 스트레스 감소시키기

리프터들이 훈련을 끝내고 체육관을 떠날 때 걷고 있지만 아직도 무거운 무게로 스쿼트를 하는 것처럼 몸이 무겁게 느껴지는 경우가 흔하다.

이 느낌을 해소하기 위해서, 웨이트리프팅에서 반복한 동작보다는 다양한 면으로 움직일 수 있는 가볍게 움직이거나 자세를 활용하는 것이 좋다. 절대로 훈련을 추가적으로 하는 것이라고 생각하지 말자. 가벼운 동작을 통해서 기분이 좋아졌다고 느끼도록 신호를 뇌에 보내주게 된다. 이게 우리가 원하는 바이다. 크게 부담되지 않는 다양한 움직임을 사용하게 된다.

흉추 회전

가벼운 흉추 회전은 단순히 중량을 사용하는 방법보다 등 상부의 척추 하나하나를 움직일 수 있는 좋은 방법이다. 측면으로 팔을 함께 움직이는 흉추 회전(그림 21.02) 동작과 같은 운동을 한 뒤에, 해당 부위가 긴장감이 풀어지는 것을 일반적으로 느낄 수 있다. 한쪽당 5번씩 1~2세트 진행한다.

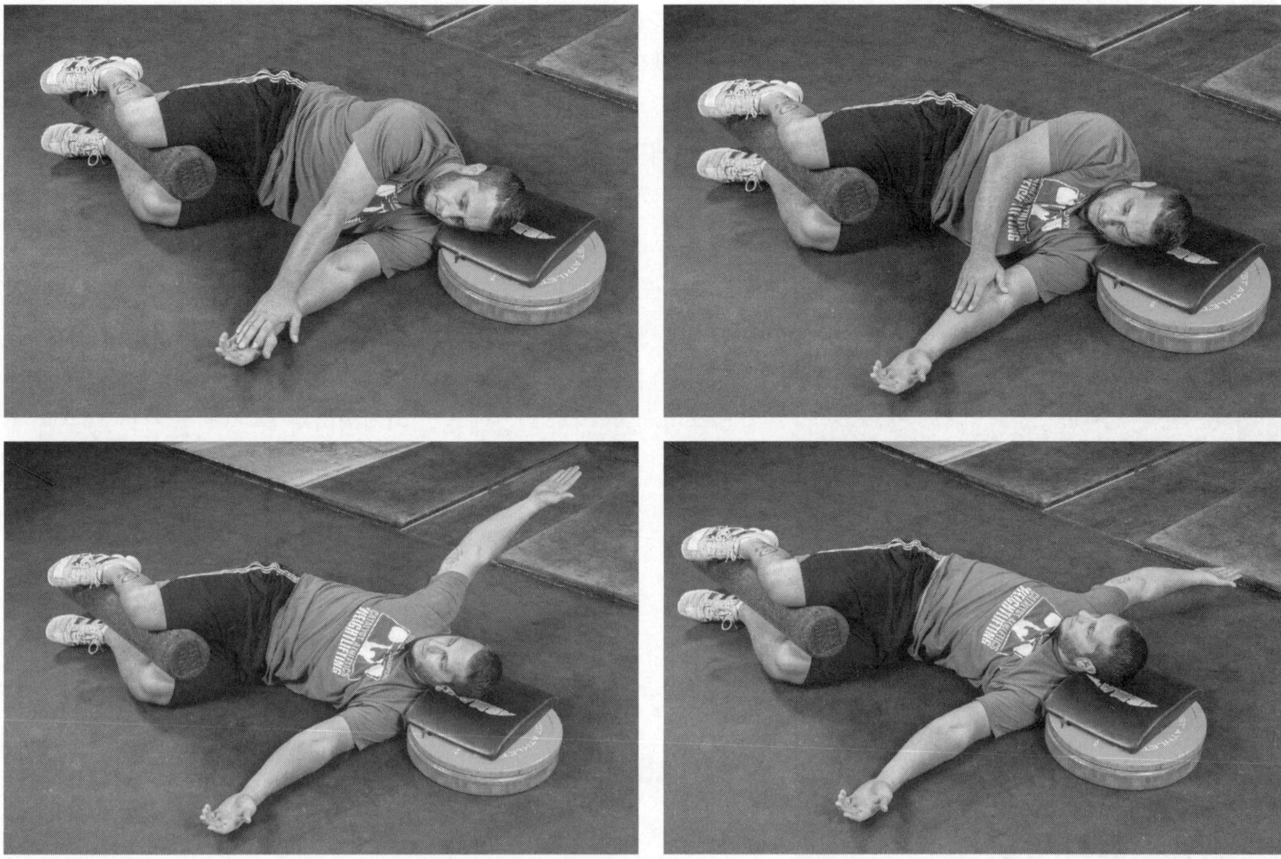

그림 21.02 흉추 회전 동작. 팔을 당기면서 흉추가 회전하게 된다.

척추 굴곡

척추 굴곡(특히나 요추)의 움직임을 반복하거나 중량을 사용하면 부상을 당하는 경우가 많아서 의견이 많이 나뉘는 부분이다. 그러나 우리의 경우는 중량을 사용하지 않고, 체중만을 이용해서 웨이트리프팅 동작에서 주로 사용하는 신전의 반대 동작으로 해주려는 것이다. 그러면서 느껴지는 장력을(허리 포함) 감소시키려고 몇 가지 동작을 진행하려는 것이다.

동작을 하면 안 되는 경우: 척추 굴곡 동작이 힘들거나 통증이 발생한다면, 당장 동작을 멈추고 전문가의 진단을 받아야 한다. 이런 강도가 낮은 운동을 하면서도 통증이 느껴지는데 굳이 억지로 할 이유는 없다. 그러나 문제가 없는 척추라면, 척추 굴곡 동작을 통해서 웨이트리프팅을 하면서 발생한 압력을 완화시킬 수 있다.

캣-카우. 어떻게 부르는지는 중요하지 않다. 불편함이 느껴지지 않는 범위 내에서 척추 하나하나를 움직여주는 것이다. 동작을 진행한 후에 변화가 느껴진다면, 서 있는 상태에서도 나아진 것을 느낄 수 있을 것이다. 8~10번씩 2~3세트 진행한다 (그림 21.03).

네발기기 뒤로 앉은 자세. 이 동작에서는 계속 척추가 굴곡된 상태로 진행하기 때문에, 더 편안하게 느끼는 사람도 많을 것이다. 손과 무릎으로 지지한 상태에서, 엉덩이를 뒤꿈치 쪽으로 이동시킨다. 이때 허리는 편안하게 말린 상태로 골반은 후방 경사인 상태이다. 가슴을 아래로 떨어뜨리고 팔뚝이 바닥에 닿도록 한다. 팔꿈치는 어깨 아래쪽에 있도록 한다. 손가락을 벌려서 최대한 지면과 닿는 부분이 넓어지도록 한다. 그리고 머리와 목도 편안한 상태로 만든다.

현재 자세를 유지한 상태에서 목을 편안하게 해서 코로 숨을 들이마신다. 입으로 숨을 내쉬고 팔꿈치와 팔뚝으로 지면을 가볍게 밀어준다. 그러면서 견갑대를 전인시키면서 등 상부를 살짝 둥글게 말아준다. 이 자세를 유지한 상태에서 호흡을 5번씩 2~4세트 진행한다(그림 21.04).

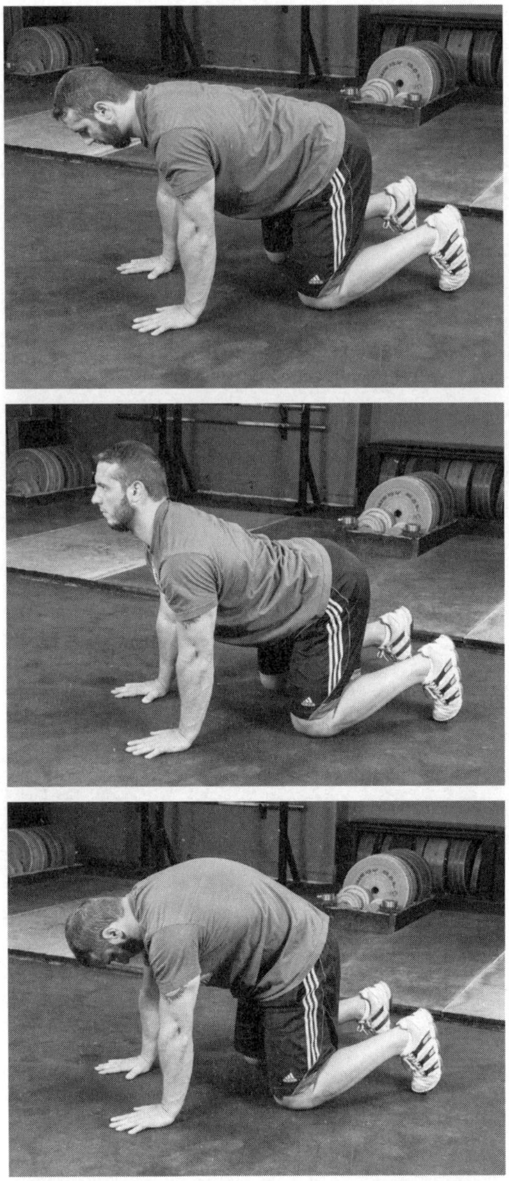

그림 21.03 캣-카우. 시상면에서 천천히 그리고 편안하게 척추 하나하나를 분절시켜서 움직인다.

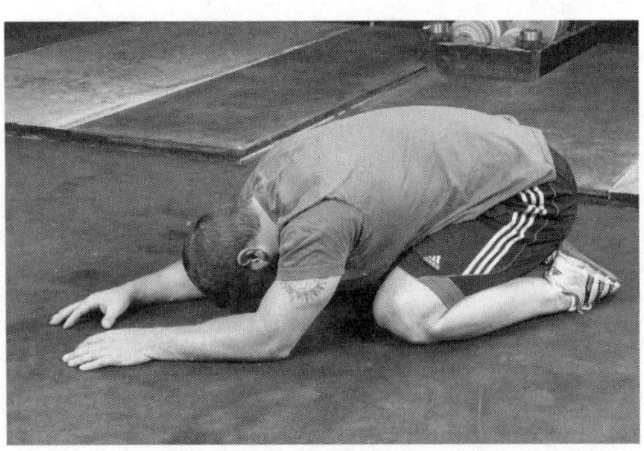

그림 21.04 캣-카우. 시상면에서 천천히 그리고 편안하게 척추 하나하나를 분절시켜서 움직인다.

요약

앞에서 언급한 동작들을 한 후의 효과는 개인차가 존재할 것이다. 힘들게 훈련을 한 뒤에 한번 해보고, 몸이 회복되는 기분 좋은 느낌이 든다면, 앞으로도 훈련 후에 해보는 것이 좋다.

참고 문헌

Part 1

1. Shumway-Cook A, Woollacott MH. Motor Control: translating research into clinical practice. 3rd edition. Philadelphia, PA: Lippincott Williams & Wilkins; 2007
2. Neumann D. Kinesiology of the musculoskeletal system: Foundations for rehabilitation. 2nd edition. St. Louis, MO: Mosby Elsevier; 2010
3. Stergiou N., Decker L. Human movement variability, nonlinear dynamics, and pathology: Is there a connection? *Human Movement Science*. (2011), doi:10.1016/j.humov.2011.06.002
4. McQuade et al. Critical and theoretical perspective on scapular stabilization: What does it really mean, and are we on the right track? *Physical Therapy*. 2016. Vol 96(8)
5. Cholewicki et al. Delayed Trunk Muscle Reflex Responses Increase the risk of low back injuries. *SPINE*. Vol 30. No 23 pp2614-2620. 2005
6. Higgins, S. Motor Skill Acquisition. *Physical Therapy,* 71(2), (1991). 123-139.
7. Newell, KM. Motor Skill Acquisition. *Annu Rev Psychol*. 1991; 42:213-37
8. Kendall F. Muscles: Testing and Function With Posture and Pain 5th edition. Lippincott Williams & Wilkins. 2005
9. Edmondston et al. Clinical and radiological investigation of thoracic spine extension motion during bilateral arm elevation. *JOSPT*. 2012. Vol 42(10)
10. Kim et al. Overcoming the myth of proprioceptive training. *Clinical Kinesiology* 65(1); 2011
11. Lundy-Ekman L. Neuroscience: Fundamentals for Rehabilitation. 3rd edition. St. Louis, MO: Saunders Elsevier; 2007
12. Enoka R. The pull in Olympic weightlifting. *Medicine and Science in Sports*. Vol11, No2;131-137, 1979
13. Harbili E, Alptekin A. Comparative Kinematic Analysis of the Snatch Lifts in Elite Male Adolescent Weightlifters. *Journal of Sports Science & Medicine*. 2014;13(2):417-422.
14. Kalichova et al. Optimalisation of the snatch technique in weightlifting based on kinematic measurements.
15. Viorel et al. Biomechanical characteristics of movement phases of clean & jerk style in weightlifting performance. *Social and Behavioral Sciences*. 2014. 64-69
16. Gourgoulis et al. Snatch lift kinematics and bar energetics in male adolescent and adult weightlifters. *J Sports Med Phy Fitness*. 2004;44:126-31
17. Kipp et al. Weightlifting performance is related to kinematic and kinetic patterns of the hip and knee joints. *JSCR*. 2012. Vol 26(7)
18. Glasgow P et al. Being able to adapt to variable stimuli: the key driver in injury and illness prevention? *BJSM*. Jan 213 Vol 74(2)
19. Hamill et al. Coordinative variability and overuse injury. *Sports Medicine, Arthroscopy, Rehabiliation, Therapy & Technology* 2012

20. Harbourne R. Sergiou N. Movement variability and the use of nonlinear tools: Principles to guide physical therapist practice. *Phys Ther*. 2009. Mar; 98(3):267-282

21. Finucane et al. Efficiency of the normal human diaphragm with hyperinflation. *J Appl Physiol*. 2005. 99:1402-1411

22. Reid W Darlene, Dechman Gail. Considerations When Testing and Training the Respiratory Muscles. *Physical Therapy*. 1995; 75:971-982

23. Hodges W. Paul, Gandevia C. Simon, Richardson A. Carolyn. Contractions of specific abdominal muscles in postural tasks are affected by respiratory maneuvers. *Journal of Applied Physiology*. Sept 1997 Vol. 83 753-760

24. Hodges, P. W., Butler, J. E., McKenzie, D. K., & Gandevia, S. C. (1997). Contraction of the human diaphragm during rapid postural adjustments. *The Journal of physiology,505*(Pt 2), 539-548

25. Hodges PW, Gandevia SC. Activation of the human diaphragm during a repetitive postural task. *Journal of Physiology*. (2000) pp.165-175

26. McKenzie DK1, Gandevia SC, Gorman RB, Southon FC.. Dynamic changes in the zone of apposition and diaphragm length during maximal respiratory efforts. *Thorax*. 1994 Jul;49(7):634-8.

27. Cluzel et al. Diaphragm and chest wall: assessment of the inspiratory pump with MR imaging-preliminary observations. *Radiology*. 2000; 215:574-583

28. Bradley H., Esformes J. Breathing Pattern Disorders & Functional Movement. *The International Journal of Sports Physical Therapy*. Vol 9, (1) Feb 2014. P28

29. De Palo Va, Parker Al, Al-Bilbeisi F, McCool Fd: Respiratory muscle strength training with nonrespiratory maneuvers. *J Appl Physiol*. 96: 731-734, 2004.

30. J Vera-Garcia; J Elvira; S Brown; S McGill. Effects of abdominal stabilization manoeuvres on the control of spine motion and stability against sudden trunk perturbations. *Journal of Electromyography and Kinesiology*. 17 (2007) 556-567

31. Grenier S., McGill S., Quantification of lumbar stability by using 2 different abdominal activation strategies. *Arch Phys Med Rehabil*. Vol 88. Jan 2007

32. Kolar P. Analysis of diaphragm movement during tidal breathing and during its activation while breath holding using MRI synchronized with spirometry. *Physiol Res*. 58: 383-392, 2009

33. Hodges et al. Postural activity of the diaphragm is reduced in humans when respiratory demand increases. *Journal of Physiology*(2001), pp999-1008

34. Hodges PW, Gandevia SC. Changes in intra-abdominal pressure during postural and respiratory activation of the human diaphragm. *J Appl Physiol*. 2000. 89:967-976

35. Hodges et al. Postural and Respiratory Functions of the Pelvic Floor Muscles. *Neuroourology and Urodynamic* 26:362-371(2007)

36. Takazakura et al. Diaphragmatic motion in the sitting and supine positions: Healthy subject study using a vertically open magnetic resonance system. *Journal of Magnetic Resonance Imaging*. 19:605-609(2004).

37. Kawabata et al. Changes in intra-abdominal pressure and spontaneous breath volume by magnitude of lifting effort: highly trained athletes versus healthy men. *Eur J Appl Physiol*. 2010 109(2):279-86

38. Al-Bilbeisi F, McCool FD. Diaphragm recruitment during nonrespiratory activities. *Am J Respir Crit Care Med*. 2000. Vol 162. Pp456-459

39. Shirley et al. Spinal Stiffness changes throughout the respiratory cycle. *J Appl Physiol*. Vol 96. Oct 2008

40. Cholewicki J. Can increased intra-abdominal pressure in humans be decoupled from trunk muscle co-contraction during steady state isometric exertions? *Eur J Appl Physiol*. 2002 Jun;87(2):127-33

41. Lee B. McGill S. The effect of short-term isometric training on core/torso stiffness. *Journal of Sports Sciences*. 2016.

42. Ross et al. Effect of changes in pelvic tilt on range of motion to impingement and radiographic parameters of acetabular morphologic characteristics. *The American Journal of Sports Medicine*. July 2014, 43 (1).

43. Azevedo et al. Pelvic rotation in femoroacetabular impingement is decreased compared to other symptomatic hip conditions. *JOSPT*. 2016.

44. Bagwell et al. Hip kinematics and kinetics in persons with and without cam femoroacetabular impingement during a deep squat task. *Clinical Biomechanics*

45. Lander et al. The effectiveness of weight-belts during multiple repetitions of the squat exercise. *Medicine and Science*. 1992. Vol 24(5)

46. Miyamoto et al. Fast MRI used to evaluate the effect of abdominal belts during contraction of trunk muscles. *Spine*. 2002. Vol27(16)

47. Kingma et al. Effect of a stiff lifting belt on spine compression during lifting. *Spine*. 2006. Vol 31(22)

48. McGill SM. On the use weight belts. *Review for NSCA*. March 2005.

49. Zink et al. The effects of a weight belt on trunk and leg muscle activity and joint kinematics during the squat exercise. *JSCR*. 2001. Vol 15(2)

Part 2

1. Ferreira et al. Quantitative assessment of postural alignment in young adults based on photographs of anterior, posterior, and lateral views. *Journal of Manipulative and Physiological Therapeutics*. 2011

2. Cleland JA, Koppenhaver S. Orthopaedic Clinical Examination: an evidence-based approach. 2nd edition. Philadelphia, PA: Saunders Elsevier; 2011

3. Frost DM. FMS scores change with performers' knowledge of the grading criteria – Are general whole-body movement screens capturing "dysfunction"? *J Strength Cond Res*. 2013 Nov 20

4. Beardsley C. The Functional Movement Screen: a review. Strength & Cond Journal. Oct 2014

5. Anthony G Schache, Peter D Blanch, Anna T Murphy. Relation of anterior pelvic tilt during running to clinical and kinematic measures of hip extension. *Br J Sports Med* 2000;34:279–283

6. Vigotsky et al. (2016), The modified Thomas test is not a valid measure of hip extension unless pelvic tilt is controlled. PeerJ 4:e2325; DOI 10.7717/peerj.2325

7. Kibler et al. Clinical implications of scapular dyskinesis in shoulder injury: the 2013 consensus statement from the 'scapular summit'. *Br J Sports Med*. 2013;47:877-885

8. Macrum E, Bell DR, Boling M, Lewek M, Padua D. Effect of limiting ankle-dorsiflexion range of motion on lower extremity kinematics and muscle-activation patterns during a squat. J Sport Rehabil. 2012 May;21(2):144-50.

9. Rabin et al. The Association of Ankle dorsiflexion range of motion with hip and knee kinematics during the lateral step down test. *JOSPT*. 2016

10. Grafton K, O'shea, S. The intra and inter-rater reliability of a modified weight-bearing lunge measure of ankle dorsiflexion. *Sheffield Hallam University Research Archive*. 2013

11. Bennell et al. Intra-rater and inter-rate reliability of a weight-bearing lunge measure of ankle dorsiflexion. *Australian Physiotherapy*. 1998. Vol 44(3)

12. Venturini C, Ituassu NT, Teixeira LM, Deus CVO. Intrarater and interrater reliability of two methods for measuring the active range of motion for ankle dorsiflexion in healthy subjects. *BJPT*. Oct./Dec. 2006 (10) 4, p. 377-381

13. Konor et al. Reliability of three measures of ankle dorsiflexion range of motion. *IJSPT*. 2012. Vol 7(3)

14. Chisholm et al. Reliability and validity of a weight-bearing measure of ankle dorsiflexion range of motion. *Physiotherapy Canada*. 2012. Vol 64(4)

15. Mauntel et al. The effects of lower extremity muscle activation and passive range of motion on single leg squat performance. *J Strength Cond Res*. 2013 Jul;27(7):1813-23

16. Hicks JH. The mechanics of the foot, II: the plantar aponeurosis and the arch. J Anat. 1954;88:25–30.

Part 3

1. Glasgow P. Optimal loading: key variables and mechanisms. *Br J Sports Med*. 2015;49:278-279

2. Wallden M. Designing effective corrective exercise programs: the importance of dosage. *Journal of Bodywork & Movement Therapies*. 2015. 19, 352-356

3. Hedrick, Allen. Physiological Responses to Warm-Up. *Exercise Physiology*. Oct 1992. Vol 14 (5): 25-27

4. Chaudhry H, Schleip R, Ji Z, Bukiet B, Maney M, Findley T. Three-dimensional mathematical model for deformation of human fasciae in manual therapy. J Am Osteopath Assoc. 2008 Aug;108(8):379-90.

5. Chaudhry, H., Bukiet, B., Ji, Z., Stecco, A., & Findley, T. W. (2014). Deformations Experienced in the Human Skin, Adipose Tissue, and Fascia in Osteopathic Manipulative Medicine. JAOA: Journal of the American Osteopathic Association, 114(10), 780787

6. MacDonald GZ, Penney MD, Mullaley ME, Cuconato AL, Drake CD, Behm DG, Button DC. An acute bout of self-myofascial release increases range of motion without a subsequent decrease in muscle activation or force. J Strength Cond Res. 2013 Mar;27(3):812-21.

7. Kathleen M. Sullivan, Bachelor of Kinesiology, Dustin B.J. Silvey, Bachelor of Kinesiology, Duane C. Button, PhD, and David G. Behm. Roller-massager application to the hamstrings increases sit-and-reach range of motion within five to ten seconds without performance impairments. Int J Sports Phys Ther. Jun 2013; 8(3): 228–236.

8. Halperin I, Aboodarda SJ, Button DC, Andersen LL, Behm DG. Roller massager improves range of motion of plantar flexor muscles without subsequent decreases in force parameters. Int J Sports Phys Ther. 2014 Feb;9(1):92-102.

9. Jay K, Sundstrup E, Søndergaard SD, Behm D, Brandt M, Særvoll CA, Jakobsen MD, Andersen LL. Specific and cross over effects of massage for muscle soreness: randomized controlled trial. Int J Sports Phys Ther. 2014 Feb;9(1):82-91.

10. Jeffrey Janot, Brittany Malin, Ryan Cook, Jacob Hagenbucher, Andrew Draeger, Melissa Jordan, Esther Quinn. Effects of Self Myofascial Release and Static Stretching on Anaerobic Power Output. Journal of Fitness Research. Issue: Vol. 2, No. 1 2013

11. Healey KC, Hatfield DL, Blanpied P, Dorfman LR, Riebe D. The effects of myofascial release with foam rolling on performance.J Strength Cond Res. 2014 Jan;28(1):61-8.

12. Okamoto T1, Masuhara M, Ikuta K. Acute effects of self-myofascial release using a foam roller on arterial function. J Strength Cond Res. 2014 Jan;28(1):69-73.

13. Jacklyn K. Miller, Ashley M. Rockey. UW-L Journal of Undergraduate Research IX Foam Rollers Show No Increase in the Flexibility of the Hamstring Muscle Group. (2006)

14. Mohr RA, Long BC, Goad CL Foam rolling and static stretching on passive hip flexion range of motion. Human Performance, Oklahoma State University. Jan 2014

15. Fama BJ, Bueti DR, The acute effect of self-myofascial release on lower extremity plyometric performance. Sacred Heart University Theses and Dissertations. Apr 2011.

16. Effects of long-term self-massage at the musculotendinous junction on hamstring extensibility, stiffness, stretch tolerance, and structural indices: a randomized controlled trial. *Physical Therapy in Sport*. 2016. 21: 38-45

17. Kim, K., Park, S., Goo, B. O., & Choi, S. C. (2014). Effect of Selfmyofascial Release on Reduction of Physical Stress: A Pilot Study. Journal of physical therapy science, 26(11), 1779

18. Fama, Brian J. and Bueti, David R., "The Acute Effect Of Self-Myofascial Release On Lower Extremity Plyometric Performance"(2011). Theses and Dissertations. Paper 2.

19. Vigotsky et al. Acute effects of anterior thigh foam rolling on hip angle, knee angle, and rectus femoris length in the modified Thomas test. *PeerJ*. 2015

20. McHugh MP, Tallent J, Johnson CD. The role of neural tension in stretch-induced strength loss. J Strength Cond Res. 2013 May;27(5):1327-32.

21. Behm et al. Acute bouts of upper and lower body static and dynamics stretching increase non-local joint range of motion_2015. *Eur J Appl Physiol*. 2015

22. Andersen J.C. Stretching before and after exercise: effect on muscle soreness and injury risk. *Journal of Athletic Training*. 2005; 40(3): 218-220

23. Thacker et al. Effect of Stretching on Sport Injury Risk: a Review *Clinical Journal of Sport Medicine*: March 2005 - Volume 15 - Issue 2 - p 113

24. Konrad A. Increased range of motion after static stretching is not due to changes in muscle and tendon structures. *Clin Biomech*. 2014 Jun;29(6):636-42

25. Andersen JC. Stretching Before and After Exercise: Effect on Muscle soreness and injury risk. Journ of Ath Tr. 2005

26. Lima et al. Assessment of muscle architecture of the biceps femoris and vastus lateralis by ultrasound after a chronic stretching program. *Clinical Journal of sport medicine*. 2014. Vol 0(0)

27. Nakamura et al. Time course of changes in passive properties of the gastrocnemius muscle-tendon unit during 5 min of static stretching. *Manual Therapy*. 2013. 211-215

28. Nakamura, M, Ikezoe, T, Takeno, Y, and Ichihashi, N. Effects of a 4-week static stretch training program on passive stiffness of human gastrocnemius muscle-tendon unit in vivo. Eur J Appl Physiol 112: 2749–2755, 2012.

29. Magnusson SP, Simonsen EB, Aagaard P, Sørensen H, Kjaer M. A mechanism for altered flexibility in human skeletal muscle. J Physiol. 1996 Nov 15;497

30. Weppler CH1, Magnusson SP. Increasing muscle extensibility: a matter of increasing length or modifying sensation? Phys Ther. 2010 Mar;90(3):438-49

31. Mitchell et al. Neurophysiological reflex mechanisms' lack of contribution to the success of PNF stretches. *J Sport Rehabil*. 2009 Aug; 18(3):343-57
32. Decoster, L. C., Cleland, J., Altieri, C., & Russell, P. (2005). The effects of hamstring stretching on range of motion: a systematic literature review. Journal of Orthopaedic & Sports Physical Therapy, 35(6), 377387
33. Russell et al. A comparison of the immediate effects of eccentric training vs. static stretch on hamstring flexibility in high school and college athletes. *North Am Journal of Sports Phy Ther*. 2006. Vol 1(2)
34. Radford, J. A., Burns, J., Buchbinder, R., Landorf, K. B., & Cook, C. (2006). Does stretching increase ankle dorsiflexion range of motion? A systematic review. British Journal of Sports Medicine, 40(10), 870875
35. Andersen J.C. Stretching Before & After Exercise: Effect on Muscle Soreness and Injury Risk. *Journal of Athletic Training*. 2005;40(3)218-230
36. Kjaer M. Eccentric exercise: acute and chronic effects on healthy and diseased tendons. J Appl Physiol. 2014
37. Nelson et al. A comparison of the immediate effects of eccentric training vs. static stretch on hamstring flexibility in high school and college athletes. *North American Journal of Sports Physical Therapy*. May 2006. Vol 1(2).
38. Behm et al. Acute effects of muscle stretching on physical performance, range of motion, and injury incidence in healthy active individuals: a systematic review. *Appl. Physiol. Nutr. Metab*. 41: 1-11(2016)
39. Cramer et al. Acute effects of static stretching on characteristics of the isokinetic angle-torque relationship, surface electromyography, and mechanomyography. *Journal of Sports Sciences*. 2007;25(6):687-698
40. Pope et al. A randomized trial of preexercise stretching for prevention of lower-limb injury. *Journal of the American College of Sports Medicine*. 2000.
41. Shrier I. Does stretching improve performance? A systematic and critical review of the literature. *Clin J Sport Med*. Vol 14(5)Sept2004
42. Lauersen et al. The effectiveness of exercise interventions to prevent sports injuries: a systematic review and meta-analysis of randomized controlled trials. *Br J Sports Med*. 2014;48:87
43. Osawa Y, Oguma, Y. Effects of vibration on flexibility: a meta-analysis. *J Musculoskelet Neuronal Interact*. 2013; 13(4): 442-453
44. Piek J. The role of variability in early motor development. *Infant Behavior & Development*. 25 (2002) 452-465
45. Calatayud J. Importance of mind-muscle connection during progressive resistance training. *Eur J Appl Physiol*. 2016. 116:527-533
46. Gray C. *Movement*. Lotus Publishing; 2011
47. Bishop D. Warm up I: Potential mechanisms and the effects of passive warm up on exercise performance. *Sports Med*. 2003: 33(6):439-454
48. Heinemeier K. In vivo investigation of tendon responses to mechanical loading. *J Musculoskelet Neuronal Interact* 2011; 11(2):115-123
49. Arampatzis et al. Adaptational responses of the human Achilles tendon by modulation of the applied cyclic strain magnitude. *The Journal of Experimental Biology*. 2007
50. Kongsgaard et al. Corticosteroid injections, eccentric decline squat training and heavy slow resistance training in patellar tendinopathy. *Scand J Med Sci Sports*. 2009. 19:790-802
51. Khan K. Mechanotherapy: how physical therapists' prescription of exercise promotes tissue repair. *Br J Sports Med*. 2009;43:247-251

52. Bohm et al. Human tendon adaptation in response to mechanical loading: a systematic review and meta-analysis of exercise intervention studies on healthy adults. *Sports Medicine*. (2015).
53. Naugle et al. A meta-analytic review of the hypoalgesic effects of exercise. *J Pain*. 2012; 13(12)
54. Rio et al. Isometric exercise induces analgesia and reduces inhibition in patellar tendinopathy. *Br J Sports Med*. 2015; 49:1277-1283
55. Wirth et al. Core stability in athletes: a critical analysis of current guidelines. *Sports Med*. 2016. Review Article
56. Hagen Hartmann, Klaus Wirth, Markus Klusemann. Analysis of the Load on the Knee Joint and Vertebral Column with Changes in Squatting Depth and Weight Load. *Sports Med* (2013) 43:993–1008
57. Schenau VI. From Rotation to translation: constraints on multi-joint movements and the unique action of bi-articular muscles. *Human Movement Science*. 1989. 301-337
58. Chiu et al. Net joint moments and muscle activation in barbell squats without and with restricted anterior leg rotation. *Journal of Sports Sciences*. 2016.
59. Vigotsky AD, Harper EN, Ryan DR, Contreras B. (2015) Effects of load on good morning kinematics and EMG activity. *PeerJ* 3:e708
60. McKean et al. The Lumbar and sacrum movement pattern during the back squat exercise. *JSCR*. Vol 24(10) Oct 2010
61. Potvin JR[1], McGill SM, Norman RW. Trunk muscle and lumbar ligament contributions to dynamic lifts with varying degrees of trunk flexion. *Spine* 1991 Sep;16(9):1099-107.
62. McGill SM[1], Marshall LW. Kettlebell swing, snatch, and bottoms-up carry: back and hip muscle activation, motion, and low back loads. *J Strength Cond Res*. 2012 Jan;26(1):16-27
63. Castelein et al. Superficial and deep scapulothoracic muscle electromyographic activity during elevation exercises in the scapular plane. *JOSPT*. 2016; Vol 46(3)

Part 4

1. Jerath et al. Physiology of long pranayamic breathing: neural respiratory elements may provide a mechanism that explains how slow deep breathing shifts the autonomic nervous system. *Med Hypotheses*. 2006;67(3):566-71. Apr 2006
2. Pramanik et al. Immediate effect of slow pace bhastrika pranayama on blood pressure and heart rate. *J Altern Complement Med*. 2009 Mar; 15(3):293-5
3. Radaelli et al. Effects of slow, controlled breathing on baroreceptor control of heart rate and blood pressure in healthy men. *J Hypertens*. 2004 Jul;22(7):1361-70
4. Seals et al. Influence of lung volume on sympathetic nerve discharge in normal humans. *Circulation Research*. Vol 67, No1, July 1990
5. MacDonald GZ, Button DC, Drinkwater EJ, Behm DG. Foam Rolling as a Recovery Tool after an Intense Bout of Physical Activity. Medicine & Science in Sports & Exercise: January 2014 - Volume 46 - Issue 1 - p 131–142
6. Pearcey, G. E., BradburySquires,D. J., Kawamoto, J. E., Drinkwater, E. J., Behm, D. G., & Button, D. C. (2015). Foam Rolling for Delayed Onset Muscle Soreness and Recovery of Dynamic Performance Measures. Journal of athletic training, 50(1), 513

7. Callaghan JP, McGill SM. Intervertebral disc herniation: studies on a porcine model exposed to highly repetitive flexion/extension motion with compressive force. *Clin Biomech.* 2001 Jan;16(1):28-37.
8. Adams et al. Healing of a painful intervertebral disc should not be confused with reversing disc degeneration: Implications for physical therapies for discogenic back pain. *Clinical Biomechanics*. 25 (2010) 961–971 963
9. Kokmeyer et al. Gait considerations in patients with femoroacetabular impingement. *IJSPT*. 2014. Vol 9(6)

웨이트리프팅 움직임 평가 & 최적화

Weightlifting Movement Assessment & Optimization

1판 1쇄 펴냄: 2023년 5월 15일

지은이: 퀸 헤노크
옮긴이: 최민석
펴낸이: 권오현
펴낸곳: 대성의학사

출판등록 2009년 6월 22일(제301-2013-095호)
서울특별시 중구 을지로 126-1 (을지로3가, 3층)
전화 02)2279-3444 / 팩스 02)2285-0108
Homepage www.medibook.co.kr

값 35,000원

ISBN 979-11-90868-34-1(13690)